耳鼻咽喉常见疾病检查与治疗

ERBIYANHOU CHANGJIAN JIBING
JIANCHA YU ZHILIAO

◎ 主编 陈思法 潘 永 刘声印 蔡玉兵

张 培 李媛媛 王黎风

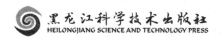
黑龙江科学技术出版社
HEILONGJIANG SCIENCE AND TECHNOLOGY PRESS

图书在版编目（CIP）数据

耳鼻咽喉常见疾病检查与治疗 / 陈思法等主编. --
哈尔滨：黑龙江科学技术出版社，2023.2
ISBN 978-7-5719-1802-6

Ⅰ．①耳… Ⅱ．①陈… Ⅲ．①耳鼻咽喉病－诊疗
Ⅳ．①R76

中国国家版本馆CIP数据核字（2023）第029067号

耳鼻咽喉常见疾病检查与治疗
ERBIYANHOU CHANGJIAN JIBING JIANCHA YU ZHILIAO

主　　编	陈思法　潘　永　刘声印　蔡玉兵　张　培　李媛媛　王黎风
责任编辑	包金丹
封面设计	宗　宁
出　　版	黑龙江科学技术出版社
	地址：哈尔滨市南岗区公安街70-2号　邮编：150007
	电话：（0451）53642106　传真：（0451）53642143
	网址：www.lkcbs.cn
发　　行	全国新华书店
印　　刷	黑龙江龙江传媒有限责任公司
开　　本	787 mm×1092 mm　1/16
印　　张	23.25
字　　数	586千字
版　　次	2023年2月第1版
印　　次	2023年2月第1次印刷
书　　号	ISBN 978-7-5719-1802-6
定　　价	198.00元

编委会

◎ **主　编**

陈思法　潘　永　刘声印　蔡玉兵

张　培　李媛媛　王黎风

◎ **副主编**

徐小刚　董晓波　尹晓君　谢国梁

刘　林　韦新法　杜金凤

◎ **编　委**（按姓氏笔画排序）

王黎风（菏泽市牡丹人民医院）

韦新法（应急总医院）

尹晓君（山东省新泰市崔镇中心卫生院）

刘　林（荆州市第一人民医院）

刘声印（滕州市滨湖镇卫生院）

杜金凤（山东省郓城县中医医院）

李媛媛（深圳市宝安区福永人民医院）

张　培（山东省临清市松林中心卫生院）

陈思法（广州市增城新塘汽车城大道省水电医院）

徐小刚（招远市人民医院）

董晓波（栖霞市中医医院）

谢国梁（鄂尔多斯市中心医院）

蔡玉兵（湖北省浠水县人民医院）

潘　永（广州医科大学附属第四医院/广州市增城区人民医院）

前 言
FOREWORD

　　耳鼻咽喉科是研究耳鼻咽喉与气管、食管诸器官的解剖、生理和疾病现象的一门科学。近年来,随着现代医学科学技术的飞速发展,新的诊疗技术、方法及仪器设备不断涌现,推动了耳鼻咽喉科学的飞速前进,更提高了耳鼻咽喉疾病的治疗水平。作为新时代的耳鼻咽喉科医师,不仅要掌握最新的相关知识,还要对目前最新的耳鼻咽喉科操作技术精确掌握,同时也应该有临床诊断与治疗疾病的能力,只有这样才能满足人们越来越高的健康需求。因此,我们结合现行的耳鼻咽喉疾病治疗规范及各自多年的临床工作经验编写了《耳鼻咽喉常见疾病检查与治疗》一书,从而展现耳鼻咽喉科学领域的新进展、新趋势。

　　本书编写的目的在于指导耳鼻咽喉科医师开展临床工作,对常见病、多发病提出较为详细的诊疗策略,使其能够很快掌握如何组织和实施耳鼻咽喉疾病的临床诊断与治疗。在编写过程中,我们将科学的临床思维、渊博的医学知识及丰富的临床工作经验融汇合一,深入浅出、力求实用,尽可能满足广大基层耳鼻咽喉科医师的临床需求。

　　医学的发展是永无止境的,医学的认识更是不断深入的,本书贯穿了各位编者的个人认识、观点和临床工作体会,存在的不足与疏漏之处恳请各位读者指正,并愿抛砖引玉,探讨交流。

《耳鼻咽喉常见疾病检查与治疗》编委会

2022 年 12 月

目 录
CONTENTS

第一章

耳鼻咽喉的解剖结构

第一节　耳的解剖结构

　　按解剖部位可将耳分为外耳、中耳、内耳三部分。外耳包括耳郭及外耳道。中耳包括鼓室、鼓窦、乳突及咽鼓管。内耳分骨迷路及膜迷路,膜迷路藏于骨迷路内,分为耳蜗、前庭及半规管。中耳及内耳皆位于颞骨内,其具体结构如外、中、内耳剖面图(图1-1)。

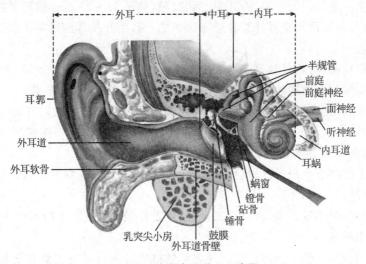

图 1-1　外中内耳关系示意图

一、外耳

　　外耳包括耳郭、外耳道。外耳道起源于第一鳃沟,外胚层上皮向深部扩展成原始外耳道。围成外耳门的是第一鳃弓的后缘和第二鳃弓的前缘,从这两个鳃弓产生耳郭。

(一)耳郭

　　人的耳郭虽较某些低等哺乳动物的小并且多数不能活动,但仍有收集声波的功能。双侧耳郭协同集声对判断声源方向有帮助。其表面凹凸不平呈喇叭形,故有其自身的滤波特性,可随声波的入射角不同而改变声音的特性。

耳郭除耳垂外均由弹性软骨组成,外形似贝壳,一般两侧对称。耳郭借韧带、肌肉、软骨和皮肤附着于头颅侧面,一般与头颅约成30°夹角。耳郭卷向外面的游离缘名耳轮,起于外耳门(外耳道口)上方的耳轮脚。耳轮的前方有一与其大致平行的弧形隆起,名对耳轮,其上端分叉成为对耳轮脚。耳轮与对耳轮之间有一狭窄而弯曲的凹沟,名舟状窝或耳舟。对耳轮前方深大的窝名为耳甲,它被耳轮脚分为上下两部,上部名耳甲艇,下部名耳甲腔,耳甲腔通入外耳门。佩戴助听器时,耳甲艇和耳甲腔是插入耳膜的部位,尤其是耳模耳甲艇部分若未嵌入其内,使声音从其四周泄漏将引起助听器啸叫。外耳门前方有一突起名耳屏。对耳轮前下端与耳屏相对的突起名对耳屏。耳屏与对耳屏间的凹陷名耳屏间切迹。对耳屏的下方无软骨的部分名耳垂。

耳郭的神经支配复杂,有来自脑神经的三叉神经、面神经、舌咽神经和迷走神经的分支,以及来自颈丛的耳大神经和枕小神经的分支。其中耳大神经是支配耳郭的主要神经,因此,在施行耳郭固定术、皱纹切除术和腮腺手术时,应尽可能保留耳大神经。

耳郭血供丰富,由颈外动脉分支供应。耳郭前面主要由颞浅动脉分支供应,耳郭后面主要由耳后动脉的分支供应。耳后动脉有小分支穿过耳郭软骨与耳郭前面的颞浅动脉分支相吻合。耳郭静脉与动脉伴行,回流至颞浅静脉和耳后静脉。颞浅静脉汇入耳后静脉,最后汇至颈内静脉。耳后静脉汇入颈外静脉,有时耳后静脉经乳突导静脉与乙状窦交通,因此,外耳感染可以引起颅内并发症,但极罕见。

(二)外耳道

外耳道为一个一端封闭的管腔,由耳甲腔到鼓膜,是长25～35 mm的稍弯曲管道,外1/3为软骨部,内2/3为骨部。两部交界处管腔最窄称峡部。新生儿外耳道只有软骨部,骨部以后逐渐生长。

外耳道的皮肤较薄,与软骨膜和骨膜粘连较紧,所以当外耳道皮肤炎症肿胀时,疼痛较剧。软骨部皮肤含有类似汗腺构造的耵聍腺,能分泌耵聍,并富有毛囊和皮脂腺。

胚胎期如第一、二鳃弓发育障碍,可引起耳郭畸形,发生耳郭缺如、副耳郭、小耳、巨耳、耳前瘘管等。第一鳃裂未闭合,则可发生鳃裂囊肿或瘘管。瘘管内口位于峡部下壁,少数可通入中耳,外口位于胸锁乳突肌前缘下颌角平面。

外耳道的血液供应有颞浅动脉、耳后动脉及上颌动脉耳深支。颞浅动脉居耳轮脚前,切开皮肤后,易找到该动脉。

外耳的感觉神经分布较丰富,来自三叉神经、迷走神经、面神经、舌咽神经的分支和来自颈丛的耳大神经和枕小神经。

外耳的淋巴引流至耳郭周围淋巴结。耳郭前的淋巴流入耳前淋巴结与腮腺淋巴结,耳郭后的淋巴结流入耳后淋巴结,耳郭下部及外耳道下壁的淋巴流入耳下淋巴结、颈浅淋巴结及颈深淋巴结上群。

二、中耳

中耳介于外耳与内耳之间,包括鼓室、咽鼓管、鼓窦、乳突4个重要部分。中耳是声波传导的主要部分,结构虽小,但极为重要。

(一)鼓室

鼓室为颞骨内的一个含气空腔,形似六面体小盒。位于鼓膜与内耳外侧壁之间,向前借咽鼓管与鼻咽部相通;向后借鼓窦入口与鼓窦、乳突气房相通,其容积为 1～2 mL。鼓室分为 3 部分:位于鼓膜紧张部上缘平面以上的部分,名上鼓室;位于鼓膜紧张部上、下缘平面之间的部分,名中鼓室;位于鼓膜紧张部下缘平面以下的部分,名下鼓室。鼓室的上径约 14 mm,前后径约 11 mm,内外径 2～6 mm,以鼓岬与鼓膜处内外径最短。

鼓室内容包括听小骨、肌肉、韧带、神经及血管。鼓室黏膜薄,血运丰富,覆盖鼓室骨壁、鼓膜内面及上述内容物表面,形成许多皱襞和小隐窝,隐窝开口皆向鼓室。

听小骨由锤骨、砧骨和镫骨连接而成听骨链(图 1-2),肌肉包括鼓膜张肌和镫骨肌,神经包括鼓室丛、面神经和鼓索神经,动脉血液主要来自颈外动脉,静脉流入翼静脉丛和岩上窦。

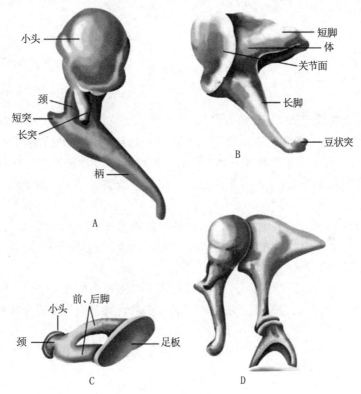

图 1-2　听小骨
A.锤骨;B.砧骨;C.镫骨;D.听骨链

(二)咽鼓管

咽鼓管为沟通鼓室与鼻咽的通道,全长 31～38 mm,平均 36 mm,由骨部(外 1/3)和软骨部(内 2/3)构成(图 1-3)。

咽鼓管的鼓室端开口称为鼓室口,位于鼓室前壁的上部、鼓膜张肌半管之下。鼻咽端的开口称为咽口,位于鼻咽侧壁,在下鼻甲后端之后 1 cm 处。咽鼓管在咽口处最宽,向外端逐渐变窄,在骨部和软骨部交界处最窄,称为峡部,内径 1～2 mm,从峡部向鼓口处又逐渐增宽。小儿咽鼓管较短,管腔较大,管的长轴与水平面交角小,近于水平,故鼻咽部炎症易经此管侵入鼓室而引起急性中耳炎。

正常情况下,在静息状态时,咽鼓管由于软骨的被动弹性和周围组织的压力而关闭,在吞咽、打哈欠时,由于邻近有关肌肉的收缩,使咽鼓管软骨部张开。与咽鼓管功能有关的肌肉有腭帆张肌、腭帆提肌、咽上缩肌和咽鼓管咽肌。

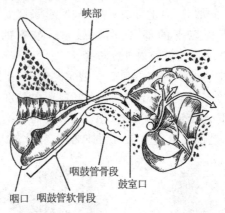

图 1-3　咽鼓管

(三)鼓窦

鼓窦为鼓室后上的含气腔,是鼓室与乳突气房间相互交通的枢纽。出生时即有,其变异较大,为乳突手术中应注意的重要标志。新生儿因乳突未发育,其位置较浅较高,居外耳道上方,距骨皮质仅 2~4 mm。成人距乳突筛区 10~15 mm,其大小及形状随乳突气化程度而不同,偶有因未发育或幼时炎症而无鼓窦,手术时应注意。鼓窦通上鼓室有 6 mm 圆形口,称鼓窦口。

(四)乳突

乳突位于颞骨后下部。乳突中含有气房,这些气房有重要的临床意义。出生时鼓窦已经存在,而乳突尚未发育,呈海绵状骨质,周岁时乳突才初具规模。乳突的气化通常始于胚胎后期,在婴幼儿时期及儿童期继续进行。

大多数乳突气房来自鼓窦的气化,小部分直接从下鼓室向内侧气化,经面神经管垂直段到达乳突区,因此有时面神经垂直段骨管可有裂缝。成人正常乳突含有许多蜂窝状气房,气房的大小和多少因人而异,在乳突的前、上部者一般较大,在下部者一般较小。

乳突气房后界与乙状窦和小脑相邻,向上借鼓室盖与大脑颞叶相邻。根据乳突气化的情况可将乳突分为 4 种类型(图 1-4)。

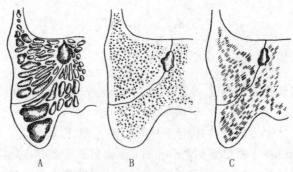

图 1-4　乳突类型
A.气化型;B.板障型;C.硬化型

1.板障型
气房小而多,类似颅骨的板障结构,骨皮质较厚。

2.气化型

乳突全部气化,气房发育完全,整个乳突由互相沟通的气房以及与鼓窦相通的气房构成。气房较大,气房之间分隔的骨壁较薄,乳突外形也较大。由于此型乳突骨皮质较薄,感染时骨皮质易因炎性破坏而穿破,引起乳突表面的骨膜下脓肿,尤以小儿多见。

3.硬化型

乳突气房没有发育,乳突为致密的骨密质构成,鼓窦存在,但常较小。此型占9.71%,双侧者3.88%。

4.混合型

以上3型中任何2型或3型同时存在者。

三、内耳

内耳又称迷路,外有骨壳,名骨迷路,位于颞骨岩部内。骨迷路内包含膜迷路,膜迷路内含内淋巴液,膜迷路与骨迷路之间的空隙,称为外淋巴隙,含外淋巴液。

(一)骨迷路

由致密的骨质构成,可分为前庭、骨半规管和耳蜗,如图1-5所示。

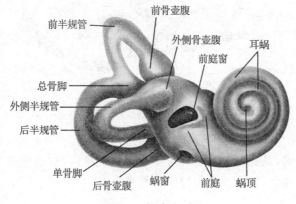

图1-5 骨迷路(右)

1.前庭

前庭居于耳蜗与骨半规管间,为不规则椭圆形腔,直径约4 mm,内纳椭圆囊和球囊。前下部较窄,与耳蜗前庭阶相通。后上部较宽,有骨半规管的5个开口。外壁为鼓室内壁,有前庭窗及蜗窗。上壁有面神经迷路段跨越。内壁为内耳道底,上有斜行的前庭嵴,嵴前下为球囊窝,后方为椭圆囊窝。两窝壁上方及嵴下方皆有许多小孔,有神经纤维通过。嵴的后方中部有前庭水管口,为内淋巴管口。

2.骨半规管

骨半规管位于前庭的后上方,每侧有3个约成2/3环形的小骨管,称为外(水平)、前(上)、后(垂直)骨半规管。每侧3个骨半规管互相垂直。每个骨半规管的两端均开口于前庭。一端稍膨大,称骨壶腹;前、后骨半规管的另一端合成一总骨脚,外骨半规管的另一端称单骨脚。故3个骨半规管共有5孔通入前庭。

3.耳蜗

耳蜗位于前庭前方,形似蜗牛壳,尖向外前方近咽鼓管处,底向内后方,构成内耳道底,底部有许多小孔,蜗神经穿过进入耳蜗。耳蜗由中央近似锥形的蜗轴和围绕蜗轴约2转的骨管组成。蜗轴有伸入骨性蜗管内的骨螺旋板将其分为上、下两部,上部为前庭阶,下部为鼓阶,两阶间有蜗管相隔,在蜗轴尖端借蜗孔相通,鼓阶借蜗窗与鼓室相通,由蜗窗膜封闭。前庭阶借前庭窗与鼓室相通,由镫骨底板及环状韧带封闭。在蜗窗附近有蜗水管内口,外淋巴液经此与蛛网膜下腔相通,蜗管长约30 mm。

(二)膜迷路

膜迷路由膜管和膜囊组成,借纤维束固定于骨迷路内,悬浮于外淋巴中。膜迷路内充满内淋巴。可分为椭圆囊及球囊、膜半规管、膜蜗管,各部相互连通(图1-6)。

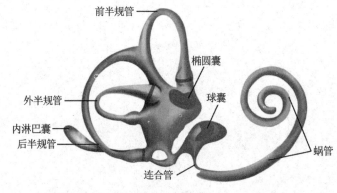

图 1-6　膜迷路

1.椭圆囊

借结缔组织、微血管及前庭神经与骨壁紧密相连,其后壁有5个开口通膜半规管,前壁有椭圆囊球囊小管与球囊相通,其底部前外侧有增厚的感觉上皮区,称椭圆囊斑,主要感受头在矢状面上的静平衡和直线加速度,影响四肢的屈伸肌的张力。

2.球囊

位于前庭的前内下方的球囊隐窝中,内前壁有前庭神经的终器,名球囊斑(位觉斑)。球囊下端经连合管与蜗管相通。

3.膜半规管

3个膜半规管位于相应的骨半规管内,约占骨半规管腔隙1/4。有3个膨大的膜壶腹,1个单膜脚和1个总膜脚,共5个开口与椭圆囊相通。在每个膜壶腹内有一横行的镰状隆起名为壶腹嵴,为平衡感受器。

膜蜗管为耳蜗内的膜性管道,其切面呈三角形。外侧壁为较厚的螺旋韧带,附着于前庭神经嵴与基底膜嵴间的螺旋管外侧壁上,上覆有血管丰富的假复层上皮,称血管纹。耳蜗骨管分成上下两部,上部称前庭阶,下部称鼓阶,两管中充满外淋巴液。在骨质螺旋板近底处有一薄膜,称前庭膜,由前庭膜、基底膜和一部分螺旋韧带围成膜质蜗管,管中充满内淋巴液。

(蔡玉兵)

第二节　鼻的解剖结构

鼻分为外鼻、鼻腔和鼻窦三部分。外鼻位于面部正中间,鼻腔被鼻中隔分为左右两个,鼻腔的前上部、两侧和后部共有 4 对鼻窦,分别为额窦、筛窦、上颌窦和蝶窦。

一、外鼻

外鼻由骨和软骨构成支架,外覆以软组织和皮肤。

(一)外鼻形状

外鼻形似一个基底向下的三棱锥体,上窄下宽。前棱上端位于两眶之间,与额部相连,称为鼻根;向下为鼻梁;前棱的下端为鼻尖;鼻梁的两侧为鼻背;鼻尖两侧的半圆形隆起称为鼻翼;三棱锥体的底部为鼻底;鼻底被鼻中隔的前下缘及大翼软骨的内侧脚构成的鼻小柱分成左右两个前鼻孔。鼻翼向外侧与面颊交界处有一浅沟称为鼻唇沟。

(二)外鼻骨性支架

骨部支架上方为额骨的鼻部——鼻骨,两侧为上颌骨额突。额骨的鼻骨切迹与鼻骨相连,成为鼻骨的坚强支撑点。

鼻骨成对,其上缘、外侧缘和下缘分别与额骨、上颌骨额突、鼻外侧软骨上缘连接,鼻骨后面的鼻骨嵴与额嵴、筛骨垂直板和鼻中隔软骨连接。鼻骨上端窄而厚,下端宽而薄,在外力作用于鼻根部时,容易发生鼻骨骨折,故临床上的鼻骨骨折多数发生在下 2/3 处,如鼻骨下端发生内沉,可造成鞍鼻。

鼻骨下缘、上颌骨额突内缘和上颌骨腭突游离缘共同围成梨状孔,鼻骨下缘为梨状孔的最高点,如果此处特别高耸,则称为驼峰鼻。

(三)外鼻软骨支架

外鼻软骨支架主要由鼻外侧软骨(隔背软骨)和大翼软骨组成,另有数目不等的小软骨,如籽状软骨的小翼软骨参与,借助于致密的结缔组织附着在梨状孔边缘,各软骨之间也通过结缔组织连接,故该支架弹性很大,在一般外力作用下,变形后可以恢复原形,不易导致局部畸形。由于其形状、大小和结构的不同,故构成了人类各家族和种族的鼻型特点(图 1-7)。

鼻外侧软骨又名隔背软骨鼻背板,位于鼻梁与鼻背的侧面,上方连接鼻骨下缘和上颌骨额突,两侧鼻外侧软骨的内侧缘,在鼻中线会合并连接鼻中隔软骨的前上缘。隔背软骨的底面观呈"↑",两侧翼为鼻外侧软骨,中间为鼻隔板,即鼻中隔软骨。大翼软骨又名下侧鼻软骨,呈马蹄形,外侧脚构成鼻翼支架,左右内侧脚夹住鼻中隔软骨前下缘构成鼻小柱支架。小翼软骨和籽状软骨,统称为鼻副软骨,充填于鼻外侧软骨和大翼软骨之间。

(四)外鼻皮肤

外鼻部皮肤厚薄不一,鼻根、鼻梁及其侧面皮肤较薄,皮下组织较疏松,可以出现皱纹。鼻尖、鼻翼和鼻前庭皮肤较厚,与下方的纤维组织和软骨膜连接紧密,炎症时皮肤肿胀压迫神经末梢,引起比较剧烈的疼痛。外鼻部皮肤含有较多汗腺和皮脂腺,上部皮肤含汗腺较多,下部含皮脂腺较多,以鼻尖和鼻翼最明显,是粉刺、痤疮、疖肿及酒渣鼻的好发部位。

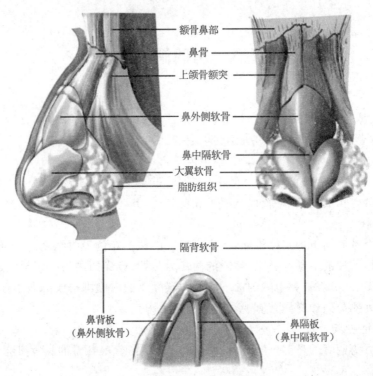

额骨鼻部
鼻骨
上颌骨额突
鼻外侧软骨
鼻中隔软骨
大翼软骨
脂肪组织

隔背软骨

鼻背板
(鼻外侧软骨)

鼻隔板
(鼻中隔软骨)

图 1-7　外鼻的软骨支架,侧、前、底面观

(五)外鼻神经

有感觉神经和运动神经。感觉神经为三叉神经眼神经的末梢神经鼻睫神经和上颌神经的分支眶下神经所支配,以上颌神经为主。运动神经主要为面神经颞支,支配鼻部运动。

(六)外鼻血管及淋巴

1.动脉

外鼻的动脉主要来自鼻背动脉、筛前动脉、额动脉、面动脉、上唇动脉、眶下动脉的分支。

2.静脉

外鼻的静脉分别经内眦静脉、面前静脉汇入颈内静脉。但内眦静脉可经眼上、下静脉与海绵窦相通,面部静脉管内无瓣膜,血液可上下流通,故当鼻面部感染或疖肿时,若治疗不当或用力挤压,则可引起海绵窦血栓性静脉炎或其他颅内并发症。

3.淋巴

外鼻的淋巴管汇集于下颌下淋巴结、耳前淋巴结和腮腺淋巴结。

二、鼻腔

鼻腔由鼻中隔分为左右各一,每侧鼻腔分为鼻前庭和固有鼻腔两部分。每侧鼻腔为一前后开放的狭长腔隙,冠状切面呈三角形,顶部较窄,底部较宽,前起于前鼻孔,后止于后鼻孔。

(一)鼻前庭

鼻前庭为介于前鼻孔和固有鼻腔之间的空腔,位于鼻腔最前段,起于鼻缘,止于鼻内孔(鼻阈),鼻大翼软骨的弧形隆起为鼻前庭的支架。鼻内孔较前鼻孔狭小,为鼻腔最狭窄处,对鼻的呼吸功能有重要影响。

鼻前庭被覆皮肤,富于粗硬的鼻毛,并富有皮脂腺和汗腺,在男性尤为丰富,鼻前庭较易发生疖肿,且疼痛剧烈。前鼻孔由鼻翼的游离缘、鼻小柱和上唇围绕而成。

(二)固有鼻腔

简称为鼻腔,前界为鼻内孔,后界为后鼻孔,由内、外、顶、底四壁组成。

1.鼻腔内侧壁

为鼻中隔,有骨部和软骨部两部分。骨部为筛骨垂直板和犁骨,软骨部为鼻中隔软骨和下侧鼻软骨内侧脚。软骨膜和骨膜外面覆盖有黏膜(图1-8)。鼻中隔常有轻度偏曲、嵴突和距状突,在不伴有症状时可以不进行处理。

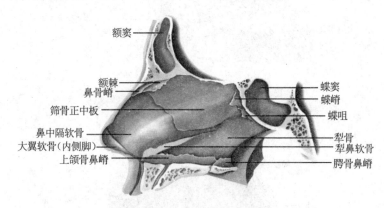

图1-8　鼻中隔的组成

利氏动脉区(利特尔区):由颈内动脉和颈外动脉系统的分支在鼻中隔最前下部分黏膜内血管汇集成丛,称为利特尔区,此处黏膜常发生上皮化生,并呈现小血管扩张和表皮脱落,因此最易出血,大多数鼻出血皆源于此,故亦称鼻中隔易出血区。

2.外侧壁

外侧壁是鼻解剖结构中最为复杂的区域,也和鼻窦炎的发病有密切关系,分别由上颌骨、泪骨、下鼻甲骨、筛骨、腭骨垂直板及蝶骨翼突构成。外侧壁上有突出于鼻腔中的三个呈阶梯状排列的骨性组织,游离缘皆向内下方悬垂,分别为上鼻甲、中鼻甲、下鼻甲。下鼻甲为独立的骨质,中、上鼻甲为筛骨的一部分。下、中、上鼻甲大小皆递次缩小1/3,前端的位置又依次后退1/3。各鼻甲的外下方均有一裂隙样空间,称为鼻道,故有上、中、下三鼻道,各鼻甲与鼻中隔之间的共同狭窄腔称总鼻道(图1-9、图1-10、图1-11)。

由于鼻甲及鼻道的形成,缩小了鼻腔空间,增加了鼻腔黏膜的表面面积,在鼻腔的生理功能上有着非常重要的意义。

(1)上鼻甲及上鼻道:上鼻甲属于筛骨的一部分,位于鼻腔外侧壁后上方,为各鼻甲中最小,有时仅为一黏膜皱襞。后组筛窦开口于上鼻道。上鼻甲内后上方有一凹陷称蝶筛隐窝,为蝶窦的开口处。

(2)中鼻甲及中鼻道:中鼻甲亦属筛骨的一部分,分成前后两部分,分别为垂直部及水平部,中鼻甲前端附着于筛窦顶壁和筛骨水平板连接处的前颅底,下端游离垂直向下,是气流进入鼻腔后首先冲击的部位;中鼻甲后端延续到筛窦之下方,与颅底无直接的骨性连接。中鼻甲后部在向后延伸中,逐渐向外侧转向,附着在纸样板后部,并向上连接于前颅底,称为中鼻甲基板,是支撑和固定中鼻甲的一个重要结构。中鼻甲基板将筛窦分成前组筛窦和后组筛窦,其生理作用是能减少前组鼻窦的炎症向后组鼻窦扩散。

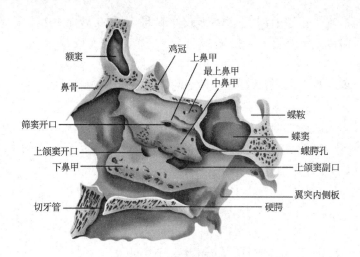

图 1-9　鼻腔外侧壁的骨性组成

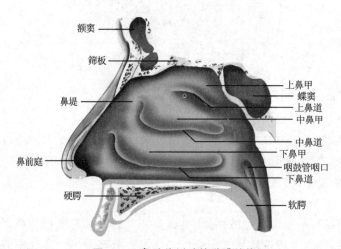

图 1-10　鼻腔外侧壁的黏膜结构

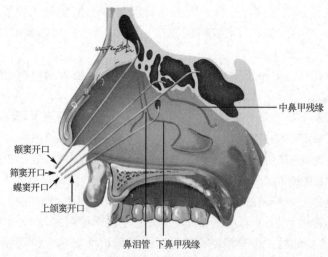

图 1-11　鼻腔外侧壁切除鼻甲之后各窦开口

　　中鼻甲是重要的手术解剖标志,手术操作应严格保持在中鼻甲的外侧进行,其内侧为筛板,筛板的损伤可导致脑脊液鼻漏,是鼻腔手术的一个严重并发症。中鼻甲后端附着处的后上方,离后鼻孔上缘的上、后方约 12 mm 处为蝶腭孔所在,有蝶腭动脉和蝶腭神经通过。局麻下鼻内镜手术时阻滞该处神经和血管,能有效减少出血和缓解疼痛。

　　中鼻甲的解剖变异较多,有中鼻甲气化或筛窦气房发育延伸到中鼻甲内形成筛甲气房,造成中鼻甲前端过度膨大;中鼻甲反向弯曲,即中鼻甲呈弧形突向中鼻道;中鼻甲前端骨质增生。中鼻甲的气化和曲线异常是常见的中鼻道解剖畸形,可导致中鼻道的狭窄和阻塞,影响中鼻道正常的黏液纤毛传输功能,妨碍鼻窦的通气和引流,成为鼻窦阻塞性炎症的重要因素。

　　中鼻道位于中鼻甲之下外侧,为前组鼻窦的开口引流所在,也是鼻内镜手术进路中最重要的区域,其解剖结构复杂,中鼻道外侧壁上有两个隆起,前下隆起为钩突;后上隆起为筛泡,在两个隆起之间有一半月状裂隙,称为半月裂,半月裂向前下和后上扩大呈漏斗状,名筛漏斗,筛漏斗以钩突为内界,筛泡为外界,向内经半月裂、中鼻道与鼻腔相通,前界为盲端,前上端为额隐窝,额窦引流口开放于此,其后为前组筛窦开口,最后为上颌窦开口(图 1-12)。

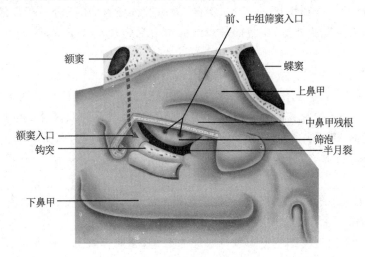

图 1-12　中鼻道外侧壁

　　窦口鼻道复合体(OMC):中鼻甲、中鼻道及其附近的区域解剖结构的异常和病理改变与鼻窦炎的发病最为密切,这一区域称为窦口鼻道复合体。它是以筛漏斗为中心的附近区域,包括筛漏斗、钩突、筛泡、半月裂、中鼻道、中鼻甲、前组筛房、额窦口及上颌窦自然开口等一系列结构。这一区域的解剖发生异常,如钩突肥大,中鼻甲肥大,泡性中鼻甲,中鼻甲反向弯曲,筛泡肥大等,均会影响前组鼻窦的通气和引流,导致鼻窦炎的发生。

　　(3)下鼻甲及下鼻道:下鼻甲骨为独立呈水平状卷曲的薄骨,附着于上颌骨内侧壁和腭骨垂直板,其上缘中部的泪突与泪骨相连,并与上颌骨腭突后面的骨槽共同形成鼻泪管。上缘后部的筛突连接中鼻道钩突的尾端,共同参与上颌窦自然口和鼻囟门的构成。

　　下鼻甲后端距咽鼓管咽口 1~1.5 cm,故下鼻甲肿胀或肥大时,病变的下鼻甲可影响咽鼓管咽鼻开口,导致咽鼓管功能障碍。

　　下鼻甲之外侧、附着部和鼻腔外侧壁之间为下鼻道,是各鼻道中最宽长者,其外侧壁常向上颌窦内膨隆。下鼻道呈穹隆状,其顶端有鼻泪管开口,距前鼻孔 3~3.5 cm。在下鼻道上颌窦开窗时,应控制进针部位,不要损伤鼻泪管鼻道开口。距离下鼻甲前端1～2 cm的下鼻甲外侧壁骨质较薄,是上颌窦穿刺的最佳进针位置。

3.顶壁

呈穹隆状,甚为狭小,分为三段:前段倾斜上升,为额骨鼻部及鼻骨的背侧面;中段呈水平状,为分隔颅前窝与鼻腔的筛骨水平板,又称筛板,筛板薄而脆,为嗅区黏膜的嗅丝通过,在外伤或手术时易发生损伤,导致脑脊液鼻漏;后段倾斜向下,由蝶窦前壁构成。

4.底壁

即硬腭的鼻腔面,与口腔相隔。前3/4由上颌骨腭突,后1/4由腭骨水平部组成。

5.后鼻孔

后鼻孔是鼻腔与鼻咽部的通道,左右各一,被鼻中隔分隔,由蝶骨体下部(上)、蝶骨翼突内侧板(外)、腭骨水平部后缘(下)和犁骨后缘(内)构成,上覆黏膜,在成人呈椭圆形,高25 mm,宽12.5 mm,双侧后鼻孔经鼻咽部交通。

(三)鼻腔黏膜

前起鼻前庭内鳞状上皮和柱状上皮的过渡区,向鼻腔内延伸,广泛分布于鼻腔各壁和鼻道,与鼻咽部、鼻窦和鼻泪管黏膜连续,按各部位组织学构造和生理功能不同,分为嗅区黏膜和呼吸区黏膜两部分。

1.嗅区黏膜

分布在鼻腔顶中部,向下至鼻中隔上部和鼻腔外侧壁上部等嗅裂区域。为假复层无纤毛柱状上皮,由支持细胞、基底细胞和嗅细胞组成。嗅细胞为具有嗅毛的双极神经细胞,顶部的树突呈棒状伸向细胞表面,末端膨大呈球状(嗅泡),并发出10～30根纤毛,感受嗅觉。基部伸出细长轴突,形成无髓鞘神经纤维,通过筛骨水平板进入颅内,止于嗅球。

2.呼吸区黏膜

鼻腔前1/3自前向后的黏膜上皮为鳞状上皮、移行上皮、假复层柱状上皮,鼻腔后2/3为假复层纤毛柱状上皮,由纤毛细胞、柱状细胞、杯状细胞、基底细胞组成。

鼻黏膜呼吸区上皮的纤毛细胞分布以鼻底最为密集,越向鼻腔上部分布越稀少。每个纤毛细胞表面有200根左右纤毛。鼻腔黏膜的纤毛向鼻咽部摆动,鼻窦内的纤毛向鼻窦开口自然摆动。这种方向一致的整体运动可以将进入鼻腔鼻窦的细菌、病毒、灰尘、污染颗粒等有害物质以及鼻腔鼻窦的分泌物运送到咽部咽下或吐出,是鼻腔非特异性保护功能的重要功能单位。

鼻腔黏膜下层具有丰富的杯状细胞、黏液腺和浆液腺,为鼻分泌物的主要来源之一,鼻分泌物在黏膜表面形成随纤毛运动而向后移动的黏液毯,黏液毯由外层的黏蛋白和内层供纤毛运动的水样层构成。黏液毯是鼻黏膜重要的保护机制之一。鼻分泌物同样是鼻腔特异性与非特异性化学保护物质的主要来源,如免疫球蛋白、溶菌酶等。

三、鼻腔的血管、淋巴和神经

(一)动脉

主要来自颈内动脉的分支眼动脉和颈外动脉的分支上颌动脉(图1-13、图1-14)。

1.眼动脉

自视神经管颅口前5 mm从颈内动脉分出,走行在视神经管的下外方,入眶后,分出筛前动脉和筛后动脉,分别穿过相应的筛前孔和筛后孔进入筛窦,紧贴在筛窦顶壁的骨冠内,在筛窦内侧进入前颅窝,并在鸡冠旁骨缝中进入鼻腔。筛前动脉供应前组筛窦、额窦、鼻腔外侧壁和鼻中隔前上部,筛前动脉颅底附着处为额隐窝的后界,是鼻内镜额窦手术的重要解剖标志。筛后动脉供应后筛、鼻腔外侧壁和鼻中隔的后上部。

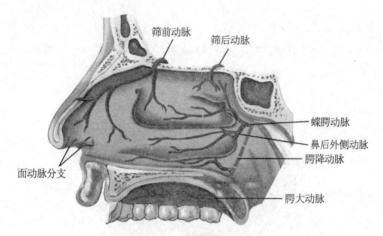

图 1-13　鼻腔外侧壁动脉

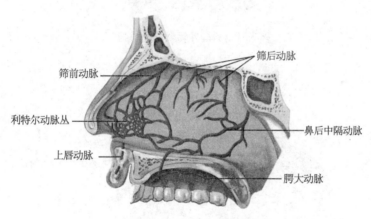

图 1-14　鼻中隔动脉

2.上颌动脉

在翼腭窝内分出蝶腭动脉、眶下动脉和腭大动脉供应鼻腔。其中蝶腭动脉是鼻腔的主要供血动脉。蝶腭动脉经蝶腭孔进入鼻腔,分成内侧支和外侧支。外侧支分成鼻后外侧动脉,进而分成下鼻甲支、中鼻甲支和上鼻甲支,供应鼻腔外侧壁后部、下部和鼻腔底。内侧支(鼻腭动脉),经蝶窦开口的前下方分成鼻后中隔动脉,分布于鼻中隔后部和下部。在鼻内镜手术中,在中鼻甲后端附着处的外上方行神经、血管阻滞,可达到有效地减少出血和麻醉的作用。鼻腭动脉、筛前动脉、筛后动脉、上唇动脉和腭大动脉在鼻中隔前下部黏膜下相互吻合,形成动脉丛,称为利特尔动脉丛,是鼻出血的最常见部位。

(二)静脉

鼻腔前部、后部和下部的静脉汇入颈内、外静脉,鼻腔上部静脉经眼静脉汇入海绵窦。鼻中隔前下部的静脉构成静脉丛,称为克氏静脉丛,为鼻部常见出血部位。在老年人下鼻道外侧壁后部近鼻咽部有扩张的鼻后侧静脉丛,称为鼻咽静脉丛,是鼻腔后部出血的重要来源。

（三）淋巴

鼻腔前 1/3 的淋巴管与外鼻淋巴管相连，汇入耳前淋巴结，腮腺淋巴结及颌下淋巴结。鼻腔后 2/3 的淋巴汇入咽后淋巴结和颈深淋巴结上群。鼻部恶性肿瘤可循上述途径发生淋巴结转移。

（四）神经

鼻腔的神经包括三类，分别为嗅神经、感觉神经和自主神经（图 1-15、图 1-16）。

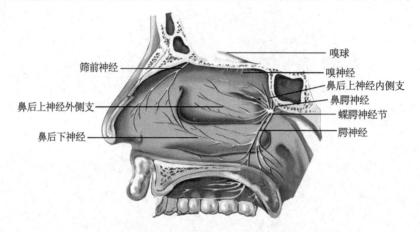

图 1-15　鼻腔外侧壁的神经

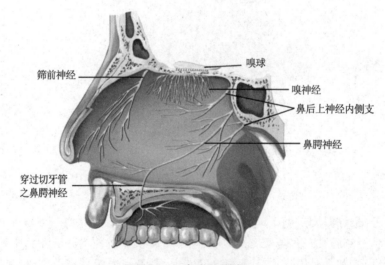

图 1-16　鼻中隔的神经

1.嗅神经

分布于嗅区黏膜，嗅神经中枢突汇集成嗅丝，经筛孔到达嗅球。

2.感觉神经

为三叉神经之眼神经和上颌神经的分支。

（1）眼神经：眼神经分出鼻睫神经，分成筛前神经和筛后神经，与同名动脉伴行，进入鼻腔分布于鼻中隔和鼻腔外侧壁前、上部。

（2）上颌神经：穿过或绕过蝶腭神经节后分出蝶腭神经，经蝶腭孔进入鼻腔分成鼻后上外侧支和鼻后上内侧支,分布于鼻腔外侧壁后部、鼻腔顶和鼻中隔。鼻后上内侧支有一较大的分支称为鼻腭神经,斜行分布于鼻中隔上。

(3)自主神经:自主神经主管鼻黏膜血管的舒缩,有交感神经和副交感神经。交感神经来自颈内动脉交感神经丛组成的岩深神经,副交感神经来自面神经分出的岩浅大神经,其在翼管内组成翼管神经,经蝶腭神经节后进入鼻腔。交感神经主管鼻黏膜血管收缩;副交感神经主管鼻黏膜血管扩张和腺体分泌。

四、鼻窦

鼻窦是鼻腔周围颅面骨中的一些含气空腔,左右成对,共有 4 对,依其所在颅骨命名,称为上颌窦、筛窦、额窦和蝶窦,依照窦口引流的位置、方向和鼻窦的位置,又将鼻窦分为前组鼻窦和后组鼻窦。前组鼻窦包括上颌窦、前组筛窦、额窦,窦内引流至中鼻道,后组鼻窦包括后组筛窦和蝶窦,后组筛窦引流至上鼻道,蝶窦引流至蝶筛隐窝。

(一)上颌窦

为 4 对鼻窦中最大者,平均容积 13 mL,有 5 个壁。

1.前壁

中央薄而凹陷,称为尖牙窝,行上颌窦 Caldwell-Luc 手术时经此进入上颌窦腔。在尖牙窝上方,眶下缘之下 12 mm,正对瞳孔有一骨孔称眶下孔,眶下神经和同名血管从此分出。

2.后外壁

与翼腭窝及颞下窝毗邻,上颌窦肿瘤破坏此壁时,可侵犯翼内肌,导致张口受限。在严重鼻出血时,可经此壁结扎上颌动脉。

3.内壁

为中鼻道和下鼻道外侧壁的大部分,在接近鼻腔底部处骨质较厚,愈向上愈薄,在下鼻甲附着处最薄,是经下鼻道上颌窦穿刺的最佳部位。内壁的后上方邻接后组筛窦,称为筛上颌窦板,为经上颌窦途径行筛窦开放术(Lima 手术)的手术进路。上颌窦自然开口位于上颌窦内侧壁前上方。

上颌窦内侧壁有一骨性裂孔,前界为下鼻甲的泪突和泪骨下端,后界为腭骨垂直板,上界是与筛窦连接的上颌窦顶壁,下界为下鼻甲附着处。此骨性窦口被钩突和下鼻甲的筛突呈十字形的连接分割成四个象限。其中前上象限是真正的上颌窦自然开口,其余三个象限被双层黏膜和致密结缔组织封闭,称为鼻囟门。上颌窦自然开口直径大小不一,平均 2.8 mm。经鼻内镜上颌窦自然口扩大时,可通过寻找钩突尾部的后上方,或者下鼻甲中部上缘上方的后囟门来定位、扩大上颌窦口。

4.上壁

为眼眶的底部,外伤引起的眶底爆折,常常导致眶内容下垂到上颌窦内,引起眼球活动障碍、复视、眼球内陷。

5.底壁

相当于上颌牙槽突,常低于鼻腔底部,为上颌突各骨壁中骨质最厚者,与上列第二尖牙及第一、二磨牙根部有密切关系,其牙根常与上颌窦腔仅由一层菲薄骨质相隔,有时直接埋藏于窦内黏膜之下,故牙根尖感染容易侵入窦内,引起牙源性上颌窦炎。

（二）额窦

额窦位于额骨的内、外两层骨板之间，在筛窦的前上方，左右各一，有大约 2％ 的额窦未发育。额窦在出生时还未形成，6 个月至 2 岁开始向额骨中气化，4 岁有豌豆大小，6～7 岁额窦向上发展更快，10～12 岁具有临床重要性，20 岁发展至成人形态。额窦通过额窦口与额隐窝相通，额隐窝的前界为鼻丘气房的后壁，后界为筛泡和泡上气房的前界，根据钩突上端的附着位置不同，其内界和外侧界的构成不同，如钩突附着在纸样板，则钩突上端和部分纸样板成为额隐窝的外侧界，如附着在颅底、中鼻甲和钩突上端分茬，则钩突上端和部分中鼻甲的上端组成额隐窝的内侧界。由此可见，钩突上端的附着方式决定了额隐窝的引流状态，通过判断钩突上端的附着方式便于寻找额窦口的位置。

（三）筛窦

位于鼻腔外上方筛骨内，是鼻腔外侧壁上部与眼眶之间、蝶窦之前、前颅底之下的蜂窝状气房结构，为 4 对鼻窦中解剖关系最复杂、变异最多、与毗邻器官联系最密切的解剖结构。

筛窦气房根据其发育不同，气房数量可为 4～17 个到 8～30 个不等，筛窦被中鼻甲基板分出成前组筛房与后组筛房。前组筛窦开口于中鼻道，后组筛窦开口于上鼻道。

1.外侧壁

筛窦的外侧壁为眼眶的内侧壁，由泪骨和纸样板组成。鼻内镜手术时，如果损伤纸样板，容易导致眶筋膜破裂和眶脂肪脱出于筛窦内，术后眼眶青紫，严重时有损伤眼内直肌导致眼球活动障碍和复视，视神经损伤导致严重视力下降和失明。纸样板上缘与额骨连接处为额筛缝，相当于筛顶水平，从前向后依次为 Dacron 点、筛前动脉孔和筛后动脉孔。

2.内侧壁

筛窦内侧壁为鼻腔外侧壁之上部，附有上鼻甲和中鼻甲。

3.顶壁

内侧与筛骨水平板连接，外侧与眶顶延续，筛顶上方为前颅窝。筛顶与筛板的连接有水平型（即筛顶与筛板是延续的），高台型（筛顶与筛板之间形成一高度差），倾斜型等方式。在外伤和手术时，这一位置很容易造成损伤，引起脑脊液鼻漏。筛板和筛顶连接处的下方为中鼻甲的颅底附着处。在鼻手术时，如果用钳夹住中鼻甲反复摇动，也很容易损伤筛板。

4.下壁

为中鼻道上部结构，如筛泡、钩突、鼻丘气房等。

5.前壁

由额骨筛切迹、鼻骨迹和上颌骨额突组成。

6.后壁

与蝶窦毗邻，后组筛窦变异极大，如果最后组筛窦气化到蝶窦上方，称为蝶上筛房。如果视神经管隆突在最后组筛窦的外侧壁形成突向窦内的隆起，称为视神经隆突，具有该结节的最后筛房，称为 Onodi 气房。

（四）蝶窦

位于蝶骨体内，居鼻腔最上后方。由于气化程度不一，大小和形态极不规则。蝶窦在 3 岁开始发育，6 岁大部分已发育。成人蝶窦的平均大小为：高 20 mm，宽 18 mm，前后长 12 mm，容积 7.5 mL。Van Alyea（1951）将蝶窦分成 4 型：甲介型（5％）、鞍前型（4.5％）、鞍基底型（23.5％）和枕鞍型（67％）。卜国铉（1965 年）将蝶窦分成 8 型：未发育型、甲介型、鞍前型、半鞍型、全鞍型鞍枕型、额面分隔型和冠面分隔型。蝶窦分型的临床意义在于可以指导经蝶窦垂体瘤手术的术式选择。甲介型和鞍前型或需在手术导航仪的引导下经蝶窦垂体瘤切除术。

蝶窦各壁的毗邻:蝶窦外侧壁结构复杂,与海绵窦、视神经管、颈内动脉毗邻。在气化良好的蝶窦,视神经管和颈内动脉在外侧壁上形成隆起,骨壁菲薄甚至缺如,鼻内镜手术容易导致视力损害和大出血。顶壁上方为颅中窝的底壁,呈鞍型,称为蝶鞍。蝶鞍上方为脑垂体。前壁参与构成鼻腔顶壁的后份和筛窦的后壁,上方有蝶窦开口开放到蝶筛隐窝,前壁的前方有中鼻甲的后端附着。后壁骨质甚厚,毗邻枕骨斜坡。下壁为后鼻孔上缘和鼻咽顶,翼管神经位于下壁外侧的翼突根部。

(蔡玉兵)

第三节　咽的解剖结构

咽位于颈椎前方,为呼吸道和消化道上端的共同通道,上宽下窄、前后扁平略呈漏斗形。上起颅底,与颅底之间隔有咽腱膜,横径约 3.5 cm;下至第 6 颈椎下缘平面,于环状软骨下接食管入口,横径约 1.5 cm;全长约 12 cm。前壁不完整,由上而下分别与鼻腔、口腔和喉相通;后壁扁平,与椎前筋膜相邻;两侧与颈内动脉、颈内静脉和迷走神经等重要的血管、神经毗邻。

一、咽的分部

咽根据其位置,自上而下可分为鼻咽、口咽和喉咽三部分(图 1-17、图 1-18)。

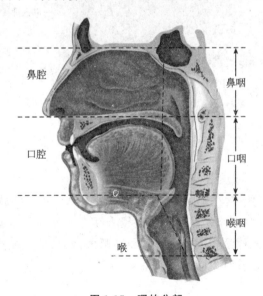

图 1-17　咽的分部

(一)鼻咽

鼻咽属上呼吸道的一部分(图 1-19),又称上咽。顶部位于蝶骨体和枕骨基底部下方,下至软腭游离缘平面,略呈不规则的立方形,垂直径 5.5~6 cm,横径和前后径随年龄增长变化较大。

向前经后鼻孔通鼻腔,后面平对第1、2颈椎,向下经鼻咽峡续口咽。可分为六个壁,即前、后、顶、左右两侧和底壁。其中顶壁向后壁移行,形似穹隆,两壁之间无明显界线,常合称为顶后壁。

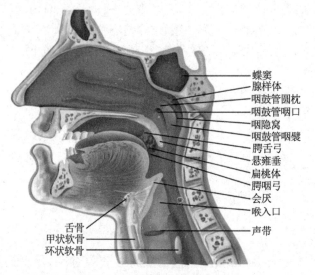

图1-18 咽部矢状面解剖结构

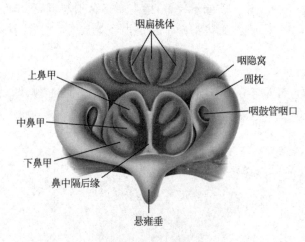

图1-19 鼻咽

1.顶后壁

由蝶骨体、枕骨底部和第1、2颈椎构成。鼻咽顶外侧靠近颅底的破裂孔和岩尖,封闭破裂孔的纤维组织与咽腱膜相连,肿瘤组织易借此通道侵入颅内。顶部与后壁移行处黏膜内有丰富的淋巴组织集聚,称腺样体,又称咽扁桃体。若腺样体肥大,使鼻咽腔变小,可影响鼻呼吸,或阻塞咽鼓管咽口引起耳鼻闭塞感或听力减退。

2.侧壁

左右对称,主要结构有咽鼓管咽口及咽隐窝。

(1)咽鼓管咽口:两侧下鼻甲后端向后1~1.5 cm处各有一开口,略呈三角形或喇叭形,即为咽鼓管咽口,其后上方有一唇状隆起称咽鼓管圆枕,它是寻找咽鼓管咽口的标志,咽鼓管咽口周围的散在淋巴组织称咽鼓管扁桃体,咽鼓管是鼻咽通向中耳的管道,具有重要的生理功能。

（2）咽隐窝：为咽鼓管圆枕后上方的凹陷。其上方紧邻颅底破裂孔，此处是鼻咽癌的好发部位。

3.前壁

前壁的正中是鼻中隔后缘，两侧为后鼻孔，经此通鼻腔。

4.底壁

由软腭背面及其后缘与咽后壁之间围成的"鼻咽峡"所构成，并经此与口咽相通。吞咽时，软腭上提与咽后壁接触，关闭鼻咽峡，鼻咽与口咽暂时隔开，防止饮食向鼻咽腔逆流。

（二）口咽

口咽是口腔向后方的延续，又称中咽。介于软腭游离缘与会厌上缘平面之间，习惯称咽部即指此区。

向前经咽峡与口腔相通。所谓咽峡，是由上方的悬雍垂和软腭游离缘、下方舌背、两侧腭舌弓和腭咽弓所围成的环形狭窄部分。腭舌弓又名前腭弓，腭咽弓又名后腭弓，两弓之间为扁桃体窝，腭扁桃体即位于其中（图1-20）。两侧腭咽弓后方各有纵行条索状淋巴组织，称为咽侧索。口咽后壁平对2、3颈椎体。

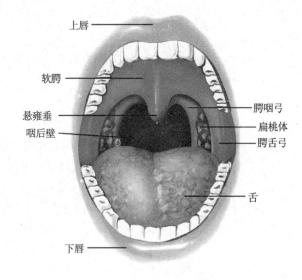

图1-20　口咽

口腔顶盖称腭。前2/3为硬腭，由上颌骨腭突和腭骨水平部组成；后1/3为软腭，由腭帆张肌、腭帆提肌、腭舌肌、腭咽肌、悬雍垂肌等肌肉组成。口腔下方为舌和口底部。舌由肌肉群组成。舌背表面粗糙，覆盖复层扁平上皮，与舌肌紧密相连。后端有盲孔，为胚胎甲状舌管咽端的遗迹。舌后1/3即舌根，上面有淋巴组织团块，称舌扁桃体。舌下面的舌系带黏膜结缔组织突出于中央，向下移行于口底，两侧有颌下腺开口。

（三）喉咽

喉咽又称下咽。上起会厌软骨上缘，逐渐缩小形如漏斗，下至环状软骨下缘平面接食管入口，该部位有环咽肌环绕。后壁平对第3～6颈椎；前面自上而下有会厌、杓状会厌襞和杓状软骨所围成的入口，称喉入口，经此通喉腔。在会厌前方，舌会厌外侧襞和舌会厌正中襞之间，左右各有两个浅凹称会厌谷，异物易嵌顿停留于此处。在喉入口两侧各有两个较深的隐窝名为梨状窝，梨状窝下端为食管入口(图 1-21),喉上神经内支经此窝入喉并分布于其黏膜下。两侧梨状窝之间,环状软骨板之后称环后隙。

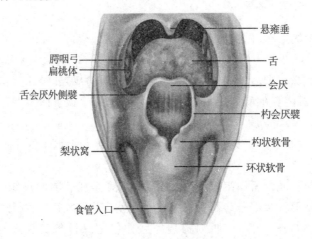

图 1-21　喉咽

二、咽壁的构造

(一)咽壁的分层

咽壁由内至外有 4 层,即黏膜层、纤维层、肌肉层和外膜层。纤维层与黏膜层紧密附着,无明显黏膜下组织层。

1.黏膜层

咽的黏膜与鼻腔、口腔、喉和咽鼓管黏膜相延续。鼻咽部的黏膜主要为假复层纤毛柱状上皮,固有层中含混合腺。口咽和喉咽的黏膜均为复层鳞状上皮,除含有丰富的黏液腺和浆液腺外,还有大量的淋巴组织聚集,与咽部的其他淋巴组织共同构成咽淋巴环。

2.纤维层

纤维层又称腱膜层,介于黏膜和肌层之间,主要由颅咽筋膜构成。上端较厚接颅底,下部逐渐变薄,两侧的纤维层在咽后壁正中线上形成坚韧的咽缝,为两侧咽缩肌附着处。

3.肌肉层

咽的肌肉按其功能的不同,分为 3 组(图 1-22)。

(1)咽缩肌组:咽缩肌主要包括咽上缩肌、咽中缩肌和咽下缩肌三对。咽缩肌纤维斜行,自下而上依次呈迭瓦状排列,包绕咽侧壁及后壁。两侧咽缩肌相对应,在后壁中线止于咽缝。各咽缩肌共同收缩时可使咽腔缩小。吞咽食物时,咽缩肌由上而下依次收缩,将食物压入食管。

(2)咽提肌组:咽提肌包括茎突咽肌、腭咽肌及咽鼓管咽肌。三对咽提肌纵行于咽缩肌内面下行,并渐次分散入咽壁,收缩时可使咽、喉上举,咽部松弛,封闭喉口,开放梨状窝,使食物越过会厌进入食管,以协调吞咽动作。

(3)腭帆肌组:包括腭帆提肌、腭帆张肌、腭舌肌、腭咽肌和悬雍垂肌。该组肌群收缩时上提软腭,关闭鼻咽腔,同时,也使咽鼓管咽口开放。如发生麻痹,吞咽时软腭不能上举隔开咽腔的鼻部和口部,食物将向鼻咽、鼻腔反流(图 1-23);亦可由于咽鼓管功能受限出现中耳症状。

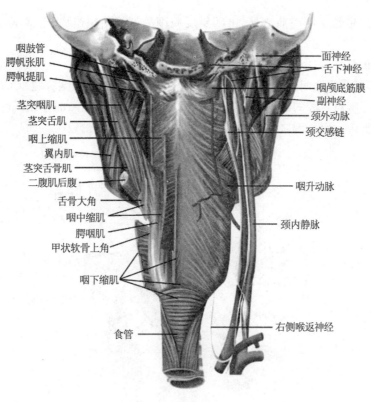

咽鼓管
腭帆张肌
腭帆提肌
茎突咽肌
茎突舌肌
咽上缩肌
翼内肌
茎突舌骨肌
二腹肌后腹
舌骨大角
咽中缩肌
腭咽肌
甲状软骨上角
咽下缩肌
食管

面神经
舌下神经
咽颅底筋膜
副神经
颈外动脉
颈交感链
咽升动脉
颈内静脉
右侧喉返神经

图 1-22　咽肌后面观

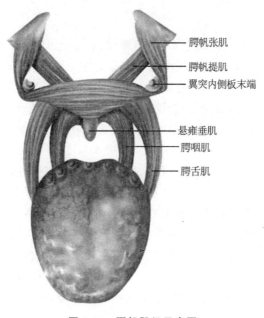

腭帆张肌
腭帆提肌
翼突内侧板末端
悬雍垂肌
腭咽肌
腭舌肌

图 1-23　腭帆肌组示意图

4.外膜层

又称筋膜层,覆盖于咽缩肌之外,由咽肌层周围的结缔组织组成,上薄下厚,是颊咽筋膜的延续。

(二)筋膜间隙

咽筋膜与邻近筋膜之间的疏松组织间隙。较重要的有咽后隙、咽旁隙(图1-24)。这些间隙的存在,有利于吞咽时咽腔的运动,并可协调头颈部的活动。咽间隙的存在既可限制某些病变的发展,将病变局限于一定范围之内,又可为某些病变的扩散提供途径。

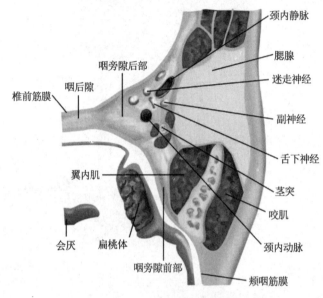

图 1-24 咽的筋膜间隙

1.咽后隙

咽后隙位于椎前筋膜与颊咽筋膜之间,上起颅底,下至上纵隔,相当于第1、2胸椎平面,两侧仅以薄层筋膜与咽旁间隙相隔,中线处被咽缝将其分为左右两部分,每侧咽后间隙中有疏松结缔组织和淋巴组织。在婴幼儿期,咽后隙有较多淋巴结,儿童期逐渐萎缩,至成人时仅有极少淋巴结。扁桃体、口腔、鼻腔后部、鼻咽、咽鼓管及鼓室等处的淋巴引流于此。因此,这些部位的炎症可引起咽后淋巴结感染,形成咽后脓肿,咽后脓肿常见于1岁以内婴幼儿。

2.咽旁隙

咽旁隙又称咽侧间隙或咽上颌间隙。位于咽后隙的两侧,左右各一,形如锥体。锥底向上至颅底,锥尖向下达舌骨。内侧为颊咽筋膜和咽缩肌,与扁桃体相邻;外侧为下颌骨升支、腮腺深面及翼内肌;后界为颈椎前筋膜。茎突及其附着肌肉将此间隙分为两部分,前隙较小,内有颈外动脉及静脉丛通过,内侧与扁桃体毗邻,扁桃体炎症可扩散至此;后隙较大,内有颈内动脉、颈内静脉、舌咽神经、迷走神经、舌下神经、副神经、交感神经干等通过,另有颈深淋巴结上群位于此隙,咽部感染可向此隙蔓延。

咽旁隙向前下与下颌下隙相通;向内、后与咽后间隙相通;向外与咬肌间隙相通。咽旁隙的炎症可循上述通道向其他筋膜间隙扩散。

三、咽的淋巴组织

咽黏膜下淋巴组织丰富,较大淋巴组织团块呈环状排列,称为咽淋巴环,主要由咽扁桃体(腺样体)、咽鼓管扁桃体、腭扁桃体、咽侧索、咽后壁淋巴滤泡及舌扁桃体构成内环,其淋巴流向颈部淋巴结。这些淋巴结间又互相交通,自成一环,称外环,主要由咽后淋巴结、下颌角淋巴结、颌下淋巴结、颏下淋巴结等组成(图 1-25)。咽部的感染或肿瘤不能为内环的淋巴组织所局限时,可扩散或转移至相应的外环淋巴结。

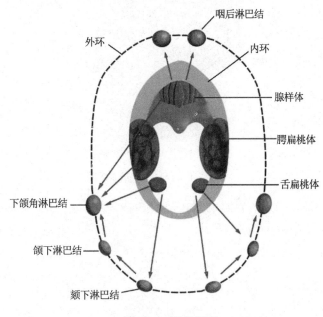

图 1-25　咽淋巴环

咽部淋巴均流入颈深淋巴结。鼻咽部淋巴先汇入咽后淋巴结,再流入颈深上淋巴结;口咽部的淋巴主要汇入下颌角淋巴结;喉咽部淋巴管穿过甲状舌骨膜,汇入颈内静脉附近的淋巴结。

(一)腺样体

又称咽扁桃体,位于鼻咽顶壁与后壁移行处,形似半个剥皮橘子,表面不平,有 5～6 条纵形沟隙,居中的沟隙最深,在其下端有时可见一囊状小凹,称咽囊,为胚胎早期上皮随脊索顶端退化凹陷而成,随年龄增长大多逐渐消失,仅少数保留至成年。如咽囊开口堵塞可形成囊肿,炎症时称为咽囊炎。腺样体出生后即存在,6～7 岁时最显著,一般 10 岁以后逐渐萎缩。

(二)腭扁桃体

习称扁桃体,位于口咽两侧腭舌弓与腭咽弓围成的三角形扁桃体窝内,为咽淋巴组织中最大者。3～5 岁时淋巴组织增生,腭扁桃体可呈生理性肥大,中年以后逐渐萎缩。

1.扁桃体的结构

扁桃体是一对呈扁卵圆形的淋巴上皮器官,可分为内侧面(游离面)、外侧面(深面)、上极和下极。扁桃体内侧游离面朝向咽腔,表面有鳞状上皮黏膜覆盖,其黏膜上皮向扁桃体实质陷入形成 6～20 个深浅不一的盲管称为扁桃体隐窝,常为细菌、病毒存留繁殖的场所,易形成感染"病灶"(图 1-26)。除内侧面外,其余部分均由结缔组织所形成的被膜所包裹。外侧面与咽腱膜和咽上缩肌相邻,咽腱膜与被膜间有疏松结缔组织,形成一潜在间隙,称扁桃体周围隙。扁桃体切除术时,此处易剥离,扁桃体周围脓肿即在此间隙发生。扁桃体上、下均有黏膜皱襞,上端称半月襞,位于腭舌弓与腭咽弓相交处;下端称三角襞,由腭舌弓向下延伸包绕扁桃体前下部构成。

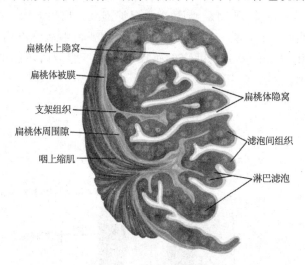

图 1-26　腭扁桃体冠状切面

扁桃体为淋巴组织构成,内含许多结缔组织网和淋巴滤泡间组织。构成扁桃体包膜的结缔组织深入扁桃体组织内,形成小梁(支架),在小梁之间有许多淋巴滤泡,滤泡中有生发中心,其间淋巴细胞多呈丝状分裂。滤泡间组织为发育期的淋巴细胞。

2.扁桃体的血管

腭扁桃体的血液供应十分丰富,动脉有 5 支,均来自颈外动脉的分支:①腭降动脉为上颌动脉的分支,分布于扁桃体上端及软腭;②腭升动脉为面动脉的分支;③面动脉扁桃体支;④咽升动脉扁桃体支,以上 4 支均分布于扁桃体、腭舌弓及腭咽弓;⑤舌背动脉,来自舌动脉,分布于扁桃体下端。其中面动脉的扁桃体分支分布于腭扁桃体实质,是主要供血动脉(图 1-27)。其他各支仅分布于邻近的黏膜及肌肉中,并不穿过包膜,深入扁桃体中。

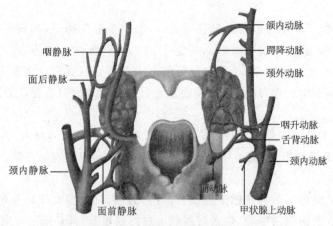

图 1-27　扁桃体血管分布

扁桃体静脉血先流入扁桃体包膜外的扁桃体周围静脉丛,经咽静脉丛及舌静脉汇入颈内静脉。

3.扁桃体的神经

扁桃体由咽丛、三叉神经第二支(上颌神经)以及舌咽神经的分支共同支配。

(三)舌扁桃体

位于舌根部,呈颗粒状,大小因人而异,含有丰富的黏液腺。有短而细的隐窝,隐窝及周围的淋巴组织形成淋巴滤泡,构成舌扁桃体。

(四)咽鼓管扁桃体

常简称为管扁桃体,为咽鼓管咽口后缘的淋巴组织,炎症肥大时可阻塞咽鼓管咽口而致听力减退或中耳感染。

(五)咽侧索

为咽部两侧壁的淋巴组织,位于腭咽弓后方,呈垂直带状,由口咽部上延至鼻咽,与咽隐窝淋巴组织相连。

四、咽的血管及神经

(一)动脉

咽部的血液供应来自颈外动脉的分支,有咽升动脉、甲状腺上动脉、腭升动脉,腭降动脉、舌背动脉等。

(二)静脉

咽部的静脉血经咽静脉丛与翼丛流经面静脉,汇入颈内静脉。

(三)神经

咽部神经主要有舌咽神经、迷走神经和交感神经干的颈上神经节所构成的咽丛,司咽的感觉和相关肌肉的运动。其中腭帆张肌则受三叉神经第三支即下颌神经支配,其他腭肌由咽丛支配。感觉神经为蝶腭神经节分支;腭大神经分布到硬腭、牙龈及牙槽突内面;腭中神经分布在软腭后外侧及扁桃体上极;腭小神经分布在软腭后边缘。

(王黎风)

第四节 喉的解剖结构

一、喉的软骨

构成喉支架的软骨共有 11 块,形状大小不同。单个而较大的有甲状软骨,环状软骨及会厌软骨;成对而较小的有杓状软骨、小角软骨、楔状软骨共 9 块,此外,尚有数目不定的籽状软骨及麦粒软骨(图 1-28)。

会厌软骨位于舌骨及舌根后面,在喉入口之前,上宽下窄形如树叶;其下部窄段称为会厌软骨茎(柄),下端借甲状会厌韧带连接于甲状软骨交角内面上切迹下方。软骨上缘游离,在成人多呈圆形,平展,在儿童则其两侧缘向内卷曲,较软。会厌结节是会厌黏膜及其下的结缔组织形成的隆起,位于会厌喉面的根部,紧接室襞在甲状软骨附着处的上方。会厌软骨的前后覆以黏膜称会厌,为喉入口的活瓣,吞咽时会厌向前下封闭喉入口,保护呼吸道免受食团侵入。

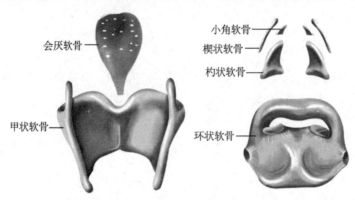

图 1-28 喉软骨

甲状软骨为喉软骨中最大一块,由左右对称的四方形甲状软骨板组成,构成喉前壁和侧壁的大部分(图 1-29)。甲状软骨板的前缘在正中线上互相融合构成前角,后缘彼此分开。在正中融合处的上方呈 V 形切迹,称甲状软骨切迹,为颈部手术的一个重要标志。两块甲状软骨板在前缘会合形成一定的角度,此角度在男性近似直角,上端向前突出,称为喉结,为成年男性的特征;在女性则近似钝角。甲状软骨两板的后缘钝圆,有茎突咽肌和咽腭肌附着。甲状软骨板的外侧面自后上向前下有一斜线,为甲状舌骨肌、胸骨舌骨肌及咽下缩肌的附着处。斜线上端名甲状上结节,下端名甲状下结节。两侧翼板后缘各向上下延伸形成甲状软骨上角及下角。上角借甲状舌骨侧韧带与舌骨大角连接。下角内侧面有关节面与环状软骨形成环甲关节。

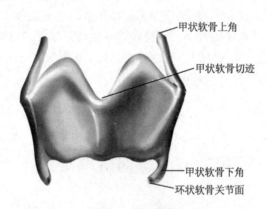

图 1-29 甲状软骨

环状软骨是喉部唯一呈完整环形的软骨,对于支撑呼吸道保持其通畅特别重要,是形成喉腔下部的前壁、侧壁,特别是后壁的支架(图 1-30)。如被损伤,常后遗喉狭窄。其前部细窄,名环状软骨弓,垂直径为 5～7 mm;后部高而成方形为环状软骨板,垂直径为 2～3 cm,构成喉后壁的大部。环状软骨板的上缘两侧各有一长圆形关节面,与构状软骨构成环构关节。每侧板弓相接处的外侧各有一关节面,与甲状软骨下角形成环甲关节。板的背面正中有一条自上而下的纵嵴,名正中嵴,食管纵肌部分纤维附于此。在嵴的两侧各有一浅凹,称板凹,为环构后肌的起始处。

环状软骨弓的上缘与甲状软骨下缘之间为环甲膜,膜前皮下有一淋巴结,称喉前淋巴结,可因喉癌转移而肿大。环状软骨下缘借环气管韧带与第一气管环相连。环状软骨弓也为施行气管切开手术的重要标志,其位置有年龄上的差异,3 个月的婴儿其高度约相当于第四颈椎下缘平面,6 岁时降至第五颈椎以下,青春期降至第六颈椎平面。

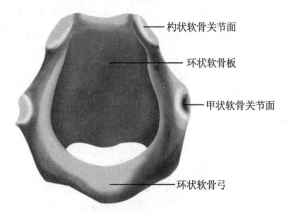

图 1-30　环状软骨正面观

杓状软骨亦称披裂软骨。形如三棱锥体,可分为尖、底、两突及三面。位于环状软骨板上缘的外侧,两者之间构成环杓关节。大部分喉内肌起止于此软骨。杓状软骨的基底呈三角形,前角名声带突,系声韧带及声带肌的附着处;外侧角名肌突,环杓侧肌及部分甲杓肌外侧部的肌纤维附着于其侧部,环杓后肌附着于其后部,杓肌附着于其底部的后内角。杓状软骨前外侧面不光滑,此面的下部有甲杓肌和环杓侧肌的部分肌纤维附着。内侧面较窄而光滑,构成声门后端的软骨部分,约占声门全长的 1/3。

小角软骨是细小的软骨,位于杓状软骨顶端,居杓会厌襞后端。从表面观察该处黏膜较膨隆,称小角结节。

楔状软骨位于杓会厌襞内,小角软骨之前。可能缺如。

麦粒软骨为纤维软骨。包裹于舌骨甲状侧韧带内。

在喉的软骨中,甲状软骨、环状软骨和杓状软骨的大部分为透明软骨,可发生骨化;会厌软骨、甲状软骨中央部、杓状软骨声带突和尖以及籽状软骨为弹性软骨,其余均属纤维软骨,只发生钙化。甲状软骨于 18 岁即可开始出现骨化。最先发生于后下角,逐渐向上向前发展,两侧翼板的中央最后发生骨化。骨化程度男性较女性明显。环状软骨骨化无明显性别差异,多先自背板上缘开始,多不发展至下缘。杓状软骨亦可完全骨化,一般男性多于女性,两侧常对称发生。喉软骨对保存喉功能很重要,软骨表面均覆有软骨膜,喉软骨及软骨膜对癌向喉内发展有暂时性的限制作用,每一种保存喉功能的手术都应考虑保留甲状软骨和其他软骨。故研究喉癌对喉软骨侵犯的部位、范围,能为临床手术指示方向。

喉软骨的关节活动:喉软骨有两对关节,即一对环甲关节和一对环杓关节。

环甲关节:由甲状软骨下角内侧面的关节面与环状软骨弓板相接处外侧的关节面构成。此对关节是甲状软骨和环状软骨之间的两个共同支点,如两软骨前部的距离缩短,则后部的距离就有所增加,从而使环状软骨板后仰,附着于背板上的杓状软骨也随之后仰,使声带的张力增加,配合了声门的闭合。如环甲关节活动障碍,必将影响声带的弛张,使发声时声门裂不能紧闭,出现梭形缝隙。若一侧环甲关节活动障碍,或两侧活动不对称,在发声时,声门出现偏斜,后部偏向患侧或活动较差一侧。

环杓关节:由环状软骨板上部的关节面与杓状软骨底部的关节面构成。环杓关节是一对更为灵活的关节,对声门的开闭起重要作用,环杓关节的活动形式有两种:一种认为杓状软骨在环状软骨上活动,主要以其垂直轴为中心,向外或向内作回旋运动以开闭声门;另一种认为杓状软骨是沿着环状软骨背板两肩上的关节面上上下、内外、前后滑动,两侧杓状软骨互相远离或接近以开闭声门。回旋运动和滑动两者是密切相关的。与此同时,杓状软骨还有一定程度的向内或向外偏跨的配合活动。

二、喉的韧带及膜

喉体的各软骨之间有纤维状韧带组织相连接,主要如下(图 1-31、图 1-32)。

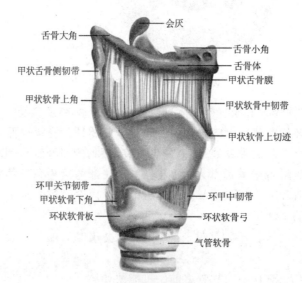

图 1-31　喉的韧带结构

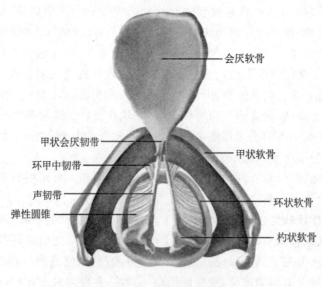

图 1-32　喉弹性圆锥

甲状舌骨膜为连系舌骨与甲状软骨上缘的薄膜,由弹性纤维组织构成。膜的中央部分增厚,名甲状舌骨中韧带,两侧较薄,有喉上神经内支及喉上动脉、静脉经此穿膜入喉。膜的后外侧缘增厚部分名甲状舌骨侧韧带。

喉弹性膜为一宽阔展开的弹性纤维组织,属喉黏膜固有层的一部分,分上、下两部。自喉入口以下至声韧带以上者为上部,较薄弱;在室襞边缘增厚的部分,名室韧带。室韧带前端附着于甲状软骨交角内面、声韧带附着处的上方,后端附着于杓状软骨前外侧面的中部。

下部名喉弹性圆锥,为一层坚韧而具弹性的结缔组织薄膜,其下缘分为两层,内层附着于环状软骨的下缘,外层附着于环状软骨的上缘。向上,此膜前方附于甲状软骨交角内面的近中间处,后附着于杓状软骨声带突,其上缘两侧各形成一游离缘,名声韧带(图 1-32)。在甲状软骨下缘与环状软骨弓上缘之间,弹性圆锥前部的、可伸缩的、裸露在两侧环甲肌之间的部分,名环甲膜,其中央增厚而坚韧的部分称环甲中韧带,为环甲膜切开术入喉之处。

甲状会厌韧带连接会厌下端与甲状软骨,由弹性纤维组成,厚而坚实。

舌会厌正中襞系自会厌舌面中央连接舌根的黏膜襞。其两侧各有舌会厌外侧襞。在舌会厌正中襞与外侧襞之间,左右各有一凹陷,称会厌谷。吞咽时流质及半流质食物常将其充满。也为易藏异物之处。

杓会厌襞自会厌两侧连向杓状软骨,构成喉入口的两侧缘。在此襞后外下方,每侧有一凹陷,名梨状隐窝,尖锐异物也易停留此处。喉上神经经此窝的前襞和底部,在黏膜下形成一斜向内下行走的襞,称喉上神经襞,然后分出细支到达喉上部。于梨状隐窝内涂抹表面麻醉剂可麻醉喉上神经,临床上常用。

环杓后韧带为环杓关节后面的纤维束。

环气管韧带为连接环状软骨下缘与第 1 气管环的纤维膜。

三、喉的肌肉

分为喉外肌及喉内肌两组。均为横纹肌,除杓横肌为单块外,均成对存在。

(一)喉外肌

喉外肌将喉与周围结构相连,包括附着于颅底、舌骨、下颌骨、喉及胸骨的肌肉。以舌骨为中心可分为舌骨上肌群和舌骨下肌群。前者包括二腹肌、茎突舌骨肌、下颌舌骨肌和颏舌骨肌;后者包括胸骨舌骨肌、胸骨甲状肌、甲状舌骨肌和肩胛舌骨肌。其作用是使喉体上升或下降,同时使喉固定,并对吞咽、发声起辅助作用。咽中缩肌等舌骨上方的肌肉可使喉随舌骨上升而上升。发声时,则在胸骨甲状肌的共同作用下,当舌骨固定时,使甲状软骨向前、下方倾斜,从而增加声带的张力。

(二)喉内肌

喉内肌起点及止点均在喉部,收缩时使喉的有关软骨发生运动。依其功能分成以下 4 组(图 1-33、图 1-34)。

1.使声门张开

主要为环杓后肌。该肌起于环状软骨背面之浅凹,止于杓状软骨肌突之后部。环杓后肌收缩拉杓状软骨的肌突向内下方,声带突则向外转动,使声门开大,并使声带紧张。环杓后肌为喉内肌中唯一的外展肌,如两侧同时麻痹,则可能发生窒息。

29

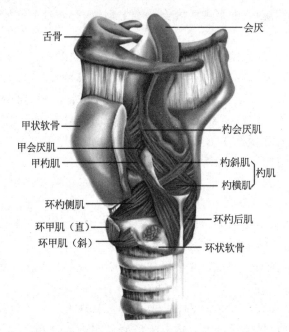

图 1-33　喉内肌

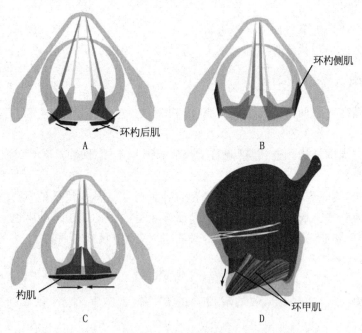

图 1-34　喉肌功能示意图

A.环杓后肌收缩使声带外展,声门开大;B.环杓侧肌收缩时使声带内收,声门关闭;
C.杓肌收缩亦使声带内收,声门关闭;D.环甲肌及甲杓肌收缩,使声带紧张

2.使声门关闭

有环杓侧肌和杓肌。环杓侧肌紧贴在弹性圆锥的外面,外侧被甲状软骨所遮盖。其起于环状软骨弓两侧的上缘,向上、向后止于杓状软骨肌突的前面。收缩时,声带突内转,向中央会合,

使声带内收、声门裂的膜间部关闭,声带稍显弛缓,声门裂的后 1/3(软骨间部)则成三角形张开。杓肌为杓横肌和杓斜肌的合称。杓横肌起于一侧杓状软骨后外侧缘,止于对侧杓状软骨后外侧缘;杓斜肌成 X 形位于杓横肌后方,起于一侧杓状软骨肌突,止于对侧杓状软骨顶端。杓肌收缩时使两块杓状软骨靠拢,以闭合声门裂后部。

3.使声带紧张和松弛

有环甲肌和甲杓肌。环甲肌起于环状软骨弓的前外侧,向上止于甲状软骨下缘。该肌收缩时甲状软骨和环状软骨弓接近,以环甲关节为支点,增加杓状软骨和甲状软骨之间的距离,将甲杓肌拉紧,使声带紧张度增加,并略有使声带内收的作用。也有人认为:当发声时,环咽肌收缩,使环状软骨在脊柱前固定不动,而甲状软骨下缘向环状软骨弓接近;当吞咽时,环状软骨弓向甲状软骨下缘靠近。甲杓肌包括由甲状软骨至杓状软骨的所有肌纤维,起自甲状软骨板交角的内面及环甲中韧带,止于两处:其一止于声韧带及声带突的部分,名甲杓肌内侧部或声带部(也称声带肌或甲杓内肌);其二止于杓状软骨外侧缘和肌突前内侧的部分,名甲杓肌外侧部,也称甲杓侧肌。甲杓肌收缩时使杓状软骨内转,以缩短声带(使声带松弛)及兼使声门裂关闭。甲杓肌、声韧带及其黏膜组成声带,发声的音调与甲杓肌等的紧张度有关。

4.使会厌活动肌群

主要有杓会厌肌和甲状会厌肌。杓会厌肌为一部分杓斜肌绕杓状软骨顶部延展至杓会厌襞而成。该肌收缩使喉入口收窄。甲状会厌肌为甲杓肌一部分延展于声带突及杓状软骨之外侧缘达杓会厌襞及会厌软骨外侧缘而成,收缩使喉入口扩大。

四、喉的黏膜

喉黏膜由上皮层和固有层两层组成,喉弹性膜是固有层的一部分。

喉黏膜与喉咽及气管的黏膜相连续,在会厌喉面、小角软骨、楔状软骨及声带表面的黏膜表层与深层附着甚紧,其他各处附着较松,特别是杓会厌襞及声门下腔最松,故易发生肿胀或水肿。喉黏膜极为敏感,受异物刺激可引起咳嗽,将异物咳出。在声带、杓状软骨间切迹、会厌的舌面及部分喉面、部分的杓会厌襞以及室襞的游离缘等处属复层鳞状上皮,其余各处属纤毛柱状上皮,与气管黏膜相同。

除声带游离缘外,喉黏膜内有大量混合性腺体,特别在会厌根部的舌面,杓会厌襞的前缘和喉室小囊等处更为丰富,分泌黏液以润滑声带。

五、喉腔

喉腔是由喉支架围成的管状腔,上与喉咽腔相通,下与气管相连。以声带为界,将喉腔分为声门上区,声门区和声门下区三部(图 1-35)。

1.声门上区

位于声带上缘以上,其上口呈三角形,称喉入口,由会厌游离缘,杓会厌襞和位于此襞内的楔状软骨,小角结节及杓状软骨间切迹所围成。声门上区之前壁为会厌软骨,二侧壁为杓会厌襞,后壁为杓状软骨。介于喉入口与室带之间者,又称喉前庭,上宽下窄,前壁较后壁长。

(1)室带:亦称假声带,左右各一,位于声带上方,与声带平行,由黏膜、喉腺、室韧带及少量肌纤维组成,外观呈淡红色。前端起于甲状软骨板交角内面,后端止于杓状软骨前面。室带厚约 4 mm,男性长18 mm,女性长14 mm。发声时边缘呈凸面向上的弧形,喉入口开大,黏液流出,使声带润滑;呼吸时边缘展直,喉室入口成窄隙状。

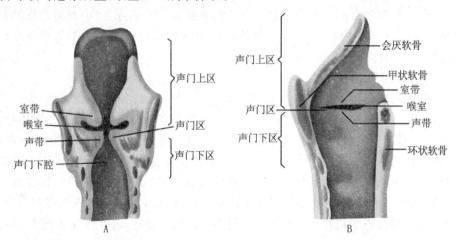

图 1-35　喉腔的分区

A.喉的额状切面后面观;B.喉的矢状切面内面观

(2)喉室:位于声带和室带之间,开口呈椭圆形的腔隙,其前端向上向外延展成一小憩室,名喉室小囊或喉室附部,属喉囊退化的残余部分,其大小和范围具有个体和年龄差异。此处有黏液腺,分泌黏液,润滑声带。

声门上区又可分为两个亚区:上喉区和上喉区以外的声门上区。前者包括舌骨上会厌舌面,两侧杓会厌襞。后者包括舌骨下会厌喉面、室带及喉室。

2.声门区

位于声带之间,包括两侧声带、前连合、杓状软骨和后连合。

声带:位于室带下方,左右各一,由声韧带、声带肌和膜组成。在间接喉镜下声带呈白色带状,边缘整齐。前端位于甲状软骨板交角的内面,两侧声带在此融合成声带腱称前连合。声带后端附着于杓状软骨的声带突,故可随声带突的运动而张开或闭合。声带张开时,出现一个等腰三角形的裂隙,称为声门裂,简称声门。空气由此进出,为喉最狭窄处。声门裂的前 2/3 介于两侧声韧带之间者称膜间部,后 1/3 介于两侧杓状软骨声带突之间者称为软骨间部,此部亦即所谓后连合。男性声带较女性长。成年男性的声带平均长度为 21 mm,成年女性声带长度约为 17 mm。X 线拍片测量声带生理长度,则分别为成年男性平均 20 mm,成年女性 15 mm。日本平野实对尸体声带测量的结果:新生儿声带全长为 2.5~3 mm,膜部长 1.3~2 mm,软骨部长 1~1.4 mm,无性别差异。变声期声带因喉部迅速增大而被拉长,此时增长较多,并出现男>女的差异。到 20 岁时,声带基本停止增长,男性全长 17~21 mm,女性为 11~15 mm;膜部男性长 14.5~18 mm,女性为 8.5~12 mm。软骨部男性长 2.5~3.5 mm,女性为 2~3 mm。

声带结构可分为上皮层、固有层和声带肌,由浅入深依次为:①上皮层,为复层鳞状上皮;②固有层浅层,又称任克层(Reinker layer),为疏松结缔组织;③弹力纤维层;④胶原纤维层;第3、4 层构成固有层深层即声韧带;⑤肌肉层,即声带肌。声带肌的肌束纤维走行与人体其他部位肌束纤维走行不同,它有纵、横、斜三向走行。平野实(1981)将 5 层结构分为 3 部:第 1、2 层组成被覆层;第 3、4 层组成过渡层;第 5 层为体层(body)。声带在发声运动时,因环甲肌、声带肌的不同作用,各部由于不同声高、不同声强而产生不同形式的运动。发胸声时,声带肌收缩比环甲肌有力,声带本体部变硬及弹性增高,被覆层松弛,黏膜波明显。发假声时,声带肌不收缩或轻微收缩,而环甲肌用力收缩,因此声带本体部和被覆层都被动拉紧,保持同样张力,声带振动时黏膜波消失,上述现象在喉动态镜下可清楚观察到。

3.声门下区

为声带下缘以下至环状软骨下缘以上的喉腔,该腔上小下大。此区黏膜下组织疏松,炎症时容易发生水肿,常引起喉阻塞。

六、喉的神经、血管及淋巴

(一)喉的神经

喉的神经主要有二:喉上神经和喉返神经,均为迷走神经的分支(图 1-36)。另还有交感神经。

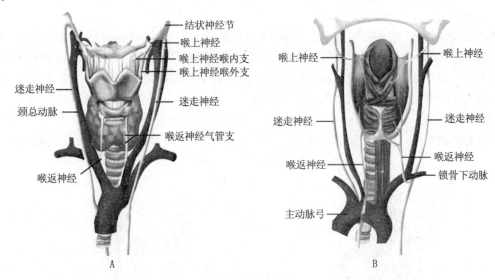

图 1-36　喉的神经
A.正面观;B.背面观

1.喉上神经

在相当于舌骨大角高度分为内、外两支。外支主要为运动神经,支配环甲肌及咽下缩肌,但也有感觉支穿过环甲膜分布至声带及声门下区前部的黏膜。内支主要为感觉神经,在喉上动脉的后方穿入甲状舌骨膜,分布于会厌谷、会厌、声门后部的声门裂上、下方,口咽,小部分喉咽及杓状软骨前面等处的黏膜。也可能有运动神经纤维支配杓肌。北京市耳鼻咽喉科研究所解剖组(1971)观察喉神经 100 例,喉上神经内支的后支 100% 有小分支至杓肌的深部。内支有分支与喉返神经的后支吻合。

喉上神经受损时,喉黏膜感觉丧失,由于环甲肌瘫痪,声带松弛,音调降低。

2.喉返神经

迷走神经下行后分出喉返神经,两侧径路不同。右侧在锁骨下动脉之前离开迷走神经,绕经该动脉的前、下、后,再折向上行,沿气管食管沟的前方上升,在环甲关节后方进入喉内;左侧径路较长,在迷走神经经过主动脉弓时离开迷走神经,绕主动脉弓部之前、下、后,然后沿气管食管沟上行,取与右侧相似的途径入喉。喉返神经主要为运动神经,但也有感觉支分布于声门下腔、气管、食管及一部分喉咽的黏膜。

喉返神经分支变异甚多,一般在环甲关节后面或内面分为前、后两支,但也常在环状软骨以下处进行喉外分支者。据北京市耳鼻咽喉科研究所解剖组的观察,喉返神经绝大多数在喉外即开始分支,但真正入喉者均为两支。后支进入环杓后肌,支配环杓后肌及杓肌,与喉上神经内支的分支吻合;前支在环甲关节后面上行进入环杓侧肌,支配除环甲肌、环杓后肌及杓肌以外的喉内各肌。总之,喉返神经(包括前、后支)乃支配除环甲肌以外的喉内各肌。有人认为,喉返神经也有运动神经纤维支配环甲肌。

喉返神经左侧径路较右侧长,故临床上受累机会也较多。单侧喉返神经损伤后出现短期声音嘶哑,若为双侧损伤则使声带外展受限,常有严重呼吸困难,需作气管切开。

3.交感神经

由颈上神经节发出的咽喉支,通过咽神经丛,分布到喉的腺体及血管。

(二)喉的血管

喉的血管来源有二:一为甲状腺上动脉(来自颈外动脉)的喉上动脉和环甲动脉(喉中动脉);一为甲状腺下动脉(来自锁骨下动脉)的喉下动脉。喉上动脉在喉返神经的前下方穿过甲状舌骨膜进入喉内。环甲动脉自环甲膜上部穿入喉内。喉下动脉随喉返神经于环甲关节后方进入喉内。静脉与动脉伴行,汇入甲状腺上、中、下静脉。

(三)喉的淋巴

喉腔各区的淋巴分布引流情况见图1-37,其与喉癌的局部扩展以及向颈部转移有密切关系。

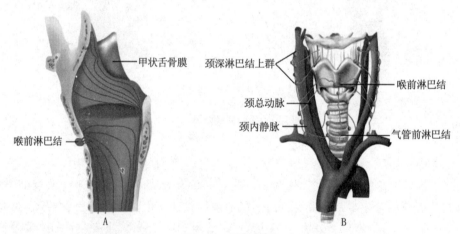

图1-37 喉的淋巴

喉的淋巴分成两个高度分隔的系统,即浅层和深层淋巴系统。

1.浅层淋巴系统

为喉的黏膜内系统,左右互相交通。

2.深层淋巴系统

为喉的黏膜下系统,左右互不交通。声门区几乎没有深层淋巴组织,故将声门上区和声门下区的淋巴系统隔开,又因左右彼此互不交通,故喉的深层淋巴系统可分成4个互相分隔的区域:即左声门上,左声门下,右声门上及右声门下。婴儿和儿童淋巴管更发达,既稠密又粗大。随着年龄的增长,喉的淋巴组织有某种程度的退化。

喉腔各区的淋巴分布引流情况：①声门上区，淋巴组织最丰富，淋巴管稠密而粗大。除喉室外，此区的毛细淋巴管在杓会厌襞的前部集合成一束淋巴管，穿过梨状窝前壁，向前向外穿行，伴随喉上血管束穿过甲状舌骨膜离喉；多数（约 98％）引流至颈总动脉分叉部和颈深上淋巴结群，少数（约 2％）引流入较低的淋巴结群和副神经淋巴结群。喉室的淋巴管穿过同侧的环甲膜、甲状腺进入颈深中淋巴结群（喉前、气管旁、气管前和甲状腺前淋巴结）和颈深下淋巴结群。②声门区，声带几乎无深层淋巴系统，只有在声带游离缘有稀少纤细的淋巴管，故声带癌的转移率极低。③声门下区，较声门上区稀少，亦较纤细。可分为两部分：一部分通过环甲膜中部进入喉前淋巴结和气管前淋巴结（常在甲状腺峡部附近），然后汇入颈深中淋巴结群；另一部分在甲状软骨下角附近穿过环气管韧带和膜汇入颈深下淋巴结群、锁骨下、气管旁和气管食管淋巴结群。

环状软骨附近的声门下淋巴系统收集来自左右两侧的淋巴管，然后汇入两侧颈深淋巴结群。故声门下癌有向对侧转移的倾向。

七、喉的间隙

喉有 3 个间隙，即会厌前间隙、声门旁间隙和任克间隙。这些间隙与喉癌的扩展有密切关系。

(一)会厌前间隙

此间隙形如倒置的锥体，上宽下窄，位于会厌之前，可分为上、前和后界。

1.上界

舌骨会厌韧带，此韧带表面有黏膜被覆，构成会厌谷之底部。

2.前界

舌骨甲状膜和甲状软骨翼板前上部。

3.后界

舌骨平面以下的会厌软骨。

会厌前间隙内充满脂肪组织。会厌软骨下部有多个穿行血管和神经的小孔和会厌前间隙相通，故会厌癌易循这些小孔向该间隙扩展。Maguire 认为：由于会厌软骨下部和会厌柄甚窄，故会厌前间隙的后界不仅有会厌软骨（构成后界的中部），且有左右两侧之方形膜构成后界之两侧部分。因此，会厌前间隙不仅在会厌之前，亦包绕在会厌之两侧，故建议此间隙应称为会厌周围间隙，更为确切。

(二)声门旁间隙

左右各一，位于甲状软骨翼板内膜和甲杓肌之间，上和会厌前间隙相通。有前外、内、内下和后界（图 1-38）。

1.前外界

甲状软骨翼板前部内膜。

2.内界

喉弹性膜之上部、喉室、甲杓肌。

3.内下界

弹力圆锥。

4.后界

梨状窝内壁黏膜转折处。

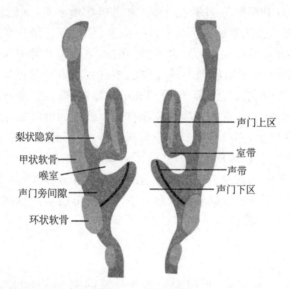

梨状隐窝
声门上区
甲状软骨
室带
喉室
声带
声门旁间隙
声门下区
环状软骨

图 1-38　声门旁间隙

　　该间隙狭长,上通会厌前间隙,下达三角形膜。韩德民通过 100 例的整喉连续切片,观察了该间隙特点,建议以喉室外下角水平假想线为界,将该间隙分为上、下两个部分。上部属声门上区,下部属声门区。声门上癌常通过会厌前间隙发展到声门旁间隙,再经声门旁间隙发展至声门区。贯声门癌亦易向深层浸润侵及此间隙;由于此间隙位处喉的深层,故临床不易诊断。该间隙受侵犯常是喉部分切除术失败的原因。

　　(三)任克间隙

　　任克间隙是潜在性的微小间隙,左右各一。位于声带游离上皮下层和声韧带之间,占声带游离缘之全长。正常时该间隙难以辨认,炎症时上皮下层水肿,该间隙扩大。声带息肉即形成于此。

(刘声印)

第二章

耳鼻咽喉的生理功能

第一节　听觉生理功能

　　耳的主要功能为司听觉和平衡觉。听觉功能的高度敏感性一方面取决于内耳听觉感受器对振动能量所特有的感受能力,另一方面还有赖于中耳精巧的机械装置,后者将声波在空气中的振动能量高效能地传递到内耳。

一、声音传入内耳的途径

　　整个听觉系统是一个机械声学-神经生物学系统。从外耳集声、中耳传声至耳蜗基底膜振动及毛细胞纤毛弯曲为物理过程或称声学过程。毛细胞受刺激后引起细胞生物电变化、化学递质释放,神经冲动传至各级听觉中枢,经过多层次的信息处理,最后在大脑皮层引起听觉,可统称为生理过程。

　　声音可通过两种途径传入内耳,一种是通过空气传导,另一种是通过颅骨传导,在正常情况下,以空气传导为主。

(一)空气传导

　　声波的振动被耳郭收集,通过外耳道达鼓膜,引起鼓膜-听骨链机械振动,后者之镫骨足板的振动通过前庭窗而传入内耳外淋巴。此途径称空气传导,简称气导。声音的空气传导过程简示如图 2-1 所示。

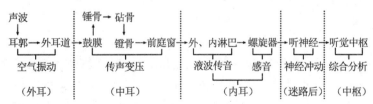

图 2-1　声音的空气传导过程简示

　　声波传入内耳外淋巴后转变成液波振动,后者引起基底膜振动(图 2-2),位于基底膜上的Corti 器毛细胞静纤毛弯曲,引起毛细胞电活动,毛细胞释放神经递质激动螺旋神经节细胞树突末梢,产生动作电位。神经冲动沿脑干听觉传导径路达大脑颞叶听觉皮质中枢而产生听觉。

此外,鼓室内的空气也可先经圆窗膜振动而产生内耳淋巴压力变化,引起基底膜发生振动。这条径路在正常人是次要的,仅在正常气导的经前庭窗径路发生障碍或中断,如鼓膜大穿孔、听骨链中断或固定时才发生作用。

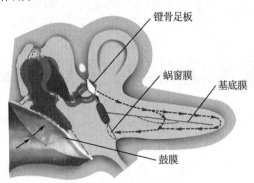

镫骨足板

蜗窗膜

基底膜

鼓膜

图 2-2　声音的传导途径

(二)骨传导

简称骨导,指声波通过颅骨传导到内耳使内耳淋巴液发生相应的振动而引起基底膜振动,耳蜗毛细胞之后的听觉传导过程与上述气导传导过程相同。骨导的方式有 3 种,包括移动式骨导、压缩性骨导和骨鼓径路骨导。前二种骨导的声波是经颅骨直接传导到内耳的,为骨导的主要途径;后一种骨导的声波先经颅骨、再经鼓室才进入内耳,乃骨导的次要途径。

1.移动式骨导

移动式骨导又称惰性骨导。声波作用于颅骨时,颅骨包括耳蜗作为一个整体反复振动,即作移动式振动。由于内耳淋巴液的惰性,故在每个振动周期中,淋巴液的位移稍落后于耳蜗骨壁。当耳蜗骨壁在振动周期中向上位移时,耳蜗淋巴液的位移暂时跟不上骨壁的位移,而使圆窗膜向外凸出;当耳蜗骨壁向下位移时,淋巴液使镫骨足板向外移位。在振动周期中,两窗相间地外凸,引起基底膜发生往返的位移而产生振动(图 2-3)。理论上,前庭窗与圆窗的活动劲度应相等,方可得到移动式骨导的最佳效果,但两窗活动在正常情况下并非相等,从而影响此效果。因此,在病理情况下,两窗的活动度差别越大,则移动式骨导的损失也越大。另外,在移动式骨导时,除淋巴液的惰性引起基底膜振动外,听骨链的惰性也参与了类似的作用。听骨链悬挂在鼓室与颅骨的连接并不牢固,当颅骨移动时,由于惰性而使整个听骨链的位移稍落后于耳蜗骨壁的位移。就镫骨足板与前庭窗的关系来看,上述因素使镫骨足板在前庭窗内的位移运动与在气导时的振动相同,其结果亦相当于正常气导的振动。声波频率低于 800 Hz(有谓低于 500 Hz)时,移动式骨导起主要作用。

2.压缩式骨导

声波的振动通过颅骨达耳蜗骨壁时,颅骨包括耳蜗骨壁随声波的疏密相呈周期性的膨大和压缩,即作压缩式振动。在密相时,耳蜗骨壁被压缩,但淋巴液的可压缩性很小,按理基底膜两侧的淋巴液亦同时并同等地受到压迫,在这种情况下,若镫骨底板和圆窗膜处于相同相位的振动,即同时向外或同时向内运动,则基底膜将处于静止状态,此时 Corti 器受到的机械振动刺激或微乎其微,或等于零。然而,由于圆窗的活动度大于前庭窗 5 倍,且前庭阶与鼓阶的容量之比为 5∶3,故在声波密相时,被压缩的骨壁促使半规管内的外淋巴被挤入容量较大的前庭阶,再流入容量较小的鼓阶,而圆窗膜活动度又大于镫骨足板,故基底膜向鼓阶(向下)位移。在声波疏相时,迷路骨壁弹回,淋巴液恢复原位,基底膜向上位移复原(图 2-4)。声波疏、密相的反复交替作用导致基底膜振动,形成对耳蜗毛细胞的有效刺激。因此,两窗活动度的差别越大,基底膜的位移也越大,由此所产生的有效刺激也越大。反之,则越小。根据这种机制,压缩式骨导随听骨链的抗力增加而加强,800 Hz 以上之声波的骨导主要采取此种方式。

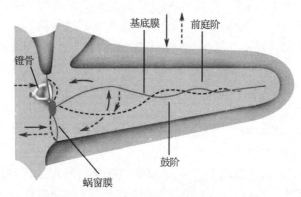

图 2-3　移动式骨导的耳蜗淋巴流动情况(基底膜随耳蜗淋巴流动变位示意图)

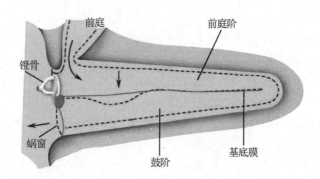

图 2-4　压缩式骨导耳蜗淋巴流动情况(基底膜向鼓阶内移位示意图)

3.骨鼓径路骨导

颅骨在声波作用下振动时,可通过下颌骨小头或外耳骨壁,将其传至外耳道、鼓室及四周空气中,再引起鼓膜振动。后者再按正常气导方式将声波振动传入内耳。这种传导途径称骨鼓径路骨导。骨鼓径路骨导可能在人听取自身的说话声方面居于特殊地位。

二、外耳的生理

外耳包括耳郭和外耳道。外耳主要功能是将空气中的声波传播到鼓膜。外耳对空气介质传播来的声音有两个方面的影响:其一是对某些频率段的声波有增压作用,其二是有助于声源定位。此外,外耳道尚可保护中耳结构免受损伤。

(一)对声波的增压作用

头颅犹如声场中的一个障碍物。头颅可通过对声波的反射作用而产生声压增益效应,反射波在头的声源侧集聚而产生更强的声场,该现象称障碍效应。声压增益的大小既与头围和波长的比值有关,也与声波入射方位角有关。

耳郭不仅可收集声波到外耳道,它还对声压有增益效应。Shaw 的实验表明,耳甲可使频谱峰压点在 5.5 kHz 的纯音提高 10 dB 的增益。耳郭边缘部亦对较宽频谱范围的声波有 1～3 dB 的增益效应。

外耳道是声波传导的通道,其一端为鼓膜所封闭。根据物理学原理,一端封闭的圆柱形管腔对波长为其管长 4 倍的声波起最佳共振作用。人的外耳道长约 2.5 cm,其共振频率的波长为 10 cm,按空气中声速每秒 340 m 计算,人的外耳道共振频率应为 3.4 kHz,由于外耳道的内侧端为具有弹性的鼓膜封闭,并非坚硬的界面;外耳道实为呈 S 形的弯曲管道,而非圆柱形直管;加之耳郭的共振效应以及头颅和耳甲等部位对声波的反射、绕射等效应,因此外耳道的实际共振频率尚需进行修正。Wiener 和 Ross 试验结果表明,人的外耳道共振频率峰值在 2.5kHz。Shaw 的试验支持该结论,同时还发现,外耳道共振频率峰值增益效应可达 11～12 dB。

(二)对声源的定位作用

人类声源定位最重要的线索是声波到达两耳时的强度差(IID)和时间差(ITD)。头颅可通过障碍效应和阴影效应(指波长与头颅大小相比相对较短的声波,从头颅侧方到达一耳时,该声波在头颅区域范围内被阻断,导致对侧耳声压减小的现象)而产生耳间强度差,协助声源定位。耳郭尚可通过对耳后声源的阻挡和耳前声源的集音而有助于声源定位。

三、中耳的生理

中耳的主要功能是将外耳道内空气中的声能传递到耳蜗的淋巴液。这种由气体到液体的声能转换是通过鼓膜与听骨链的振动来耦联的。声波从一种介质传递到另一种介质时透射的能量取决于这两种介质声阻抗的比值。当两种介质的声阻抗相等时,这两种介质之间的声能传递最有效,两种介质声阻抗相差愈大,则声能传递效能愈差。水的声阻抗大大高于空气的声阻抗。空气与内耳淋巴液的声阻抗相差约3800倍,当声波由空气传到淋巴液时约有 99.9% 的声能被反射而损失了,仅约 0.1% 的声能可透射传入淋巴液中,故在空气-液体界面的传递中,约损失了 30 dB 的声能。中耳的主要功能则是通过阻抗匹配作用,使液体之高声阻抗与空气之低声阻抗得到匹配,从而可将空气中的声波振动能量高效地传入内耳淋巴液体中去。这种功能是通过鼓膜和听骨链作为声波变压增益装置来完成的。

(一)鼓膜的生理功能

1.鼓膜的振动形式

鼓膜的振动频率一般与声波一致,但其振动形式则因声音的频率不同而有差异。

Helmholtz(1863)最早提出弧形鼓膜具有杠杆作用的假说。他认为鼓膜某些部位的振动幅度大于锤骨柄的振动幅度,类似杠杆作用,而使到达鼓膜的声压传至听骨链时被放大。然而,Békésy(1960)应用电容声探头直接研究人尸体鼓膜振动时观察到,当频率低于 2 400 Hz 的声波作用于鼓膜时,整个鼓膜以鼓沟上缘切线(锤骨前突与外侧突的连线)为转轴而呈门式振动。鼓膜不同部位的振幅大小不同,以锤骨柄下方近鼓环处振幅最大。Torndorf 和 Khanna(1970)采用激光全息摄影干涉仪技术观察猫的鼓膜振动模式,发现在低频声(比如<1 kHz)刺激时,鼓膜呈杠杆式振动;而在高频率时,鼓膜振动形式比较复杂,鼓膜呈分区段式振动,有相当面积区域的鼓膜振动未能被传送到锤骨柄。

2.鼓膜的增压效应

声波作用于鼓膜,通过听骨链之镫骨足板作用于前庭窗。根据水力学原理,若不考虑微量机械摩擦损耗,则作用于鼓膜上的总压力应与作用于前庭窗上的总压力相等。由于鼓膜的面积大大超过镫骨足板的面积,故作用于镫骨足板(前庭窗)单位面积上的压力大大超过作用于鼓膜上的压力。根据 Békésy 的测量,人的鼓膜面积约为 85 mm²。由于鼓膜周边嵌附于鼓沟内,其有效振动面积约为其实际面积的 2/3,即鼓膜的有效振动面积约为 55 mm²。而镫骨足板面积约为 3.2 mm²,55∶3.2 等于 17 倍,即作用于鼓膜的声压传至前庭窗膜时,单位面积压力增加了17倍。也就是说,在不考虑弧形鼓膜杠杆作用的前提下,鼓膜通过水力学原理可使传至前庭窗的声压提高 17 倍。此外,由于鼓膜振幅与锤骨柄振幅之比为 2∶1,所谓鼓膜的弧形杠杆作用可使声压提高 1 倍。

　　3.鼓膜-听骨链的单窗传导效应

　　声波传播至前庭窗和蜗窗之间的相位差(时差)对能否有效刺激内耳 Corti 器有很大的影响。Wever 等人(1950)动物实验观察到,前庭窗和蜗窗膜位移为反相(即前庭窗向内位移而蜗窗膜向外凸出)时,可使耳蜗听觉敏感度提高。因此,通过完整的鼓膜听骨链传音系统可保证声波对前庭窗的单窗传音功能。

　　(二)听骨链的生理

　　听骨链构成鼓膜与前庭窗之间的机械联系装置,其主要的生理功能是作为一个杠杆系统,将声波由鼓膜传至内耳,实现有效的阻抗匹配。

　　1.听骨链的杠杆作用

　　3 个听小骨以特殊方式连接形成一弯形的杠杆系统。听骨链的运动轴相当于向前通过锤骨颈部前韧带、向后通过砧骨短突之间的连线上。以听骨链的运动轴心为支点,可将锤骨柄与砧骨长突视为杠杆的两臂,在运动轴心的两侧,听小骨的质量大致相等。但该杠杆两臂的长度不相等,锤骨柄与砧骨长突之比为 1.3∶1。因此,当声波传至前庭窗时,借助听骨链杠杆作用可增加 1.3 倍。由此也可说明,听骨链杠杆力学机制对声压的增益作用尚有限,故在鼓室成形术中,应重视水力学机制在声压增益中的重要作用,即重视鼓膜面积与镫骨足板面积之比的作用。

　　2.听骨链的运动形式

　　鼓膜的振动传至锤骨柄的尖端时,当锤骨柄向内移的瞬间,锤骨头与砧骨体因其在转轴上的位置而向外转;砧骨长突及镫骨因位于转轴的下方,故其运动方向与锤骨柄一致而向内移。Békésy(1951)在人尸体上观察到,在中等强度声压作用时,镫骨足板沿其后脚的垂直轴(短轴)振动,故足板的前部振幅大于后部,呈类似活塞样运动,可有效地推动前庭阶中的外淋巴来回振动。当声强接近于痛阈时,镫骨足板沿其前后轴(长轴)呈摇摆式转动,此时,外淋巴液只在前庭窗附近振动,因而避免了强声引起的基底膜过度位移所造成的内耳损伤,然而,Guinan 和 Peake (1967)观察猫的镫骨足板运动形式,发现在一般声强范围(甚至在 130 dB SPL)的低频纯音刺激,镫骨呈活塞式运动而无明显的沿轴枢式摇动。这种轴枢式摇动仅发生在声强极大时。

　　(三)中耳的增压效应

　　由上述可知,当外耳道内的声波由鼓膜经听骨链传至前庭窗时,中耳结构通过阻抗匹配作用,在三个阶段产生增压作用,即圆锥形鼓膜的弧形杠杆作用、鼓膜有效振动面积与镫骨足板之比的水力学机制作用以及听骨链的杠杆作用。鼓膜有效振动面积与镫骨足板面积之比约17∶1,听骨链杠杆系统中锤骨柄与砧骨长突的长度之比为 1.3∶1,故不包括鼓膜杠杆作用在内的中耳增压效率为 $17 \times 1.3 = 22.1$ 倍,相当于 27 dB。若计入弧形鼓膜的杠杆作用,则整个中耳增压效率约为 30 dB。因此,整个中耳的增压作用基本上补偿了声波从空气传入内耳淋巴液时,因两种介质之间阻抗不同所造成的 30 dB 的能量衰减。此外,中耳结构也具有共振特性。研究发现,听骨链对 500～2 000 Hz 的声波有较大的共振作用,呈带通功能。

由此可见,通过中耳、外耳道及耳郭对声波的共振作用以及中耳的转换功能,使中耳及外耳的传音结构正好对语言频率的声波有最大的增益和传导效能。

(四)中耳病变对中耳传音增益功能的影响

中耳不同结构和不同程度的病变皆可影响中耳的阻抗匹配作用,甚至影响中耳经前庭窗的单窗传音功能,从而降低中耳的传音增益效能。

1.鼓膜穿孔对纯音听阈的影响

Payne 和 Githler(1951)的研究显示了猫耳鼓膜穿孔面积与部位对不同频率纯音听阈的影响。

2.听骨链中断对纯音听阈的影响

Wever 和 Lawrence(1954)通过记录耳蜗微音电位,观察听骨链功能丧失时,在三种不同情况下对中耳传音功能的影响(图 2-5)。第一种情况:声波直接作用前庭窗(曲线 A)导致约 30 dB 的听力损失。第二种情况:将鼓膜和听骨链全部除去(曲线 B),此时平均听力损失约 45 dB,较曲线 A 的听力损失加重 15 dB。此乃由于声波同时作用于两窗而造成两窗间声波相位差消失所致。第三种情况是听骨链中断而鼓膜完整(曲线 C),此时最大听力损失可达 60 dB。这种单纯听骨链中断造成的 60 dB 的听力损失除 30 dB 的中耳增压效益丧失和 15 dB 的两窗声压抵消作用外,尚有额外 15 dB 的听力损失是由于鼓膜对声压的衰减造成的。

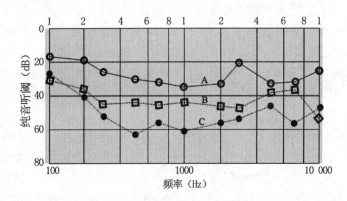

图 2-5 听骨链中断对纯音听阈的影响

3.中耳传音系统机械特性改变对纯音听阈的影响

凡能使中耳传音系统质量增加的疾病,可使高频区的听力损失明显。能使中耳传音系统劲度增加的疾病,可导致低频区的听力损失明显。值得强调的是,中耳传音结构的病变并非都表现为气导听阈提高。中耳传音结构病变所致中耳共振特性的改变亦可影响骨导听阈。如临床耳硬化患者出现以在 2 kHz 处骨导下降 15 dB 为特征的 Carhart 切迹,此乃中耳传音结构共振特性的改变所致。

(五)中耳肌肉的生理

中耳肌肉有二:鼓膜张肌和镫骨肌。从解剖学角度来看,两者收缩时作用力的方向相拮抗:鼓膜张肌收缩时向前向内,使鼓膜向内运动;而镫骨肌收缩时向后向外,使镫骨足板以后缘为支点,前部向外跷起而离开前庭窗。

在受外界声或其他种类刺激时,可诱发中耳肌肉的反射性收缩,由声刺激引起的该反射活动称为中耳肌肉的声反射。后者习惯上在人体常仅指镫骨肌反射。鼓膜张肌的声反射阈一般比镫骨肌反射阈高15~20 dB。

1.镫骨肌反射的反射弧

分为同侧声反射弧和对侧声反射弧两条径路。

(1)同侧声反射弧:声刺激经中耳达耳蜗,耳蜗毛细胞兴奋性信号经由螺旋神经节双极细胞(1级神经元)的中枢突传至耳蜗腹核(2级神经元),耳蜗腹核神经元轴突部分经斜方体至同侧面神经运动核的内侧部、部分经斜方体至同侧内上橄榄核再传至同侧面神经运动核内侧部,面神经运动核神经元的轴突形成面神经,分出镫骨肌支支配同侧镫骨肌。

(2)对侧声反射弧:第1、2级神经元传导径路与同侧反射弧相同,同侧耳蜗腹核神经元轴突,经同侧内上橄榄核至对侧面神经运动核,再经对侧面神经及镫骨肌支支配对侧的镫骨肌。因此,声刺激一侧耳可引起双侧耳的声反射。

2.镫骨肌反射阈值

在语言频率范围,正常人健康耳的镫骨肌反射阈值为70~80 dB SPL(感觉级),而且同侧耳镫骨肌反射阈值平均比对侧耳低 5 dB(Møller 1961)。此外,双耳给声比单耳给声刺激诱发声反射的反射阈值低。在有重振的感音性聋患者中,声反射阈提高的幅度比听阈上升的幅度要小,即诱发声反射所需的声音强度感觉级比正常人要小,故根据听阈与反射阈值之间的差值可以判断有无重振及其程度。Metz 及 Jespen 等人认为两者阈值差低于 60 dB 者,表示有重振现象(Metz重振试验)。此外,耳蜗以上部位病变者,其声反射阈值提高,有时声反射丧失。

在耳科正常人及感音性聋患者,500~1 000 Hz持续强声所引起的镫骨肌反射,在刺激开始后的 10 秒内收缩强度无明显衰减。而蜗后病变的耳聋患者因有病理性适应现象,镫骨肌收缩的强度衰减很快,衰减到开始收缩时的幅值的一半所需的时间称半衰期。Anderson 报道,蜗后病变者的镫骨肌反射半衰期在6秒以内。故镫骨肌反射的强度与持续时间对听神经病变的早期诊断有一定价值。

3.耳内肌反射性收缩的意义

耳内肌反射在听觉方面的意义尚未完全了解。耳内肌声反射被认为可通过对声强的衰减作用而保护内耳结构免受损伤。然而,由于声反射有一定的潜伏期,且具有破坏内耳结构的强声多为爆炸声或间歇期极短的脉冲声波,故声反射对内耳的保护作用尚有争议。但耳内肌声反射在持续性低频强声环境中对内耳有一定的保护功能。

(六)咽鼓管的生理

咽鼓管作为在正常情况下连接鼓室和咽部的唯一通道,它的主要功能有 4 个。

1.保持中耳内外压力平衡的作用

当鼓室内气压与外界大气压保持平衡时,有利于鼓膜及中耳听骨链的振动,维持正常听力。调节鼓膜两侧气压平衡的功能由咽鼓管完成。咽鼓管骨部管腔为开放性的;而软骨部具有弹性,在一般情况下处于闭合状态。当吞咽、打哈欠以及偶尔在咀嚼与打喷嚏时,通过腭帆张肌、腭帆提肌及咽鼓管咽肌的收缩作用瞬间开放。其中腭帆张肌起主要的作用。当鼓室内气压大于外界气压时,气体通过咽鼓管向外排出比较容易;而外界气压大于鼓室内压时,气体的进入则比较困难。不同条件下咽鼓管开放所需的压力有异。

2.引流中耳分泌物的作用

鼓室黏膜及咽鼓管黏膜之杯状细胞与黏液腺所产生的黏液,可借咽鼓管黏膜上皮的纤毛运动,而被不断地向鼻咽部排出。

3.防止逆行性感染的作用

正常人咽鼓管平时处于闭合状态,仅在吞咽的瞬间才开放,来自鼻腔的温暖、洁净、潮湿的空气在鼻咽与口咽隔离的瞬间经过一个无菌区——咽鼓管再进入中耳。咽鼓管软骨部黏膜较厚,黏膜下层中有疏松结缔组织,使黏膜表面产生皱襞,后者具有活瓣作用,加上黏膜上皮的纤毛运动,可防止鼻咽部的液体、异物等进入鼓室。

4.阻声和消声作用

在正常情况下,咽鼓管的闭合状态可阻隔说话、呼吸、心搏等自体声响的声波经鼻咽腔、咽鼓管而直接传入鼓室。在咽鼓管异常开放的患者,咽鼓管在说话时不能处于关闭状态,这种阻隔作用消失,声波经异常开放的咽鼓管直接传入中耳腔,产生自听过响症状。此外,呼吸时引起的空气流动尚可通过开放的咽鼓管自由进入中耳腔而产生一种呼吸声,这种呼吸声还可掩蔽经外耳道传导的外界声响。

此外,正常的咽鼓管还可能有消声作用。由于咽鼓管外 1/3 段(咽鼓管骨部)通常处于开放状态,呈逐渐向内(向软骨部)变窄的漏斗形,且表面被覆部分呈皱襞状的黏膜,这些解剖结构特征在某种程度上类似于吸声结构。咽鼓管鼓室段的上述结构特征有利于吸收因圆窗膜及鼓膜振动所引起的鼓室内的声波。

四、耳蜗的听觉生理

(一)耳蜗的功能结构特点

耳蜗的结构在本章第一节中已有详细叙述,在此仅从听觉功能角度来简述耳蜗的功能结构特点。

(1)耳蜗形如蜗壳,人体耳蜗由一条骨性的蜗管围绕一锥形的蜗轴盘绕 $2\frac{1}{2}\sim2\frac{3}{4}$ 周所构成。若将骨性蜗管以非螺旋模式绘出,则可较容易地了解前庭阶、中阶(膜性蜗管)和鼓阶这 3 个管腔的关系。膜性蜗管是一条充满内淋巴的盲管;而前庭阶和鼓阶内充满外淋巴,两者可以在蜗顶处通过蜗孔相互交通。

(2)声波的感受器官——Corti 器位于基底膜上。Corti 器外毛细胞的纤毛顶端嵌入盖膜之中,而内毛细胞的纤毛与盖膜没有直接的接触。

(3)基底膜的内侧端附着于骨螺旋板的鼓唇,而盖膜之内侧端附着于骨螺旋板的前庭唇,故二者振动时的运动轴不同。

(4)人的基底膜长度约为 31.5 mm,但其宽度则自耳蜗底周至耳蜗顶周逐渐增宽。在近镫骨处基底膜的宽度约 0.04 mm,至蜗孔处宽度约达 0.5 mm。

(5)毛细胞的长度自耳蜗底周至耳蜗顶周逐渐变长。因此,Corti 器的质量可随毛细胞长度的增加而增加。

(二)耳蜗力学

当声音作用于鼓膜上时,声波的机械振动通过听小骨传递到前庭窗,这种振动随即引起耳蜗外淋巴液及耳蜗隔部的振动。耳蜗隔部是指耳蜗中将前庭阶与鼓阶分开的结构,由前庭膜和基底膜构成其边界,其间有 Corti 器及黏性液体(主要为内淋巴)。上述由前庭窗传入内耳的声波所引起的耳蜗外淋巴液及耳蜗隔部的振动使耳蜗液体向圆窗位移,它导致在基底膜产生一个位移波,这种位移波由耳蜗底部向顶部运行。

1.行波学说

Békésy 在人和豚鼠尸体上进行了一系列的实验后提出行波学说。他根据实验绘出耳蜗隔部行波形式的振动图。当某种频率的声波刺激耳蜗时,耳蜗隔膜随声波的刺激以行波的形式振动。行波起始于镫骨处并向着耳蜗顶部的方向传导,行波的振幅在行波向耳蜗顶部移行的过程中逐渐增大,振幅在相应频率区达最大后,随之迅速衰减。行波的速度在行波向耳蜗顶部移行的过程中逐渐减慢,故行波的相位随着传导距离的增加而改变,其波长亦逐渐减小,但在耳蜗隔部上任何点的振动频率都与刺激声波的频率相同。

2.基底膜振动的非线性特征

Békésy 的行波学说被 Johnstone 和 Bovle(1967)、Johnstone 和 Taylor(1970)、Johnstone(1970)以及 Wilson 和 Johnstone(1975)等学者所证实。然而这些学者采用 Mossbauer 技术和电容性波导探测技术观测到的基底膜行波振动的波峰较陡和窄,其调谐曲线较陡窄和尖锐。Rhode 的实验结果进一步表明,基底膜调谐曲线的锐度与动物耳蜗的生理状态有关,在生理状态下,基底膜表现出某种程度的带通滤波器的特性,基底膜振动呈非线性,对声音刺激更敏感。

(三)毛细胞转导

1.耳蜗的精细运动形式

(1)剪切运动:TerKuile(1900)提出 Corti 器网状层与盖膜相对运动的概念。当由声音刺激而产生耳蜗隔部上下振动时,盖膜和基底膜分别以骨螺旋板前庭唇和鼓唇为轴上下位移。这样,盖膜和网状层之间产生一种相对的辐射状位移,亦即剪切运动。盖膜与网状层之间的剪切运动可引起外毛细胞静纤毛弯曲。而内毛细胞的静纤毛则可随着盖膜与网状层之间的淋巴液的液流而弯曲。毛细胞纤毛的弯曲可引起毛细胞兴奋,从而诱发机械-电的换能过程。

(2)剪切运动的类型:上面介绍的产生于盖膜和网状层之间的侧向(基底膜横轴方向)的相对位移称辐射(横向)剪切。此外,还有一种沿基底膜纵轴方向的位移产生纵向剪切。

2.毛细胞转导模型

Davis(1965)提出解释耳蜗毛细胞功能的电阻调制及电池理论。该理论将耳蜗中阶的蜗内电位(EP)作为直流电源,即电池;毛细胞顶部表皮板相当于可变电阻。当基底膜振动时,产生于盖膜与网状层之间的剪切运动使毛细胞静纤毛弯曲或偏转,改变毛细胞顶端的膜电阻而调制进入毛细胞的电流,后者产生感受器电位。

3.毛细胞转导过程

Spoendlin(1968)和 Pickles 等人(1984)报道,毛细胞静纤毛之间存在有横向的交联结构。Pickles(1984)根据静纤毛之间的这种结构特征以及其他研究进展提出毛细胞转导机制的假说。该假说认为,位于短静纤毛顶端与长静纤毛之间的横向交联结构可检测剪切运动,当静纤毛向长静纤毛方向弯曲时,位于短静纤毛顶部的横向交联结构被牵引向长静纤毛方向伸展,膜离子通道开启;而当长静纤毛向短静纤毛方向弯曲时,静纤毛之间的横向交联结构松弛而关闭膜离子通道。

从上述内容可归纳毛细胞转导过程如下:正的蜗内电位和负的毛细胞胞内静息电位共同构成跨过毛细胞顶部膜的电压梯度,耳蜗隔部的运动引起毛细胞静纤毛弯曲,后者通过牵引静纤毛之间的横向连接而使静纤毛离子通道开放,离子(主要是 K^+)顺着电压梯度进入毛细胞,引起毛细胞去极化,后者引起毛细胞释放化学递质而兴奋听神经纤维。近年来单离毛细胞膜离子通道的研究进展已揭示,钙离子参与毛细胞部分 K^+ 通道的调控,以及毛细胞神经递质的释放过程。

(四)听神经的生理功能

听神经的主要功能是将耳蜗毛细胞机-电转换的信息向听觉系统各级中枢传递。

1.单根听神经纤维对纯音的反应

在没有其他刺激时,听神经纤维对一个纯音的刺激总是表现为兴奋性的反应,从不出现抑制反应。当听神经纤维的特性频率或最佳频率为高频时,典型的调谐曲线由一个频率非常敏感的锐而窄的尖峰和一个频谱较宽的尾部组成,故单根听神经纤维具有带通滤波的特性。而且不同的听神经纤维有不同的特性频率。

2.单根听神经纤维对短声的反应

短声持续时间短,频谱能量较宽。听神经纤维对短声的反应亦显示其频率选择性。

3.单根听神经纤维对复杂声的反应

(1)双音压制:如前所述,听神经纤维对单个纯音的刺激仅表现为兴奋性反应,没有抑制性反应。然而,一个纯音的存在可影响听神经纤维对另一个纯音刺激的反应。如果恰当安排某两种纯音的频率和强度,则第二种纯音能抑制或压制听神经纤维对第一种纯音的刺激反应,该现象被称为双音压制。"双音压制"一词仅用于在耳蜗内的上述现象,因为它并非由抑制性突触所介导。

(2)掩蔽:指一种刺激可降低受刺激对象对另一种刺激的反应的现象。当环境中存在其他声音刺激时,人体就对某一特定的听力降低,这就是声学上的掩蔽现象。

(五)耳声发射

耳科学领域近 20 年来重大的研究进展之一是对耳声发射现象的探讨。Gold(1948)曾提出耳蜗能产生声能的假设。而 Kemp(1978)则首次从外耳道检测到由耳蜗产生的声信号。凡起源于耳蜗并可在外耳道记录到的声能皆称耳声发射(OAEs)。根据刺激声的有无可将耳声发射分为自发性耳声发射(SOAEs)和诱发性耳声发射(EOAEs)。诱发性耳声发射按刺激声的种类可进一步分为瞬态诱发性耳声发射(TEOAE)、刺激频率性耳声发射(SFOAE)以及畸变产物耳声发射(DPOAEs)。SOAEs 指在不给声刺激的情况下,外耳道内记录到的单频或多频、窄带频谱、极似纯音的稳态声信号。在听力正常人群 50%～70% 可测得 SOAEs。TEOAE 指由短声或短音等短时程刺激声诱发的 OAE。由于 TEOAE 具有 5～10 ms 的潜伏期,Zwicker(1983)称之为延迟性诱发性耳声发射(DEOAEs)。又因 TEOAE 早先被 Kemp 报道,且被 Kemp 称为"回声",故有人称 TEOAE 为"Kemp 回声"。SFOAE 是指由单个低强度的持续性纯音刺激所诱发,在外耳道记录到频率与刺激频率相同的耳声发射信号。而 DPOAEs 是由两个不同频率但相互间呈一定频比关系的持续性纯音刺激所诱发的、频率与刺激频率不同的耳声发射信号,其频率与这两个刺激音的频率呈数学表达关系。

耳声发射的产生机制尚未阐明。许多实验结果表明,OAEs 起源于耳蜗,与耳蜗外毛细胞的功能状态密切相关。OAEs 的产生可能是一个主动的耗能过程,是耳蜗主动力学过程的一个现象。

(六)耳蜗生物电现象

除细胞内电位以外,在耳蜗尚可以引导出如下 4 种电位:①蜗内电位;②耳蜗微音电位;③和电位;④听神经动作电位。此四种耳蜗生物电位除蜗内电位以外,后 3 种皆由声波刺激所引起。

1.蜗内电位

Békésy(1952)首先从蜗管内淋巴记录到 $+50～+80$ mV 的静息电位(以前庭阶的外淋巴为参考视作零电位)。该电位即蜗内电位(EP),又称蜗内直流电位。

实验证明,蜗内电位是由血管纹细胞的主动分泌过程所形成,它有赖于血管纹中间细胞的钠-钾泵的作用。它是毛细胞跨膜电位差的组成成分,在毛细胞转导过程中有重要的意义。哺乳类动物蜗内电位对缺氧敏感。

2.耳蜗微音电位

基底膜振动经 Corti 器盖膜和表皮板之间的剪切运动,导致毛细胞纤毛交替性弯曲与复位,调制毛细胞顶部膜电阻呈交替性下降和增加,产生交流性质的毛细胞感受器电位,这就是耳蜗微音电位(CM)。耳蜗微音电位响应速度极快,潜伏期低于 0.1 ms,无不应期,在人和动物语言频率范围内可重复刺激声的频率。

3.和电位

和电位(SP)也是感受器电位。它是在中等或较强声波刺激时,由毛细胞产生的一种直流性质的电位变化。和电位包括正 SP($+$SP)以及负 SP($-$SP)两种成分。声刺激强度较低时$+$SP 较明显,随着刺激强度增加,$-$SP 渐占优势。Davis 等(1958)认为外毛细胞受声音刺激后产生$+$SP,而$-$SP 由内毛细胞产生,与耳蜗隔部的不对称性有关。

试验和临床研究表明,膜迷路积水的情况下,$-$SP 的幅值相对增加。

4.听神经动作电位

听神经动作电位(AP)是耳蜗对声音刺激所发生的一系列反应中的最后一个反应。它是耳蜗换能后所产生的电信号,它的作用是向中枢传递声音信息。从听神经干,或从耳蜗附近(如蜗窗电极)引导出的电位是许多听神经纤维同步排放的电能,通过容积导体传导到电极部位的电位变化,称听神经复合动作电位(CAP)。它是一个先负后正的双相脉冲波。由短声刺激时,可获得听神经纤维同步排放较好的 CAP。典型的 CAP 由两个或两个以上的负相波峰组成,它们分别被称为 N_1、N_2、N_3……

CAP 对缺氧、代谢抑制剂等药物比较敏感。由于 CAP 容易引导记录,它早已被广泛地应用于动物实验并被列为临床听力学检查内容之一。

五、耳蜗传出神经系统功能

耳蜗传出神经系统的功能尚未完全阐明,Wiederhold 和 Kiang(1970)报道,电刺激橄榄耳蜗束可抑制由低~中强度声刺激诱发的听神经动作电位,提示传出神经可影响耳蜗听觉功能。Warrev 和 Liberman(1989)研究表明,对侧声刺激可通过传出神经系统抑制同侧耳听神经对声刺激的反应。Mott 等人(1989)和 Collet 等人(1990)报道,对侧耳声刺激尚可抑制同侧耳的自发性和诱发性耳声发射振幅。

目前一般认为,橄榄耳蜗束在减轻噪声对内耳的损伤,以及提高耳蜗在噪声环境中对声音的分辨能力等方面有一定的作用。

六、听觉中枢生理

与听觉中枢有关的结构包括蜗神经核、上橄榄核、斜方体核、外侧丘系核、下丘、内侧膝状体和听觉皮层等。

(一)听觉皮层下各级神经核团及听觉皮层生理

1.蜗神经核生理

Pfeiffer(1966)根据神经元对短纯音刺激的反应类型,将蜗神经核的神经元分为 4 型:①初始样细胞;②"给声"反应细胞;③"斩波"细胞;④暂停和建立反应细胞。

蜗神经核神经元的调谐曲线在频率选择性方面与听神经类似,仅后腹核的"给声"反应细胞之调谐曲线较宽。蜗神经核神经元对单音刺激可表现为兴奋和抑制两种不同的效应,故调谐曲线既可为兴奋反应的阈值,亦可为抑制反应的阈值。

2.上橄榄核复合体生理

上橄榄核复合体(SOC)由4个亚核组成。实验表明,上橄榄内侧核以及外侧核细胞可识别双耳传来的声信号中的强度差和时间差。提示上橄榄核复合体可对声音信息进行处理,在声源定位方面起着重要的作用。

3.外侧丘系核

外侧丘系核区域的细胞反应类型与上橄榄核内冲动传入区域细胞的反应特性类似。

4.下丘

下丘神经元的排列有明显的频率分布特征,并可分辨声信号的耳间时间差和强度差。故在处理声音信息以及进行声源定位方面也起着非常重要的作用。

5.内侧膝状体

在听觉传导通路中,内侧膝状体是大脑听觉皮层以下的最高一个神经核团,它的神经元投射到听觉皮层。内侧膝状体多数神经元为双耳敏感性,对双耳间声信息的时间差和强度差敏感。内侧膝状体神经元调谐曲线的宽窄变化较大,某些神经元对单个纯音成分不反应,但对复杂声较敏感。

6.大脑听觉皮层

与听觉传导通路中其他神经核团的神经元一样,听觉皮层神经元对双耳传入冲动的反应可表现为双耳兴奋性;或一耳兴奋性,而另一耳呈抑制性。这些神经元在处理传入信息、进行声源定位方面可能起重要的作用。频率分辨是中枢听觉处理的基础,其机制包括部位编码和时间编码。部位编码机制是以各频率特异性反应的神经元在听觉皮层有一定规律的排列为基础,时间编码机制是以听神经纤维以神经冲动发放的模式对声音刺激的时间模式进行编码为基础。言语和其他复杂声音的识别包括了双重机制。

(二)听觉中枢生物电现象

声刺激引起听觉末梢和中枢神经系统的诱发电位称听性诱发电位或听性诱发反应(AEPs或AERs)。听性诱发反应的分类方法有数种,如根据电反应的性质,可分为瞬态反应、持续反应;根据电反应的潜伏期和时程,可分为初反应、快反应、中反应、慢反应以及迟反应。

由于听性诱发电位可客观反映听觉末梢或听觉中枢神经系统的功能状态,数种听诱发电位已被列为临床听力检查内容。

(三)听觉与认知功能听觉通路

除了存在自下而上,转化外界的信息并传导至听觉中枢的上行通路外,还存在自上而下,由中枢向耳蜗传导的下行传导通路。心理、情感等心理物理学因素参与了较高层面的下行通路,人类能够利用认知功能来处理感知到的听觉信号。如果声音信号清晰,大脑将更有能力利用这些信息,反之,聆听非常费劲时认知功能将降低。当上行传导通路受损时,下行传导通路会通过增强注意力、注重上下文的语境信息、最大限度利用短时记忆功能和应用以前获得的知识。听觉损失将会影响记忆力、言语理解和其他的认知的缺陷。这些理论对于听觉的康复具有积极的意义。

(张　培)

第二节 平衡生理功能

前庭系统生理学是研究前庭系统功能及其正常活动规律的科学。

一、维持平衡功能的 3 个信息系统

在日常生活中,人体主要依靠前庭、视觉和本体感觉这 3 个系统的外周感受器感受身体位置、运动以及外界的刺激,向中枢传送神经冲动,经平衡中枢信息整合处理后,传出指令达相应的运动神经核,通过各种反射性运动,维持身体在空间适宜的位置,亦即维持平衡。

前庭感受器感受头的运动及头位相对于重力方向的信号:半规管壶腹嵴感受头的旋转运动,即感受头部角加速度运动刺激;而耳石器感受头部直线加速度运动刺激。重力也属于一种直线加速度运动,当头倾斜时,耳石器可感受头部相对于重力方向的改变。因此,可将所有作用于人体、并可引起前庭平衡反应的外力,分为角加速度运动和直线加速度运动两大类。

视觉感受器主要提供头部相对于环境物体位置的变化以及头部相对于周围物体运动的信息。这些信息有助于中枢神经系统确定从耳石器传入的信号是由头部相对于重力方向的倾斜刺激而引发,还是因头部线性运动刺激所产生的。

而体感系统通过位于肌腱、关节和内脏的本体感受器,感受身体的位置和运动,以及身体各部位的相对位置和运动。比如,体感信息可帮助中枢神经系统区别头部旋转的信号是头部相对于颈部的运动所刺激而产生,还是由躯体在腰部的弯曲所引起。

因此,身体平衡的维持是由前庭系统、视觉系统以及本体感觉系统三者传入信息与平衡整合中枢相互协调来完成的。如果这 3 个系统中有任何一个系统发生了功能障碍,在代偿功能出现后,依靠另外两个系统的正常功能尚可使人在一般的日常生活中维持身体平衡。倘若这 3 个系统中有 2 个系统发生功能障碍,则在日常生活中难以维持身体平衡。例如,前庭功能障碍的患者在黑暗环境中或闭目时行走常感不稳,此乃前庭系统和视觉系统皆不能向中枢神经系统提供信息之故。就维持平衡功能而言,上述 3 个系统中以前庭系统最为重要。

二、前庭感受器的生理

前庭感受器包括 3 个半规管、椭圆囊和球囊。

(一)前庭毛细胞兴奋的机制

毛细膜对不同离子的通透具有选择性。胞膜这种离子通透选择性是通过膜离子通道的开放与关闭来实现的。实验观察到,在生理性刺激时,毛细胞顶部表皮板电阻的变化与静纤毛的弯曲角度有关。兴奋性刺激引起毛细胞膜电位的电压变化称发生器电位,后者引起毛细胞释放神经递质,神经递质作用于传入神经末梢,调节传入神经的排放率,前庭传入神经纤维形成神经电活动传入各级前庭中枢。因此,毛细胞参与机械-电转导过程。前庭毛细胞的静纤毛尚可随钙离子浓度的改变而改变其劲度,这可能与静纤毛结构中含有肌动蛋白有关。

(二)半规管的生理功能

膜半规管的内径约 0.4 mm,管腔内充满内淋巴。膜半规管管腔内的内淋巴在膜壶腹处被壶

腹嵴帽所阻断。壶腹嵴帽为一弹性结构膜,它从壶腹嵴表面延伸至壶腹的顶壁而将内淋巴阻断。前庭毛细胞之纤毛埋于嵴帽内。半规管主要感受正负角加速度的刺激。当头位处于静止状态时,嵴帽两侧的液压相等,壶腹嵴帽处于中间位置。在正或负加速度的作用下,膜性半规管内的内淋巴因惰性或者惯性作用产生逆旋转方向或者顺旋转方向的流动。故壶腹嵴帽可随内淋巴的流动而倾斜位移,继之使埋于嵴帽内的毛细胞纤毛倾斜位移而刺激毛细胞,实现机械-电转换功能。

1.半规管的排列特征

人体每个半规管皆形成直径为 6.5 mm 的 2/3 周弧形管。这 6 个半规管环的排列有如下 3 个特性:①每侧的 3 个半规管所围成的平面基本上互相垂直;②两侧外半规管在同一平面上,一侧前半规管与对侧后半规管互相平行;③半规管平面与眼外肌平面相近。故从半规管总效应来看,可感受空间任何方向(平面)的角加(减)速度。而且当头部在空间任何一个平面上做旋转运动时,都将引起两侧与运动平面平行的半规管的综合反应,若角加速度平面与各半规管平面都不平行,则所引起的反应将随作用于各半规管的分力而定。

2.半规管力学及其反应机制

当半规管随角加速度运动而旋转时,管中的内淋巴液在运动初起时由于惰性作用,其运动落后于旋转的管壁,即在角加速度刚刚开始的一段时间内,内淋巴相对于半规管来说,是处于逆旋转方向的流动状态;随后由于管壁的摩擦力的带动,内淋巴才逐渐顺旋转方向流动;当半规管从角加速或角恒速运动变为角减速运动时,内淋巴又因惯性作用,在一段时间内仍以较大的速度顺原旋转方向流动。在上述情况下,因壶腹嵴始终都是随着角加(减)速度的方向运动着的,故内淋巴必将从一侧或另一侧冲击随半规管旋转的壶腹嵴,使壶腹嵴帽发生偏斜、在壶腹嵴上做切线式位移。壶腹嵴帽相对于毛细胞表皮板平面的偏斜和位移所产生的剪切力作用于顶端埋于嵴帽的毛细胞纤毛,使毛细胞纤毛偏斜弯曲,启动毛细胞转导过程。当内淋巴流动停止或变为恒速运动时,壶腹顶可依靠其自身的弹性而逐渐恢复到正常位置。壶腹嵴帽完全恢复到正常位置后,刺激亦告终止,此时身体即使仍处于恒速运动状态中,壶腹嵴顶并不发生偏斜或位移,换言之,壶腹嵴帽不能感受恒速运动。

Flourens(1842)报道,给鸽的半规管造孔并刺激膜迷路时,可诱发出特征性的头部运动,头部运动的平面与受刺激的半规管平面相同。Ewald(1892)明确阐述了半规管平面和内淋巴流动方向与诱发性眼震和头部运动方向之间的关系,这些发现被后人称之为 Ewald 定律(Ewald laws)。

(1)诱发性眼震和头部运动所在的平面一致,总是发生在受刺激半规管的平面和内淋巴流动的方向上。

(2)在外半规管,内淋巴向壶腹流动时引起较强的反应(眼震或头部运动),而内淋巴离壶腹流动时引起较弱的反应,反应的强弱之比为 2∶1。

(3)在后半规管,内淋巴离壶腹流动时引起较强的反应,而内淋巴向壶腹流动时引起较弱的反应。因此,内淋巴的流动方向与后半规管的反应强弱关系,恰与其在外半规管的情况相反。

对前庭终器的超微结构研究发现,前庭毛细胞的纤毛分布以及毛细胞排列都有一定规律,即前庭毛细胞呈极性的排列方式。外半规管壶腹嵴毛细胞之动纤毛都位于靠近椭圆囊的一侧,而前、后半规管壶腹嵴的毛细胞之动纤毛都位于远离椭圆囊的一侧。前庭毛细胞感受外力作用时有方向敏感性:当内淋巴流动等外力作用使静纤毛束向动纤毛方向弯曲时,毛细胞去极化而兴奋;当静纤毛束在外力作用下呈离开动纤毛方向弯曲时,毛细胞超极化而处于抑制状态。因此,壶腹嵴毛细胞的极性排列类型以及毛细胞感受外力的方向敏感性,可能是 Ewald 定律的功能解剖基础。

半规管在静止时是否对肌张力的维持起作用,至今尚无定论。对半规管是否能接受直线加速度运动的刺激,目前仍有争议。然而,Schuknecht(1969)报道了 2 例良性阵发性位置性眩晕的病理发现:其椭圆囊、球囊和壶腹嵴感觉上皮无异常,仅后半规管壶腹嵴顶有耳石物质沉着。而旨在使沉积物从壶腹嵴顶脱落的头部运动练习可加速这种患者自愈。因此,良性阵发性位置性眩晕可被视为半规管对线性加速度敏感的一个例证。

(三)耳石器的生理功能

椭圆囊和球囊又称耳石器。其主要功能是感受直线加速度运动的刺激,由此引起位置感觉、反射性地产生眼球运动以及体位调节运动等,维持人体静平衡。

1.耳石器的排列特征

椭圆囊斑略与外半规管平行,球囊斑略与同侧前半规管平行。椭圆囊斑和球囊斑的空间排列形式以及耳石器毛细胞沿着弧形微纹极性排列的特性,使耳石器可感受各个方向的直线加速度运动的刺激,重力也是直线加速度运动的一种形式。当人体直立时,椭圆囊斑感受左、右方向直线加速度运动的刺激,以及前后方向直线加速度运动的刺激。球囊在这种体位时则感受头-足轴向直线加速度运动的刺激,以及前后方向直线加速度运动的刺激。

在直线加速度运动(包括重力)的作用下,由于耳石膜中耳石的比重远重于其周围的内淋巴的比重,其惰性引起耳石膜发生逆作用力方向的位移,通过在耳石膜与囊斑毛细胞表皮板之间产生的剪切力牵引毛细胞纤毛,引起毛细胞纤毛弯曲,从而启动毛细胞转导过程。耳石器毛细胞机械-电换能转导过程与半规管大致相同,最后通过调节传入神经纤维的电活动而向各级前庭中枢传导。

2.耳石器力学及功能

直线加速度运动刺激耳石器可反射性地产生眼球运动和体位调节运动。耳石器受刺激引起的眼球运动可使头部运动时眼球向相反方向移动,这在保持视觉清晰方面有重要意义,而耳石器受刺激时的体位调节是通过改变四肢肌张力,从而调整身体的姿势和体位,这在维持身体平衡方面有重要作用。另外,一些研究结果表明球囊可感受次声波的刺激。

三、前庭中枢生理

来自前庭外周器官(半规管和耳石器)的前庭神经电活动信号传至前庭神经核,前庭神经核将前庭外周器官的信号向上传至大脑皮层平衡中枢,引起位置及平衡感觉。

(一)前庭神经核及其传导束的生理

前庭神经核仅有部分神经元直接接受前庭神经的投射,而前庭神经核的大部分神经元接受来自颈部、脊髓、小脑、网状结构以及对侧前庭神经核的传入投射。前庭神经核对来自上述各处传入的信息进行分析和处理。通过传出通路将传出信号送达各处有功能联系的神经核团和神经元(如眼运动神经核,脊髓前角运动神经元),引起各种前庭反射。因此,前庭神经核不仅是一个传入平衡冲动信号的中继站,也是一个将身体各处不断传来的平衡冲动信息进行综合分析和处理的场所。

1.前庭与眼外肌运动核的联系

刺激半规管和耳石器都可通过前庭眼束引起眼球运动,称前庭眼反射(VOR)。前庭眼反射的功能意义是在头部运动时,使眼球向与头部运动相反的方向移动,以便保持清晰视力。这样,在一定限度的运动速度范围内能使人们看清眼前的物景。前庭眼反射现象已被应用于临床检查前庭功能,如旋转试验、冷热试验等,通过诱发性眼震电图来检查前庭功能状态。

2.前庭与脊髓前角运动神经元的联系

前庭脊髓束的主要功能是控制颈肌、躯干和四肢肌肉的运动,刺激前庭可引起前庭脊髓反射(VSR);前庭脊髓反射的功能意义是通过调节颈部、躯干及四肢抗重力肌肉的肌张力和运动来稳定头部和身体。前庭脊髓反射受小脑和高级神经中枢的控制。由于前庭脊髓反射的肌肉反应的复杂性,且影响前庭脊髓反射的因素很多,故在利用前庭脊髓反射作为观察项目(如倾倒、颈部侧转等)来检查前庭功能时,其准确性往往不及眼震电图。

3.前庭与小脑间的关系

前庭小脑束可将体位变动刺激前庭外周器官所产生的冲动传至小脑。小脑可经过小脑传出通路对眼外肌、颈部、躯干和四肢肌肉的反射性运动和肌张力状态进行反射性调节,以纠正偏差、维持平衡;并配合大脑皮层的冲动,使得在运动中仍能如常地随意动作。

4.前庭与脑干网状结构的联系

该通路与前庭刺激引起的自主神经系统反应有密切关系。

5.前庭与大脑皮层的联系

近年来研究发现,前庭皮层通路至少有三级突触:①前庭神经核;②丘脑;③大脑皮层。电刺激人体上雪氏回以及下顶内沟可引起旋转感或者身体不平稳感。

(二)刺激前庭的反应

前庭神经核与眼运动核、脊髓前角运动神经元、小脑、脑干网状结构以及大脑皮层等有着广泛而复杂的联系。前庭感受器受刺激后,通过各级中枢及其投射的联系,可引起眩晕、眼震、平衡失调、倾倒以及自主神经反应。当前庭系统发生疾病时,可以出现上述症状。病变发生在前庭神经核以下者,因病理性刺激均先上传到前庭神经核,继而影响到所有上述各传导束,故可产生全部前庭异常反应,如眩晕、眼震、平衡失调、错指物位、呕吐等;或者产生近于全部的前庭异常反应,此乃各种前庭反应的阈值有所不同之故。这种情况,称前庭反应协调。病变发生在前庭神经核以上者,则因很难使所有的传导束都受到影响,故可只出现一部分前庭异常反应,而另一部分前庭反应仍保持正常,称前庭反应分离,上述两种情况对于前庭系统病变的定位诊断很有帮助。因此,这些内容成为临床诊断前庭系统疾病的重要根据和观察项目。

四、前庭传出神经系统生理

电生理实验表明,前庭传出神经系统对前庭传入神经系统有兴奋和抑制两种不同的影响。Goldberg 等人(1980)报道,电刺激鼠、猴前庭传出神经系统可引起多数前庭传入神经的自发性电活动排放率增加,仅对不到1%的前庭传入神经自发性电活动呈抑制性效应。然而,当传入神经因受刺激而表现兴奋性或抑制性反应时,刺激传出神经可减少传入神经受刺激反应的增益。神经药理学研究发现,乙酰胆碱对蛙前庭传入神经自发性电活动也表现为兴奋性和抑制性两种不同的效应。前庭传出神经系统的功能意义尚有待阐明。

五、前庭系统几种特殊生理现象

由于前庭神经核在中枢神经系统内有较广泛的联系,前庭神经系统的生理功能及其在病理

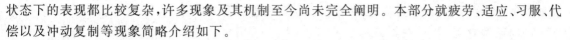

状态下的表现都比较复杂,许多现象及其机制至今尚未完全阐明。本部分就疲劳、适应、习服、代偿以及冲动复制等现象简略介绍如下。

(一)疲劳现象

对于持续存在或反复给予的刺激,前庭系统出现反应性降低或消失的现象,称疲劳。疲劳现象的特点:如将刺激强度增大,疲劳程度也随之加重,将刺激停止后,疲劳现象消失缓慢。经数分钟至数小时休息后,疲劳现象可完全消失。疲劳现象产生的部位可能在前庭神经突触处。

(二)习服现象

前庭习服指前庭系统由于受到一系列相同的刺激所表现为反应性逐渐降低或衰减的现象。前庭习服产生后可存在数周至数月,如以后继续刺激则可使之延续很久。前庭习服产生的具体部位和机制尚不清楚,一般认为它产生于前庭中枢。

(三)适应现象

临床上常将适应与习服相混淆。前庭适应指前庭眼反射系统对任何改变了的刺激,进行相应的调整,以获得最佳的前庭眼反射反应。适应的发生除了前庭冲动传入,尚需视觉信号参与,现认为前庭适应控制产生于小脑。

(四)前庭功能代偿现象

单侧迷路功能急性丧失所引起的症状可在数天至数周内消失,大多数人在一个月以内可正常工作,这就是迷路功能丧失后的代偿现象。

(五)冲动复制

当机体受到复杂而有节律的综合刺激时,中枢神经系统即可将这种传入的前庭冲动作为母型加以复制,以便加以对抗和控制。在刺激消失后,这种前庭冲动的复制尚可保留数小时至数天,以致外来刺激虽已消失,机体还存在着与受刺激时相似的前庭反应。

(六)运动病

运动病指因运动而引起的一种综合征,包括眩晕、出汗、恶心、呕吐、流涎增加、打呵欠以及全身不适等一组症状。运动病常常因前庭系统受刺激而引起,但也可由视觉刺激(如持续的视动刺激)所产生。太空病是运动病的一种,乃在太空中由头部主动运动所引起。

(张　培)

第三节　鼻生理功能

一、外鼻的生理

外鼻位于颅面的中央,其形状随着人种或种族的不同而有一定的差异。外鼻的外形和轮廓高低的均衡及其与面部各结构或器官之间的匀称关系,对人的容貌有着十分重要的影响,鼻翼的活动有助于面部表情和鼻阻力的调整。

二、鼻腔的生理

鼻腔主要有呼吸、嗅觉功能,另外还有共鸣、反射、吸收和排泄泪液等功能。外界空气经过鼻腔处理后,才适合人体的生理需求,否则易引起呼吸道不适。

(一)呼吸功能

主要有以下几个方面。

鼻腔为呼吸道的首要门户,在机体与外界环境的接触中起着重要的作用。

(1)鼻腔吸入的空气在鼻内孔处受到阻力后便分为两股气流,即层流和紊流。层流从鼻内孔朝后上方向弧形流向后鼻孔再散开,为鼻腔气流的大部分,与通气量关系甚大,亦是肺部进行气体交换的主要部分。层流与鼻腔黏膜接触面积最广,可以充分发挥鼻腔调节湿度和温度的作用。紊流形成于鼻内孔的后方,系呈旋涡状而又不规则的气流,为吸入空气的小部分,有利于气体充分汇合,增加气体与鼻腔黏膜之间的相互接触,可使鼻腔更有效地发挥对气体的引流作用。

(2)鼻阻力的产生和生理意义:阻力是维持正常鼻通气的重要前提,鼻阻力由鼻瓣区的多个结构形成。鼻瓣区包括鼻中隔软骨前下端、鼻外侧软骨前端和鼻腔最前端的梨状孔底部。同时,鼻阻力与下鼻甲的大小也有很大的关系。鼻内或鼻瓣区产生的鼻阻力为全部呼吸道阻力的 $40\%\sim50\%$,其有助于吸气时形成胸腔气压,使肺泡扩张以增加气体交换面积,同时也使呼气时气体在肺泡内停留的时间延长,以留有足够的气体交换时间。因此,正常鼻阻力的存在对充分保护肺泡气体交换过程的完成是重要的。如果鼻腔阻力降低(如萎缩性鼻炎、下鼻甲过度切除),可出现肺功能下降;鼻阻力过大(如肥厚性鼻炎),也会造成鼻腔通气不足,影响呼吸和循环功能。

(3)鼻周期或称生理性鼻甲周期:正常人两侧下鼻甲黏膜内的容量血管呈交替性和规律性的收缩与扩张,表现为两侧鼻甲大小和鼻腔阻力呈相应的交替性改变,但左右两侧的鼻总阻力仍保持相对的恒定,2～7 小时出现一个周期,称为生理性鼻甲周期或鼻周期。鼻周期对呼吸无明显影响,所以正常人常不自觉,但如果两侧鼻腔不对称(如鼻中隔偏曲),两侧在周期收缩阶段的最小阻力不相等,总阻力发生显著变化,出现周期性明显鼻塞。生理性鼻甲周期的生理意义在于促使睡眠时反复翻身,有助于解除睡眠的疲劳。

(4)温度调节作用:人体的温度与外界的温度不同,当吸入的气体温度太低,会对下呼吸道的黏膜造成大的伤害,鼻腔的作用就是将吸入鼻腔的外界空气调节到近似正常体温,以保护下呼吸道黏膜不受损害,这一功能多依赖于鼻腔广大而迂曲的黏膜和丰富的血液供应所维持。

(5)湿度调节作用:鼻黏膜中含有大量的腺体,在 24 小时呼吸期间分泌约 1 000 mL 液体,其中 70%用以提高吸入空气的湿度,少部分向后流入咽部。常用口呼吸者,会出现口干舌燥。

(6)过滤及清洁作用:鼻前庭的鼻毛由四周伸向前鼻孔中央,对空气中较粗大的粉尘颗粒及细菌有阻挡和过滤作用。较小的尘埃颗粒吸入鼻腔后可随气流的紊流部分沉降,或随层流散落在鼻黏膜表面的黏液毯中,不能溶解的尘埃和细菌随鼻黏膜的纤毛摆动到达后鼻孔,进入咽腔,被吐出或咽下。

(7)黏膜纤毛系统的作用:人类鼻腔、鼻窦黏膜大部分为假复层柱状黏膜上皮,每个柱状上皮细胞有 250～300 根纤毛,长度 5～7 μm,平均直径 0.3 μm,每根纤毛朝向鼻咽部方向摆动的频率大约 1 000 次/分。在纤毛的表面覆盖了一层黏液毯,其主要成分为无机盐、黏多糖、黏蛋白、溶菌酶,95%为水,黏液毯以每分钟 5 mm 的速率形成自前向后的黏液波,这一现象对维持鼻腔正常清洁功能起到重要的作用。

空气中含有灰尘、细菌和真菌等,但吸入空气达到鼻腔后部时,几乎无细菌存在,说明鼻腔黏膜对吸入空气的清洁、防御作用非常重要。较粗颗粒被鼻毛阻挡,吸入鼻腔后也可被喷嚏反射所清除。较细的尘粒和细菌附着在黏液毯上,借助于上皮纤毛运动,向后排至鼻咽部,为鼻腔的第

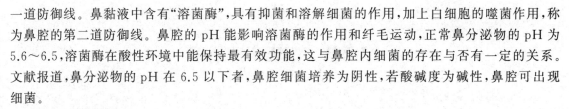

一道防御线。鼻黏液中含有"溶菌酶",具有抑菌和溶解细菌的作用,加上白细胞的噬菌作用,称为鼻腔的第二道防御线。鼻腔的 pH 能影响溶菌酶的作用和纤毛运动,正常鼻分泌物的 pH 为 $5.6\sim6.5$,溶菌酶在酸性环境中能保持最有效功能,这与鼻腔内细菌的存在与否有一定的关系。文献报道,鼻分泌物的 pH 在 6.5 以下者,鼻腔细菌培养为阴性,若酸碱度为碱性,鼻腔可出现细菌。

(二)嗅觉功能

主要依赖于鼻腔嗅区黏膜和嗅细胞,嗅觉起到识别、报警、增加食欲和影响情绪的作用。

(三)发声共鸣功能

鼻腔在发声时起共鸣作用,使得声音悦耳动听,鼻腔阻塞出现鼻塞性鼻音,腭裂出现开放性鼻音,鼻音为语音形成的重要部分。

(四)鼻的反射功能

鼻腔内神经分布丰富,当鼻黏膜遭受到机械性、物理性或化学性刺激时,可引起广泛的呼吸和循环方面的反应。反应的程度取决于刺激的强度,强度从打喷嚏到呼吸心跳停止。鼻腔最重要的反射有鼻肺反射和喷嚏反射。鼻肺反射以鼻黏膜三叉神经为传入支,广泛分布于支气管平滑肌的迷走神经为传出支,以三叉神经核和迷走神经核为中枢核,形成反射弧。鼻肺反射是鼻部疾病引起支气管病变的原因之一。喷嚏反射的传入支为三叉神经,当鼻黏膜三叉神经末梢受到刺激时,发生一系列的反射动作,如深吸气,悬雍垂下降,舌根上抬,腹肌和膈肌剧烈收缩,声门突然开放,气体从鼻腔急速喷出,借以清除鼻腔中的异物和刺激物。

(五)鼻黏膜的其他功能

(1)免疫功能:鼻黏膜是局部黏膜免疫系统的重要组成部分,黏膜内的免疫活性成分在上呼吸道黏膜防御方面起着重要的作用。鼻黏膜的上皮细胞(杯状细胞)、黏膜下腺体(浆液腺细胞、黏液腺细胞),分泌性细胞(浆细胞)不仅产生分泌物,且可由血管渗出血浆蛋白、或由细胞合成和分泌免疫物质,这些成为鼻黏膜免疫系统构成的基础。

来源于鼻黏膜的各种具有免疫防御功能的物质可分为非特异性与特异性两大类,前者为天然免疫物质主要为溶菌酶、乳铁蛋白,后者则是在抗原的刺激下产生如免疫球蛋白 A 和 G(IgA、IgG)。二者共同构成鼻黏膜的免疫屏障。

(2)人类鼻腔黏膜表面积约 $150\ cm^2$,呼吸区黏膜表层上皮细胞约有许多微绒毛,可增加吸收的有效面积,鼻黏膜上皮下层有丰富毛细血管、静脉窦、动-静脉吻合支,以及毛细淋巴管交织成网,使吸收的药物可迅速进入血液循环。

(3)排泄泪液功能:泪液通过泪小点、泪小管、泪总管、泪囊和鼻泪管到达下鼻道的顶部。

三、鼻窦的生理

目前对鼻窦生理学的了解还不十分透彻,相关研究资料也不多,按照经典的观点认为鼻窦具有下述4项生理功能。

(1)增加呼吸区黏膜面积,促进对吸入空气的加温加湿作用。

(2)对声音的共鸣作用。

(3)减轻头颅重量。

(4)缓冲冲撞力,保护重要器官。

(尹晓君)

第四节 咽喉生理功能

一、咽的生理学

咽为呼吸和消化的共同通道,除呼吸、吞咽功能外,还具有协助构音、保护和咽淋巴环的免疫等重要功能。

(一)呼吸功能

正常呼吸时空气经由鼻咽、口咽、喉咽、气管支气管进到肺部,由于鼻黏膜具有血管丰富的海绵状组织,经鼻吸入的空气时,其气温已接近体温,湿度已达 75% 饱和点。虽然咽部黏膜的黏液腺和杯状细胞的分泌唾液等也能湿润吸入的空气,但与鼻黏膜相比,咽对吸入空气的调温、调湿作用相对较弱。同时鼻咽黏膜为柱状纤毛上皮,含有杯状细胞,黏膜表面黏液毯与鼻腔黏膜黏液毯连成一片,有较强的黏稠性,对吸入气流中的尘粒、细菌等有吸附作用;黏液毯中的溶菌酶,具有抑制与溶解细菌的作用;上皮的纤毛运动将黏液毯不断推向口咽,使黏液被咽下或吐出,由此保持对吸入空气的滤过、清洁作用。

(二)言语形成

咽腔为共鸣腔之一,发音时,咽腔和口腔可改变形状,产生共鸣,使声音清晰、和谐悦耳,并由软腭、口、舌、唇、齿等协同作用,构成各种语音。正常的咽部结构及发音时对咽部形态大小的相应调整,对清晰、和谐的发音起重要作用。

(三)防御保护功能

主要通过咽的吞咽、呕吐反射来完成。吞咽时,通过吞咽反射可封闭鼻咽和喉,避免食物反流入鼻腔或吸入气管;但当异物或有害物质接触咽部时,诱发咽反射则发生恶心呕吐,有利于排出异物及有害物质。来自鼻腔、鼻窦、下呼吸道的正常或病理性分泌物,或借咽的反射功能吐出,或咽下由胃酸将其中的微生物消灭。

(四)调节中耳气压功能

咽鼓管咽口的开放,与咽肌的运动,尤其是吞咽运动密切相关。吞咽动作不断进行,咽鼓管不断随之启闭,以维持中耳内气压与外界大气压平衡,这是保持正常听力的重要条件之一。

(五)扁桃体的免疫功能

人类的扁桃体、淋巴结、消化道集合淋巴小结和阑尾等均属末梢免疫器官,扁桃体生发中心含有各种吞噬细胞,可吞噬消灭各种病原体。同时,扁桃体可以产生多种具有天然免疫力的细胞和抗体,如 T 淋巴细胞、B 淋巴细胞、吞噬细胞及免疫球蛋白等,可以清除、消灭从血液、淋巴或组织等途径侵入机体的有害物质。

出生时扁桃体尚无生发中心,随着年龄增长,免疫功能逐渐活跃,特别是 3～5 岁时,因接触外界变应原的机会较多,扁桃体显著增大,此时的扁桃体肥大应视为正常生理现象。成年后,扁桃体的免疫活动趋于减退,体积逐渐缩小。

(六)吞咽功能

吞咽动作是由许多肌肉参与的反射性协同运动。吞咽时使食物进入消化道,吞咽过程可分为三期：即口腔期、咽腔期和食管期。吞咽动作一经发动即不能中止。吞咽中枢位于延髓的网状结构内，靠近迷走神经核。参与吞咽反射的传入神经包括来自软腭、咽后壁、会厌和食管等处的脑神经传入纤维。

二、喉的生理学

喉是发声器官，又是呼吸道的门户。其主要功能是呼吸、发声、保护和吞咽。

（一）呼吸功能

喉部不仅是呼吸空气的通道，其对气体交换的调节亦有一定作用。声门为喉腔最狭窄处，通过声带的运动可改变其大小。平静呼吸时，声带位于轻外展位（声门裂大小约 13.5 mm）。吸气时声门稍增宽，呼气时声门稍变窄。剧烈运动时，声带极度外展，声门大开（声门裂宽度约为 19 mm），使气流阻力降至最小。呼出空气时受到阻力，可以增加肺泡内压力，有利于肺泡与血液中的气体交换。血液的 pH 及 CO_2 分压可以影响声门的大小，因此，喉对肺泡的换气及保持体液酸碱的平衡也有辅助作用。

喉黏膜内存在化学感受器，当它受到刺激时，反射性地影响脑干呼吸中枢控制呼吸功能，当喉黏膜受氨气和烟雾等刺激时，可反射性地使呼吸减慢变深。这些化学感受器是由脱髓鞘的传入神经纤维支配，经喉返神经传入中枢。

肺的传入神经系统可以反射性影响喉的肌肉运动，因而影响呼吸功能。如支气管和细支气管壁的黏膜上皮内有肺刺激感受器。当它们受到化学刺激物的刺激时，可激活小的有髓鞘的迷走神经传入纤维，传入中枢，通过疑核运动神经元，激活喉运动神经元，控制喉内收肌及外展肌的活动，达到呼气时增加喉阻力，吸气时降低喉阻力。

（二）发声功能

正常人在发声时，先吸入空气，然后将声带内收，拉紧，并控制呼气。自肺部呼出的气流冲动靠拢的声带使之振动即发出声音。声音的强度决定于呼气时的声门下压力和声门的阻力。声调决定于振动时声带的长度、张力、质量和位置。至少有 40 条肌肉参与了发声。

喉部发出的声音称为基音，受咽、口、鼻，鼻窦（共称上共鸣腔）、气管和肺（共称下共鸣腔）等器官的共鸣作用而增强和使之发生变化，成为日常听到的声音。

喉的发声机制：根据空气动力-肌弹力学说，声音的产生决定于呼出气流的压力与喉内肌肉的弹性组织力量之间的互相平衡作用；这种平衡作用的变动，可以改变声调、声强及音质。发声时，先吸气，使声带外展到中间位或外侧位。开始呼气时喉内收肌收缩，两侧声带互相靠近，以对抗呼出气流的力量，使二者平衡。当声门逐渐缩小时，呼出气流的速度会逐步加快。因为声带之间气流速度增快，则声带之间的气体压力会随之降低，这就是 Bernonlli 效应。由于在声带之间形成了相对真空，双侧声带被牵拉接近，一旦声带靠拢在一起，完全阻塞气道，声门下方的气体压力增加，直到压力增加到足以使声门开放为止。当声门开放，声门下压力降低，声带因弹性及 Bernonlli 效应而回复关闭，这种现象重复得非常快，形成一个人声音的基本频率，重复得愈快，声调愈高，反之亦然。

（三）保护功能

喉的杓会厌襞、室带和声带，类似瓣状组织，具有括约肌作用，能发挥保护下呼吸道的功能。杓会厌襞含有甲杓肌及杓间肌纤维，当它收缩时会关闭喉入口，可以防止食物、呕吐物及其他异物落入呼吸道。喉室带的下面平坦，上面则成斜坡状。当室韧带外侧的肌纤维收缩时，室带内缘可以相互接触,关闭喉的第2个入口,因其上斜、下平的外形,喉室带也有活瓣的作用,气流易进难出,在咳嗽反射时,室带关闭迅速,为时短暂;但在固定胸部时,动作缓慢,关闭持久。室带的主要功能为增加胸腔内压力,完成咳嗽及喷嚏动作,大小便、呕吐、分娩及举重时,要求固定胸部升高腹腔压力,此时室带的括约肌作用极为重要。切除声带之后,室带的作用更显出重要性。声带上面平坦,下面呈斜面,可阻碍空气进入,当声门下气压升高时,易使声门开放,空气难进易出,与喉室带作用相反。声带关闭可以抵抗咽腔内气压 13 kPa,而使空气不能进入。两侧声带接近后在其下方形成圆拱形轮廓,两侧室带接近后在其下方形成形态相似方向相反的圆拱形轮廓,使闭合的声门区不致为自上而下或自下而上的气流所冲开。声带和室带对气流的阻抗能力大小不同,声带抵抗自上而下的气流冲开声门的能力可数倍于室带抵抗气流自下向上冲开声门的能力,故喉阻塞时呼吸困难以吸气性呼吸困难为主。声带的括约肌作用,组成第3道防线。

(四)吞咽功能

吞咽时,喉头上升,喉入口关闭,呼吸受抑制,咽及食管入口开放。这是一个复杂的反射动作。食物到达下咽部时,刺激黏膜内的阈值的机械感受器,冲动经咽丛、舌咽神经和迷走神经的传入纤维到达延髓的孤束核,继至脑干的网状系统和疑核。疑核通过传出神经纤维,使内收肌收缩,同时抑制环杓后肌的活动,使声门紧闭,声带拉紧;而脑干的网状系统抑制吸气神经元,使呼吸暂停;如果食物进入喉的入口(常发生于婴儿)则会刺激喉上区域黏膜的感受器而增强这种反射。

喉外肌亦参与吞咽反射,正常吞咽时,由于甲舌肌的收缩和环咽肌的松弛,使甲状软骨与舌骨接近,喉头抬高。

通过 X 线观察,当食团积聚于会厌上时,喉和舌骨向上,同时舌骨旋转,其大角呈水平位,使会厌倒向咽后壁,阻止食物外溢;在吞咽时,随着食团向下移动,舌骨体更向甲状软骨靠近,此时喉腔前后径约为平静呼吸时的1/3。喉关闭运动的最后动作是位于食团通道中的会厌突然下降,关闭喉入口。

(五)喉的循环反射系统

主动脉的压力感受器的传入纤维,经过喉的深部组织、交通支、喉返神经感觉支,传至中枢神经,形成反射弧。喉内这些神经如果受到刺激则会减慢心率或出现心律不齐,喉内表面麻醉,不会消除这种反射,因为神经纤维位置深;但当施行气管插管和喉、气管支气管镜检查使喉部扩张时,则会引起这一反射,此反射可用阿托品抑制。

除上述功能外,喉部可通过关闭声门,提高腹腔和胸腔的压力来完成咳嗽、呕吐、排便、分娩和上肢用力的动作。正常吸气时,负压增大,便于静脉血流回心脏;呼气时,正压加大,便于动脉血流出心脏。吸气性呼吸困难时,静脉回流受阻,头颈部静脉扩张,可致发绀。

(六)情绪表达作用

喉对情绪表现有关,如哭泣、号叫、呻吟、惊叹、大笑等,均可因喉的合作而表现,没有喉的合作,仅依赖面部的表情与手势,极难表达生动的情绪。

(杜金凤)

第三章

耳先天性疾病及耳硬化症

第一节　耳先天性疾病

一、先天性耳前瘘管

先天性耳前瘘管是一种最常见的先天耳畸形。为胚胎时期形成耳郭的第1、2鳃弓的6个小丘样结节融合不良或第1鳃沟封闭不全所致。

(一)临床表现

瘘管多为单侧性,也可为双侧。耳前瘘管瘘口多位于耳轮脚前,另一端为盲管。深浅、长短不一,常深入耳郭软骨内,可呈分支状。管腔壁为复层扁平上皮,具有毛囊、汗腺、皮脂腺等,挤压时有少量白色黏稠性或干酪样分泌物从管口溢出。平时无症状,继发感染时出现局部红肿、疼痛或化脓。反复感染可形成囊肿或脓肿,破溃后则形成脓瘘或瘢痕。

(二)治疗

无感染史者,可暂不做处理。在急性感染时,全身应用抗生素,对已形成脓肿者,应先切开引流,待感染控制后行手术切除。有条件者在手术显微镜下行瘘管切除术。术前注少许亚甲蓝液于瘘管内,并以探针为引导,将瘘管及其分支彻底切除,必要时可切除瘘管穿过部分的耳郭软骨,术毕稍加压包扎,防止形成空腔。

二、先天性外耳及中耳畸形

先天性外耳及中耳畸形常同时发生,前者系第1、2鳃弓发育不良以及第1鳃沟发育障碍所致。后者伴有第1咽囊发育不全,可导致鼓室内结构、咽鼓管甚至乳突发育畸形等。临床上习惯统称为"先天性小耳畸形"。

(一)临床表现

一般按畸形发生的部位和程度分为3级。

第1级:耳郭小而畸形,各部尚可分辨;外耳道狭窄或部分闭锁,鼓膜存在,听力基本正常。

第2级:耳郭呈条索状突起,相当于耳轮或仅有耳垂。外耳道闭锁,鼓膜及锤骨柄未发育。锤、砧骨融合者占半数,镫骨存在或未发育,呈传导性聋。此型为临床常见类型,约为第1级的2倍。

第3级：耳郭残缺，仅有零星而不规则的突起；外耳道闭锁，听骨链畸形，伴有内耳功能障碍，表现为混合性聋或感音神经性聋。发病率最低，约占2%。

第2、3级畸形伴有颌面发育不全，表现为眼、颧、上颌、下颌、口、鼻等畸形，伴小耳、外耳道闭锁及听骨畸形，称下颌面骨发育不全。

(二)诊断及治疗

根据出生后即有的耳畸形可做出初步诊断。要确定畸形程度应作听力检查，了解耳聋性质，若为传导性聋，属手术适应证。颞骨薄层CT扫描或螺旋CT扫描可了解乳突气化、中耳腔隙、听骨畸形及外耳道闭锁等情况，为畸形分级及手术治疗提供依据。

手术时机：单耳畸形而另耳听力正常者，手术可延至成年时进行。单侧外耳道闭锁伴有感染性瘘管或胆脂瘤者，可视具体情况提前考虑手术。双耳畸形伴中度以上传导性耳聋者应及早对畸形较轻的耳进行手术(一般在2岁以后)，以提高听力，促使患儿言语、智力的发育。耳郭畸形一般主张待成年后行耳郭成形术或重建术。

第1级畸形者如无听力障碍则不需治疗，有传导性聋者可从耳内切口作外耳道、鼓室成形术。对第2级畸形者，通常从鼓窦入路，行外耳道、鼓膜及听骨链成形术，以提高听力，术中注意避免损伤面神经。形成的"外耳道"术腔周径应能容纳术者示指，"外耳道"用中厚或全厚皮片植皮，防止术后外耳道形成瘢痕狭窄。第3级畸形由于内耳功能受损，手术治疗难以恢复听力，如对侧耳听力大致正常可在6岁后用植入式骨导助听器(BAHA)。

三、先天性内耳畸形

先天性内耳畸形的疾病种类繁多，诊断比较困难。随着高分辨CT和磁共振(MRI)的应用，目前诊断率不断提高。现将临床最常见的内耳畸形介绍如下。

(一)大前庭水管综合征

大前庭水管综合征(large vestibular aqueduct syndrome，LVAS)也称先天性前庭水管扩大。过去对本病的诊断率较低，近年来由于高分辨CT的应用以及基因诊断技术使本病实现早期诊断，其诊断率不断提高。

1.病因

常染色体隐形遗传病，家庭中多为单个病例发病，目前已确定与PDS基因组突变和SLC26A4基因遗传有关。

2.临床表现

患者一般在2岁左右开始发病。主要表现为听力波动性下降，个别患者会表现为突发性耳聋，也有患者表现为发作性眩晕伴波动性听力下降，类似梅尼埃病。患者的听力逐步下降可致全聋。

3.诊断

主要依据高分辨CT确诊。在颞骨轴位CT上测量前庭水管中段最大前后直径超过1.5 mm、前庭水管外口宽度＞2.5 mm时应考虑本病，结合临床表现可做出诊断(图3-1)。在孕期3个月后抽取羊水对绒毛膜细胞进行染色体分析，检测PDS基因突变可预测本病。

4.治疗

目前尚无有效的治疗方法。听力下降的早期可试用20％甘露醇静脉快速滴注，也有报道高压氧治疗暂时有效。有残余听力的患者可佩戴助听器，极重度聋者可行人工耳蜗植入术。

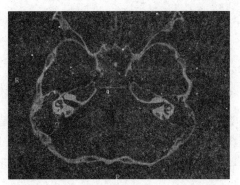

图 3-1 大前庭水管综合征 CT 轴位片

(二)先天性耳蜗畸形

先天性耳蜗畸形又称 Mondini 内耳发育不全(Mondini defect),是最常见的一种内耳畸形。

1.病因

该病可为常染色体显性或隐性遗传疾病,也可为非遗传性因素,如风疹病毒感染、过多的放射线暴露以及反应停类药物等因素引起本病。

2.临床表现

先天性耳蜗畸形包括耳蜗扁平、耳蜗发育不良,特别是第 2 圈和顶圈发育不良,两者合并为一个腔;前庭扩大,巨大的前庭水管以及半规管畸形、内耳道扩大等症。在具体病例不一定以上所有的畸形同时出现,可仅出现其中一种或几种畸形。临床表现为出生即无听力,或 1~2 岁时才出现听力减退,部分患者可长期保留部分残余听力。耳聋性质主要为感音神经性聋,部分患者可表现为混合性聋,个别患者可有眩晕发作。

3.诊断

主要根据听力学表现和影像学检查。通过高分辨 CT 可以看到骨迷路畸形。内耳的 MRI 可显示膜迷路内水充盈图像,清晰地显示扁平耳蜗、耳蜗第 2 圈与顶圈间隔缺损以及半规管、前庭的畸形。近年应用于临床的内耳 MRI 三维成像技术能从不同角度观察膜迷路形态。

4.治疗

目前尚无有效的治疗方法。如有残余听力,可佩戴助听器后进行语言康复。无残余听力或极重度聋的一部分患者可经详细评估后进行人工耳蜗植入。

米歇尔聋(Michel deafness)属常染色体显性遗传,是内耳发育畸形的最严重的疾病,内耳可完全未发育(耳蜗缺如),严重的病例颞骨岩部亦发育不全,可伴有其他器官的畸形和智力障碍。诊断主要依据颞骨 CT 和内耳 MRI。治疗上目前无特殊办法,此种病例不适合行人工耳蜗植入术,有报道可试行听觉脑干植入术,但其效果有待进一步证实。

沙伊贝聋(Scheibe dysplasia)为常染色体隐性遗传,是最轻的内耳畸形。骨迷路发育良好,膜迷路的椭圆囊和半规管发育正常,畸形限于蜗管和球囊,故也称为耳蜗球囊型畸形。主要病理改变为耳蜗螺旋器发育不良,盖膜蜷缩,基膜上仅由一堆未分化的细胞构成的小丘状隆起。血管纹出现发育不全和细胞增生的交替区。球囊壁扁平,感觉上皮发育不全等。诊断主要根据先天性耳聋和 MRI 检查。对此种患者可选择性地行人工耳蜗植入术。

(蔡玉兵)

第二节 耳 硬 化 症

耳硬化症是一种原因不明的原发于内耳骨迷路的局灶性病变,是以内耳骨迷路的密质骨出现灶性疏松,呈海绵状变性为特征的颞骨岩部病变,其以病理学为依据命名应称为耳海绵症,临床上沿用习称。临床上以双耳不对称性进行性传导性聋为特征,晚期可合并感音神经性聋。

一、发病率

临床耳硬化症的发病率随不同种族和地区而不同。据欧美文献报道,白种人发病率最高,为0.3%~0.5%,黄种人被认为是此病的低发种族。

关于患病年龄,20~40岁为高发年龄;性别差异各国报道不一致。国外报道白种人男女比例约为1:2;而我国学者报道男女比例约为2:1。

二、病因

尚未明确,归纳有以下几种可能因素。

(一)遗传学说

由于耳硬化症在不同种族及家系中发病率存在差异,因此被认为和遗传因素有关。有学者认为是常染色体显性或隐性遗传。近年来通过分子生物学研究发现,半数以上病例可以发现异常基因。

(二)内分泌学说

本病多见于青春发育期,以女性发病率为高,且妊娠、分娩与绝经都可使病情进展、加重,因此推测与内分泌代谢紊乱有关。

(三)骨迷路成骨不全症

正常成人的骨迷路包裹存在窗前裂,它是前庭边缘的内生软骨层内遗留的发育和骨化过程中的缺陷,内有纤维结缔组织束及软骨组织。窗前裂作为一种正常结构可终身存在,而在某种因素的作用下,静止的前窗裂内的纤维结缔组织束及软骨组织可发生骨化而产生耳硬化病灶,临床及颞骨病理所见的耳硬化病灶,亦多由此处开始。

(四)自身免疫因素及其他

有学者发现耳硬化症病灶与类风湿性关节炎等病理变化相似,属于结缔组织病或间质性疾病;还有人发现,酶代谢紊乱是使镫骨固定形成的原因;还有学者认为与流行性腮腺炎病毒、麻疹病毒、风疹病毒感染有关。

三、病理

骨迷路的骨壁由骨外膜层、内生软骨层和骨内膜层构成。耳硬化病灶常始于中间的内生软骨层,可波及内、外层。70%~90%发生于窗前裂,侵犯环韧带及镫骨足板致声音传导障碍,表现为传导性聋。40%病例在蜗窗或蜗管上有病灶,少数尚可见于内耳道壁中。

耳硬化症病理可人为划分为3个主要阶段:①充血阶段,内生软骨层内原有的正常骨质可能由于多种酶的作用,发生局灶性的分解和吸收,血管形成增多、充血。②海绵化阶段,为疾病的活动期,正常骨质被分解、吸收,代之以疏松的海绵状骨质,其特点为病灶内充满大量的血管腔隙,形成不成熟的网状骨。血管腔隙内含有大量的破骨细胞、成骨细胞和一些纤维组织;不成熟的网状骨为一种疏松的骨质,胶原纤维无规则地纵横交错穿行于其间,嗜碱性,在 HE 染色中呈深蓝色。③硬化阶段,血管间隙减少,骨质沉着,原纤维呈编织状结构,形成骨质致密、硬化的新骨。姜泗长将耳硬化症病灶的组织病理变化归纳为 4 种类型:活动型、中间型、静止型和混合型。

耳硬化症病变呈局灶性发展缓慢者多,也有进展较快者。临床上最常见的是镫骨性耳硬化症,病灶侵犯前庭窗龛、环韧带及镫骨,使镫骨活动受限至消失。耳蜗性或迷路性耳硬化症,是指病灶发生在蜗窗、蜗管、骨半规管及内耳道骨壁,病灶侵及内骨膜和骨层,可直接影响基膜活动及内耳血液循环,并可向外淋巴液释放细胞毒酶等有毒物质,损伤血管纹及听觉毛细胞,产生眩晕及感音性听力下降。由于病灶有多发的可能,镫骨性耳硬化症与迷路性耳硬化症可以同时存在。

四、临床表现

耳聋最常见,耳鸣次之,眩晕少见。

(一)耳聋

无诱因双耳同时或先后出现缓慢进行性听力减退,起病隐袭,常不能说出明确的起病时间。

(二)耳鸣

耳鸣常与耳聋同时存在,可呈持续性或间歇性;一般以低音调为主,高音调耳鸣常提示耳蜗受侵。

(三)威利斯误听

耳硬化症患者威利斯误听出现率为 20%～80%。临床耳硬化症主要是传导性聋,在一般环境中听辨语言困难,在嘈杂环境中,患者的听觉反应较在安静环境中为佳,此现象称为威利斯误听。

(四)眩晕

若病灶侵犯前庭神经,可发生眩晕,可能与膜半规管受累或迷路水肿有关。前庭功能检查正常,多数患者手术后眩晕可消失。

五、检查

(一)耳部检查

耳道较宽大,皮肤薄而毛稀。鼓膜完整,位置及活动良好,光泽正常或略显菲薄,部分患者可见后上象限透红区,为鼓岬活动病灶区黏膜充血的反应,称为 Schwartz 征。

(二)听功能检查

1.音叉检查

呈 Bezold 三征:即低频听阈提高,骨导延长及 Rinne 试验阴性;现在临床上常用 256 Hz 或 512 Hz 音叉进行检查。Gelle 试验常被用来检查镫骨是否固定。

音叉检查结果如下。

Weber 试验:偏向听力较差侧。

Rinne 试验：阴性，骨导大于气导。

Schwabach 试验：骨导延长。

Gelle 试验：阴性，但须注意假阴性。

2.纯音听力计检查

典型听力图可以分为上升型、平坦型和下降型。可出现特征性的卡哈切迹（Carhart notch），表现为0.5～2 kHz不同程度下降，但4 kHz接近正常（图3-2、图3-3、图3-4）。

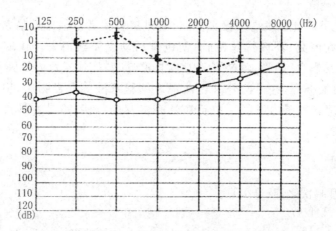

图 3-2　耳硬化症早期听力图

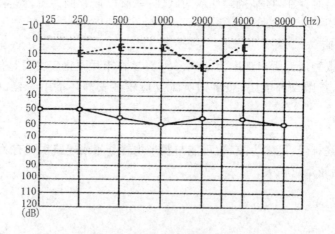

图 3-3　耳硬化症中期听力图

(三)声导抗测试

1.鼓室图

早期为 A 型，随着镫骨固定程度加重，可出现 As 型；有鼓膜萎缩者可表现为 Ad 型曲线。

2.声顺值

正常。

3.镫骨肌反射

早期病例，镫骨肌反射阈升高，可呈"起止"双曲线；而后即消失，不能引出。

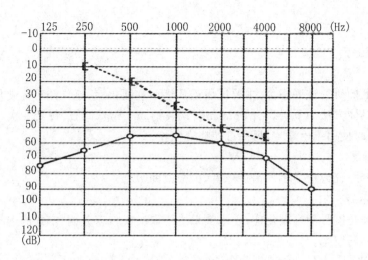

图 3-4　耳硬化症中晚期听力图

(四)影像学检查

颞骨 X 线片无中耳乳突病变;多排螺旋 CT(MDCT)及 MDCT 多平面重建(MPR)检查:在 0.625 mm 薄层 MDCT 扫描片上,可以观察到耳硬化症病灶,包括前庭窗、蜗窗、耳蜗骨迷路的影像学改变,表现为前庭窗扩大或缩小,耳蜗骨迷路边缘不整,呈条片状密度减低或双环状改变。MPR 可充分显示颞骨解剖及变异,有利于制定正确的手术方案。但是耳硬化症的 CT 表现并非特异性征象,还需与其他的疾病进行鉴别。前庭窗型耳硬化症需与耳囊内局限性低密度鉴别。后者是耳囊的先天性变异或耳囊骨化延迟所致,儿童常见,临床亦无耳硬化症表现。耳蜗型耳硬化症海绵化期要与其他累及双侧耳囊的对称性、弥漫性脱钙疾病如成骨不全、Paget 病、梅毒累及颞骨、双侧颞骨溶骨性转移相鉴别。

六、诊断与鉴别诊断

根据病史、家族史、症状及临床客观检查,对典型病例诊断不难。

病史中确认双耳原属正常,无诱因出现两耳不对称的进行性传导性聋及低频耳鸣,鼓膜正常,咽鼓管功能良好,音叉检查有 Bezold 三征,Gelle 试验阴性,纯音骨导听力曲线可有卡哈切迹,鼓室导抗图 A 型或 As 型,可诊断为镫骨性耳硬化症。

镫骨性耳硬化症需要与先天性中耳畸形、前庭窗闭锁、分泌性中耳炎、粘连性中耳炎、封闭型鼓室硬化症、后天原发性上鼓室胆脂瘤、van der Hoeve 综合征、Paget 病等鉴别。

无明显原因出现与年龄不一致的双耳进行性感音神经性聋,鼓膜完整,有 Schwartz 征,听力图气、骨导均下降但部分频率(主要是低频)骨、气导听阈有>20 dB HL 差距,鼓室导抗图 A 型,有家族性耳硬化症病史者,应考虑蜗性或晚期耳硬化症;经影像学检查,发现骨迷路或内耳道骨壁有骨质不均匀、骨腔变形等表现者,可确诊为迷路型耳硬化症。

迷路型耳硬化症需要与迟发性遗传性感音神经性聋、慢性耳中毒以及全身性疾病如糖尿病等因素所致的进行性耳聋相鉴别。

七、治疗

(一)保守治疗

1.药物治疗

目前此方面的研究进展不大,主要试用于耳蜗型耳硬化症,氟化钠对耳硬化症的确切疗效尚需继续观察。具体方法如下:氟化钠 8.3 mg、碳酸钠 364 mg,口服,每天 3 次,持续半年后减量,维持量 2 年,同时使用维生素 D,据称可使病变停止。

2.配戴助听器

对有手术禁忌证或拒绝手术治疗患者,可配戴助听器。

(二)手术治疗

手术适应证是镫骨型耳硬化症,手术效果主要取决于临床分期、术式的选择。手术方式包括镫骨手术和内耳开窗术。

1.镫骨手术

镫骨手术的原则是使固定的镫骨重新活动或使封闭的前庭窗重新开放,恢复前庭窗的传音功能;包括镫骨撼动术及各种类型镫骨切除术。

(1)镫骨撼动术:适用于早期耳硬化症,硬化病灶局限于镫骨足板前缘。1952 年由 Rosen 倡导,分为直接撼动法和间接撼动法。近期有效率上升至 80% 以上,但远期疗效差,现已很少采用。

(2)镫骨切除术。适应证为:①耳硬化症患者,气导听力损失在 30 dB HL 以上,骨气导间距在15 dB HL 以上,言语识别率在 60% 以上。②先天性镫骨畸形,或慢性中耳炎时出现镫骨固定。1892 年,Blake 首次完成了镫骨切除术;1956 年 Shea 首创镫骨底板钻孔活塞术,并获得广泛应用。

镫骨切除术术式繁多,根据处理镫骨的方式可以分为 3 类:①底板全切除术。②底板部分切除术。③底板钻孔活塞术。目前,镫骨手术中在底板开小窗,用活塞法重建足弓传音功能的方法得到广泛应用。

2.内耳开窗术

适用于镫骨手术困难的耳硬化症患者,包括中耳解剖畸形,影响镫骨手术者;前庭窗广泛硬化灶;人工镫骨手术术后前庭窗再度骨封者。1938 年由 Lampert 首创。此术式需要切除乳突气房,摒弃中耳传音结构,手术创伤大,不能消灭骨气导间距;骨导听阈大于 30 dB 者不宜选用。因此,目前仅选择性地采用。

常见的手术并发症如下。

(1)中耳炎:急性细菌感染发生在数天内,少见。术后可给予预防性抗生素预防中耳炎发生。

(2)眩晕:术中或术后眩晕说明手术刺激反应较重,应对症治疗。

(3)修复性肉芽肿:症状通常出现在术后 5~15 天,表现为不稳感、耳鸣及初期听力进步后又减退。检查见外耳道皮片水肿、充血,鼓膜后部发红。听力呈混合性聋,高频更重,语言辨别计分明显下降。应紧急切除肉芽肿,术后有一半患者听力恢复,另一半遗留不同程度感音神经性聋。

(4)鼓膜穿孔:通常因手术直接损伤,术后中耳炎也是原因之一。病情稳定后可行鼓膜成形术。

(5)迟发性面瘫:数天后发生,可能是反应性面神经水肿所致,用激素及神经营养剂可望在一至数周内痊愈。

（6）感音神经性聋。术后立即发生的原因有：①直接损伤膜迷路。②组织移植片退化,退变产物污染外淋巴。③修复性肉芽肿。

（7）传导性聋。原因为：①假体功能不好。②纤维粘连。③未查出的锤骨固定。④未查出的圆窗闭塞。应行鼓室探查术。

（8）外淋巴漏：镫骨手术潜在的严重并发症,典型症状为轻至中度的波动性感音神经性聋和发作性不稳感,也可表现为突发性聋和严重眩晕,但少见。处理是组织修复和重换假体。

（9）砧骨吸收性骨炎。原因：①对假体的异物反应。②钢丝过紧导致吸收性骨炎,破坏连接远端的长突。长突完全中断可发生在打喷嚏、擤鼻及撞击头部时,也可逐渐缓慢发生,导致大的骨气导间距,应行鼓室探查,更换假体连接于砧骨长突残端或锤骨柄。

八、预后

耳硬化症为缓慢进行性侵犯骨迷路壁的内耳病变,可致传导性聋和/或感音神经性聋。目前尚无有效药物,手术只能改善中耳的传音功能,不能阻止病灶的发展,部分进展较快、多病灶者,最后有成为重度感音神经性聋的可能。

（蔡玉兵）

第四章

耳外伤性疾病

第一节　耳郭化脓性软骨膜炎

耳郭化脓性软骨膜炎是耳郭软骨膜和软骨的化脓性感染。耳郭感染化脓后,脓液积蓄在软骨膜与软骨之间,软骨因血液供应障碍而逐渐坏死,耳郭失去软骨支架及瘢痕挛缩致耳郭畸形(菜花耳)。

一、诊断

(一)病因

(1)耳郭外伤:多因裂伤、切割伤、钝挫伤、烧伤、冻伤、昆虫叮咬伤等继发感染,耳郭血肿、囊肿多次穿刺继发细菌感染。

(2)外耳道疖、耳郭及外耳道湿疹、接触性皮炎等继发细菌感染或感染扩散等。

(3)手术或针刺治疗等伤及耳郭软骨继发细菌感染,如中耳乳突手术做内耳或耳后切口伤及耳郭软骨;假性囊肿或血肿穿刺抽液时消毒不严;耳郭整形术后继发感染等。

致病菌:铜绿假单胞菌最为常见,其次是金黄色葡萄球菌和变形杆菌。

(二)临床表现

(1)耳郭在炎症初期红肿、增厚、灼热、剧烈疼痛;可伴体温升高,全身不适。

(2)耳郭在中期化脓并脓肿形成,有波动感,可自行穿破,脓肿穿破后耳痛稍有缓解。

(3)后期软骨蚕食性坏死、失去支架、瘢痕挛缩,正常标志消失,形成耳郭萎缩畸形(菜花耳)。

(三)检查

脓液培养有铜绿假单胞菌或金黄色葡萄球菌、变形杆菌等。

(四)诊断依据

(1)耳郭有外伤,手术、耳针等继发感染史。

(2)耳郭发热、剧痛,体温上升,血中性粒细胞增多。

(3)耳郭红肿,触痛明显。脓肿形成有波动感。脓肿破溃,则形成脓瘘管。

(4)耳淋巴结肿大压痛。

(5)脓液培养致病菌多为铜绿假单胞菌或金黄色葡萄球菌。

(6)如感染不能控制,软骨坏死,耳郭瘢痕挛缩变形(菜花耳)。

二、治疗

(1)早期脓肿尚未形成时,应用大量敏感抗生素静脉滴注,积极控制感染(如头孢他啶 1～2 g 静脉滴注,每天 2～3 次;或马斯平 1～2 g 静脉滴注,每天 2 次;或西普乐 100～200 mL 静脉滴注,每天 2 次;或拜复乐 0.2～0.4 g 静脉滴注,每天 1 次;或头孢曲松 1～2 g 静脉滴注,每天 1～2 次等),或按细菌药物敏感试验选用抗生素全身应用。

(2)脓肿切开引流,彻底清除坏死软骨及肉芽组织,如已形成脓肿,宜在全麻下手术治疗。方法是沿耳轮内侧的舟状窝行半圆行切开,切口应超出红肿的皮肤,充分暴露脓腔,直至见到正常软骨,清除脓液,刮除肉芽组织,切除坏死软骨。若能保留耳轮软骨,可避免日后耳郭畸形,若保存部分软骨,可保留部分耳郭形态。但要彻底切除坏死软骨,避免炎症不能控制需再次手术。以灭菌生理盐水及敏感抗生素溶液反复冲洗术腔后,将皮肤复位,无菌包扎,适当加压,勿留有无效腔,不予缝合。术后每天用敏感抗生素冲洗术腔换药,至局部和全身症状消退后,将皮肤贴回创面,对位缝合。若局部仍继续红肿,多需再次手术。

(3)耳郭畸形:炎症彻底治愈,可行瘢痕松解、耳郭整形手术。

三、预防

耳郭外伤,应及时处理,彻底清创,预防感染。行耳针治疗、耳郭手术时,均应严密消毒,切勿伤及软骨。

(杜金凤)

第二节　耳郭外伤

耳郭显露于头部,容易遭受各种损伤。多为机械性损伤,如挫伤、切割伤、撕裂伤。

一、耳郭挫伤

(一)临床表现

轻者仅表现为局部皮肤擦伤、肿胀、皮下有瘀斑。重者皮下及软骨膜下小血管破裂,血液聚集形成血肿,局部呈紫红色丘状隆起或圆形肿胀,但无急性炎症现象,触之柔软有波动感。小的血肿可有自行吸收,血肿机化有时可使耳郭局部增厚变形。血肿较大则因耳郭皮下组织少,血液循环差,难自行吸收。此外,耳郭软骨无内在营养血管,其营养主要来自软骨膜,如血肿导致大面积软骨膜与骨剥离,可引起软骨坏死,易继续感染造成耳郭畸形。

(二)治疗

血肿早期(24 小时内)可先用冰敷耳郭,减少血液继续渗出。如渗出较多,应在严格消毒下用粗针头抽出积血,予加压包扎。同时给予抗生素防止感染。

二、耳郭撕裂伤

(一)临床表现

常由利刃锐器切割或交通、工伤事故所造成。可伤及耳郭部分或全部。轻者仅为一裂口,重者可造成耳郭撕裂缺损,甚至全部断离,此种创伤还常伴有颌面、颅脑及其他部位的损伤。

(二)治疗

注意身体其他部位合并伤,特别是颅脑、胸、腹等,以免耽误重要器官损伤的诊治。在全身情况允许的条件下,争取尽早清创缝合。创面应彻底冲洗,严格消毒,注意清除异物。切割伤一般伤口整齐,可直接用小针细线缝合,缝合针距不要过密,缝线不可穿透软骨。撕裂、挤压伤伤口形状复杂,常伴有组织缺损,清创时应尽可能保留原有组织,确无活力的组织及破碎软骨,应修整去除。缺损较少时,可将两侧拉拢缝合;缺损较大者应尽可能对位缝合,将畸形留待以后处理。伤口缝合后,以消毒敷料轻松包扎,避免压迫,同时应用足量抗生素预防感染,24小时后换药观察伤口,如术后感染,应提前拆线引流。耳郭创伤一般可不放引流。

三、化脓性耳郭软骨膜炎

(一)病因

化脓性耳郭软骨膜炎多因耳外伤,手术伤或邻近组织感染扩散所致,铜绿假单胞菌为最多见的致病菌。感染化脓后,脓液积聚于软骨膜与软骨之间,软骨因血供障碍而逐渐坏死,终影响外貌及耳郭生理功能。本病如发生于中耳乳突手术,行耳内切口的多见,而却少见于耳后切口而主动切除部分耳甲腔软骨者,估计与术后选用抗生素有关。

(二)临床表现

先有耳郭灼热感及肿痛感,继而红肿加重,范围增大,疼痛剧烈,坐立不安。整个耳郭除耳垂外均可迅速波及,触痛明显。若有脓肿形成,触之有波动感。

(三)治疗

早期脓肿未形成时,应用大量对致病菌敏感的抗生素,以控制感染,用4%~5%醋酸铝液或鱼石脂软膏外涂促进局部炎症消退。脓肿形成后,宜在全身麻醉下沿耳轮内侧的舟状窝作弧形切开,充分暴露脓腔,清除脓液,刮除肉芽组织,切除坏死软骨。如能保存耳轮部位的软骨,可避免日后耳郭畸形,术中用敏感的抗生素溶液彻底冲洗术腔,将皮肤创面对位缝素,置放多层纱布,适当加压包扎。若坏死软骨已剔净,创口将无脓液流出,逐渐愈合。仍有脓肿者,多因病灶清除不充分,需再次手术。

(杜金凤)

第三节 鼓膜外伤

一、病因

(一)直接外伤

如外耳道异物或取异物时的外伤、挖耳、冲洗外耳道耵聍时用力过猛,使用抽吸法取外耳道脏物时负压过低,矿渣溅入外耳道或误滴腐蚀剂等。颞骨骨折累及鼓膜者,也可引起鼓膜外伤穿孔。

(二)间接外伤

多发生于空气压力急剧改变之时,如炮震、爆炸、掌击耳部均可使鼓膜破裂。Casler(1989)进行实验研究发现,当鼓膜受到 $2.25 kg/cm^2$ 的压力时,可使其破裂,在 $6.75 kg/cm^2$ 的压力下,将使 50% 成人的鼓膜发乍穿孔。咽鼓管吹张或擤鼻时用力过猛、分娩时用力屏气、跳水时耳部先着水面也能使鼓膜受伤破裂。

二、临床表现

(一)症状

1.出血

单纯鼓膜创伤一般出血不多,片刻即止,外耳道有或无鲜血流出。如并有外耳道皮肤裂伤或颞骨骨折、颅底骨折脑脊液漏,则血样液量较多。血液也可经咽鼓管流入鼻咽部而从口中吐出。

2.耳聋

耳聋程度与鼓膜破裂大小,有无并发听骨链损伤、有无并发内耳损伤等有关。直接外伤引起的单纯鼓膜破裂,听力损失较轻;间接外伤(如爆炸)常招致内耳受损而呈混合性聋,多因爆炸时的巨响使听觉分析器产生超限抑制所致,如迷路同时受震荡,则可发生严重耳聋。

3.耳鸣

程度不一,持续时间不一,偶伴短暂眩晕。

4.耳痛

各种原因引起的鼓膜破裂,伤时或伤后常感耳痛,但一般不剧烈。如并有外耳道皮肤损伤或感染,疼痛会较明显。

(二)检查

1.外耳道

耳镜检查发现外耳道或鼓膜上有血痂或瘀斑。有部分鼓膜外伤后的出血是直接流入中耳腔较多,而在外耳道未见血迹,因而需仔细检查,必要时可应用耳内镜检查。

2.鼓膜

穿孔大小、形态、有无并发污染等与造成损伤的原因很有关系。一般说来,鼓膜穿孔后短期内就诊,可见穿孔多呈裂孔状、三角形、类圆形和不规则形等。可见创伤特征性体征,即穿孔边缘锐利、卷曲、周边附有血痂或穿孔边缘鼓膜有表层下出血等(图 4-1)。

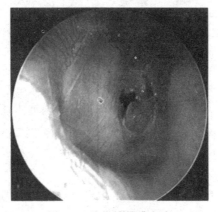

图 4-1　外伤性鼓膜穿孔

（三）治疗

应用抗生素预防感染，外耳道乙醇擦拭消毒，耳道口放置消毒棉球，保持耳道内清洁干燥。预防上呼吸道感染，嘱患者勿用力擤鼻涕。如无继发感染，局部禁止滴入任何滴耳液。小的穿孔如无感染一般可自行愈合；较大穿孔可在显微镜下无菌操作将翻入鼓室内的鼓膜残缘复位，表面贴无菌纸片可促进鼓膜愈合。穿孔不愈合者可择期行鼓膜修补术。

（杜金凤）

第四节　颞骨骨折

一、颞骨的解剖

颞骨位于头颅两侧，为颅骨底部和侧壁的一部分，其上方与顶骨，前方与蝶骨及颧骨，后方与枕骨相接，参与组成颅中窝和颅后窝，故与大脑、小脑紧密相邻。颞骨为一复合骨块，由鳞部、鼓部、乳突部、岩部和茎突所组成。外耳道骨部、中耳、内耳和内耳道均包含在颞骨内。

（一）鳞部

外面光滑略外凸（图 4-2），有颞肌附着，内面为大脑面（图 4-3）有大脑沟回的压迹与脑膜中动脉沟。颞线之下，有外耳道上棘，它向深部的投影，由浅而深依次可遇鼓窦、外半规管、后半规管和内淋巴囊。棘之后方为道上三角区，此处骨面有许多小血管穿过的小孔，故又称筛区。

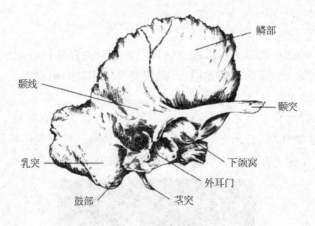

图 4-2　颞骨外面观

（二）鼓部

鼓部位于鳞部之下，岩部之外，乳突部之前，前上方以鳞鼓裂和鳞部相连，后方以鼓乳裂和乳突部毗邻，内侧以岩鼓裂和岩部相连。岩鼓裂位于下颌窝中，在鼓室前壁，内有鼓索神经穿出，并有颌内动脉的鼓室支进入鼓室。

（三）乳突部

乳突部位于鳞部后下方，乳突尖内侧有一沟，名乳突切迹，二腹肌后腹附着于此；切迹的内侧有一浅沟，有枕动脉经过乳突。乳突内侧面为颅后窝的前下方，有一弯曲的深沟，称乙状沟，乙状窦位于其中。乳突气房发育良好者,乙状窦骨板较薄且位置偏后,其与外耳道后壁之间的距离较大;乳突气房发育较差者,则乙状窦骨质坚实,位置前移,其与外耳道后壁的距离较小,或甚为接近。后者在乳突手术时易损伤乙状窦而引起严重出血,妨碍手术进行;或可发生气栓,导致生命危险。

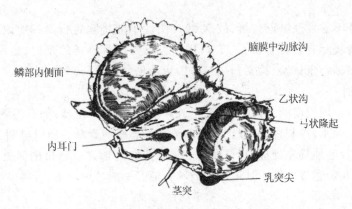

图 4-3 颞骨内面观

(四)岩部

岩部位于颅底,嵌于枕骨和蝶骨之间,内藏听觉和平衡器官。

二、纵行骨折

最多见,占颞骨骨折的 70%~80%。暴力作用于颞顶区,骨折线多由骨性外耳道顶后部越过鳞部,撕裂鼓膜,横贯鼓室盖,沿鼓膜张肌管向内,抵达膝状神经节,或沿颈动脉管向前抵达棘孔,向着斜坡,严重者可从破裂孔经蝶骨底延至对侧。骨折经过处可引起砧骨长突、锤骨颈、镫骨足弓和底板发生骨折。又因鼓室盖骨折,脑膜和鼓膜破裂,可发生脑脊液耳漏(图 4-4)。

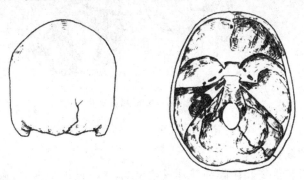

图 4-4 纵行颞骨骨折

(一)临床表现

(1)全身症状:颞骨骨折时常合并有不同程度的颅脑外伤(脑挫伤、脑水肿、颅内出血)等神经系统症状。

(2)出血:外耳道后上骨折,耳后软组织水肿、皮下淤血,鼓膜破裂和鼓室损伤者,血液自外耳道流出。

(3)听力下降:骨折与岩部长轴垂直,主要伤及中耳,极少伤及迷路,故听力下降较轻,多为传音性聋,偶有全聋,一般无耳鸣,若有以低频为主。

（4）脑脊液漏：外耳道和/或鼻孔流粉红色或清水样液体，如凝固后不呈痂状，提示脑脊液耳鼻漏可能。

（5）周围性面瘫：发生率较低，见于 20%～25% 的病例。一般损伤较轻，预后好。

（二）诊断

X 线颅底摄片不易发现纵形骨折，故 X 线片阴性不能排除骨折。一般说来，凡颅脑外伤合并有脑脊液耳漏者提示有岩骨骨折。CT 扫描则可反映颞骨骨折的走向，也可发现颅内血肿积气等。漏出液葡萄糖定量试验、核素扫描（ECT）可协助明确诊断。

（三）治疗原则

急性期多合并不同程度的颅内损伤，脑水肿和出血，应及早抢救，如扩创缝合、清除颅内血肿和异物、纠正休克，脱水，控制感染、纠正水电解质和酸碱平衡紊乱。所以早期处理耳部损伤并非主要，临床上常由神经外科先处理，耳鼻喉科的处理应在病情许可后再酌情处理并发症，如治疗脑脊液耳漏、面瘫和听觉障碍等。耳道出血或脑脊液漏一般禁用堵塞，忌擤鼻、打喷嚏，也不宜进行腰穿。

三、横行骨折

较纵形者少见，占颞骨骨折的 15%～20%。暴力作用于枕乳部，骨折线由颅后窝伸向颅中窝，越过骨迷路呈多发性骨折（图 4-5）。常见的是从枕大孔、颈静脉孔、前庭、内听道，向前到达或接近破裂孔。可分两类：①外骨折，经全段内听道、耳蜗到面神经管；②内骨折，横越内听道，损伤前庭、耳蜗和面神经。

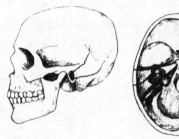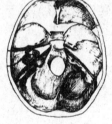

图 4-5　横形颞骨骨折

（一）临床表现

（1）全身症状（同纵行骨折）。

（2）出血：因骨折较少伤及鼓膜和外耳道软组织，外耳道很少出血，血鼓室常见积血多于 1～2 周内消退。

（3）听力下降：骨折易伤及内耳的前庭及内耳道，耳蜗和半规管也可累及，但较少伤及中耳，听力损失较严重，呈重度感音性聋；耳鸣严重，多为持续高频耳鸣。

（4）眩晕：有严重的眩晕和自发性眼震，症状可持续 2～3 周，后期前庭功能检查可表现为功能消失。

（5）面瘫：周围性面瘫可见于约 50% 的病例。多为面神经水平段至内耳道段直接损伤所致，常为永久性面瘫。

（6）脑脊液漏：脑脊液可经咽鼓管流入鼻腔。

(二)诊断和治疗原则

基本上同纵形骨折。

四、混合骨折

混合骨折更少见,约见于5%的病例,即多发性骨折,外耳、中耳、内耳均有损伤。

五、外伤性脑脊液耳漏

脑脊液通过颅骨外伤、缺损流入颞骨的气化空间,再经外耳道或咽鼓管流出体外者称为脑脊液耳漏。多见于颞骨骨折和手术后,先天性自发者少见。

(一)临床表现

间歇或持续性地经外耳道向外流脑脊液,如鼓膜或外耳道没有裂孔,脑脊液便可经鼓室、咽鼓管而流入鼻咽部或由鼻孔流出,则为脑脊液耳鼻漏。如脑脊液流出过多,可出现头痛和水电解质紊乱。由于逆行感染,可反复发生化脓性脑膜炎。为了与其他漏出液体鉴别,可将收集的液体进行化验,检测糖和蛋白的含量。为确定漏孔位置,可行椎管内荧光造影,或用同位素进行扫描检查。

(二)治疗原则

早期患者应采用头高位或半坐位。颅脑外伤或迷路后手术并发者,应在药物控制感染下进行脱水治疗,观察7~10天,一般多能自愈。如保守治疗无效的应采用手术治疗。

颞骨骨折引起者,应在急性期过后,病情稳定后采用颞部进路开颅探查,首先将硬脑膜从颅中窝底分离向上,在岩锥表面及其前面寻找骨折线;裂隙小者可用小骨片或骨蜡封闭,裂隙大者用颞肌块充填,然后取颞肌筋膜覆盖在断裂面上,脑膜破裂者用丝线缝合。

迷路或迷路后进路手术引起者,应将乳突腔重新打开,找出漏孔进行修补。脑膜缺损较大无法修补时,可采用大块颞肌筋膜或大腿阔筋膜覆盖于脑膜和乳突腔骨面上,凿取附近的骨片覆盖在筋膜上。另外应堵塞鼓窦入口(鼓室未打开)或咽鼓管鼓口(鼓室已打开)。术后继续脱水和使用抗生素。

(杜金凤)

第五章

中耳炎性疾病

第一节 粘连性中耳炎

粘连性中耳炎是各种急、慢性中耳炎愈合不良引起的后遗症。其主要特征为中耳乳突内纤维组织增生或瘢痕形成，中耳传声结构的功能遭到破坏，导致传导性听力损失。本病多从儿童期开始起病，两耳同时受累者居多。可与分泌性中耳炎、慢性化脓性中耳炎、鼓室硬化等并存。

本病名称繁多，如慢性粘连性中耳炎、中耳粘连、纤维性中耳炎、增生性中耳炎、愈合性中耳炎、萎缩性中耳炎等。由于对本病缺乏统一的认识和诊断标准，有关发病率的报告也相差悬殊。国外报告，由本病引起的耳聋占耳聋的 1.42%～30%。随着耳硬化症诊断率的提高，本病在耳聋中所占比率亦有下降，估计不超过 0.5%。此外，由于急性坏死型中耳炎发病率的降低，其后遗的粘连性中耳炎亦相应减少。

一、病因

(一)分泌性中耳炎

粘连性中耳炎病例过去大多患过分泌性中耳炎。在分泌性中耳炎，当中耳液体长期得不到引流，局部溶纤活性不足，鼓室及乳突气房内积存过久的液体可发生机化，或中耳内肉芽生成；中耳黏膜破坏后，纤维组织增生，形成粘连，其中胶耳更有形成粘连的倾向。有学者在为分泌性中耳炎患者作鼓膜切开术时发现，锤骨与鼓岬间已形成了粘连带，而其病史仅 6 周。

(二)化脓性中耳炎

无论急性或慢性化脓性中耳炎，若愈合不良，均可引起本病。据统计，约半数粘连性中耳炎病例曾有过耳痛和/或耳流脓的化脓性中耳炎病史。一般情况下，急性化脓性中耳炎如获及时而恰当的治疗，局部引流通畅，随着炎症的消退，中耳黏膜可以恢复正常。但若炎性未得到治疗或因抗生素疗程过短，或机体抵抗力过低，或咽鼓管功能不良等因素，炎症未能彻底控制，特别是反复发作的急性化脓性中耳炎，黏膜破坏后不能完全修复，在破损的黏膜面则形成新的纤维组织。炎性渗出物中的纤维素沉积，可以加速粘连的形成过程。中耳的慢性化脓性感染过程中增生的肉芽组织更容易发生纤维化。

(三)咽鼓管功能不良,中耳膨胀不全

因中耳炎后遗病损和咽鼓管功能障碍引起的中耳膨胀不全可为弥漫性或局限性。若为弥漫性,则整个中耳腔缩窄;若为局限性,这种缩窄可发生于一个或数个解剖部位,如鼓膜的松弛部或(和)紧张部的某一个或数个象限。中耳膨胀不全可轻可重,重者发展为中耳粘连,也是中耳胆脂瘤产生的因素之一。Sadé 等将中耳膨胀不全分为如下 4 期:①鼓膜内陷,但未与砧骨接触。②鼓膜内陷,已与砧骨接触。③内陷的鼓膜贴附于鼓岬上,但未粘连。④鼓膜与鼓岬粘连。

二、病理

本病的病理学特征:中耳乳突内黏膜破坏,有纤维组织及瘢痕增生;部分黏膜肥厚;有些含气空腔内充满致密的纤维组织条索;在鼓膜和听骨链之间、鼓膜和鼓室各壁之间或听骨链和鼓室壁之间有粘连带形成,鼓膜和听骨链的活动受到限制;重者,听骨链被纤维瘢痕组织包埋而固定,中耳腔被纤维组织充填,两窗可被封闭,中耳膨胀不全,鼓膜极度内陷。此外,在增生的纤维组织和肥厚的黏膜之间可以出现小的囊肿。这种囊肿的囊壁由无分泌性的扁平上皮细胞或立方上皮细胞所覆盖,囊液可为黏稠的嗜酸性液体,内含脱落上皮细胞和胆固醇结晶,称纤维囊性硬化。虽然本病有时亦可发生透明变性及钙质沉着,但是和鼓室硬化相反,此种病理变化不属主要病变。

三、症状

(1)听力下降为本病的主要症状,一般为传导性聋。若因原发的中耳炎侵犯耳蜗,耳聋则为混合性。病变早期,听力可呈进行性下降,待形成永久性粘连后,耳聋稳定不变。韦氏误听少见。

(2)耳闭塞感或闷胀感常常是困扰患者的主要症状。

(3)耳鸣一般不重。

此外尚可有头晕,头痛,记忆力减退,精神抑郁等。

四、检查

(一)鼓膜象

鼓膜明显内陷,严重者可见鼓膜紧张部几乎全部与鼓室内壁粘连或部分与内壁粘连,如为后者,则鼓膜紧张部变得凸凹不平。此外,鼓膜可混浊、增厚,出现萎缩性瘢痕或钙化斑,松弛部常有内陷袋。以 Siegle 耳镜检查,示鼓膜活动度减弱或完全消失。有些鼓膜遗留陈旧性穿孔,穿孔边缘可与鼓室内壁粘连。

(二)听力检测

(1)音叉试验:大多示传导性聋。

(2)纯音听力图:气导听力曲线多为轻度上升型或平坦型,气导听力损失程度不一,一般不超过50 dB。骨导听阈基本正常,也可出现 Carhart 切迹,示听骨链固定。两窗因粘连而封闭或内耳受侵时,呈混合性聋。

(3)声导抗图为 B 型(平坦型)曲线,少数可出现 C 型或 As 型;声反射消失。

(三)咽鼓管功能测试

结果大多提示管腔有不同程度的狭窄,甚至完全阻塞;少数患者的通气功能尚佳。

(四)颞骨CT 扫描

鼓室内可见网织状或细条索状阴影;听骨链可被软组织影包绕;乳突气化大多不良。

五、诊断

根据症状与检查,结合中耳炎病史,诊断多无困难。少数病例须行鼓室探查术方能明确诊断。本病应注意和耳硬化症相鉴别(表 5-1)。

表 5-1　粘连性中耳炎与耳硬化症鉴别要点

		粘连性中耳炎	耳硬化症
耳聋	性质	传导性聋	传导性聋
	开始时间	多从儿童期开始	15 岁以前出现者少见
	家族史	无	常有
	中耳炎病史	常有	无
	韦氏误听	罕见	常见
	鼓膜	内陷、增厚、浑浊,活动度减弱或消失	正常,可有 Schwartz 征
	鼓室导抗图	B 型(平坦型)	As 型(低峰型)
	盖莱试验	多为阳性	多为阴性
颞骨 CT 扫描		鼓室内有网织状或条索状软组织影,乳突气化不良	鼓室正常,乳突气化良好,内耳轮廓模糊,边缘增厚

六、治疗

(一)保守治疗

在粘连早期(即活动期),病变属可逆性时,可试行保守治疗,以减少粘连,尽可能恢复中耳传音结构的功能。

(1)鼓室注药法:经鼓膜穿刺,向鼓室内注入如 1‰糜蛋白酶(0.5～1 mL),或胰蛋白酶(5 mg),或地塞米松(5 mg)等药物,以抑制炎症,消除水肿,分解纤维蛋白,溶解黏稠的分泌物。药液可每 1～2 天注射 1 次,7 次为 1 个疗程。

(2)置管法:对于由分泌性中耳炎引起的早期粘连,可作鼓膜切开术充分吸出中耳分泌物之后,通过鼓膜切口留置通气管,以利引流和中耳通气。

(3)鼓膜按摩术:用中指在外耳道口轻轻按捺,随捺随放,捺之数次。或将一段橡皮管套在鼓气耳镜的耳镜小口端上,然后一手将鼓气耳镜置入外耳道并固定,使之形成一密闭空腔,以另一手轻轻捏放橡皮球按摩鼓膜。注意:耳部急性炎症时不宜行此治疗;用鼓气耳镜按摩者用力不宜过大,以免损坏鼓膜。

(4)改善咽鼓管功能:可行导管法咽鼓管吹张术。用泼尼松龙 1 mL 经导管吹入咽鼓管咽口及其附近,早期常可取得较好的效果。对影响咽鼓管功能的疾病进行矫治,如腺样体切除术、鼻中隔矫正术及下鼻甲部分切除术等。

(二)手术疗法

国内外对粘连性中耳炎的手术治疗方法虽作了许多探索,但远期疗效尚不理想。手术目的是分离并切除粘连组织,清除分泌物,恢复中耳传音结构的功能,防止再度粘连,重建一个含气的中耳腔。如果鼓室黏膜已全遭破坏,整个鼓室内皆为坚实的纤维组织或瘢痕组织,或虽经处理,咽鼓管功能仍不能恢复者,手术效果不佳。

1.手术方法

(1)手术准备、体位、消毒等同鼓室成形术。

(2)麻醉：一般用局部麻醉。

(3)切口：外耳道内切口或 Shambaugh 耳内切口。

(4)手术步骤：上述切口完成后，分离外耳道皮瓣，直至鼓环处。将后半部鼓膜的纤维鼓环轻轻从鼓沟中挑出，连同皮瓣和后半部鼓膜一起，将其向外耳道前下方翻转，暴露鼓室，开放上鼓室。探查鼓室及听骨链。用微型剥离子对粘连组织逐步进行分离，切除。剪断锤骨头，扩大鼓室峡，开放中、上鼓室之间的通道。注意切除鼓膜与鼓室各壁之间、听骨链与鼓膜、听骨之间的粘连带，并尽可能避免撕裂鼓膜。对已萎缩变薄或明显松弛的鼓膜应加以切除，待以后修补。有学者认为，用软骨、软骨膜作为鼓膜修补的移植材料有利于防止再粘连。彻底吸除鼓室内的黏稠液体。两窗处的粘连组织尽可能用尖针轻轻剔除之。

术中应特别注意探查咽鼓管，清除鼓口的病变组织，咽鼓管明显狭窄时，可向咽鼓管内插入扩张管以扩张之，待次期手术时抽出。

最后，在鼓室内壁和鼓膜间放置隔离物(如硅橡胶片、明胶片、软骨片和 Teflon 等)以防再度粘连。6～12 个月后或数年后取出。根据目前的观察，术后仍可形成再粘连。即使目前使用最多的硅橡胶薄膜片在术后亦可形成再粘连。因此，术后近期虽然患者听力可获提高，但不少患者远期疗效并不理想。注意，术后 1 周须开始定期作咽鼓管吹张术。

当咽鼓管闭塞和/或鼓室内壁上皮化时，手术可分期进行：第一期作咽鼓管成形术，分离并清除鼓室内壁之鳞状上皮，分离粘连，植入隔离物，6～12 个月以后作次期手术。次期手术中取出隔离物，并重建听骨链，修补鼓膜。

2.并发症

(1)再度粘连，听力无提高或下降。由于目前作为防止粘连和纤维组织增生的隔离物的某些材料还不理想，如硅橡胶、Teflon、吸收性明胶海绵等，它们不能达到能在原位长期固定，从而使黏膜有充分的时间修复，中耳不再出现纤维化并获得正常通气功能的目的。例如，硅橡胶和 Teflon 置入中耳后，不仅不能被吸收，有些还可能被纤维组织包裹，导致中耳通气不良或从中耳脱出；吸收性明胶海绵可激发炎性反应而导致再粘连等。

(2)鼓膜穿孔。

(3)中耳感染，再度流脓。

(4)感音神经性聋。

(5)眩晕。

(6)面瘫。

(7)胆脂瘤形成。

(三)佩戴助听器

老年患者、双耳同时受累者、手术失败者、不宜手术者等可佩戴助听器。

七、预防

由于本病目前尚缺乏有效的治疗方法，故预防更为重要。

(1)对急性化脓性中耳炎宜早期应用足量、适当的抗生素治疗，务求彻底治愈。

(2)对儿童进行定期的听力学监测，以便及早发现分泌性中耳炎并进行适当治疗。

(3)积极治疗各种影响咽鼓管功能的疾病。

(4)加强卫生宣教,积极治疗各种化脓性及非化脓性中耳炎。

（刘声印）

第二节　隐性中耳炎

隐性中耳炎又称潜伏性中耳炎、亚临床中耳炎或非典型中耳炎,系指鼓膜完整而中耳隐藏着明显的感染性炎性病变的中耳乳突炎。由于病变隐匿,临床常发生漏诊,甚至待引起颅内外并发症时或死后方始发现。近年来,本病有增多的趋势,尤以小儿多见,值得关注。

一、病因

(1)急性化脓性中耳炎或乳突炎治疗不当,如剂量不足,疗程过短或菌种耐药。

(2)婴幼儿急性中耳炎因主诉少、鼓膜厚,易误诊而未获合理治疗,致病变迁延。

(3)中耳炎症后期,鼓室峡或鼓窦入口因黏膜肿胀、增厚或肉芽、息肉生成而阻塞,此时虽咽鼓管功能恢复,鼓室逐渐再充气,然乳突病变尚残存,且继续发展。

二、症状及体征

(1)本病无典型症状患者可诉耳部不适,轻微的耳痛或耳后疼痛,听力下降,或有低热,头痛等。

(2)部分患者近期(可在数月前)有过急性中耳炎、乳突炎病史。

(3)鼓膜完整,外观似正常。仔细观察时可发现松弛部充血,或鼓膜周边血管纹增多,或外耳道后上壁红肿,塌陷。

(4)乳突区皮肤无红肿,但可有轻压痛。

三、听力学检查

(一)纯音听力测试

传导性或混合性听力损失。

(二)鼓室导抗图

C 或 B 型鼓室导抗图。

四、影像学检查

颞骨 CT 扫描对诊断有重要价值。可见乳突内有软组织影,可有房隔破坏,有时可见液、气面,鼓室内亦可有软组织影。

五、诊断

(1)婴幼儿不明原因发热时,宜仔细检查耳部,必要时作颞骨高分辨率 CT 扫描。

(2)成年人耳部不适,或轻微耳痛,或不明原因的传导性听力损失,鼓膜外观虽无特殊改变,也应警惕本病而作相关检查。

六、治疗

由于本病可引起感音神经性聋、迷路炎、脑膜炎等严重的颅内外并发症，即使在药物的控制下，病变仍可向周围发展，故一旦确诊，即应行乳突开放术，彻底根除病灶。

（刘声印）

第三节　急性乳突炎

急性乳突炎是乳突气房黏膜及其骨壁的急性化脓性炎症。常见于儿童，多由急性化脓性中耳炎加重发展而来，故亦称为急性化脓性中耳乳突炎。

一、病因及病理

急性化脓性中耳炎时，若致病菌毒力强、机体抵抗力弱，或治疗处理不当等，中耳炎症侵入乳突，鼓窦入口黏膜肿胀，乳突内脓液引流不畅，蓄积于气房，形成急性化脓性乳突炎。急性乳突炎如未被控制，炎症继续发展可穿破乳突骨壁向颅内外发展，引起颅内、外并发症。

二、临床表现

(1)急性化脓性中耳炎鼓膜穿孔后耳痛不减轻，或一度减轻后又逐日加重；耳流脓增多，引流受阻时流脓突然减少及伴同侧颞区头痛等，应考虑有本病之可能。全身症状亦明显加重，如体温正常后又有发热，重者可达40 ℃以上。儿童常伴消化道症状，如呕吐、腹泻等。

(2)乳突部皮肤轻度肿胀，耳后沟红肿压痛，耳郭耸向前外方。鼓窦外侧壁及乳突尖有明显压痛。

(3)骨性外耳道内段后上壁红肿、塌陷(塌陷征)。鼓膜充血、松弛部膨出。一般鼓膜穿孔较小，穿孔处有脓液波动，脓量较多。

(4)乳突X线片早期表现为乳突气房模糊，脓腔形成后房隔不清，融合为一透亮区。CT扫描中耳乳突腔密度增高，均匀一致。

(5)白细胞增多，中性粒细胞增加。

三、鉴别诊断

应注意和外耳道疖鉴别。后者无急性化脓性中耳炎病史，而有掏耳等外耳道外伤史，全身症状轻。外耳道疖位于外耳道口后壁时，有明显的耳郭牵拉痛。虽也可有耳后沟肿胀，但无乳突区压痛。检查鼓膜正常，可见疖肿或疖肿破溃口。亦应和耳郭或耳道先天瘘管感染相鉴别。

四、治疗

早期，全身及局部治疗同急性化脓性中耳炎。应及早应用足量抗生素类药物，改善局部引流，炎症可能得到控制而逐渐痊愈。若引流不畅，感染未能控制，或出现可疑并发症时，如耳源性面瘫,脑膜炎等,应立即行乳突切开术。

(刘声印)

第四节 鼓室硬化

鼓室硬化是指中耳经历了长期的慢性炎症后,在愈合过程中所遗留的中耳结缔组织退行性变。本病是引起传导性聋的重要原因之一。其主要的病理变化为中耳黏膜下层及鼓膜固有层中出现透明变性和钙质沉着。

本病由 Von Triltsch 1877 年首先描述,1955 年 Zoell ner 提议,将这种病变列为一种单独的疾病,并详细描写了其临床症状,命名为 tympanosclerosis。我国过去的各种专业书刊中均称此病为"鼓室硬化症",按全国自然科学名词审定委员会公布的医学名词统称为"鼓室硬化"。

随着鼓室成形术的广泛开展和手术显微镜的普遍应用,本病逐渐被耳科医师所认识,并受到重视。关于鼓室硬化的发病率各家报告不一,国外报告为 9%～38%,国内为 3.7%～11.7%。儿童及成人均可发病,但 10～30 岁发病率较高。女性较男性患病者稍多。

一、病因与病理

一般认为,鼓室硬化是中耳长期慢性炎症(包括化脓性和非化脓性炎症)或急性感染反复发作的结果。Kinney(1978)在为 1 495 例慢性中耳炎及其后遗症所作的手术中发现,其中的 20% 具有鼓室硬化病变。反复发作的急性中耳炎容易发生本病。据统计,慢性分泌性中耳炎患者作置管术后 6～8 年,鼓室硬化的发病率为 19.7%(Hussel 和 Moller,1980)。而 Tos 和 Stangerup (1989)报告,置管术后,本病的发病率竟高达 59%,鼓膜切开术后者仅 13%。Magat 等(1993)报告 1274 名接受鼓室置管术后有 23.6%病例发生本病。而 Skinner 等(1988)对双侧分泌性中耳炎所作的对照观察却发现,虽然 5 年后置管耳并发鼓室硬化者明显大于对侧耳,但 15 年后,非置管耳亦发生了鼓室硬化。Stenstrom 等(1995)发现,原有鼓室硬化、鼓膜瘢痕的 12 例儿童在6 年后的随访中,有 1/3 鼓膜变为正常。有学者的观察也有类似印象。其他引致本病的原因尚有自身免疫和外伤学说。

鼓室硬化在组织学上表现为中耳黏膜上皮下结缔组织内和鼓膜固有层(包括黏膜下结缔组织层,上皮下结缔组织层,外放射状胶原纤维层和内环状胶原纤维)中结缔组织的透明变性,或称玻璃样变性;多数伴有钙沉着,少数可发生新骨形成。本病的发病机制不明。结缔组织退行性变可能因炎症或细菌感染所致,单纯的咽鼓管阻塞很少会引起硬化病变。包括医源性在内的外伤所引起的自身免疫性损害可能亦有一定关系。中耳结缔组织因上述原因受破坏后,胶原纤维发生退行性变,增厚的胶原纤维融合,细胞成分和毛细血管消失,形成均匀一致的如葱头皮样结构的白色斑块-硬化病灶。同时,散布于细胞之间和细胞内的钙质和磷酸盐结晶沉着于组织内。中耳黏膜下方的骨质一般正常,但亦可因血供不良而发生坏死,仅保存其外面的构架。如感染复发,硬化的斑块可从黏膜上脱出,游离于鼓室内。

病变不仅侵犯中耳黏膜及鼓膜,位于鼓室内的韧带、肌腱亦可硬化、骨化,如前庭窗的环状韧带,附着于听骨的韧带,镫骨肌肌腱等。听骨链可被硬化病灶包绕,甚至包埋。病变一般多见于上鼓室,前庭窗区和听骨周围。较少侵及下鼓室、蜗窗及咽鼓管鼓口,该处仅当病变甚为广泛时方始受累。由于硬化组织多围绕听骨链,堵塞前庭窗或致听骨肌肌腱硬化,少数尚可因血运障碍而致听骨链中断,故可严重影响中耳传音结构,而鼓膜上的小硬化斑对听力的影响一般不甚明显。

Harris(1961)将本病病变分为两种类型。

(1)病变只在黏膜或黏骨膜内进行,黏膜的上皮层、骨膜和骨组织未遭破坏,称硬化性黏膜炎或硬化性黏骨膜炎。这种硬化组织容易被剥除,而遗留完整的骨膜或骨面。此型较多见。

(2)病变不仅侵犯黏骨膜,而且骨质表层亦受侵,称为破骨性黏骨膜炎。此种硬化组织较难剥除,易损伤周围组织,故须特别细致。此型少见。

Gibb(1974)按鼓膜是否完整,将本病分为开放型和闭合型两种。白秦生将本病分为锤砧固定型,单纯镫骨固定型和混合固定型3种。方跃云等(1990)则分为上鼓室型,前庭窗型和全鼓室型3种类型。

二、症状

(1)进行性听力减退:双侧发病者较多。病史大多较长,达数年、十余年或数十年,但个别亦仅有半年或1年余者。

(2)耳鸣:一般不重。

(3)有些患者可无明显症状,仅在手术中发现。

三、检查

(一)鼓膜象

鼓膜大多有中央性穿孔,大小不等;鼓室内一般均干燥。少数有边缘性穿孔,有脓、肉芽或胆脂瘤。有些鼓膜则完整无缺。在完整的或残留的鼓膜上,可见程度不等的混浊,增厚,或有萎缩性瘢痕,并有大小不等、形状不一的钙斑。

(二)听力检查

纯音听力曲线呈传导性或混合性耳聋,语频区气导损失为35~65 dB,气、骨导差距较大,多在35~55 dB。影响听力的鼓膜钙斑可使鼓膜或听骨链同时也变得僵硬,故低频听力首先下降,另一方面,硬化组织又可使中耳质量增加,致使高频听力亦受损,故气导听力曲线多呈平坦型。鼓膜上的萎缩性瘢痕虽可降低质量,减少鼓膜的有效振动面积,但其影响范围极小,不损害对蜗窗的保护功能。鼓膜穿孔贴补试验示听力无提高。

声导抗测试:鼓膜完整者可做声导抗测试,声导抗图为B型或As型;声反射消失。

(三)咽鼓管功能试验

咽鼓管通气功能大多良好。

(四)颞骨CT扫描

乳突多为板障型或硬化型。鼓室及听骨周围可见斑块状阴影,硬化组织可延及鼓窦入口和鼓窦,骨质无破坏。

四、诊断及鉴别诊断

遇有下列情况者,应疑及本病。

(1)缓慢进行性传导性或混合性耳聋。

(2)过去有耳内慢性流脓史,或反复发作的急性中耳炎病史;或有慢性分泌性中耳炎病史,曾接受或未曾接受过置管术。

(3)鼓膜完整或有干性穿孔;鼓膜混浊,增厚,有钙斑或萎缩性瘢痕。

(4)气导听力损失程度与穿孔大小不一致。

(5)穿孔贴补试验阴性。

颞骨 CT 扫描可协助诊断。而本病的确诊则有待于手术探查及病检结果。

本病须与耳硬化症,粘连性中耳炎鉴别。

五、治疗

(一)手术治疗

手术是目前主要的治疗措施。凡疑及本病者,可作鼓室探查术。手术的目的是清除影响听力的硬化组织,恢复或重建传音结构,以增进听力。

手术方法:一般采用局部麻醉。取 Shambaugh 切口,暴露中、下鼓室,必要时磨(凿)去上鼓室外侧骨壁,暴露上鼓室。在手术显微镜下探查全部鼓室、两窗和听骨链。

(1)对硬化组织的处理:手术显微镜下,硬化灶为隆起的致密斑块,灰白色,表面光滑,有光泽,触之如软骨。斑块有如葱头,用直角针或微型剥离器可一层一层地将其剥离,不易出血。硬化组织剥去后,大多可露出光滑的骨面;有时深层可见骨化组织或钙化斑。在剥离硬化组织时注意:①剥离时动作宜轻巧,忌施暴力。特别是在清理听骨链周围的病变时,须避免由于手术操作而引起的内耳损伤。②对传音结构无明显影响的硬化组织可加以保留,以免创面过大,导致粘连。

(2)听骨链重建:硬化组织清除后,可根据听骨链的存留情况及其活动度,按鼓室成形术的基本原则进行处理。听骨链完整,且活动度基本正常者,仅作Ⅰ型鼓室成形术。锤砧关节固定,而镫骨活动正常者,可在关节松动后,于锤、砧骨间放置硅橡胶薄膜或 Teflon 薄片隔离之。关节虽已松动,然锤骨前韧带硬化或骨化,锤骨头仍固定者,可在游离并取出砧骨后,剪断锤骨颈,取出锤骨头,用自体或异体砧骨或人工陶瓷赝复物桥接镫骨头和锤骨柄。砧镫关节断离,而锤骨正常者,亦可作锤镫骨桥接。听骨链重建中的关键步骤应属对镫骨的处理。对引起镫骨固定的、足板周围的硬化组织,须特别小心谨慎地加以剔除。硬化组织清除后,镫骨活动恢复正常者,作Ⅰ型鼓室成形术。镫骨仍固定者,如鼓膜同时存在穿孔,须先作鼓膜成形术,待次期作镫骨手术。次期手术一般于 6 个月以后施行,对固定的镫骨作足板切除或开窗术;足板太厚者,作足板钻孔术。并根据砧骨和锤骨的情况,以自体或异体材料重建听骨链。如镫骨周围存在广泛的硬化组织,清理十分困难;或足板过厚,勉强钻孔可能损伤内耳;或全鼓室受硬化组织广泛侵犯,暴露听骨链困难时,宜作半规管开窗术。

(3)对鼓膜中硬化灶的处理:无论鼓膜完整与否,对鼓膜中的硬化斑一般可不予处理。位于鼓环或锤骨柄周围而影响鼓膜活动的硬化斑,可切除相应部位的鼓膜表皮层,然后取出之。

(二)佩戴助听器

因各种原因而不能手术者,可佩戴助听器。

(刘声印)

第五节　中耳胆脂瘤

由 Crureilhier 于 1829 年描述为早期肿瘤的胆脂瘤并非真性肿瘤,而是一种囊性结构,囊的内壁为复层鳞状上皮,囊外以一层厚薄不一的纤维组织与邻近的骨壁或组织紧密相连。囊内除充满脱落上皮及角化物质外,尚可含胆固醇结晶,故称为胆脂瘤。后来由于在胆脂瘤内并未经常找到胆固醇结晶,所以又有表皮病或角化病之称。由于胆脂瘤具有破坏周围骨质的特点,中耳胆脂瘤可以引起严重的颅内外并发症,值得重视。中耳胆脂瘤可以伴有或不伴有化脓性炎症,过去曾将其列为慢性化脓性中耳炎的一个特殊类型。当前,则将伴有中耳化脓性炎症者称为"伴胆脂瘤的慢性化脓性中耳炎",前述慢性化脓性中耳炎又称"不伴胆脂瘤的慢性中耳炎"。

一、分类

颞骨内的胆脂瘤可分为先天性和后天性两大类。

(一)先天性胆脂瘤

先天性胆脂瘤为胚胎期的外胚层组织遗留于颅骨中发展而成。发生于颞骨岩部者,可侵入迷路周围、迷路、中耳或颅内。由于此种外胚层组织的无菌性,故可在颞骨内长期发展而不被察觉。其首发症状多为面瘫,听功能及前庭功能检查中可发现耳蜗及前庭功能受损。位于鼓室的先天性胆脂瘤罕见,其主要表现为鼓膜后方出现白色团块影,但鼓膜完整,无内陷袋及可疑的穿孔痕迹,过去无中耳炎病史。中耳的先天性胆脂瘤须与后天性胆脂瘤仔细鉴别,因为上皮团块亦可在过去的穿孔中移入鼓室,或通过内陷袋进入鼓室,日后穿孔或袋口封闭,而误诊为先天性。但是 Michaels(1986)发现,在胚胎发育期前鼓室内常有小的角化上皮区。

(二)后天性胆脂瘤

一般将其分为后天原发性胆脂瘤和后天继发性胆脂瘤两种。

1.后天原发性胆脂瘤

后天原发性胆脂瘤此型患者无化脓性中耳炎病史,过去可能有分泌性中耳炎病史。起病隐匿,穿孔位于鼓膜松弛部或紧张部后上方。其病因可能与咽鼓管阻塞,鼓膜内陷袋形成有关(见袋状内陷学说)。以后可因继发感染而出现化脓性炎症。

2.后天继发性胆脂瘤

后天继发性胆脂瘤继发于慢性化脓性中耳炎,鼓膜大穿孔或边缘性穿孔,复层鳞状上皮从穿孔边缘向后鼓室或上鼓室、鼓窦生长,形成胆脂瘤(见上皮移行学说)。鼓膜外伤或鼓膜相关手术中(如鼓膜切开、置管等)造成鳞状上皮种植,也可继发中耳胆脂瘤。外耳道胆脂瘤侵入中耳后,亦为后天性继发性胆脂瘤。

二、发病机制

胆脂瘤形成的确切机制尚不完全清楚,主要学说有以下 4 种。

(一)袋状内陷学说或袋状内陷并细胞增殖学说

该学说认为,由于咽鼓管功能不良和中耳炎遗留的黏膜水肿、肉芽、粘连等病变,中耳长期处于负压状态,导致中耳膨胀不全,而中、上鼓室之间被锤骨、砧骨及其周围的韧带、肌腱、黏膜皱襞等所组成的鼓室隔所分割,其间仅有鼓前峡和鼓后峡两个小孔相通。当该处的黏膜皱襞、韧带等出现肿胀、增厚甚至肉芽或粘连等病变时,鼓前、后峡可部分或完全闭锁。如乳突气房发育良好,此时乳突和上鼓室尚可经鼓室后壁的气房交换气体;否则上鼓室、鼓窦及乳突腔与中、下鼓室、咽鼓管之间就形成两个互不相通或不完全相通的空腔系统。受上鼓室长期高负压的影响,鼓膜松弛部或紧张部后上方向内凹陷,局部逐渐形成内陷囊袋,由于松弛部纤维成分少,更易向内移位、陷入。Tos 于 1981 年提出了内陷袋并细胞增殖学说,认为大多数内陷袋并不一定发展为胆脂瘤。如果内陷袋后方的上鼓室内有炎性组织或粘连,内陷囊袋会不断加深,同时受囊袋底部或上皮下结缔组织炎症的刺激,囊内的角化上皮增生,上皮屑(主要为角蛋白)出现堆积,加之外耳道上皮受慢性炎症或耵聍阻塞的影响,丧失了自洁能力,囊内的上皮屑排出受阻;如果局部环境潮湿或合并感染,上皮屑的排出进一步受阻,囊袋不断膨胀扩大,周围骨质遭到破坏,终于形成胆脂瘤。Tos 和 Sudhoff(2000)总结胆脂瘤形成有 4 个期:①内陷袋形成。②角质上皮增生。③内陷袋膨胀。④骨质破坏。

(二)上皮移行学说

急性坏死型中耳炎形成鼓膜大穿孔或后方边缘性穿孔,鼓沟骨质裸露,外耳道皮肤越过骨面向鼓室内生长,深达上鼓室或鼓窦区,其脱落的上皮及角化物质堆积于该处而不能自洁,逐渐堆积,聚集成团,形成胆脂瘤。

(三)鳞状上皮化生学说

所谓鳞状上皮化生是指正常的黏膜上皮被角化性鳞状上皮所取代,但脱落的角化物质一般不堆积。1873 年 Wendt 首先提出中耳的扁平和立方上皮能化生为角化性鳞状上皮这一学说,以后得到了 Sadé(1971,1979)的支持,并指出,上皮细胞是多功能的,感染和炎症是刺激黏膜发生上皮化生的原因。Sadé 在中耳炎患儿的中耳活组织标本中找到了岛状的角化上皮区。该学说得到了部分实验的证实。如化生的角化性鳞状上皮伸入鼓窦或鼓室,脱落的角化物质发生堆积,可形成胆脂瘤。

(四)基底细胞增殖学说

Lange(1925)提出,鼓膜松弛部的上皮细胞能通过增殖形成上皮小柱,破坏基底膜,而伸入上皮下组织,在此基础上产生胆脂瘤。Lim(1977)和 Chole(1984)证实了人和动物的胆脂瘤中基底膜确已破坏、中断,因此,上皮小柱可经此伸入上皮下结缔组织中,形成微小胆脂瘤。

此外,在鼓膜成形术中,如位于移植物下方的鼓膜表皮层(外植法)或锤骨柄后面的上皮层(内植法)未完全撕脱,刮净,日后移植物下方可形成胆脂瘤,此种胆脂瘤属医源性。

三、病理

无论原发性或继发性胆脂瘤,均可破坏周围的骨质,并向周围不断膨胀、扩大,这种破坏骨质的确切机制尚未阐明。早期有机械压迫学说。以后认为基质及基质下方的炎性肉芽组织所产生的多种酶(如溶酶体酶、胶原酶、酸性磷酸酶等)、前列腺素和某些细胞因子(肿瘤坏死因子、某些淋巴因子)的作用,致使周围的骨质锐钙,破骨细胞增生活跃,骨壁破坏,胆脂瘤不断向周围扩大。此外,胆脂瘤还可能合并骨炎,伴有肉芽生长或胆固醇肉芽肿等。但至今关于本病产生骨质破坏的原因尚在研究中。

胆脂瘤的发展一方面可在某种程度上在一定的时间内受到鼓室间隔和黏膜皱襞等自然

屏障的局限,另一方面,其发展还与周围骨质的气化程度有关。在硬化型乳突,胆脂瘤可逐层向窄缝里延续发展;而在气化型乳突,尤其是在儿童,胆脂瘤可无规律地向周围气房伸展,甚至有些小气房中的胆脂瘤与主要的胆脂瘤团块间无直接连续,如不注意,手术中容易发生残留。无论从松弛部或鼓膜紧张部后上方内陷袋发展而来的胆脂瘤,均可侵犯中耳的各个腔隙。例如,由松弛部内陷袋发展而来的胆脂瘤起初可局限在位于锤骨颈和鼓膜松弛部之间的鼓膜上隐窝,在未破坏听小骨前,可在听骨、黏膜皱襞和韧带间穿行发展,经砧骨上或砧骨下隐窝向前至上鼓室前隐窝,向后达鼓窦或鼓室窦,并逐渐破坏听小骨。从鼓膜紧张部内陷袋发展而来的胆脂瘤可首先破坏砧骨长脚及镫骨上结构,足板一般不受破坏,而入侵鼓室后部;亦可经锤骨颈下方进入上鼓室或沿砧骨体下方向鼓窦区发展。胆脂瘤从上鼓室可向前伸入咽鼓管上隐窝,颧根,膝神经节和咽鼓管开口,个别甚至进入咽鼓管内;向后发展则进入鼓窦入口,鼓窦及乳突腔,并可破坏其中的骨壁。有时胆脂瘤侵占鼓窦入口的前段后即与周围骨壁粘连,或因肉芽组织堵塞,转而向下向前侵蚀外半规管及面神经管,特别是在硬化型骨质时如此。由于鼓沟外缘的遮掩,胆脂瘤包囊可隐藏于后鼓室内,侵袭面隐窝,进入鼓室窦。个别情况下,胆脂瘤包囊可藏匿于鼓膜紧张部的后方,但是它一般不侵犯鼓膜的纤维层。有学者曾见3例这种病变中有1例纤维层遭破坏。从中鼓室内壁鳞状上皮化生向上延伸发展而来的胆脂瘤,听骨链一般均遭破坏而荡然无存。

由于胆脂瘤包囊内充满了脱落上皮屑,容易反复发生感染,特别是厌氧菌的感染。致病菌中最常见的是铜绿假单胞菌和类杆菌属。如囊壁的上皮组织因感染而发生破溃,其下方的骨质出现坏死,其骨面有肉芽组织生长。但它是在胆脂瘤的基础上发生的,属继发性,与前述慢性化脓性中耳炎不同。

四、症状

(一)不伴感染的胆脂瘤
不伴感染的胆脂瘤早期可无任何症状。

(二)听力下降
听力下降可能是不伴感染的胆脂瘤患者唯一的主诉。早期多为传导性聋,程度轻重不等。上鼓室内小的胆脂瘤,听力可基本正常。即使听骨部分遭到破坏,但因胆脂瘤可作为听骨间的传声桥梁,听力损失也可不甚严重。病变波及耳蜗时,耳聋呈混合性。严重者可为全聋。

(三)耳溢液
不伴感染的中耳胆脂瘤可无耳溢液。伴慢性化脓性中耳炎者可有耳流脓,且持续不停,脓量多少不等。脓液常有特殊的恶臭。伴有肉芽者,脓内可带血。

(四)耳鸣
耳鸣多因耳蜗受累之故。

五、检查

(一)耳镜检查
早期出现内陷袋时,其外貌可似穿孔,此时,耳内镜检查可辨真伪。耳镜下典型的胆脂瘤为鼓膜松弛部或紧张部后上方边缘性穿孔,从穿孔处可见鼓室内有灰白色鳞片状或豆渣样无定形物质,多不易取尽,恶臭。有时尚可见上鼓室外壁骨质破坏,或在穿孔周围有红色肉芽或息肉组织(鼓膜像)。松弛部穿孔的大小一般与胆脂瘤的侵犯面积无关。若为紧张部大穿孔,鼓室内壁黏膜可化生为表面光滑而反光甚强的鳞状上皮,此时如锤骨柄及短突粘连于上皮下,可误认为紧张部尚残留大片鼓膜。松弛部存在小穿孔时,鼓膜紧张部可完全正常,特别当穿孔被痂皮覆盖时,初学者不识,不除痂深究,可认为鼓膜完全正常而将胆脂瘤漏诊。因此,检查鼓膜时必须做到:①使患者的头部尽量偏向对侧并向各方向转动,务必看到鼓膜的每个象限。②凡有痂皮覆盖鼓膜,特别是松弛部和紧张部后上方的痂皮,一定要清除后再仔细观察。③对可疑的穿孔用探针轻轻探查;或用耳内镜可助确诊。晚期外耳道后上骨壁破坏,软组织塌陷。

(二)听力检查

听力可基本正常,或为传导性听力损失,也可为混合性听力损失,甚至感音神经性聋。

儿童胆脂瘤多为气化型乳突,咽鼓管功能不良,胆脂瘤包囊周围常伴有明显的炎症,酶的活性较高,加之儿童免疫功能不稳定,因此较成人具有更强的侵袭性,其发展一般较快。但儿童胆脂瘤症状多不明显,因此,仔细的耳镜检查,特别是耳显微镜检查对早期诊断甚为重要。

(三)影像学检查

乳突 X 线片上,较大的胆脂瘤可表现为典型的骨质破坏空腔,其边缘大多浓密、整齐。但对小胆脂瘤的诊断常受到限制。近年来随着颞骨高分辨率 CT 扫描的临床应用,各类慢性化脓性中耳炎的诊断符合率有了明显的提高。但其对某些仅局限于面隐窝或鼓室窦的小胆脂瘤亦可漏诊。因此,医者必须将临床检查及影像学检查两个结果综合分析,不可偏废(CT 图)。

六、鉴别诊断

应与不伴胆脂瘤的慢性化脓性中耳炎鉴别(表 5-2)。

表 5-2　慢性化脓性中耳炎与中耳胆脂瘤鉴别诊断表

	单纯型慢性化脓性中耳炎	伴骨疡的慢性化脓性中耳炎	中耳胆脂瘤
耳溢液	多为间歇性	持续性	不伴感染者不流脓,伴感染者持续流脓
分泌物性质	黏液脓,无臭	脓性或黏液脓性,间混血丝或出血,味臭	脓性或黏液脓性,可含"豆渣样物",奇臭
听力	一般为轻度传导性听力损失	听力损失较重,为传导性,或为混合性	听力损失可轻可重,为传导性或混合性
鼓膜及鼓室	紧张部中央性穿孔	紧张部大穿孔或边缘性穿孔,鼓室中央有肉芽	松弛部穿孔或紧张部后上边缘性穿孔,少数为大穿孔,鼓室内有灰白色鳞片状或无定形物质,亦可伴有肉芽
颞骨 CT	正常	鼓室、鼓窦或乳突内有软组织影或骨质破坏	骨质破坏,边缘浓密,整齐
并发症	一般无	可有	常有

七、治疗

治疗原则为根除病变组织,预防并发症,重建中耳传音结构。

(一)手术治疗

手术目的:①彻底清除病变组织,包括鼓室、鼓窦及乳突腔内所有的胆脂瘤、肉芽、息肉及病变的骨质和黏膜等。②保存原有的听力或增进听力。因此,术中要尽可能保留健康的组织,特别是与传音功能有密切关系的中耳结构,如听小骨、残余鼓膜、咽鼓管及鼓室黏膜,乃至完整的外耳道及鼓沟等,并在此基础上重建传音结构。③尽可能求得一干耳。

具体的术式有:①上鼓室开放术。②关闭式手术。③开放式手术,或称改良乳突根治术。④乳突根治术。

术式的选择应根据病变范围、咽鼓管功能状况、听力受损类型及程度、有无并发症、乳突发育情况,以及术者的手术技能等条件综合考虑决定。

(二)病灶冲洗

遇有以下情况时,可采用冲洗法清除胆脂瘤:由于全身健康状况而禁忌手术;患者拒绝手术;对侧耳全聋,患耳是唯一的功能耳,术者不具备术中保存或提高听力的条件;而且胆脂瘤与外耳道间有足够的通道,以供冲洗;患者可随诊观察。

八、预防

(1)同急性化脓性中耳炎的预防。

(2)彻底治疗急性化脓性中耳炎,降低慢性化脓性中耳炎的发病率。

(3)积极治疗上呼吸道的慢性疾病。

(刘声印)

..
第六章

内 耳 疾 病

第一节 先 天 性 聋

先天性聋是出生时就已存在的听力障碍。

一、临床分类

(一)按有无畸形分类

1.伴先天性耳畸形的先天性聋

(1)先天性外耳道闭锁:第一鳃沟发育障碍所致,常伴先天性耳郭畸形及中耳畸形,可因家族遗传或母体妊娠时感染及用药不当导致。

(2)先天性中耳畸形:包括咽鼓管、鼓室、乳突气房系统及面神经之鼓室部的畸形,可单独发生亦可合并出现。常导致传音功能的异常。

(3)先天性内耳畸形:通常由于遗传因素,母体孕期感染风疹、麻疹、腮腺炎及服用致畸药物或接受射线等引起。根据部位可分为耳蜗畸形、前庭与半规管畸形、内耳道畸形、前庭导水管异常。

2.耳部结构正常的先天性聋

通常为由遗传因素或母体妊娠时使用耳毒性药物、外伤甚至感染等导致的感音神经性聋。

(二)按病因分类

1.遗传性聋

指由基因或染色体异常所致的耳聋,可能是来自父母一方或双方,也可能是新发突变,常有家族史,约占耳聋的 50%。按遗传方式可分为常染色体隐性遗传、常染色体显性遗传、伴性染色体遗传和母系遗传(伴线粒体遗传)。临床可仅表现为听觉系统异常,不伴有其他器官和系统的病变。也可表现为伴有其他器官或系统的异常,如皮肤异常角化、色素异常缺失或过度沉着;眼视网膜的色素沉着、高度近视、斜视、夜盲等;发育畸形,如颅面部畸形,脊柱、四肢、手指、足趾的异常;甚至可能有心脏异常、泌尿系统异常或甲状腺异常肿大等。

2.非遗传性聋

妊娠早期母亲患风疹、腮腺炎、流感等病毒感染性疾患,或梅毒、糖尿病、肾炎、败血症、克汀病等全身疾病,或大量应用耳毒性药物均可使胎儿致聋。母子血液 Rh 因子相忌,分娩时产程过长、难产、产伤致胎儿缺氧窒息也可致聋。母体内分泌障碍(如呆小病)也会引起胎儿先天性中耳组织黏液水肿和听骨链畸形。

二、诊断要点

(一)全面的病史收集

通过专科检查明确患儿有无耳郭及外耳道畸形,仔细询问家族中至少三代人的耳聋病史,以及是否近亲结婚等。明确妊娠早期母亲是否患风疹、腮腺炎、流感等病毒感染性疾患,或梅毒、糖尿病、肾炎、败血症、克汀病等全身疾病,或大量应用耳毒性药物史,或分娩时产程过长、难产、产伤致胎儿缺氧窒息等致聋因素存在。

(二)听力学评价

主要是进行新生儿听力筛查,筛查主要有新生儿听力普遍筛查(UNHS)和目标人群筛查(TS)两种策略。我国在现阶段推荐的策略首先是普遍筛查;在尚不具备普遍筛查条件的单位,也可采用目标人群筛查,将具有听力损伤高危因素的新生儿及时转到有条件的单位筛查。

1.普遍筛查策略

(1)普遍筛查:产房和新生儿重症监护室的所有新生儿都应在出院前接受使用生理学测试方法的听力筛查。对未通过出院前"初筛"者,应在出生后 42 天内(新生儿重症监护室的婴幼儿可酌情稍延)进行"复筛"。

(2)3 个月内接受诊断:对所有未通过"复筛"的婴幼儿,应在 3 个月内开始相应的医学和听力学评价,争取尽早明确诊断。

(3)6 个月内接受干预:凡符合针对性听损失诊断的婴儿,应在 6 月龄内接受多项跨学科的干预服务。干预应建立在家庭经济能力,家长知情选择,文化、传统和信仰的基础上。一个具有家庭特色的聋儿康复计划应在接受转诊后的 45 天内启动。助听器应在确诊为针对性听损失后 1 个月内选配和使用。对佩戴助听器的婴幼儿应连续进行听力学监测,其间隔以不超过 3 个月较好。对接受早期干预的听力损失婴幼儿,应每 6 个月进行交往能力的评估。家长和康复工作者至少每 6 个月检查一次康复计划。

(4)跟踪和随访:凡以通过筛查,但具有听力损失和/或言语发育迟缓高危因素的婴幼儿,都要接受医学、听力学和交往技能的跟踪和随访。另外,具有迟发性、进行性或波动性听损伤相关指标的婴幼儿,以及听神经和/或脑干传导障碍[如听神经病(AN)]的婴幼儿亦应跟踪和随访。

2.目标人群筛查策略

结合我国目前的情况,在尚不具备普遍筛查条件的单位(如在比较偏远和贫困的地区),仍可采用目标人群筛查策略,将具有下列听力损害高危因素之一的新生儿及时转到上级单位筛查。这些高危因素是:①耳聋家族史;②宫内感染(如:巨细胞病毒、风疹、弓形虫、梅毒等);③细菌性脑膜炎;④颅面部畸形(包括耳郭和外耳道畸形等);⑤极低体重儿(1 500 g);⑥高胆红素血症(达到换血标准);⑦机械通气 5 天以上;⑧母亲孕期使用过耳毒性药物;⑨阿普加评分 1 分钟0~4 分或 5 分钟0~6 分;⑩有与感音神经性聋或传导性聋相关的综合征临床表现者;⑪长期住在监护病房;⑫呼吸窘迫综合征;⑬晶状体后纤维组织形成;⑭窒息;⑮胎粪吸入;⑯神经变性疾病;⑰染色体异常;⑱母亲滥用药物和乙醇;⑲母亲糖尿病;⑳母亲多次生育;㉑缺乏出生前监护。

3.听力筛查模式

根据我国当前的国情,以医院为基础,采用耳声发射筛查(OAE)、自动听性脑干反应(AABR)和行为观察法相结合的一种筛查模式。

OAE可反映耳蜗(外毛细胞)的功能状态。OAE筛查"通过",表示外周听力在刺激频率范围内正常。但OAE受到外耳道和中耳的影响较大,可出现假阳性。此外,在有些情况下(如听神经病等),耳蜗(外毛细胞)可正常,而内毛细胞和/或蜗后异常,则不能为OAE查出,造成假阴性。

AABR测试反映了耳蜗、听神经和脑干听觉通路的功能,较OAE有信息范围广和可以量化听力损失的优点;受外耳道和中耳的影响较小:在排除了中耳和耳蜗(外毛细胞)病变后,对诊断听神经病和神经传导障碍特别有意义。所以,是OAE筛查很好的补充。同样,当作AABR遇到"不通过"的病例时,也需要用OAE来评估耳蜗(外毛细胞)的功能,以区别蜗性(外毛细胞)听力损失或听神经传导障碍(听神经病等)。因此,OAE和AABR是一对听力筛查的好伙伴,两者结合,是现行筛查技术的最佳选择。鉴于绝大多数新生儿的听力损失是蜗性的,所以,在普通产科病房里首先用OAE筛查,对"不通过"的新生儿在29天或42天用OAE复筛,以减少新生儿期由外耳道和中耳影响造成的假阳性。对不通过的新生儿,在29天或42天用AABR和OAE联合复筛。

(三)影像学检查

目前普遍采用高分辨颞骨薄层CT和MRI影像学的方法,高分辨率颞骨CT可了解内耳骨性结构,评估骨性解剖异常或畸形导致的听力障碍。MRI检查可以反映听神经的发育情况,能发现CT易漏诊的耳蜗前庭神经异常。

(四)基因诊断

目前发现的遗传性聋致病基因近百个,可通过基因诊断描述耳聋家族各成员致病基因的携带情况,为临床咨询和产前诊断防止聋儿再出生提供准确的诊断依据。

三、治疗要点

(一)药物治疗

对于听力稳定的先天性聋目前尚无有效的药物治疗方法,先天性聋患者如果出现波动性、进行性的听力下降应尽早联合使用扩张内耳血管、营养神经的药物及糖皮质激素类药物,尽量保存残留听力。

(二)佩戴助听器

助听器验配一般需经过耳科医师或听力学专家详细检查后才能正确选用。一般而言,中度听力损失者使用助听器后获益最大,单侧耳聋一般不需要配用助听器。

(三)外科治疗

外耳道及中耳畸形一般为传导性听力障碍,以手术治疗为主,通过手术可建立正常的传音结构或安装助听器达到提高听力的要求。对于重度和极重度感音神经性聋患儿,经助听器训练不能获得应用听力者应视人工耳蜗植入治疗为首选。患有内耳畸形的患者需由专科医师评估能否置入人工耳蜗。

(四)听觉和言语训练

听觉训练是借助助听器或植入人工耳蜗后获得的听力,通过长期有计划的声响和言语刺激,逐步培养其聆听习惯,提高听觉察觉、听觉注意、听觉定位及识别、记忆等方面的能力。言语训练是依据听觉、视觉和触觉等互补功能,借助适宜的一起,以科学的教学法训练聋儿发声,读唇,进而理解并积累词汇,掌握语法规则,准确表达思想感情。通过听觉与言语训练,使残余听功能或人工听功能充分发挥作用,达到正常或接近正常的社会交流目的。

四、预后及预防

先天性聋治疗预后虽然不太理想,但注重防治一些致聋因素是可以减少发生的。

(1)广泛宣传杜绝近亲结婚,开展聋病婚前咨询,强化优生优育。

(2)孕期中应广泛进行卫生保健知识宣教,积极预防传染病和其他疾病,加强围生期管理。严格掌握耳毒药物的适应证和用药剂量。有计划地消灭引起先天性聋的流行病,如呆小症、梅毒和助产外伤等。

(3)大力推广新生儿听力筛查,早期发现婴幼儿耳聋,及早利用残余听力或通过助听设备进行言语训练,使患儿获得言语功能。做到聋而不哑,利于患儿今后的生活自理,提高生命质量。

(董晓波)

第二节　中毒性聋

中毒性聋是某些药物对听觉感受器或听觉神经通路有毒性作用或者接触某些生物、化学物质引起内耳发生中毒性损害,造成听力损失和前庭功能障碍。中毒性聋是耳聋的主要病因之一,婴幼儿时期发生中毒性聋不易发觉,往往造成严重的听力损伤,影响言语功能的发育。

一、耳毒性药物或化学品种类

(一)抗生素

以氨基糖苷类抗生素为主,造成听力损失的发生率较高,包括链霉素、庆大霉素、妥布霉素、卡那霉素、阿米卡星等,万古霉素、多黏菌素 B 等亦有耳毒性。

(二)袢利尿药

如依他尼酸、呋塞米等。

(三)抗疟疾药

如奎宁、氯奎等。

(四)抗肿瘤药

如顺铂、卡铂、长春新碱等。

(五)水杨酸类药物

如长期应用大剂量阿司匹林。

(六)局部麻醉药

如利多卡因、丁卡因等。

(七)重金属

如汞、铅等。

(八)中成药

如牛黄清心丸等,其中含有雄黄(砷剂)。

(九)吸入有害气体

如一氧化碳、硫化氢、三氯乙烷、四氯化碳等。

(十)其他

如乙醇、甲醇、抗惊厥药、β受体阻滞药等。

二、诊断要点

主要依据明确的耳毒性药物用药史,注意询问所用药的品种、剂量及给药途径。对于儿童患者接诊时需详细询问家长,特别要关注患儿母亲有无家族性耳聋史。听力学检查可发现早期中毒性聋,还可明确耳聋程度。

(一)症状与体征

1.听力损失

多于用药1~2周后出现症状,最长可达1年左右。双耳听力损失对称,由高频开始,早期听力曲线为下降型,之后为平坦型,程度逐渐加重,半年左右停止进展。个别患者听力急剧下降,就诊时表现为全聋。

2.耳鸣

常为最早出现症状,耳鸣声通常以高频音调常见,如出现蝉鸣声。

3.可有前庭功能下降、眩晕、步态不稳。

(二)特殊检查

(1)纯音测听检查结果为感音神经性聋,平均用药后1个月出现4 000 Hz以上高频区听力下降,后进展为中频及低频区听力下降。

(2)畸变产物耳声发射(DPOAE)可发现早期内耳损害:中毒性聋的患者DPOAE幅值降低或无法引出,可在临床症状出现前提示毛细胞的损伤。

(3)前庭功能检查中温度试验可表现为正常或低下,双耳可不对称。

(4)对氨基糖苷类抗生素耳毒性异常敏感的患者应进行线粒体DNA 12S rRNA*A1555G*和*C1494T*的易感基因突变检测。

三、鉴别诊断

排除其他耳聋,如先天性聋、感染性聋、老年性聋、突发性聋、耳硬化症、听神经病等。

四、治疗要点

对于中毒性聋患者需尽早诊断、尽早治疗,治疗周期1~2个月,一般观察随访半年以上,直至听力稳定为止。治疗原则包括以下3项。

(1)病情允许的情况下立即停用耳毒性药物。

(2)促进耳毒性药物从内耳排出,应用营养神经及毛细胞的药物。早期时可应用改善微循环药物如银杏叶提取物,以及维生素、辅酶A、ATP及糖皮质激素类药物等。

(3)对于听力损失重、药物治疗后听力无改善或改善不满意的患者可选配助听器或行人工耳蜗植入术。

五、预后及预防

(1)中毒性聋防重于治,医师需严格掌握耳毒性药物的适应证,使用时采用最小有效剂量。对于有中毒性聋家族史的患者用药时要更谨慎。临床必需应用氨基糖苷类抗生素者,如有条件可在应用前进行易感基因突变检测,避免误用。

(2)对使用耳毒性药物的患者定期检测听力,用药同时加用保护内耳和神经药物,如维生素 A、维生素 B_{12} 等。

(3)对肝肾功能不全、糖尿病或已存在感音神经性聋的患者尽量不应用耳毒性药物。对处于噪声、高温等不良工作环境人员、婴幼儿、6 岁以下儿童、孕妇以及老年人等用药时需谨慎。

（董晓波）

第三节　感　染　性　聋

感染性聋为致病微生物,如病毒、细菌、真菌、螺旋体、衣原体、支原体、立克次体、原虫等,直接或间接引起内耳损伤,导致双耳或单耳不同程度的感音神经性聋,可伴有不同程度前庭功能障碍。现此类耳聋发生率已有明显降低,但耳聋一旦发生,极难康复,是防聋治聋的一个重要课题。

按发病时间可分为先天性与后天性感染性聋。先天性如风疹、先天梅毒等;后天性如流行性脑脊髓膜炎、流行性腮腺炎、伤寒、疟疾等。按病原微生物种类可分为细菌性、病毒性及其他特殊病原体(真菌、螺旋体、衣原体、支原体、立克次体、原虫等)感染。本节按病原微生物分述如下。

一、细菌性脑膜炎

(一)致病微生物
多为脑膜炎双球菌、流感嗜血杆菌、肺炎链球菌、结核杆菌等。

(二)临床特点
听力下降多发生于疾病早期,多为双耳受累,单侧者少见,耳聋程度一般较重,甚至全聋,可波及所有频率,常伴有耳鸣,也可出现眩晕、平衡失调等前庭症状。听力可好转也可加重,最后听力水平稳定需在脑膜炎治愈后 1 年左右才能判定。

(三)防治要点
针对病因选择敏感抗生素是治疗的关键,耳聋一旦发生,康复十分困难,应以预防为主,普及疫苗。

二、流行性腮腺炎

(一)致病微生物
为腮腺炎病毒经呼吸道传染所致。

(二)临床特点
耳聋进展快,常突然发生,以单侧多见,听力损失多为重度、极重度,高频区听力下降明显,亦可为全聋;累及前庭时可出现眩晕。耳聋可发生于腮腺炎早期、中期或晚期,既可与腮腺炎全身症状同时出现,亦可发生于腮腺炎全身症状出现之前或症状减轻之后;无明显症状的"亚临床型",可表现为突然出现的感音神经性聋。

(三)防治要点

腮腺炎病毒具有强嗜神经性,易造成不可逆的病理变化,对于已发生听力损失者目前无特效治疗,早期注射腮腺炎疫苗是最有效的预防方法。

三、风疹

(一)致病微生物

为风疹病毒经感染所致,为最常见的妊娠期致聋原因,经胎盘侵犯胎儿内耳的内淋巴系统。

(二)临床特点

表现为双耳重度感音神经性聋,听力曲线多为平坦型,或中频损伤更重,言语识别率下降;部分患儿言语识别率下降,但纯音听阈可基本正常,提示蜗后病变;部分病例可有内耳畸形,同时伴有其他如眼、心脏、头颅发育畸形及痴呆等表现。

(三)防治要点

对于已发生听力损失者目前无特效治疗,以预防孕期感染为主,若有病史,加强围生期检查,及早发现畸形胎儿,以减少残疾儿出生率。

四、麻疹

(一)致病微生物

为麻疹病毒经呼吸道染所致,如妊娠期感染可经胎盘侵犯胎儿听觉系统。

(二)临床特点

常合并化脓性中耳炎,但化脓性中耳炎并非导致感音神经性聋的主要原因。耳聋多为双侧,亦可单耳受累。耳聋可在出疹前突然发生,轻重程度可不一致,轻者表现为高频听力下降,重者可为全频下降,严重影响平时交流;少数患者可伴有眩晕等前庭症状。

(三)防治要点

对于已发生听力损失者目前无特效治疗,以预防为主。发生麻疹后,要注意防止和及时处理中耳炎,行抗感染治疗和保持分泌物引流通畅。避免并发迷路炎。

五、水痘和带状疱疹

(一)致病微生物

水痘和带状疱疹是由同一 DNA 病毒即水痘-带状疱疹病毒引起的两种不同临床表现的疾病。儿童初次感染引起水痘,少数患者在成人后再发而引起带状疱疹。

(二)临床特点

耳聋常发生于水痘或耳部疱疹出现以后,多为同侧,程度不等,常伴有耳鸣,亦可出现眩晕、恶心、呕吐等前庭症状,听力一般可恢复,少数可出现不可逆的感音神经性聋。

(三)防治要点

早期应用类固醇激素及抗病毒药预后较好。预防可接种水痘减毒活疫苗,必要时可注射水痘-带状疱疹免疫球蛋白,可减低发病率,减轻病情。

六、梅毒

(一)致病微生物

为梅毒螺旋体所致性传播疾病,母体感染后可经胎盘垂直传播引起胎儿先天性梅毒。

(二)临床特点

先天性梅毒所致耳聋可见于任何年龄,以青少年多见。其耳聋程度与发病年龄有关,发病早者常为双侧突发性听力下降,程度一般较重,常伴有前庭症状,年龄较小发病者常有听力言语障碍;较晚发病者,耳聋可为突发或呈波动性或进行性加重,可伴有发作性耳鸣和眩晕,早期听力损失主要在低频区,晚期呈平坦型,言语识别率下降,前庭功能低下,需与梅尼埃病鉴别。

后天性梅毒二期和三期所致耳聋一般仅侵犯一侧,轻重程度不等,因其可同时侵犯耳郭、中耳、乳突和岩骨,耳聋可表现为感音神经性或混合性聋。血清学检查可协助诊断。

(三)防治要点

梅毒螺旋体对青霉素敏感,需要按梅毒规范治疗,病程第 1 周可同时使用较大剂量口服激素,如听力损失再发,可使用小剂量维持。

七、伤寒

(一)致病微生物

为伤寒杆菌感染所致,经消化道传播。

(二)临床特点

耳聋常发生于病程第 2、3 周,缓起或突发,可侵犯前庭,部分为可逆性,但亦有不能恢复或继续加重以致全聋者。

(三)防治要点

针对原发病选择敏感抗生素治疗,同时对症支持治疗帮助清除毒素及保护神经组织。

八、疟疾

(一)致病微生物

为疟原虫感染所致,由按蚊或输入含疟原虫滋养体的血液传播。

(二)临床特点

疟疾所致耳聋为双侧性,病情发作期加重,间歇期缓解,治愈后多能恢复,少数遗留高频听力下降,一般不发生全聋。

(三)防治要点

针对原发病选择敏感抗疟药,需注意奎宁具有明显耳毒性,青蒿素耳毒性较轻。

九、其他

其他如乙型溶血性链球菌、白喉杆菌、布鲁杆菌、支原体、衣原体、立克次体等均可侵犯内耳或听神经造成听力下降,但多数为轻中度损伤,只要采取适当的治疗或对症处理,在疾病治愈后,听力可获得不同程度或完全恢复。

(董晓波)

第四节 老年性聋

老年性聋是听觉系统退行性变而引起的耳聋或者是指在老年人中出现的非其他原因引起的耳聋,是人体衰老过程中出现的听觉系统的功能障碍。

一、临床分类

(一)病因分类
自然衰老、遗传因素和外界环境的影响。

1.自然衰老

中枢和外周听觉系统的组织、细胞随着机体的老化出现衰老,影响了细胞的正常功能。

2.遗传因素与基因突变

老年性聋的发病年龄及发展速度与遗传因素有关。据估计,40%~50%的老年性聋与遗传有关。近年来的研究发现,人类 $mtDNA4977$ 缺失突变,大鼠 $mtDNA4834$ 缺失突变与老年性聋的发生有关。

3.外界环境的影响

噪声、耳毒性药物或化学试剂、乙醇、血管病变及感染等外在环境因素对老年性聋的发生具有不同程度的影响。近年来研究发现,长期高脂饮食可导致大鼠听功能的损害,并且加重 D-半乳糖诱导的老化大鼠内耳氧化性应激、线粒体损伤和凋亡。

(二)病理分型

感音性老年性聋、神经性老年性聋、血管性老年性聋、耳蜗传导性老年性聋、混合型老年性聋、中间型老年性聋。

1.感音性老年性聋

以内、外毛细胞和与其相联系的神经纤维萎缩、消失为主要特点。纯音听阈主要表现为高频陡降型,早期低频听力正常。

2.神经性老年性聋

耳蜗螺旋神经节细胞和神经纤维退行性变。临床表现为在纯音听阈的所有频率均出现提高的基础上,高频听力受损较重,言语识别能力下降,且与纯音听阈变化程度不一致。

3.血管性老年性聋

又称代谢性老年性聋。耳蜗血管纹萎缩。纯音听阈曲线呈平坦型,言语识别率可正常。

4.耳蜗传导性老年性聋

又称机械性老年性聋。耳蜗基底膜增厚、透明变性、弹性纤维减少。纯音听阈为高频听力下降为主的缓降型。

5.混合型老年性聋

累及上述 4 种经典分型的 2 个以上病理改变为特征。

6.中间型老年性聋

缺乏光镜下的病理改变但存在耳蜗亚显微结构改变。

二、诊断要点

(一)症状与体征

1.听力下降

不明原因的且进行性加重的双侧感音神经性聋,但进展速度缓慢。听力损失多以高频听力下降为主,言语识别能力明显降低。

2.耳鸣

多伴有不同程度的耳鸣。耳鸣多为高调性,如蝉鸣、哨声、汽笛声等,也可为多种声音混合或搏动性耳鸣。早期为间歇性,以后逐渐加重,后期为持续性耳鸣。

3.其他症状

由于听力下降及言语识别能力的降低,可导致患者出现孤独、抑郁、反应迟钝等精神症状。

4.鼓膜查体

无特征性改变,可有鼓膜浑浊、钙化斑、萎缩性瘢痕以及鼓膜内陷等改变。

(二)特殊检查

1.纯音听阈

以感音神经性聋为主,部分可伴有传导性聋。纯音听阈常见陡降型、缓降型、平坦型,也可见盆型、马鞍形、轻度上升型等。

2.言语测试

多有言语识别率降低,且与纯音听力下降的程度不一致。

3.阈上功能试验

重振试验可阳性,短增量敏感指数试验可正常或轻度增高。

4.扩展高频测听

可发现听觉老化的早期改变。

5.耳声发射

可早期发现老化过程中耳蜗的损伤,有助于鉴别耳蜗性和蜗后性老年性聋。

6.DPOAEs

测试外毛细胞功能,联合 ABR 测试了解内毛细胞和听神经功能。

7.中枢听觉功能测试

如双耳聆听测试和 ABR 测试。

三、鉴别诊断

排除其他疾病,如药物中毒性聋、噪声性听力损伤、梅尼埃病、耳硬化症、鼓室硬化、中耳粘连、听神经瘤、高脂血症、糖尿病以及自身免疫性感音神经性聋、遗传性进行性感音神经性聋等。

四、治疗要点

(一)药物治疗

衰老是一种自然规律,目前尚无有效的药物可以逆转这一过程。可给予营养神经和改善微循环的药物试图延缓衰老。

(二)佩戴助听器

建议早期佩戴助听器。老年人的言语识别能力差可能与中枢听觉系统功能障碍以及患者的认知能力下降相关,因此,早期佩戴助听器可尽早保护患者的言语识别功能。此外,应告知患者家属,与患者交流时言语应尽量缓慢而清晰,必要时可借助于面部表情和手势,帮助患者了解语意。可考虑人工耳蜗植入术、骨锚助听器、听觉辅助技术等。

五、预后及预防

(1)延缓听觉系统的退行性变,如注意饮食卫生,减少脂类食物,戒除烟酒,降低血脂,防治心血管疾病。

(2)避免长时间接触噪声。

(3)避免应用耳毒性药物。

(4)注意劳逸结合,保持心情舒畅;适当的体育锻炼。

(5)改善脑部及内耳的血液循环等。

(董晓波)

第五节　特发性突聋

突然发生的听力损失称为突聋,这种耳聋大多为感音神经性。许多疾病都可以引起突聋。特发性突聋则是指突然发生的、原因不明的感音神经性听力损失,患者的听力一般在数分钟或数小时内下降至最低点,少数患者可在 3 天以内;可同时或先后伴有耳鸣及眩晕;除第Ⅷ对脑神经外,无其他脑神经症状。目前,临床上多将这种特发性突聋称为"突发性聋"。由迷路(内耳)窗膜破裂引起的突聋已作为一个单独的疾病,不再包括在"突发性聋"之内。

一、病因

病因未明。主要的学说有如下 2 种。

(一)病毒感染学说

据临床观察,不少患者在发病前曾有感冒史;不少有关病毒的血清学检查报告和病毒分离结果也支持这一学说。据认为,许多病毒都可能与本病有关,如腮腺炎病毒、巨细胞病毒、疱疹病毒、水痘-带状疱疹病毒、流感病毒、副流感病毒、鼻病毒、腺病毒Ⅲ型、EB 病毒、柯萨奇病毒等。Cummis 等(1990)报告了对西非突聋患者血清学的调查结果,仍认为病毒感染是这种突聋的病因。从患者外淋巴液中分离出腮腺炎病毒,从脑脊液中发现疱疹病毒,以及不少患者血清中巨细胞病毒抗体滴度升高,疱疹病毒合并其他病毒的抗体滴度升高(Wilson,1986)等,都提示了病毒感染与本病的病因学关系。支持这一学说的另一资料是颞骨的病理组织学研究结果:Schuknecht 等(1986)研究了 12 例特发性突聋患者的死后颞骨组织病理,发现其病理变化与过去所见的病毒性迷路炎相似。Yoon 等(1990)观察了 8 例 11 耳死后的颞骨病理变化,发现内耳最普遍的病变为螺旋器萎缩和耳蜗神经元缺失。提示特发性突聋的病因可能为病毒所引起的急性耳蜗炎或急性耳蜗前庭迷路炎。Schknecht(1985)认为,除 Ramsay-Hunt 综合征外,病毒性耳蜗神经炎是很少见的。

(二)内耳供血障碍学说

内耳的血液供应来自迷路动脉。迷路动脉从椎-基底动脉的分支——小脑下后动脉或小脑下前动脉或直接从基底动脉分出。迷路动脉虽然可以通过鼓岬和骨半规管上的裂隙与颈内、颈外动脉的分支相交通,但是这些吻合支均甚纤细,所以迷路动脉基本上是供应内耳血液的唯一动脉。加之椎-基底动脉-迷路动脉系统常常出现解剖变异,这就更增加了内耳供血系统的脆弱性。内耳微循环的调控机制目前尚未完全阐明,现已知,它除受自主神经系统及局部调控机制的影响外,也受血压和血流动力学的影响。不少学者证实,来自颈神经节和胸神经节的交感神经节后纤维沿血管(颈内动脉,颈外动脉和椎-基底动脉)周围神经丛,并沿鼓丛神经、第Ⅶ、Ⅷ、Ⅹ对脑神经耳支的周围行走,进入耳蜗后,循螺旋蜗轴动脉及其分支伸抵放射状动脉的起始段。而螺旋韧带、血管纹、螺旋缘及基底膜处的小血管则无肾上腺素能神经支配。内耳供血障碍学说认为,特发性突聋可因血栓或栓塞形成、出血、血管痉挛等引起。

不少学者认为,中、老年人,特别是合并动脉硬化、高血压者,可因迷路动脉的某一终末支出现血栓或栓塞形成而导致突聋。年轻人于头颅外伤后,亦可因脂肪栓塞而引起突聋。文献中曾报告1例29岁男性病例,于头颅外伤后尿中出现脂肪滴及眼底病变,3天后发生突聋。此外尚有关于潜水工人因内耳空气栓塞而引起突聋的报告。动物实验也证明,心内注射微球后,在蜗轴、血管纹和螺旋韧带等处可见栓塞形成。Sheehy于1960年曾提出血管痉挛学说,认为由于各种原因(如受寒、受热、焦虑等)可引起自主神经功能紊乱,以致血管痉挛、组织缺O_2、水肿、血管内膜肿胀、进一步导致局部血流减慢、淤滞,内耳终器终因缺血、缺O_2而遭到损害。尚有报告特发性突聋患者血液中血小板的黏滞性及凝集性增高者。由于内耳小动脉有迂曲盘绕行走的特点,在正常情况下,此处的血流速度比较缓慢,若血液的黏滞度增高,则在此发生血小板沉积、黏附、聚集,甚至血栓形成的可能性就会增大。动物实验发现,内耳缺血持续6秒钟,耳蜗电位即消失,而缺血达30分钟后,即使血供恢复,电位已发生不可逆的变化。

临床上不少患者用血管扩张剂或抗凝剂或溶栓剂治疗后,病情得到缓解,也可作为这一学说的旁证。再者,病毒感染也可通过影响局部的微循环而损害内耳:如病毒与红细胞接触引起血球黏集;内耳的血管内膜因感染而发生水肿,造成管腔狭窄或闭塞;病毒感染使血液处于高凝血状态,容易形成血栓等。此外,血压过低也是导致内耳供血不足的原因之一,Plath(1977)发现,不少突聋患者的血压较低。动物实验也证明,主动脉的血压和耳蜗的O_2分压之间有密切关系。

二、症状

本病多见于中年人,男女两性的发病率无明显差异。病前大多无明显的全身不适感,但多数患者有过度劳累、精神抑郁、焦虑状态、情绪激动、受凉或感冒史。患者一般均能回忆发病的准确时间(某月某日某时),地点,及当时从事的活动,约1/3患者在清晨起床后发病。

(一)听力下降

可为首发症状。听力一般在数分钟或数小时内下降至最低点,少数患者听力下降较为缓慢,在3天以内方达到最低点。听力损失为感音神经性。轻者在相邻的3个频率内听力下降达30 dB以上;而多数则为中度或重度耳聋。如眩晕为首发症状,患者由于严重的眩晕和耳鸣,耳聋可被忽视,待眩晕减轻后,方始发现患耳已聋。

(二)耳鸣

可为始发症状。患者突然发生一侧耳鸣,音调很高,同时或相继出现听力迅速下降。经治疗后,多数患者听力虽可提高,但耳鸣可长期不消失。

(三)眩晕

约半数患者在听力下降前或听力下降发生后出现眩晕。这种眩晕多为旋转性眩晕,少数为颠簸、不稳感,大多伴有恶心、呕吐、出冷汗、卧床不起。以眩晕为首发症状者,常于夜间睡眠之中突然发生。与梅尼埃病不同,本病无眩晕反复发作史。

(四)其他

部分患者有患耳内堵塞、压迫感,以及耳周麻木或沉重感。

多数患者单耳发病,极少数可同时或先后相继侵犯两耳。

三、检查

(一)一般检查

外耳道,鼓膜无明显病变。

(二)听力测试

纯音听阈测试:纯音听力曲线示感音神经性聋,大多为中度或重度聋。可以高频下降为主的下降性(陡降型或缓降型),或以低频下降为主的上升型,也可呈平坦型曲线。听力损失严重者可出现岛状曲线。

重振试验阳性,自描听力曲线多为Ⅱ型或Ⅲ型。

声导抗测试:鼓室导抗图正常。镫骨肌反射阈降低,无病理性衰减。

耳蜗电图及听性脑干诱发电位示耳蜗损害。

(三)前庭功能试验

本检查一般在眩晕缓解后进行。前庭功能正常或明显降低。

(四)瘘管试验

瘘管试验(Hennebert 征,Tullio 试验),阴性。

(五)实验室检查

包括血、尿常规,血液流变学等。

(六)影像学检查

内耳道脑池造影、CT、MRI(必要时增强)示内耳道及颅脑无病变。

四、诊断及鉴别诊断

只有在排除了由其他疾病引起的突聋后,本病的诊断方可成立,如听神经瘤、梅尼埃病、窗膜破裂、耳毒性药物中毒、脑血管意外、化脓性迷路炎、大前庭水管综合征、梅毒、多发性硬化、血液或血管疾病、自身免疫性内耳病等。

听神经瘤可能由于肿瘤出血、周围组织水肿等而压迫耳蜗神经,引起神经传导阻滞;或因肿瘤压迫动脉,导致耳蜗急性缺血,故可引起突发性感音神经性聋。据文献报告,其发生率为10%～26%。应注意鉴别。

艾滋病患者发生突聋者已有报告,突聋也可为艾滋病的首发症状,两者之间的关系尚不明了。由于艾滋病可以合并中枢神经系统的感染、肿瘤以及血管病变等,如这些病变发生于听系、脑干等处,则可发生突聋。此外,艾滋病患者在治疗中如使用耳毒性药物,也可引起突聋。

少数分泌性中耳炎患者也可主诉突聋,鼓膜像和听力检查结果可资鉴别。反之,临床上也有将特发性突聋误诊为分泌性中耳炎者,这种错误并不罕见。

由于本病容易发生误诊,为慎重起见,建议对特发性突聋患者进行6~12个月的随诊观察,以了解听力的变化情况,病情的转归,进一步排除其他疾病。

五、治疗

本病虽有自愈倾向,但切不可因此等待观望或放弃治疗。前已述及,治疗开始的早晚和预后有一定的关系,因此,应当尽一切可能争取早期治疗。治疗一般可在初步筛查后(一般在24小时内完成)立即开始。然后在治疗过程中再同时进行其他的(如影像学)检查。

(一)10%低分子右旋糖酐

500 mL,静脉滴注,3~5天。可增加血容量,降低血液黏稠度,改善内耳的微循环。合并心力衰竭及出血性疾病者禁用。

(二)血管扩张药

血管扩张剂种类较多,可选择以下一种,至多不超过2种。

1.钙通道阻滞剂

如尼莫地平30~60 mg,2~3次/天;或氟桂利嗪(西比灵)5 mg,1次/天。钙通道阻滞剂具有扩张血管、降低血黏度、抗血小板聚集、改善内耳微循环的作用。注意仅能选其中1种应用。

2.组胺衍生物

如倍他啶4~8 mg,3次/天;或敏使朗6~12 mg,3次/天。

许多实验证明,烟酸对内耳血管无扩张作用。

(三)糖皮质激素

可用地塞米松10 mg,静脉滴注,1次/天,3天,以后逐渐减量。Hughes推荐的治疗方案:1 mg/(kg·d),5天后逐渐减量,疗程至少10天。对包括糖皮质激素在内的全身药物治疗无效者,或全身应用糖皮质激素禁忌者,有报告采用经鼓室蜗窗给地塞米松治疗而在部分病例取得较好疗效者。因为蜗窗投药可避开位于血管纹和螺旋韧带处的血迷路屏障,使内、外淋巴液中的药物有较高的浓度,药物的靶定位性好,而且不存在全身用药的不良反应。糖皮质激素应用于本病是由于它的免疫抑制作用,大剂量可扩张血管,改善微循环,并可抗炎、抗病毒感染。但在疾病早期用药效果较好。

(四)溶栓、抗凝药

当血液流变学检查表明血液黏滞度增高时,可选用以下一种。

(1)东菱迪芙(巴曲酶)5 U溶于200 mL生理盐水中,静脉滴注,隔天1次,共5~9次,首剂巴曲酶用量加倍。

(2)腹蛇抗栓酶0.5~1 U,静脉滴注,1次/天。

(3)尿激酶$(0.5 \sim 2) \times 10^4$ U,静脉滴注,1次/天。

其他尚有链激酶。用药期间应密切观察有无出血情况,如有出血倾向,应立即停药。如有任何出血性疾病或容易引起出血的疾病,严重高血压和肝、肾功能不全,妇女经期,手术后患者等忌用。

（五）维生素

可用维生素 B_1 100 mg，肌内注射，1 次/天，或口服 20 mg，3 次/天。维生素 E 50 mg，3 次/天。维生素 B_6 10 mg，3 次/天。或施尔康 1 片，1 次/天。

（六）改善内耳代谢的药物

如都可喜 1 片，2 次/天。吡拉西坦（脑复康）0.8～1.6 g，3 次/天。ATP 20 mg，3 次/天。辅酶 A 50～100 U，加入液体中静脉滴注。或腺苷辅酶 B_{12} 口服。

（七）星状神经节封闭

方法：患者仰卧，肩下垫枕，头后伸。首先对第 7 颈椎横突进行定位：第 7 颈椎横突的位置相当于颈前体表面中线外 2 横指和胸骨上切迹上方 2 横指之交界处。在此交界处之上方，即为进针点，从此可触及第 6 颈椎横突。注射时用左手中指和示指从同侧胸锁乳突肌前缘将胸锁乳突肌和颈动脉向外牵移，即将注射针头刺入进针点之皮肤（图 6-1），向皮内注射少许 2％利多卡因后，再进针约 0.3 cm，回抽之，若无空气，则可继续进针，直达颈椎横突，然后略向后退少许，注入 2％利多卡因 2 mL，观察 15～30 秒，若无特殊不适，则可将剩余之 4～6 mL 利多卡因注入。如注射部位准确，则患侧迅速出现霍纳征（瞳孔缩小，上睑下垂，结膜充血）。除治疗突聋外，本方法亦有用于治疗梅尼埃病者。由于本术可引起气胸、迷走神经或喉返神经麻痹、食管损伤、脑部空气栓塞等并发症，故应谨慎行之。以上治疗无效者，可选佩戴助听器。

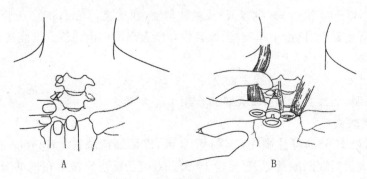

图 6-1　星状神经节封闭
A.定位；B.进针

六、预后

本病有自愈的倾向。国外报告，有 50％～60％的病例在发病的 15 天以内，其听力可自行得到程度不等的恢复。据观察，虽然确有一些病例可以自愈，但其百分率远无如此之高，许多患者将成为永久性聋。伴有眩晕者，特别是初诊时出现自发性眼震者，其听力恢复的百分率较不伴眩晕者低。耳鸣的有无与听力是否恢复无明显关系。听力损失严重者，预后较差；听力曲线呈陡降型者较上升型者预后差。治疗开始的时间对预后也有一定的影响。一般在 7～10 天以内开始治疗者，效果较好。老年人的治疗效果较青、中年人差。

据报告，有个别病例于突聋后数年出现发作性眩晕，其中有些病例在突聋发生时甚至无任何前庭症状（迟发性膜迷路积水）。目前尚不了解两者间的关系。这些病例最终大多需要作前庭神经切除术。

（董晓波）

第六节 噪声性及爆震性听力损失

噪声可对人体的听觉系统、神经系统、心血管系统、消化系统和内分泌系统等造成损伤,其中,以听觉系统的损害最为严重,按病程可分为急性声损伤和慢性声损伤两种类型,一般而言,急性声损伤指爆震性听力损失,而慢性声损伤则统称为噪声性听力损失。

一、噪声性听力损失

噪声性听力损失是指长期受噪声刺激而发生的缓慢、进行性的听力下降,病变部位主要在内耳,常双耳对称性发病。短时间暴露于强噪声环境会导致可逆性的暂时性听力阈移,离开噪声环境一段时间后听力可自然恢复,这种现象又称为听觉疲劳,属于功能性改变,其机制尚不清楚。若在此基础上持续暴露于强噪声,则会使内耳感受器由功能性改变发展为器质性改变,出现不可逆永久性听力阈移。噪声性听力损失是常见的职业病之一,也是一个全球性的健康问题。据估计7%～21%的听力残障与工作场所的噪声过多暴露有关。

(一)发病机制

噪声性听力损失的发生与噪声强度、频谱特性、暴露时间及暴露者年龄等因素有关。其发病机制可能与机械振动性损伤、内耳微循环障碍、代谢异常等多因素共同作用有关。

(二)诊断要点

1.症状与体征

根据噪声暴露史、症状及听力学检查结果,在排除其他原因引起听力下降的基础上即可明确诊断。

(1)听力下降:噪声引起的听力下降常呈双侧对称性,缓慢发生且渐进性加重。早期主要高频受累,由于对言语交流影响不大,因此,很难被发现。随着听力损失进一步加重,听力下降有高频区向低频区扩展,但言语频率受累后,患者才发现交流困难。

(2)耳鸣:耳鸣是噪声性听力损失的早期症状之一。耳鸣通常为双侧性、高音调,开始为间歇性,逐渐变为持续性。耳鸣与听力下降可同时发生,亦可单独发生。

(3)其他症状:噪声尚可引起头痛、头晕、烦躁、失眠多梦、易疲倦、注意力不集中、抑郁、血压增高、心动过缓或过速、呼吸节奏增快,还可能出现幻听、痛听、听声耳痒、闻声呕吐等症状。

2.特殊检查

(1)耳镜检查:外耳道及鼓膜均正常。

(2)纯音测听检查:听力曲线呈双侧感音神经性听力下降。早期为高频听力损失,其特征性表现为在3 000 Hz、4 000 Hz或6 000 Hz处出现 V 形凹陷。随着听力损失加重,凹陷进一步加深,可累及言语频率。

(三)治疗要点

对噪声性听力损失目前尚无有效的治疗方法。

(1)对于听力损失早期的患者,应及时脱离噪声环境。

(2)可给予维生素类药物、改善微循环的药物和神经营养药等。

（3）对于晚期患者,听力损失多不可逆转,可佩戴助听器改善听力。

(四)预后及预防

由于噪声性听力损失尚无确切的治疗方法,因此,有效预防噪声性听力损失的发生显得尤为重要。

1.有效控制噪声源

控制噪声源是杜绝噪声性听力损失的最根本的措施。

2.个人听力保护

护听器具的使用可有效预防噪声性听力损失,对在噪声环境下工作的人员加强健康教育,使其充分意识到噪声的危害,促使其自觉佩戴具有隔音功能的耳塞或耳罩。

3.定期进行听力检查

应定期对相应人员的进行听力检查,做到对噪声性听力损失患者早发现、早脱离噪声环境。

二、爆震性听力损失

爆震性听力损失是指暴露于瞬间而强烈的冲击波或强脉冲噪声所造成的急性听觉损伤,损伤部位主要在中耳和内耳,听力下降的性质可以为传导性、感音神经性或混合性听力下降。爆震性听力损失可出现在军事行动中,如各种武器发射或爆炸瞬间引起,也可出现在日常作业,如采矿爆破作业。另外,也见于某些意外,如锅炉、煤气罐爆炸等。

(一)诊断要点

根据病史、症状和检查即可明确诊断。由于爆炸冲击波可能损伤多个部位、多个器官,因此,诊断宜全面。

1.症状与体征

（1）听力损失在爆震后即刻出现,轻者仅为暂时性听力下降,重者则为永久性听力下降。

（2）常伴有耳鸣、耳痛、眩晕及外耳道少量流血等症状。

2.特殊检查

（1）耳镜检查:可见鼓膜充血、鼓膜内出血、鼓膜穿孔等,鼓膜穿孔者在穿孔周围常有血痂。

（2）纯音测听:听力下降的程度取决于爆炸的强度、患者与爆炸源的位置关系。听力下降的性质取决于损伤部位。仅中耳受累表现为传导性听力下降,中耳、内耳二者均受累则表现为混合性听力下降。

(二)治疗要点

首先应明确有无威胁生命的其他器官损伤,如存在,则应优先救治。

1.中耳损伤

对于鼓膜穿孔的处理,其原则是保持外耳道的清洁与干燥,有明显感染征象者,如出现耳流脓,则应按急性中耳炎处理。小的鼓膜穿孔多可自愈,对于外伤后3个月仍未愈合的穿孔,应行鼓膜成形术。对于听骨链损伤者,应行听骨链成形术。

2.内耳损伤

检查证实存在内耳损伤者,应尽早给予糖皮质激素、维生素、改善内耳微循环药物。伴有眩晕、恶性、呕吐者,宜卧床休息,同时适当给予镇静、镇吐及补液治疗。

（三）预后及预防

1.加强健康教育

对公众,特别是相关从业人员,应加强个人防护知识的宣教,使其认识到爆炸冲击波的危害,并掌握正确的防护方法。

2.个人听力保护

相关从业人员平时应自觉佩戴具有隔音功能的耳塞或耳罩。

3.意外情况下的自我保护

当意外发生时,正确地采用自我保护方法可有效地避免或减轻爆震性听力损失的发生。正确的做法是,在爆炸发生的瞬间,用手指压紧耳屏、张口、背向爆炸源迅速卧倒。

（蔡玉兵）

第七节　自身免疫性内耳病

自身免疫性内耳病指内耳的自身性免疫损害所引起的感音神经性听力减退及前庭功能障碍,临床上多指未查明原因、对免疫抑制药治疗有效的感音神经性听力损失。本病多见于中年女性。目前已经证实,内耳并非"免疫豁免器官",内耳中的内淋巴囊不仅能吸收内淋巴液,而且是内耳处理抗原并产生免疫应答的主要部位,当内耳遭到抗原刺激后,它能聚集必需的淋巴细胞以处理抗原,并能在局部产生抗体。

一、诊断要点

（一）症状与体征

（1）进行性、波动性、感音神经性听力损失,可累及单耳或双耳,双耳同时或先后发病,如为双耳,则两耳的听力损失程度常不一致,听力检查结果可为蜗性或蜗后性听力损失。

（2）可伴耳鸣,眩晕和耳内压迫感。

（3）病程数周至数年。

（4）需排除由其他原因引起的感音神经性听力损失,如突发性聋、外伤、感染、药物中毒、噪声性聋、老年性听力损失、遗传性聋、全身其他疾病引起的耳聋、小脑脑桥角占位病变及多发性硬化等。

（二）特殊检查

1.一般项目

红细胞沉降率、免疫球蛋白、补体、循环免疫复合物（CIC）、C反应蛋白（CRP）等。

2.非内耳特异性自身抗体

如抗核抗体（ANA）、抗线粒体抗体（AMA）、抗内质网抗体（AERA）、抗层黏素抗体（ALA）、抗内膜抗体（ASA）、抗血管内皮抗体（AEA）、抗平滑肌抗体（ASMA）等。

3.抗内耳组织抗体检测

采用免疫荧光法、免疫酶法和免疫印迹法,检测可疑患者血清中抗内耳组织的抗体。

目前内耳特异性抗原的分离和纯化仍未完成,因此,缺乏敏感而又可靠的实验室诊断方法。

4.治疗反应

若试验治疗有效,可支持诊断。

总之,由于内耳无法活检,不能提供自身免疫性内耳病病理变化的确切证据;加之内耳特异性抗原的分离和纯化并未完成,缺乏敏感而又可靠的实验室诊断方法,所以,自身免疫性内耳病的临床诊断目前仅能依据症状、实验室检查和治疗反应等结果综合判断。

二、治疗要点

(1)免疫抑制药是本病的基本治疗药物,包括糖皮质激素和细胞毒性药,临床上首选泼尼松,开始用 60 mg/d,口服 4 周,若听力确有提高,可在 1 个月后逐渐减量,直至维持量(约 10 mg/d)。若在减量过程中病情出现反复,可重复前述大剂量治疗。

(2)如病情多次反复,则联合应用细胞毒性药,如环磷酰胺 1~2 mg/(kg·d)或甲氨蝶呤每周 7.5~20 mg。

(3)长期用药时宜密切观察药物反应,检测血、尿常规,肝肾功能等,确保用药安全。为减少药物的全身毒副作用,可选择局部(鼓室)给药。

(4)此外,尚可考虑血浆置换疗法等。双耳极重度聋的患者可考虑人工耳蜗植入。

（蔡玉兵）

第八节 听 神 经 病

听神经病又名听神经病谱系障碍(ANSD),是一种听功能异常性疾病,表现为声音信号可以通过外耳、中耳正常地进入到内耳,但是却不能同步地从内耳传输到中枢听觉处理系统,患者主诉为可以听到声音但是对言语的辨别及理解能力异常,由此出现交流障碍。

一、临床分类

(一)病因分类
主要为遗传性因素和环境因素。

1.遗传性因素

包括常染色体隐性遗传、常染色体显性遗传、X-连锁隐性遗传以及线粒体突变母系遗传方式等不同的遗传方式致病。与之相关的基因包括:OTOF 基因、PJVK 基因、DIAPH3 基因、AIFM1 基因以及与综合征型听神经病相关的 MPZ、PMP22、NF-L、OPA1、TMEM126A 等基因。

2.环境因素

在新生儿期以高胆红素血症、低出生体重、早产、缺氧、感染等为主;在学龄期儿童多以免疫、感染、肿瘤和代谢性等因素为主。

(二)发病机制分类
根据累及的病变部位分为如下 3 型。

1.听神经病变型

亦称为突触后型、Ⅰ型听神经病。当听神经纤维受累,而内毛细胞及其突触正常时,将其称为听神经病变,如有周围神经或脑神经受累则是最好的佐证来说明是听神经本身的病变。

2.听突触病变型

亦称突触及突触前型、Ⅱ型听神经病。当内毛细胞和听神经突触受累,而听神经纤维正常时,将其称为听突触病变较为妥当。要证实其为周围听觉传导通路远端病变,最好的证据是没有周围神经或脑神经病变的伴发,且听神经对电刺激有阳性反应时。突触病变可能影响递质释放的时间强度和传入神经末梢的受体位点的获得。

3.非特异性听神经病型

突触前后均受累的病变称为非特异性听神经病。

(三)临床特征分类

1.婴幼儿听神经病

婴幼儿听神经病是指在婴幼儿期(3岁以内)被确诊的听神经病。患儿常可通过常规的新生儿耳声发射听力筛查,复筛和诊断型耳声发射检测亦为正常,同时检测耳蜗微音电位亦可正常引出,但其听性脑干反应检测常表现为无明显分化的波形或严重异常情况。

2.青少年和/或成人听神经病

亦称为迟发型听神经病,是指在青少年期或成人阶段逐渐出现听力言语交流障碍,表现为患者能够听到声音但不能理解语言,临床检查发现患者的听性脑干反应检测未引出反应或波形分化差;耳声发射筛查多表现为正常或轻度改变;纯音测听(或者行为测听)表现为轻度、中度到重度听力损失;言语测听识别率差与纯音听阈不成比例;声导抗为A型鼓室图而声刺激镫骨肌反射消失或阈值升高;影像学检查排除蜗后占位病变的一种耳聋疾病。

二、诊断要点

(一)症状与体征

听神经病患者的临床表现根据发病年龄和伴发症状的不同而表现多样:既可以表现为先天性的婴幼儿听神经病,也可表现为在青少年时期和成人阶段发病的迟发性听神经病;既可以单独发病,也可以合并其他周围神经病变,如遗传性感觉运动性神经病、视神经萎缩、弗里德赖希共济失调、雷夫叙姆病等;此外,还有一些特殊临床表型,如单侧发病的单侧听神经病,与体温变化相关的温度敏感性听神经病。患者也可伴有耳鸣,眩晕等症状。婴幼儿发病,因在言语语言发育期,而导致言语发育障碍,交流困难;在青少年期发病,虽然言语已经有发育,但久而久之也会出现交流困难和障碍。

(二)特殊检查

1.听力学检查

系统的听力学检查是本病诊断的关键。

(1)纯音测听:青少年及成人听神经病多为低频上升型听力曲线,听力损失程度相对较轻,听力曲线的类型及程度各异,可表现为轻度、中度到极重度聋。

(2)行为测听:适合于婴幼儿听神经病患者,以中度和重度听力损失类型常见。

(3)言语测听:言语识别率差,与纯音听阈不成比例。

(4)声导抗检查:鼓室图为A型而声刺激镫骨肌反射消失或阈值升。

(5)听性脑干反应检查:表现为各波未引出反应或波形分化差,不能识别。

(6)耳声发射检查:多表现为正常或轻度改变,即使纯音听阈表现为重度感音神经性聋。

(7)耳蜗微音电位:可引出;部分患者随病程延长或受中耳病变的影响,DPOAE 消失,但 CM 仍可见。

(8)耳蜗电图:发现特异性 AP 振幅降低而导致比值异常。

(9)听觉稳态反应检查:稳态反应阈值与纯音听力不成比例。

2.影像学检查

听神经病患者的颅脑及颞骨影像学检查未见占位病变,但有些患者可发现听神经纤细或发育不良情况。

3.基因学检查

听神经病患者需进行相关基因检查,明确致病遗传因素。婴幼儿听神经病常常表现为隐性遗传性耳聋,约 40% 与 OTOF 基因突变相关,人工耳蜗效果较好。青少年或成人听神经病,可与 AIFM 1、DIAPH 3 基因突变相关。还有些伴有视觉障碍或肢体末梢神经麻木者,可能与 MPZ 、 PMP 22、NF-L 、OPA 1、TMEM 126A 等基因突变有关。

三、鉴别诊断

当发现异常的 ABR 波形合并有正常的 EOAE/CM 结果,以及发现纯音测听、镫骨肌反射、ABR 及 OAE 存在矛盾的现象时,要考虑诊断听神经病。但需与下列疾病相鉴别。

(一)感音神经性聋

在婴幼儿中,当 ABR 波形异常,不能引出时,不能简单地诊断为重度感音神经性耳聋,一定要对患儿进行耳声发射、声导抗镫骨肌反射以及 CM 和 ASSR 等检查来综合判断,排除外毛细胞功能正常的情况后方可诊断感音神经性耳聋。

(二)有类似听力学特征的中枢性聋

听神经瘤、多发性硬化等在病变未侵及耳蜗时可表现类似听神经病的听力学特征。但听神经瘤的听力多为单侧性高频下降,MRI 或 CT 可显示内耳道或小脑脑桥角占位性病变,多发性硬化显示脑桥多发性硬化灶。

四、治疗要点

(1)婴幼儿听神经病的治疗康复原则:婴幼儿听神经病的动态听阈评估得出的结果和结论是决定治疗康复方案的基础。患有听神经病的孩子有发生交流困难和言语障碍的高风险,因此,需要建立一个持续的听力监测和发展交流能力的评估康复计划。

1)在诊断过程中帮助患儿家长:为了确诊听神经病,需要进行一整套特殊的听力学检测。这可能要比诊断感音神经性聋或传导性聋花费更多的时间。应告知家长诊断过程需要花费的时间以及所做一系列检查的目的和原因。

2)帮助患儿家长选择治疗方案:康复治疗对所有的听障儿童都是可行的。对患有听神经病的孩子的治疗方法需要一个多学科的医疗小组,这种治疗途径可以包括听力学、听力康复的药物、小儿科和儿科神经学、言语治疗、早期教育支持、耳鼻咽喉科学、遗传学、新生儿科学以及家庭教育专家。

3)制订个性化的治疗方案:听神经病患儿受益于个性化的治疗康复。对于婴幼儿助听器及人工耳蜗植入术治疗均有成功的案例。有证据表明,相当多数量的听神经病的患儿如果同时伴有严重的听力损失,佩戴助听器对他们有很大帮助。人工耳蜗植入术在治疗一些听神经病患儿上取得了显著的成效,而另外一些患儿却没有取得显著疗效。

4)选择一个视觉信息交流的方法:建议尽早进行通过视觉帮助唇读(CS)并提供其他视觉信号帮助患儿理解言语。在家庭生活中使用 CS 方法将有助于患儿即时学习言语并提供家庭交流的最好机会。由于一些患者可以在安静环境中理解一部分言语而在噪声环境中则变困难,因此,提高信噪比将对他们有帮助。除了对促进听觉和言语语言的考虑,患者还应该通过神经专科医师或小儿神经专科医师的评估来发现和治疗听神经病患儿的其他神经功能异常。

5)预后评估:听神经病患儿的预后分为四类。第一类为患者病情好转,在 1~2 年后开始有听说能力,表现为暂时性听神经病;第二类为患者病情恶化,OAE、CM 消失,言语发育障碍;第三类为患者病情稳定,未进一步进展;第四类患者出现其他外周神经病变,多见于成人听神经病,或者是迟发型听神经病,多与遗传因素相关。

(2)青少年及成人听神经病的治疗原则:由于青少年及成人的言语发育已经完成,治疗上主要在动态的听力评估基础上,根据听力状况和言语辨别能力进行内科药物治疗、选择性助听器验配和人工耳蜗手术治疗。

(3)目前听神经病的预防仍然以早期发现为主,在新生儿筛查中,尤其是高危新生儿,联合应用 OAE、ABR 对早期发现婴幼儿听神经病起着重要的指导意义;其次,开展基因筛查,明确病因和病理机制,进行产前指导对阻断疾病的传递具有重要意义。未来的基因治疗、干细胞治疗有望对听神经病的治疗产生革命性意义。

(蔡玉兵)

第九节　大前庭水管综合征

大前庭水管综合征(LVAS)是一种以渐进性波动性听力下降为主的先天性内耳畸形,可同时伴有反复发作的耳鸣或眩晕等一系列临床综合征。通常表现为感音神经性聋,也有少部分患者表现为混合性聋。

它是一种常染色体隐性遗传性聋,主要致病基因是 *SLC26A4* 基因。*SLC26A4* 基因突变是先天性聋以及儿童迟发性聋和突发性聋的主要原因之一,占儿童和青少年感音神经性聋的 15%~21%,约占先天性内耳畸形的 31.5%。感冒和外伤常是发病诱因,即使轻微的头部外伤也可引起突发的重度感音神经性聋和眩晕。

一、分型与特点

按前庭水管发育异常程度及其相应特点,将其简化为 3 种类型。

(一)严重型

前庭水管发育异常扩大,管口多呈溶冰状裂孔样缺损,内耳结构显著畸形。特点:先天性重度耳聋,常伴智力发育不全。

(二)中重度型

前庭水管口呈放射状裂孔样缺损,少数伴有耳蜗或前庭结构与形态上发育不良。特点:①大部分患儿在婴幼儿、学龄前期或学龄期才发现听力差而引起重视,小部分出生时就表现听力差;

②遇头部外伤、感冒、过度疲劳等诱因即引发或加重听力下降;③病情呈进行性发展。

(三)轻度单纯型

前庭水管口呈单个或几个裂纹状缺损,裂纹表面有膜状组织覆盖。平时听力尚可,多数在发病后经 CT 或 MRI 扫描时才发现前庭水管异常,伴发内耳畸形者较少。

二、诊断要点

(一)症状与体征

(1)可从出生后至青春期这一年龄段内任何时期发病,发病突然或隐匿。

(2)先天性或渐进性和波动性的听力下降:高频听力损失为主,混杂有低频传导性成分。

(3)双耳受累多见,听力损失多为重度至极重度,严重者可有言语障碍。

(4)大龄儿童或成年人会主诉有耳鸣。

(5)约 1/3 患者有前庭症状,可反复发作眩晕,也可有平衡障碍症状。

(6)部分患者有明确的发热或头部碰撞后诱发耳聋或耳聋加重的病史。

(二)特殊检查

1.听力学检查

(1)纯音测听一般为感音神经性听力下降,听力曲线呈由低频至高频阶梯状下降图形,低频常可见气骨导差。

(2)声导抗有助于判断中耳有无异常。

(3)听性脑干反应(ABR)对不合作的婴幼儿可在服用镇静药的情况下进行,显示听觉外周通路受阻,部分患者可见负向波。

(4)前庭功能检查眼震电图显示对冷热实验反应低下或无反应,但此项检查不适用于年龄较小的儿童。

2.影像学检查

包括颞骨高分辨率 CT、内耳 MRI 扫描以及内耳影像三维重建等。颞骨高分辨率 CT 轴位片在外半规管层面或其相邻的上、下层面中,可见前庭水管和外口。正常情况下,其位于岩骨后缘,仅可见一浅而微小的骨性切迹。Valvassori 等于 1978 年提出了前庭水管扩大的影像学诊断标准:前庭水管外口与总脚或狭部后方中点的直径>1.5 mm 即可判断为前庭水管扩大;也有人认为 CT 横断面外口宽度应>2 mm。大前庭水管的 CT 特点为:岩骨后缘的外口扩大,如一深大的三角形缺损区,其边缘清晰、锐利,内端多与前庭或总脚"直接相通",前庭水管之最大径>1.5 mm。MRI 内耳水成像可清晰显示扩大的内淋巴管和内淋巴囊。影像学检查是大前庭水管综合征诊断的金标准。

3.基因诊断

可进行 SLC26A4 基因的筛查与检测。

三、鉴别诊断

听力存在气骨导差应与鼓室硬化、耳硬化症或中耳炎鉴别。听力下降伴有耳鸣及眩晕主诉,应与梅尼埃病鉴别。以突发听力下降为首发表现的应注意与突发性聋鉴别。听力检查及影像学资料可协助鉴别诊断。

四、治疗要点

虽然大前庭水管综合征是一种先天发育畸形,但出生后出现的波动性或渐进性感音神经性听力下降,及时药物治疗,听力可以得到改善甚至恢复到发病前水平,因此,早期应积极药物治疗。

(一)药物治疗

听力急剧下降时可按照突发性聋治疗原则,采用激素和改善内耳微循环代谢的药物治疗,尽可能地恢复听力,争取患儿有一个较长时间维持听力的较好阶段,这对小儿语言发育非常有益。改善内耳微循环代谢药物如银杏叶提取物等,可按体重调整剂量。

(二)手术治疗

对于应用药物治疗效果不佳者,可在系统治疗的基础上观察3个月,如果听力无好转迹象即可选配助听器。而如果助听器无助于听力的改善,则应建议进行人工耳蜗植入等。人工耳蜗植入对大前庭水管综合征导致的重度、极重度聋患者很有帮助,术后效果比较理想。

(三)加强语言训练

根据患者的实际情况,应当酌情加强听力下降患儿的言语训练,使之在学语期能保持良好的实用听力,为言语训练创造条件。

(蔡玉兵)

第七章

耳 部 肿 瘤

第一节　外耳肿瘤

一、耵聍腺瘤

耵聍腺瘤是一种发生于外耳道，临床上较为少见的肿瘤。其组织结构与汗腺腺瘤极相近似。有学者认为耵聍腺为汗腺的变种，但耵聍腺瘤的生物学特性和临床特征与汗腺瘤不同。虽然属良性肿瘤，但可在局部有较大的扩展，易复发，有恶变倾向。

(一)临床表现

(1)一般无耳流脓或其他不适。随着肿瘤增大，可出现耳阻塞感、听力减退。

(2)检查可见在外耳道外部有表面光滑的息肉样肿物，质较硬，表面皮肤颜色正常。肿瘤常位于外耳道的下壁或后壁。

(二)诊断与鉴别诊断

(1)对外耳道息肉样新生物应作活检，经病理学检查明确诊断。

(2)须与来源于中耳的息肉样肿瘤相鉴别。可用探针探查肿瘤的各壁，如探针能通过肿瘤的四周，则肿瘤来源于中耳，如在某一部位探针在肿瘤与外耳道之间不能通过，则提示肿瘤来源于外耳道。

(三)治疗

由于耵聍腺瘤容易恶变，因此应及早彻底切除，包括切除肿瘤周围的一部分正常皮肤。如病理检查示有恶变，应进一步扩大切除范围，术后做放射治疗，并注意长期随访观察。

(四)预后

本病易恶变，易复发。反复复发者预后较差。

二、外耳道外生性骨疣

外耳道外生性骨疣是外耳道常见的良性肿瘤之一，为外耳道骨壁的骨质过度增生而形成的一种局限性结节状隆起。多发生于成年男性，生长缓慢，常发生于两侧。

（一）临床表现

（1）肿瘤小者，一般无任何症状，常偶尔被发现。当肿瘤增大到一定程度，可使外耳道狭窄，有耵聍及脱落上皮积留时可造成耳道堵塞，引起耳闷、听力减退、耳鸣等症状。个别大者，可压迫外耳道皮肤引起耳部疼痛。

（2）检查可见外耳道骨性段半圆形隆起，覆于其表面的皮肤因肿瘤膨胀而变得菲薄，用探针触及其质地坚硬。

（二）诊断

位于外耳道深部的结节状或半圆形隆起物触之坚硬者，应考虑为外生性骨疣，如在两侧外耳道发现相似的隆起物，诊断多可明确。

（三）治疗

出现症状者，可行手术治疗。根据肿瘤的大小、部位和生长方式采用耳内切口或耳后切口用电钻磨除，切除时最好包括少许肿瘤周围的正常骨质。手术过程中应注意保护鼓膜的完整性。

三、外耳道乳头状瘤

外耳道乳头状瘤是外耳道最常见的良性肿瘤之一。多发生于外耳道外侧段，发病年龄多在20～35岁，男性多于女性。

（一）临床表现

（1）早期多无症状。肿瘤长大时可出现耳内阻塞感，耳痒，挖耳时易出血和听力轻度减退。如有继发感染，则有耳痛及耳流脓。

（2）检查可见肿瘤位于外耳道外端，基底一般较广，表面高低不平，呈桑葚状，瘤体较硬，呈棕褐色。

（二）诊断与鉴别诊断

（1）根据患者的病史及耳部检查，诊断并不困难。肿瘤组织活检作病理学检查可明确诊断。

（2）应注意与外耳道癌肿及病毒性扁平疣等相鉴别，肿瘤活检作病理学检查可作出鉴别。

（三）治疗

可在局部麻醉下行肿瘤切除术。有继发感染者，应先控制感染，消除炎症后再进行手术切除。肿瘤较大且基底较广者，肿瘤切除后需作局部植皮。肿瘤侵入中耳乳突或有恶变者应行乳突根治术，术后应配合放射治疗。

（四）预后

切除不彻底者易复发。据报道外耳道乳头状瘤恶变的发生率为2%左右。

四、血管瘤

血管瘤是儿童最常见的良性肿瘤之一，主要位于耳郭和外耳道。可表现为周期性出血，如肿瘤侵入中耳可引起听力减退和耳鸣。毛细血管瘤扁平，呈紫红色，用玻片压迫时，红色消退，触之局部温度较高。海绵状血管瘤呈暗红色或紫红色，表面突起不平，呈分叶状，由大小不等的血窦所组成。致密血管瘤较少见，常发生于皮下组织内。根据肿瘤的局部表现，诊断并不困难。

对不能自行消退的血管瘤，可采用冷冻、激光、电解、硬化剂注射、放射治疗或手术等方法。

毛细血管瘤常随年龄增长而长大，青春期后趋于静止。海绵状血管瘤一般在1岁以前发展较快，以后有缩小的趋势，常在5岁以后自行消退。

五、外耳恶性肿瘤

外耳恶性肿瘤无论发生于耳郭或外耳道,均以鳞状细胞癌占大多数。其次为基底细胞癌和腺样囊性癌。其他恶性肿瘤如横纹肌肉瘤、恶性黑色素瘤等均极为少见。

(一)外耳鳞状细胞癌

外耳鳞状细胞癌是最常见的恶性肿瘤,病因基本同皮肤癌。如强烈的日光曝晒,冻疮,慢性疾病(如结核性狼疮、放射性皮炎、慢性化脓性中耳炎)均可能为外耳癌的诱因。

1.症状

初起多无自觉不适,可有瘙痒和疼痛,侵及软骨膜时疼痛较明显。伴发于慢性化脓性中耳炎者则有血脓性耳漏。此病发展缓慢,病程数年。

2.体征

耳郭鳞癌常发生在耳轮处,初期呈屑状斑丘疹,易出血、糜烂,进一步发展为浸润性结节或菜花状肿块,常有溃烂。晚期病例可向耳前或颈淋巴结转移。

3.诊断

根据病史、检查,诊断不难。凡耳内有肉芽组织,触之易出血,或有较重的耳痛,应考虑到本病,去除肉芽,短期内复发者,将切除组织进行病理检查。

4.鉴别诊断

应注意与外耳道乳头状瘤相鉴别。后者基底较广,棕褐色,表面呈桑葚状或乳头状,肿瘤活检作病理检查可明确诊断。

5.治疗

外耳鳞状细胞癌一般以手术切除为主结合放射治疗的综合治疗。术前放射治疗可缩小肿瘤体积,有利于手术切除。术后放射治疗可消除手术切缘周围残留的卫星病灶,减少术后复发。晚期不能切除的肿瘤,可同时做化学治疗以增强放射治疗的敏感性。

(二)外耳基底细胞癌

基底细胞癌大多发生于头颈部,特别是口角至耳垂连线以上区域的皮肤。发病率比鳞状细胞癌为低,发生于耳郭和外耳道者均少见。本病男性多于女性,好发于 50~60 岁。

1.症状

早期一般无任何不适,易被忽视。早期表现为一个扁平的无痛性隆起,时感局部发痒,如向四周及深部发展而累及骨及软骨,甚至侵及脑膜,可出现剧痛。如肿瘤阻塞外耳道可出现听力减退和耳鸣。

2.体征

病变多为单发性,偶有多发性。初起为透明蜡样灰色小结节,表面有扩张血管,挖后易出血、淌水、结痂。中央溃烂形成侵蚀性溃疡,边缘卷起。有时基底细胞中含有大量色素,呈现蓝黑色。

3.诊断

对外耳道慢性或长期不愈的溃疡必须做病理检查,病理检查的结果为本病最可靠的依据。

4.治疗

基底细胞癌极少发生转移,而且对放射治疗敏感。一般以放射治疗为首选治疗,还可保持美观效果。耳后沟部位的肿瘤可进行插植放射治疗或接触放射治疗;耳郭部位的肿瘤以术前放射治疗辅以局部切除为首选,以避免根治性放射治疗引起的软骨坏死。

5.预后

此病常为局部浸润扩展,生长缓慢,转移较少见。晚期可发生肺、骨、淋巴结、肝转移。

(三)外耳道腺样囊性癌

腺样囊性癌又称圆柱瘤型腺癌、筛状癌等,可原发于外耳道软骨段,来源于耵聍腺导管上皮或肌上皮,临床并不多见。患者一般为成人,40～50岁较常见,40岁以下较少见。

1.症状

(1)肿块:一般为耳内肿块。

(2)疼痛:过半数病例初诊时耳部有疼痛,但一般较轻。其余病例在复发时有疼痛。晚期疼痛明显。疼痛可能与此瘤侵犯神经有关。

(3)耳分泌物:较少见。肿瘤表面溃破时有血性或血脓性渗出物。

(4)听力减退:不明显,肿瘤阻塞外耳道可引起传音性聋。

2.体征

(1)肿块外观有两种:一种为结节或浸润型,即外耳道口或外段有隆起,一般为黄豆大小,表面皮肤光滑;另一种为肉芽型,色红,表面粗糙不平,此型为肿瘤穿破表面皮肤所致。

(2)肿瘤绝大多数原发于外耳道口,逐渐增大可阻塞外耳道口;向内发展至外耳道骨段;向外侵及邻近组织,发展至耳屏、耳轮脚、耳甲腔、腮腺,累及颞颌关节时有张口困难。

(3)局部淋巴结转移较少见,部位为耳下、颈深上淋巴结。

3.诊断

对外耳道肿块取活检做病理学检查可明确诊断。

4.治疗

此瘤对放射治疗、化学治疗均不敏感,而且具有局部侵袭性强、边界难定、易沿神经扩展等特点。单纯的局部切除极易复发,一般应早期做局部扩大切除或根治手术。

5.预后

无论是手术或放射治疗,这种肿瘤均较易复发,故术后应密切随访。

(四)外耳道耵聍腺癌

外耳道耵聍腺癌很少见。发源于耵聍腺的癌其命名及分类很不一致。从广义上讲,外耳道腺样囊性癌发源于耵聍腺,是耵聍腺癌的常见的一种。至于狭义的耵聍腺癌,则不包括腺样囊性癌。外耳道耵聍腺癌的临床表现及治疗原则同腺样囊性癌。应早期做局部扩大切除或根治性切除。对手术切除不彻底的患者,应进行术后放射治疗。

(五)外耳道黑色素瘤

外耳道黑色素瘤不多见。可发生于任何年龄,但以中年或老年患者最多。男女发病率无显著差异。

1.症状

早期可无症状,或仅局部有发痒、烧灼感、刺痛等。肿瘤增大堵塞外耳道时,出现听力障碍、耳鸣等。侵犯骨质可出现耳深部疼痛。

2.体征

浅表型病变扁平、光滑,有黑灰色的色素沉积。病变向深部发展时为浸润型,形成肿块,表面可有溃疡和出血。

3.诊断

外耳黑色素病变,以色素痣和色素性基底细胞乳头状瘤最为常见。但任何色素性病变,都应排除恶性黑色素瘤的可能,尤其是良性色素痣生长加快,有灼热感、刺痛或疼痛,表面有出血、糜烂、溃疡等。宜做整块肿瘤切除和活检。

4.治疗

此瘤对放射线不敏感,应早期手术切除。不论有无局部转移,从理论和实践方面来看,施行外耳截除术合并腮腺全切除及颈淋巴结廓清术是最理想的治疗方案。

术后病理证实为 Clark 浸润深度标准Ⅲ度以上,或有局部淋巴结转移者,应行术后化学治疗。常用的方案:长春新碱酰胺 3 mg/m²,静脉注射第 1 天。达卡巴嗪 350 mg/m²,第 2～4 天。博来霉素15 mg/(m²·dL)。对有手术禁忌证的患者,可行姑息性放射治疗,主要采用大分割的照射方法:每周放射治疗 2 次,每次 4～6 Gy。总剂量一般为 42～45 Gy。对有多发性远处转移的患者,应以姑息性化学治疗为主。

5.预后

病变在外耳中央(包括外耳道、耳甲腔、耳屏和对耳屏)和耳后区(包括乳突区皮肤)者预后差。70%～80%范围小的浅表型恶性黑色素瘤可获良好的治疗效果;浸润型及复发型的治愈率为 30%;具有明显转移者其治愈率约为 14%。一般病变越近耳郭周边部,其预后越好。

(六)外耳恶性神经鞘瘤

外耳恶性神经鞘瘤又名恶性神经膜瘤,极为罕见。宜进行早期局部广泛切除,放射治疗无效。

(七)外耳肉瘤

外耳肉瘤比癌远为少见。临床表现为无痛性肿块。治疗以手术切除为主,对分化程度差的肿瘤,应辅以术后化学治疗。

(潘 永)

第二节 中 耳 肿 瘤

一、鼓膜角质瘤

鼓膜角质瘤是一种局限于鼓膜的胆脂瘤。临床上较少见,因其发病多较隐蔽不易早期诊断。其发病原因与炎症刺激使鼓膜上皮基底细胞内移、长期鼓膜置管使鼓膜上皮质内棘细胞在鼓膜纤维层与黏膜层间增殖形成有关。此外,也有与中耳炎、鼓膜置管或手术史无关的不明原因的鼓膜上皮基底细胞迁移引起的鼓膜角质瘤。

(一)临床表现

其症状较轻微,可自感耳闷、耳鸣及听力下降。检查可见鼓膜锤骨柄的前后方白色肿物,单个或多个、圆形、边界清楚,直径大小常为 2～4 mm。听力检查表现为传导性聋。

(二)诊断

详细地询问病史及仔细的耳部检查,当发现完整鼓膜内白色肿物时应考虑本病的可能。

（三）治疗

手术切除，如遗留较大的鼓膜穿孔应在肿物切除的同时行鼓膜修补术。

二、中耳原发性髓外浆细胞瘤

原发性髓外浆细胞瘤是位于骨髓以外的器官或组织内的以浆细胞增殖为特点的肿瘤。由不典型的多形性浆细胞组成，可见异常核分裂象及双核或多核瘤细胞。此肿瘤常发生于上呼吸道黏膜下组织，特别是鼻、鼻窦和鼻咽部。发生于耳部的原发性髓外浆细胞瘤非常罕见。该肿瘤的临床行为不清楚，常多年后局部复发，可远处转移或转化为多发性骨髓瘤。

（一）临床表现

Kandoloros 等报道了 1 例原发性的中耳浆细胞瘤，主要症状为耳鸣、听力下降、耳闭塞感、头痛及眩晕等症状。检查时可见鼓膜呈红色、变薄、外突。CT 检查可显示肿瘤。

（二）诊断

该病的诊断应特别慎重，除上述症状外，应进一步检查以排除多发性骨髓瘤、浆细胞肉芽肿和孤立性的骨骼浆细胞瘤。须具备以下条件方可确诊：①局部病检诊断为浆细胞瘤；②骨髓穿刺阴性；③无贫血，血红蛋白＞2.01 mmol/L；④血清及尿中 M 蛋白阴性，如为阳性则通过局部病变切除或放疗后，血清及尿中 M 蛋白可消失；⑤X 线检查可有局部骨骼变化，但无全身骨骼破坏。

（三）治疗

与多发性骨髓瘤相比，原发性髓外浆细胞瘤预后较好，其对放疗非常敏感。单纯放疗可完全抑制此病的发展，亦可于彻底手术切除后再行放疗。本病易复发，并可于治疗后多年出现复发并发生转移。故宜长期随访观察。

三、中耳腺瘤

中耳腺瘤为中耳黏膜发生、形成腺样结构的良性上皮性肿瘤，临床上罕见。以往由于对中耳腺瘤的认识不一致，有把形态学与之相似的低度恶性类癌误纳入中耳腺瘤的诊断之中；亦有认为中耳腺瘤来自异位耵聍腺而与耵聍腺肿瘤相混淆，故其名称不一，常引起混乱，目前较多采用中耳腺瘤命名。

中耳腺瘤的组织发生学目前不清楚，可能起源于耵聍腺、中耳黏膜化生、异位涎腺组织、副神经节等。

（一）病理

本病大体为表面光滑、分界清楚、质硬韧、有弹性、有包膜的小肿物；切面灰白或棕红色，血管较少。组织学为紧密排列的小腺体样结构，通常形成腺腔。腺体有单层立方形或柱状上皮所形成，核深染呈圆形或卵圆形，胞浆丰富，嗜酸性，细胞境界清楚，核分裂罕见，腔内可有黏液。

（二）临床表现

本病通常局限于中耳且生长缓慢，早期可无症状。首发症状常为渐进性听力下降、耳阻塞感、耳痛、面瘫及耳鸣，有时可出现耳漏及眩晕。本病以 40～60 岁年龄多见，性别无明显差异。

检查时多数患者鼓膜完整，可增厚或外突，有时偶可透过鼓膜见到肿瘤阴影。CT 检查可见中耳腔软组织影，而鼓室各壁及乳突骨质无破坏。

（三）诊断

Hyams 和 Michaels 将中耳腺瘤的临床诊断标准定为：①无骨质破坏；②肿瘤局限于中耳腔；③无浸润及转移征象。由于中耳腺瘤发展缓慢、部位隐蔽，早期诊断较困难。对于有缓慢渐进性传导性听力下降者，CT 提示中耳腔软组织影者应怀疑此病。一般手术探查时对肿物进行病理检查而确诊。诊断时注意与中耳类癌及耵聍腺肿瘤相鉴别。

（四）治疗

行中耳探查加肿瘤切除术。

四、中耳类癌

类癌是由形态均一的，组织学、免疫组织化学和超微结构等方面均显示神经内分泌分化特性的椭圆形细胞所构成的低度恶性的上皮性肿瘤。以往曾把类癌与中耳腺瘤等同，直至 1980 年 Murphy 等才首次把中耳类癌独立分出。Ferri 等有综述文献从 1980 年至 1999 年共收集到原发性中耳类癌 38 例，有人认为本癌是来源于中耳黏膜的多潜能未分化的上皮细胞。本病见于青少年至中老年，男性稍多于女性。

（一）病理

肿瘤大体为灰白色、质软，部分似海绵或脂肪样，大部分有包膜，肿物可从数毫米至 2 cm 大小。组织学表现为形态较一致的椭圆形或圆形的小细胞，呈实性梁索性、巢状、片状排列；免疫组织化学检测：肿瘤细胞角蛋白、上皮膜抗原（EMA）、嗜铬粒蛋白、突触素（NSE、Synaptophysin）和多肽激素等可呈阳性；电镜观察见肿瘤细胞胞浆有膜包裹的核心致密性颗粒。

（二）临床表现

临床症状及体征无特异性。若肿瘤小时，症状不明显，早期主要为耳鸣、传导性听力下降，可伴眩晕、耳闷、溢液、耳痛，偶有面瘫。检查见鼓膜完整并外突，部分肿瘤可穿破鼓膜进入外耳道。

（三）诊断

根据临床表现及常规病理组织染色很难确诊。确诊需行免疫组织化学染色及电镜检查。CT 可显示中耳软组织影及骨质受侵蚀的情况。诊断时注意与中耳腺瘤及腺癌相鉴别。

（四）治疗

本瘤生长缓慢，病程可长达 20 年，恶性度低，局部外科手术切除，效果良好。根据病变范围行改良乳突根治或乳突根治术或扩大乳突根治术，以达到治疗目的。

五、中耳涎腺迷芽瘤

中耳涎腺迷芽瘤是正常涎腺组织在中耳的异位性胚胎残余。临床罕见，自 1961 年 Taylor 和 Martin 报道第一例中耳涎腺迷芽瘤到 1992 年止，已有 19 例报道。其发病年龄在 2～52 岁，男女之比为 1∶1.3，双耳均可患病，以左耳患病居多，无恶变倾向。该病常伴有听骨及面神经的异常，其中听骨以砧骨异常多见，亦可合并耳郭及内耳异常。

本病原因不明，有学者认为与胚胎时期腮腺细胞黏液有关。

（一）临床表现

中耳涎腺迷芽瘤生长非常缓慢或不增大，临床主要表现为传导性听力下降，一般无其他症状。耳镜检查鼓膜完整，偶可透过鼓膜见鼓室内的肿物。

(二)诊断

术前诊断困难。常需手术探查后病检确诊。手术中可发现鼓室内有柔软、呈分叶状、表面光滑的肿物,并伴有不同程度的其他部位异常,尤以砧骨异常多见。诊断时应注意与鼓室硬化症、鼓室球体瘤、中耳脑膜瘤、中耳腺瘤、中耳类癌、先天性胆脂瘤相鉴别。

(三)治疗

行鼓室探查肿瘤切除术。术中注意保护面神经及听骨链的完整性。如听骨链异常可同时行听骨链重建术。

六、畸胎瘤

畸胎瘤是由多于 1 个胚层(2 个或以上)来源的组织所构成的肿瘤,为真性肿瘤而非畸形。根据组织成熟程度分为良性(即由已成熟的分化组织构成)和恶性,以良性居多,但有恶变倾向,恶性率随年龄呈上升趋势。畸胎瘤常发生于身体的中线或中轴旁位,最多见于骶尾水平。头颈部较少发生畸胎瘤,为总数的 $2\%\sim10\%$,耳部畸胎瘤非常罕见。至 1999 年共有 12 例此类病例的报告。中耳畸胎瘤为良性、先天性肿瘤,主要见于新生儿或婴幼儿,尤其是小女孩。

(一)临床表现

中耳畸胎瘤常见于婴幼儿,因其不能主诉,临床症状少,主要症状为肿物堵塞耳道所引起的听力下降,继发性感染等。Forrest 等报道 1 例 8 个月的患儿因中耳畸胎瘤突向咽鼓管、鼻咽而造成气道阻塞而出现急性呼吸困难。也有中耳畸胎瘤压迫面神经致面瘫的报道。

(二)诊断

因主诉症状少,临床诊断困难。CT 可提供影像学依据,确诊需靠手术探查后取组织病检。

(三)治疗

最有效的治疗方法是手术彻底切除。

七、中耳乳突部脑疝

中耳乳突部脑疝是指由于各种原因造成上鼓室及鼓窦天盖、乳突部骨质缺损,脑组织疝入中耳腔或乳突腔而形成。其发生的原因有:①胆脂瘤破坏天盖等部位;②中耳乳突手术时损伤硬脑膜而未及时修补;③颞骨外伤致骨质破损;④天盖部位先天性骨质破损。

(一)临床表现

本病多是以慢性化脓性中耳乳突炎手术治疗后或颞骨外伤后的并发症形式出现,主要症状为耳漏和听力下降。耳漏可为脑脊液耳漏或化脓性中耳炎引起,表现为清亮、水样或黏稠、脓性分泌物。听力下降多呈传导性聋。此外,也可出现头痛、眩晕、脑脊液鼻漏、复发性脑膜炎及癫痫等。检查时有时可见外耳道、鼓室和/或乳突腔内有蒂或基底较广、搏动性肿物或肉芽,部分基底较广者可回纳。多数中耳乳突部脑疝因手术而发现。CT 扫描可发现鼓室盖或鼓窦盖处有骨质缺损。

(二)诊断

仔细询问病史,结合影像学检查结果对临床表现明显者,诊断不难。但大多数病例因临床表现不典型而于手术中发现。对有中耳乳突手术史或颅脑外伤史患者,如伴有脑脊液鼻漏,应怀疑中耳乳突部脑疝,做进一步检查。注意与中耳息肉、颈静脉球体瘤等相区别。

（三）治疗

手术治疗。可经乳突径路或颅内径路修补骨质破损处。

八、耳郭部纤维瘤

外耳纤维瘤临床少见,主要见于耳郭,根据瘤组织内纤维及细胞成分的多少可分为软、硬两种。前者瘤细胞丰富,纤维较少,与脂肪瘤相似,生长快,有发生恶变之可能;后者则大部分由胶原纤维组成,细胞成分少,呈硬性无痛结节。耳郭纤维瘤病因不明。

（一）临床表现

纤维瘤可发生于外耳的任何部位,以耳郭为多见,外耳道极少见。单发或多发,常呈圆形或椭圆形结节状,偶呈分叶状,一般基底较广。检查时可见软纤维瘤质地软,类似脂肪瘤,而硬纤维瘤为硬性无痛结节状。

（二）诊断

临床诊断不难,确诊靠病检。

（三）治疗

手术切除。

九、中耳恶性黑色素瘤

中耳恶性黑色素瘤少见。早期诊断较难,治疗主张大范围切除,如行乳突根治术或扩大乳突根治术,必要时可行颞骨切除或次全切除术和颈淋巴结清扫术。

（一）外科治疗

手术切除是恶性黑色素瘤的经典治疗方法。对恶性雀斑型,不管肿瘤厚度是多少,1 cm 的安全边缘通常已经足够;对浅表扩展型和结节型,若肿瘤厚度小于 1 mm,建议切除留有 1～2 cm 的安全边缘,如肿瘤厚度超过 1 mm,安全边缘应达 2 cm 以上;肿瘤切除应深达耳郭全层,以保证切除干净和便于缝合。颈清扫与否取决于肿瘤的分型、病理类型和原发灶的大小。对 N_0 期的所有恶性雀斑型和肿瘤厚度小于0.76 mm的结节型和浅表扩散型,由于颈部淋巴结转移率低,一般不主张行选择性颈清扫;对于肿瘤厚度在 0.76～3.99 mm 的结节型和浅表扩散型,推荐行选择性颈清扫以提高术后生存率;肿瘤厚度超过 4 mm 的结节型和浅表扩散型,由于经常已有远处转移,选择性颈清扫仅提供控制局部病变,对提高生存率无大的实际意义。对于那些有明确颈淋巴结转移者,既往的方法是施行根治性颈清扫,目前则多主张行功能性清扫术。具体做法:对侵犯耳郭和耳前者,清扫Ⅰ区和Ⅲ区;对侵犯耳后者,清扫包括Ⅴ区在内的后外侧颈部。以往的清扫范围常以耳郭的淋巴引流为准,近来的闪烁淋巴造影术(也称淋巴图)发现高达 34% 的受累淋巴结超出预期的区域,因此可更精确地反映淋巴结受累的实际情况,指导临床颈清扫的范围。淋巴图是一种发现前哨淋巴结(它被认为是转移的开始部位)的技术,临床上也用于判定哪些患者需要做化疗。在被认为不会出现转移的患者中,有 30% 出现了转移。这就意味着隐性的病变被常规的病理学检查所漏诊了。

（二）放疗

虽然以往认为恶性黑色素瘤对放疗不敏感,但事实证明高剂量冲击疗法是有效的。目前,放疗仅用于那些颈部有转移淋巴结的患者,于颈清扫后 6 周左右,在 3 周时间内,接受每次 5.5～6 Gy,总共 5～6 次的放疗。

(三)化疗

用于化疗的药物包括氮烯米胺(DTIC)、亚硝基脲等。

(四)免疫治疗

免疫治疗是近年兴起的新方法。其中临床上已应用的有干扰素(IFN)和白介素-2(IL-2),均证实对恶性黑色素瘤有一定疗效。近期更有动物实验报道白介素-10可抑制恶性黑色素瘤生长和转移且不良反应小,未来有望开发出单独使用或联合其他药物用于人恶性黑色素瘤治疗。各种疫苗也可能有用,因为疫苗可刺激机体的免疫系统将肿瘤细胞当作异体抗原进行攻击。目前已证实一种多价全细胞恶性黑色素瘤疫苗显示其临床效果。尚有多种疫苗在研究中,但还需大量的临床试验来检验其有效性。

(五)其他疗法

包括抗雌激素治疗、冷冻治疗和中医中药治疗等。

十、中耳横纹肌肉瘤

(一)临床表现

中耳是耳部横纹肌肉瘤最常见的部位。早期临床上常见流脓,随着病情进展渐变成流脓血。同时可有耳内肿痛或有头痛,晚期常有面瘫。检查见外耳道或中耳腔内息肉样或肉芽状肿物,质脆,易出血。CT检查可见中耳软组织影,常合并骨质破坏。

(二)诊断及鉴别

诊断要点:①儿童或青少年;②流脓血样分泌物;③外耳道或中耳腔内息肉样肿物,摘除后易再发;④合并面瘫。确诊需靠活检。应注意与中耳癌及其他肉瘤做鉴别。

(三)治疗

应采取手术、放疗和/或化疗相结合的综合疗法。行乳突根治或扩大的乳突根治术,以便彻底切除肿瘤,术后辅以放疗或化疗。治疗期间注意血液、脑和骨并发症的发生和处理。

(董晓波)

第三节 内耳肿瘤

一、听神经瘤

神经鞘瘤及神经纤维瘤均起源于神经鞘,多由脑神经末梢段 Schwann 细胞发生,又称 Schwann 瘤。但组织学上神经鞘瘤是 Schwann 细胞异常增殖,神经纤维瘤除 Schwann 细胞,多为胶原纤维或纤维肉芽细胞,肿瘤内混有正常有髓或无髓神经纤维束。神经鞘瘤可发生于颅内脑神经根、脊管内脊神经根及周围神经,占全部脑肿瘤的 7%~9%,听神经瘤最常见,其次为三叉神经鞘瘤。除嗅神经和视神经,其他脑神经都有神经鞘瘤报道,但舌咽/迷走/副神经(颈静脉孔肿瘤)、面神经、舌下神经、滑车神经及动眼神经较少见。其分布主要在小脑脑桥角,也可见于岩尖、鞍旁、颈静脉孔区等处。

听神经瘤是发生于位听神经的脑桥小脑角部肿瘤,约占颅内神经鞘瘤的 91%,脑桥小脑角部肿瘤的 80%。由于其多来自前庭神经,最近国际统一命名为前庭神经 Schwann 细胞瘤 (vestibular schwannoma,VS)。Brackman 和 Barrels 报告 1 354 例脑桥小脑角肿瘤,91% 为前庭神经 Schwann 细胞瘤,3% 为脑膜瘤,2% 为原发性胆脂瘤,4% 为其他类型肿瘤。

纤维瘤是神经纤维瘤病的局部表现。该病为常染色体显性遗传性疾病,有较高的外显率,临床上所见的形式变异多,常见的有两种:Ⅰ型神经纤维瘤病(NF-1),也称多发性神经纤维瘤病(或 VonReckhnghausen 病);Ⅱ型神经纤维瘤病(NF-2),也称双侧听神经瘤病。NF-1 基因定位于第 17 染色体上。

(一)流行病学

VS 约占颅内肿瘤的 6%,美国每年新发生听神经瘤约 3 000 例。好发于 40~60 岁,女性多发,约为男性的 1.5 倍。国内 6 组大宗病理统计占颅内肿瘤的 6.8%~11.48%,平均为 9%,女性稍多,种族差异不明显。Leonard 的尸检发现率为 0.8%。主要分两种类型,散发型及神经纤维瘤病 2 型(NF-2),前者为单侧性,占全部听神经瘤病例的 95%,年发病率为(30~40)/10 万;NF-2 型为罕见疾病,大多为双侧性,仅 2% 的 NF-1 型病例为单侧性,年发病率为 1/10 万。

(二)病因及发病机制

神经鞘瘤和神经纤维瘤的确切病因尚未完全清楚。一般认为肿瘤组织是由正常组织或胚胎残留组织在生物、化学或物理等因素的刺激下失去正常组织的生长规律,产生间变,进行无限增殖的结果。近来研究使人们认识到肿瘤的发生和发展除了外界因素外尚有人体内在的基础。分子遗传学研究发现,细胞的染色体组上的基因与肿瘤的发生有重大的关系。各种动物细胞的基因组中普遍存在着与病毒癌基因相似的序列,在正常情况下,它们不表达或只是有限制地表达,因而对细胞无害。当受到某些生物、化学、物理等因素作用而活化并异常表达时,则可导致细胞癌变。有些人生来就带有一个或多个结构或功能上有缺陷的基因,在此基础上发生的肿瘤称遗传性肿瘤综合征。其中,神经纤维瘤病(NF)是较常见的一种常染色体显性遗传性肿瘤。本病临床表型有较显著的异质性,约有 30%~50% 的病例为新突变(突变率较单基因座突变率高出100 倍以上)。发生新突变的概率与父亲年龄的增长呈正比,若父亲在 35 岁以上患病,子女患病机会可增加两倍;散发病例中约 65% 的父亲较年轻。

NF-1 基因定位于人类染色体 17 q11.2,在基因组 DNA 中占 300 kb,编码 13 kb mRNA,开读框架为8454 个核苷酸,已证实 NF-1 基因含有 49 个外显子及 2 个交错拼接的 mRNA 同型体。NF-1 基因蛋白产物已被鉴定,命名为神经纤维素,由 2818 个氨基酸组成,分子质量为 250 kD。实验表明,NF-1 蛋白似具有一种类似肿瘤抑制因子的作用,它通过调节一些存在于细胞内的对细胞生长增殖具有重要作用的蛋白质而行使其功能,这些蛋白质若在成纤维细胞中过度表达则可导致其转化。

(三)病理

位听神经分为前庭支与耳蜗支,神经鞘瘤多来自前庭支。前庭支分为中枢部和外周部,中枢部由少突胶质细胞被覆,外周部由 Schwann 细胞被覆。位听神经从脑干开始 10~13 mm 被少突胶质细胞及软脑膜覆盖,在内耳道开口部神经胶质细胞及软脑膜消失,代之以 Schwann 细胞和神经周膜包裹神经。听神经瘤常由内耳道内前庭下神经,有时由前庭上神经发生,发生于耳蜗神经频率仅约 4%。VS 发生在中枢部神经胶质与外周神经纤维移行部前庭神经节附近。由于此移行部位置变异很大,VS 发生部位变异也很大,症状体征不尽相同,远离内耳道对听神经压迫小,术后听力保存率高,根据发生部位不同有外侧型和内侧型之分。NF-2 患者前庭神经瘤极少数起源于内耳,推测由前庭神经树突髓鞘演变而来。听神经鞘瘤也可以是多发性神经纤维瘤病(von Reckling hausen病)的一部分,多为双侧。

听神经瘤大多起源于内听道内前庭神经 Obersteiner-Redlich 区的远心端,即神经间质从神经胶质细胞转变为 Schwann 细胞的部位的外侧,少数起源于前庭神经的小脑脑桥隐窝段。肿瘤有包膜,表面光滑,境界清楚,实质性,可略呈结节状,质松软,一般呈灰黄色或灰红色。随着肿瘤的生长,可出现退行性变、脂肪性变或纤维化变。肿瘤组织内常有大小不等的囊腔,内含淡黄色透明囊液,有时并有纤维蛋白凝块。小型肿瘤由内听动脉供血,肿瘤较大时,可由小脑前下动脉、小脑后下动脉、脑桥动脉或小脑上动脉供血。静脉回流主要通过岩静脉进入岩上窦。小肿瘤可局限于内听道内,直径仅有数毫米,肿瘤增大后压迫内听道内的面听神经及内听动脉,产生面听神经症状及内听道扩大。肿瘤进一步生长可突入小脑脑桥隐窝,压迫三叉神经、小脑、脑干及后组脑神经,并可经天幕切迹向幕上发展,产生相应的神经症状及颅内压增高。一般按肿瘤大小将其分为四级:一级为小型肿瘤,直径不超过 1 cm,二级为中型肿瘤,直径1~2 cm,三级为大型肿瘤,直径 2~4 cm,四级为巨型肿瘤,直径在 4 cm 以上。组织形态学上绝大部分肿瘤为神经鞘瘤,少数为神经纤维瘤。

(四)临床表现

1.病程

缓慢进行性发展,病程长,早期症状常被忽视,发病到住院时间为 3.5~5 年,10%~15%的患者回忆症状存在时间可追溯到 10 年前,约 1/3 病例经 3~10 年才确诊。

2.首发症状

为耳蜗及前庭神经症状,常见一侧听力下降伴耳鸣,以及耳闭塞感、眩晕及头晕等。常见症状发生率听力障碍为98%,耳鸣 70%,平衡失调 67%,头痛 32%,面部麻木 29%,面肌无力10%,复视 10%,恶心、呕吐 9%,味觉障碍 6%。

(1)听力下降及耳鸣:首发占 70%~85%,约 10%为突发听力障碍,少数以单独耳鸣起病,伴进行性听力障碍。患者常因听不清电话发现听力或言语识别力下降,特点是先出现纯音性听力障碍,起病时多为高音域障碍,听力障碍程度主要取决于肿瘤原发位置及与内耳道关系,与肿瘤大小不完全平行,内耳道局限性小肿瘤可引起高度听力障碍,囊肿性大肿瘤可保留听力,肿瘤不断增大导致进行性听力下降。MRI 可发现听力正常的听神经瘤,目前临床检出病例中 5%~15%听力正常。听神经瘤常引起高音调持续性耳鸣,单侧不对称性,一般为轻至中度。

(2)平衡障碍:患者可出现轻、中度平衡不稳,平衡不稳常见于较大肿瘤使小脑及脑干受压;头晕发生率仅 5%~6%,眩晕为 18%~58%,眩晕常见于较小的肿瘤。由于肿瘤生长缓慢,前庭功能丧失可由对侧代偿,功能障碍症状不严重。脑桥小脑角肿瘤可出现特征性 Bruns 眼震,注视患侧引起低频大振幅眼震(患侧脑桥功能不全),注视健侧可见高频小振幅眼震(患侧前庭神经麻痹)。

3.三叉神经功能障碍

如面部麻木感、三叉神经痛及感觉异常等,以首发症状出现少见,通常不损及三叉神经运动根。三叉神经受累发生率较高,如面部麻木感约 30%,临床细致检查发现率可能更高,47%~61%有三叉神经症状,如角膜反射减弱、消失,面部感觉障碍等,若三支均受累提示肿瘤很大。

4.面神经功能障碍

面神经与前庭蜗神经并行于内耳道,故常受累,表现面肌无力、抽搐和乳突区疼痛等,疾病晚期可出现面瘫。检查可见表情肌轻微麻痹,通过令患者多次发笑使之疲劳,或叩击前额部使反复闭眼（瞬目反射）减弱确认。面神经的中间神经受累可引起外耳道后壁感觉减退，称为Hitzelberger征。

5.小脑症状

如共济失调、眼震等，肿瘤较小时眼震向健侧，较大时眼震向患侧，多为旋转性、垂直性。出现后组脑神经障碍如饮水呛咳、声音嘶哑、吞咽困难及咽反射消失等，提示肿瘤可能已经很大。随肿瘤增大压迫邻近结构，除导致邻近脑神经、小脑及脑干症状，可因中脑水管狭窄导致颅内压增高。

6.头痛

见于颞枕部，伴病侧枕大孔区不适感，与肿瘤大小有关，发生率为 19％～38％。根据Selesnick等报道，肿瘤<1 cm无头痛，1～3 cm 约 20％患者主诉头痛，>3 cm 约 43％患者头痛。较大肿瘤血管丰富，5％～15％病例发生瘤内出血或 SAH，出现突发性头痛和复视等。

（五）辅助检查

1.腰穿及脑脊液检查

通常可见 CSF 蛋白质含量增加，细胞数大多正常。

2.神经耳科学检查

CT 和 MRI 问世前 VS 早期诊断主要依赖听力异常筛查，目前已被神经影像学检查取代，仍可作为预测术后听力保留程度指标。

（1）纯音听力检查：以标准气导与骨导听力零级为标准，测定患者气导与骨导听力，听神经病变听力丧失以高频听力为主。

（2）语言识别积分：常用于术前与术后听力评价。制作各种声音警度语言辨别能力曲线，用0～100％标记最高语音清晰度。与纯音听力检查相比，听神经瘤语音清晰度很低，通常为0～30％。

（3）语言听取阈值：语音听取正确回答率达到 50％为标准（dB）。

（4）听觉检查：听神经脑干反应（ABR）可见。潜伏期延长或 V 波消失、无反应等异常。为保留听力可用术中监视器，测定耳蜗电图和复合运动电位等。

（5）前庭功能检查：温度眼震检查是刺激外侧半规管反映前庭上神经损害，多数病例无反应表示半规管麻痹（CP）；发生于前庭下神经肿瘤由反应可漏诊。也可发现眼追踪试验（eyetracking test，ETT）、视动性眼球震颤（opticokinetic nystagmus patern，OKN）等轻度异常，OKN 是注视视野中越过的物体出现的生理性眼震。

3.影像学检查

（1）X 线平片：可见内听道扩大，头颅 X 线正侧位片及 Towne 位、正、位可显示内耳道壁骨质吸收、密度减低呈漏斗状、喇叭状变形，或内耳道径>8 mm 为异常。

（2）CT 检查：可见脑桥小脑角类圆刀或不规则形肿块，边界不清，均匀等密度，少数略高密度或混合密度，高密度区等密度肿瘤可仅显示第四脑室受压、变形更位，较大肿瘤可见同侧脑桥池扩大、脑积水等。肿瘤可均匀、不均匀或环状增强，病灶边界清楚，内听道呈喇叭口样扩大。

（3）MRI 检查：由于其分辨率更高，因此可以更清晰地显示肿瘤以及颅内组织结构，甚至可显示肿瘤邻近的脑神经及血管。可从冠状、矢状及水平三维角度来观察。且对于手术方案的制订都有重要意义。组织学为 AntoniA 型的肿瘤一般说呈均匀信号，AntoniB 型肿瘤有囊性退行性变的倾向。听神经瘤钙化较少见，T_1 加权像多呈轻度低信号影像，T_2 加权像呈较高信号影像。Antoni B 型肿瘤的信号一般比 Antoni A 型肿瘤稍高,在内听道内或小脑脑桥角池内有时可发现与肿瘤相连接的囊变区。内听道常有不同程度的扩大。

(4)DSA 检查:可显示肿瘤营养血管包括椎-基底动脉系统小脑前下动脉、大脑后动脉,颈外动脉系统硬脑膜中动脉、咽升动脉,以及颈内动脉系统脑膜-垂体动脉等。

(六)诊断及鉴别诊断

1.诊断

关键在于早期诊断,即在肿瘤直径小于 2 cm 时就能做出诊断。如能在此期做出诊断,手术全切肿瘤,面、听神经解剖及功能保留率是相当高的。因此各级医务工作者对本病的首发症状或早期症状必须予以高度重视,特别对成年人不明原因的耳鸣、进行性听力减退尤应警惕,应做必要的检查,不可轻易作出"感音-神经性耳聋"的诊断。诊断根据患者首发听力障碍、缓慢进展病程和相继出现三叉神经、面神经、小脑及后组脑神经障碍等症状。确诊主要依赖 MRI 显示内耳道内肿瘤。即使初诊检查未能发现肿瘤,也不能轻易放过,还应定期随访相当长的时期,否则一旦延误诊断,致使肿瘤继续增大,不但会加大手术难度,而且死亡率、病残率均会增高。近十余年来,有关听神经瘤诊断的手段有了很大的改善,使得本病的早期诊断率有了很大的提高。

2.鉴别诊断

VS 约占脑桥小脑角肿瘤的 80%,其余 20% 为脑膜瘤和脑干及小脑肿瘤,如神经胶质瘤、三叉神经鞘瘤、蛛网膜囊肿及转移性脑肿瘤等。

(1)前庭神经病变:VS 早期眩晕症状应与前庭神经炎、迷路炎、梅尼埃病及药物性前庭神经损害区别,均有相应病史,如前庭神经炎有感冒史,迷路炎有中耳炎史,梅尼埃病为发作性真性眩晕,药物性有相关用药史等;VS 为进行性耳聋,无复聪现象,常伴邻近脑神经如三叉神经症状,CSF 蛋白增高、MRI 显示内听道扩大等。

(2)耳蜗神经损害:VS 引起耳聋应与耳硬化症、药物性耳聋等鉴别,除上述鉴别要点,听神经瘤常伴病侧前庭功能消失或减退。

(3)脑桥小脑角脑膜瘤:早期听觉或前庭功能改变、CSF 蛋白含量增高不明显,内听道大多正常,CT 呈均一性增强。如临床上难以区分需手术证实。

(4)脑桥小脑角上皮样囊肿(胆脂瘤):系先天性肿瘤,发病年龄较轻,40 岁前约占 65%,病程长。首发症状常为面部疼痛,听力障碍不明显,前庭症状缺如或轻微,病程晚期可出现;CSF 蛋白不增高,CT 显示内耳道不扩大,肿块呈低密度(瘤内含脂肪),病变分叶并蔓延到周围脑池,无增强效应。MRI 可见类 CSF 的 T_1 低信号、T_2 高信号。

(5)脑桥小脑角小胶质瘤:易与听神经瘤混淆,其进展较快,症状出现顺序不同,颅内高压症、小脑或脑干症状较早出现,脑神经损害常为双侧性,内听道不扩大。

(6)其他:如脑桥小脑角部小脑前下动脉瘤、蛛网膜囊肿、粘连性蛛网膜炎、小脑半球外侧血管肉芽肿、巨大蛇形颅底动脉等。根据症状出现顺序不同、CSF 蛋白增高不明显、肿物影像学所见及内听道不扩大,可资鉴别。

(七)治疗

1.手术治疗

随着显微外科手术技术的发展及术中电生理监测的应用,听神经瘤切除术的效果不断改善,其死亡率及并发症发生率逐渐降低,面、听神经的解剖及功能保留率在小肿瘤甚至部分中、大型肿瘤也日益提高。主要的手术入路包括枕下入路、经迷路入路以及中颅凹入路。枕下入路及经迷路入路适用于任何大小的肿瘤。如考虑保留听力,一般采用枕下入路。由于枕下入路暴露充分,视野良好,对适当的病例能保留听力,大多数神经外科医师愿意采用此入路。

(1)适应证:VS症状进行性恶化或复发;肿瘤较小,手术可能保存听力;年轻患者肿瘤复发;不完全切除后复发,允许再次广泛切除者;放疗后肿瘤继续增大;巨大肿瘤及粘连紧密者可考虑次全切除。

(2)手术及术后处理:肿瘤<2.5 cm 几乎均能全切,也能解剖保留面神经;肿瘤>2.5 cm 次全切率为11%,面神经解剖保留率为70%;肿瘤非常大(直径>4 cm)明显压迫脑干时,应考虑分两次手术,避免肿瘤残余和减小脑干损伤。较小肿瘤(直径 2 cm 以下)术前听力障碍较轻微,20%~50%的病例全切可保留听力,1 cm 以下保留率达83%。术中将电极放置在第四脑室外侧隐窝作术中 ABR 监测,尽可能多地保留听力。然而,仍有约半数患者听力丧失,可能因神经回缩、神经或半规管缺血、对神经牵拉性损伤、半规管开放等所致。手术最易损伤肿瘤腹侧被肿瘤包裹的部分面神经,采用显微外科技术及术中面神经监测可使面神经麻痹发生率降低。误切断面神经可引起兔眼征、角膜溃疡,应尽量行端-端吻合术,不能吻合时通常在 50 日内行舌下神经、副神经或膈神经中枢侧吻合术,或健侧与患侧面神经交叉吻合。恢复期注意保护角膜,如点眼药水等。

(3)手术并发症:VS术后并发症发生率约为 20%,多见于年老及衰弱者、肿瘤较大患者,经恰当处理多数可康复,少数病例可遗留不同程度后遗症。包括:①小脑前下动脉(AI-CA)及分支损伤,完全闭塞可引起脑桥致死性梗死;②分离肿瘤软脑膜撕裂可造成脑实质损伤,肿瘤被膜与脑干粘连紧密时不要勉强分离,可将部分粘连被膜留在脑干上,以策安全;③脑脊液漏:是常见并发症,发生率 5%~15%,轻微脑脊液漏可卧床、限制活动,避免便秘、咳嗽等,采取降低颅内压措施,如限制水分摄入,给予碳酸酐酶抑制剂diamox或注射脱水剂等,如仍不能停止脑脊液漏需手术封闭漏口;④脑膜炎:发生率 2%~10%,多因脑脊液漏所致,出现高热、头痛、精神障碍和颈强等脑膜刺激征,可腰穿检查 CSF 常规、细菌培养及药敏试验。

2.放射治疗

可抑制部分患者的肿瘤生长。常用的放疗方法有 γ 线、直线加速器、正电子束等。γ-刀及放射治疗适应证是:①老年患者小或中等肿瘤,症状轻,观察随访肿瘤增大;②肿瘤次全切除后复发;③患者伴其他疾病不允许手术治疗或风险很大。Lunsfonrd 等 1993 年报道 96 例单侧听神经瘤立体定向放射手术治疗的结果。经 6 个月以上随访,68 例(71%)的肿瘤大小无变化,25 例(26%)体积缩小,2 例(2%)体积增大。迟发面神经麻痹发生率为 29%,但其中 90%面神经麻痹者以后随访均有恢复。术前 37%的患者仍有有效听力,在放射手术后 2 年,有效听力的保留率为 34%。33%的患者暂时出现轻微的三叉神经症状。少数患者放射手术后在 MRI 上出现小脑中脚及脑桥改变,但无临床症状。这些影像学改变经随访均趋于好转。4 例放射手术后由于脑积水需做脑室-腹腔分流术。

(八)预后

VS 属良性肿瘤,即使多次复发也不发生恶变和转移。如能全切除通常疗效良好。

二、其他内耳肿瘤和假性肿瘤

(一)胆固醇肉芽肿

胆固醇肉芽肿很少是先天性的,多半是岩骨气房通气障碍,气房内分泌物聚集所致。

1.病理学检查

胆固醇肉芽肿由伴有囊性空腔的肉芽组成,含有黄褐色液体,可以看到结晶样物。在组织学上胆固醇结晶的所在部位有典型的纺锤样空腔,被炎性细胞,特别是大量的异物巨细胞包裹。岩尖是胆固醇肉芽肿在岩骨的好发部位。岩尖的气房差异很大,可以与蝶窦和筛窦相邻。因此岩尖胆固醇肉芽肿应该作为一种单独的疾病,与鼓室乳突的胆固醇肉芽肿区别开来。

2.症状与诊断

颞骨胆固醇肉芽肿根据病变发生部位的不同可能出现不同的症状。主要症状有传导性听力损失、面瘫、三叉神经刺激征、展神经麻痹等。CT可见边缘清楚的骨质缺损。其密度与脑组织接近。典型的病例可见囊性阴影,增强后没有强化反应。MRI的T_1像表现为低或中等信号,T_2像呈稍高信号。胆脂瘤的密度低于脑组织,增强后也不强化,MRI的T_1和T_2像均呈高信号。

3.治疗原则

除个别情况外,实际上很难做到完全切除胆固醇肉芽肿,因此主要采用引流手术,主要是向中耳进行引流,个别情况下可以引流到筛窦或蝶窦。桥小脑角的胆固醇肉芽肿,如果听力没有保留价值,可以选择经迷路径路。如果听力仍有保留价值,则选择颅中窝径路。预后相对较好,但是一定要向患者交代有复发的可能。

(二)脂肪瘤

1.病因、流行病学

脂肪瘤为良性的肿瘤,是胚胎性脑膜组织持续存在并畸形分化的结果,不能看成是异位的外胚层组织。颅内脂肪瘤的尸检阳性率为3‰,新生儿的尸检阳性率为5‰。9%的颅内脂肪瘤发生于内耳道和小脑桥角。因此这种肿瘤在颞骨出现的概率很低。

2.病理学检查

颅内脂肪瘤是一种质地软,黄色富含脂肪的肿瘤,血管供应有很大的个体差异。多数情况下第Ⅷ脑神经被包裹在肿瘤之中,并发生粘连,手术很难分离。也可能与面神经发生粘连。

3.症状与诊断

颅内脂肪瘤的特点是可以长期没有任何症状。如果肿瘤生长到一定程度,可以出现占位性病变的表现。CT检查常表现为内耳道、桥小脑角处非特异性占位性病变,造影剂很少存留。磁共振能够很好的确定诊断,T_1像表现为高密度,T_2像表现为低密度,没有造影加强剂的蓄积。这些都是脂肪的特征。

4.治疗原则

由于脂肪瘤生长速度缓慢,与周围的神经如第Ⅷ脑神经以及面神经粘连常较严重,即使较小的脂肪瘤手术常常造成神经功能丧失,因此对于这种肿瘤建议密切随访,定期进行MRI检查,不主张立即手术治疗。如果肿瘤较大,有压迫脑干的危险,则建议手术治疗。由于肿瘤生长速度缓慢,又是良性肿瘤,因此预后较好。

(三)血管瘤

1.病因、流行病学

血管瘤的成分是富含血管的结缔组织,呈肿瘤样生长。Mulliken将血管瘤分成两种类型:一种是真性的,出生以后才出现的肿瘤;另一种是出生时就有的血管瘤样畸形,随着年龄的增长不断长大。血管瘤还可以分成表浅型和深部型。表浅型常与皮肤紧密粘连,常是毛细血管瘤。深部血管瘤常是海绵状血管瘤。此外还有介于表浅与深部之间的混合型。中耳和岩骨血管瘤常为混合型。这种在岩骨或斜坡的颅骨内的海面状血管瘤可以长得很大。Mulliken认为真性血管瘤与血管瘤样畸形之间还有一种在桥小脑角和内耳道的血管发育畸形,但是非常罕见。

2.症状与诊断

主要症状是搏动性耳鸣,眩晕,也可能出现面瘫。CT与MRI已经能够对大多数病例进行诊断。内耳道血管畸形在CT片上无法与听神经瘤鉴别。尽可能地进行MRI检查明确诊断。

3.治疗原则

治疗的基本原则是手术完整切除肿瘤。如果肿瘤范围较大,术前最好进行血管造影以及血管栓塞。这样能够明显减少术中的出血。颅底骨内血管瘤常常有明显的破坏,而且术中出血很多往往给手术带来很大的困难。而且海绵状血管瘤,术前不能栓塞。在术前采集自体血,术中、术后回输很有意义。桥小脑角和内耳道的血管瘤手术非常困难,而且有急性蛛网膜出血的倾向,很难保留位听神经以及面神经的功能,因此只有肿瘤直径>3 cm时才有绝对的手术适应证。如果能够完整切除肿瘤,则预后良好。有时姑息性部分切除也很有意义。

(董晓波)

第八章

鼻先天性疾病

第一节 面裂囊肿

面裂囊肿即面部裂隙囊肿,是指发生于鼻及鼻周软组织、骨组织或骨孔内的各种先天性囊肿。关于其发生的原因,学说颇多,但主要有二:腺体潴留学说和面裂学说,以后者占主导。腺体潴留学说认为:由于鼻腔底的黏膜腺腺管因各种原因发生阻塞,以致腺体分泌物潴留而成囊肿,故称为潴留囊肿。面裂学说认为:于胚胎时期,在上颌突、内侧鼻突的球突及外侧鼻突等各面突接合处因发育而形成的裂隙内有胚性上皮残余,发展后形成面裂囊肿。

此类囊肿虽然初始于裂隙处,但经增长膨大或发育发展之后,常可侵及上颌窦、鼻腔、上颌牙槽突和腭部。早期多因囊肿发展缓慢而无症状。待到囊肿增大而显露出畸形,甚至有继发感染时,患者才来就医。

各种面裂囊肿的命名及所在部位如下(图 8-1)。

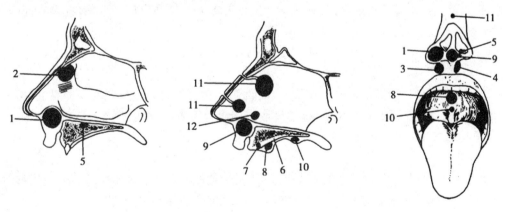

1.鼻翼下面裂囊肿;2.鼻筛面裂囊肿;3.球上颌或唇腭裂囊肿;4.切牙骨囊肿;5.鼻腔底的鼻腭囊肿;6.中间位鼻腭囊肿;7.切牙孔囊肿;8.腭乳头囊肿;9.上颌前中线囊肿;10.腭后中线囊肿;11.鼻背中线皮样囊肿及瘘管;12.犁鼻腺体囊肿

图 8-1 各种面裂囊肿的发生部位示意图

(1)鼻翼下面裂囊肿:囊肿位于鼻翼之下。

(2)鼻筛面裂囊肿:发生于鼻泪沟。泪骨未发育,囊肿即位于泪骨所在部位。

(3)球上颌或唇腭裂囊肿:详见"球上颌或唇腭裂囊肿"部分。

(4)切牙骨囊肿:发生于切牙(或额外牙)与正常牙之间。

(5)鼻腔底部鼻腭囊肿:发生于鼻腔底部的腭骨内。

(6)中间位鼻腭囊肿:发生于腭骨内的中间位。

(7)切牙孔囊肿:亦称为切牙管囊肿,发生于切牙管(鼻腭管)的骨管内。

(8)腭乳头囊肿:发生于切牙管口的腭孔乳突部(即腭乳头的上皮细胞巢)。

(9)上颌前中线囊肿:位于鼻小柱附着处下方。

(10)腭后中线囊肿:发生于上颌突与腭突的连接线上。

(11)鼻背中线皮样囊肿及瘘管:详见"鼻背中线皮样囊肿及瘘管"部分。

(12)犁鼻腺体囊肿:发生于犁骨器。

一、鼻腭囊肿

鼻腭囊肿发生于鼻底硬腭处。按发生部位可分为鼻腔底部鼻腭囊肿、中间位鼻腭囊肿、切牙孔囊肿和腭乳头囊肿。各囊肿依其部位不同而具有不同的外观畸形。囊肿扩展时可突起于鼻腔底或硬腭前段,也可突向口内。切牙孔囊肿者,可因压迫腭前神经而产生疼痛。手术治疗鼻腭囊肿时,须选择适宜的进路予以切除。介于鼻腔和口腔之间的囊肿,治疗时多经口腔剥除之,但应注意保留鼻腔底部的黏膜,以防发生鼻口瘘。

二、球上颌或唇腭裂囊肿

球上颌或唇腭裂囊肿发生于上颌突和内侧鼻突的球突融合处。女性患者居多。该处上皮残余所形成的囊肿常在上颌侧切牙与尖牙之间向下生长,早期可使上述二牙的牙根间隙增大,即使其分离移位。囊肿常因增大而突入鼻腔底部、上颌窦底,以及上唇的唇龈沟和颊部等处的口前庭内,并可使上述部位发生局限性膨隆。位于上颌窦附近的囊肿可扩展而侵入窦内。应与根尖囊肿鉴别:根尖囊肿者牙列一般正常,但有龋齿。此类患者可自觉有面部压迫感,且多有面部外形变化。应经口前庭予以切除。

三、鼻前庭囊肿

鼻前庭囊肿是指位于鼻前庭底部皮肤下、上颌骨牙槽突浅面软组织内的一种囊性肿块。曾有鼻牙槽突囊肿、鼻底囊肿、鼻黏液样囊肿、外胚包涵囊肿等命名,现多称之为鼻前庭囊肿。

患者多系女性,年龄多在 30～50 岁。

(一)病因

主要学说仍为腺体潴留学说和面裂学说。因许多学者认为其来自球状突与上颌突融合部,理论上与球上颌或唇腭裂囊肿相符,故亦有将其称之为球颌突囊肿者。

(二)病理

囊肿的囊壁一般由含有弹性纤维和许多网状血管的结缔组织所构成,坚韧而具有弹性。若并发感染,则囊壁可有炎性细胞浸润。典型的内膜表皮细胞具有纤毛的柱状上皮或立方上皮,但也可因囊肿内容物对囊壁的压力过大,而转变为不同类型的上皮,如扁平上皮、柱状上皮、立方上皮等。在囊内膜的表皮细胞内有丰富的杯状细胞。囊液一般较为透明或半透明,或浑浊如蜂蜜样；多为纯黏液状、血清状或血清黏液状；呈黄色、棕黄色或琥珀色；其中大多不含胆固醇；倘若继发感染则为脓性。囊肿为单个单房性，其外观多呈圆形或椭圆形，大小不一。囊肿缓慢增大，邻近骨质受压吸收，可出现圆形浅盘状凹陷。

(三)症状

囊肿生长缓慢，早期多无症状。随着囊肿逐渐增大，一侧的鼻翼附着处、鼻前庭内或梨状孔的前外方等处日渐隆起，可有局部胀感或胀痛感。如合并感染则迅速增大，局部疼痛加重。可伴有病侧鼻塞。

(四)诊断

根据症状及局部体征，结合 X 线或 CT 检查，诊断一般不难。必要时可行细胞学穿刺检查。

1.局部所见

一侧鼻前庭外下方、鼻翼附着处或梨状孔前外部有隆起，囊肿较大者可使鼻唇沟消失，上唇上部或口前庭等处均有明显膨隆(图 8-2)。

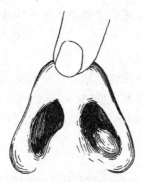

图 8-2　左侧鼻前庭囊肿

2.联合触诊

以戴手套或指套的一手指放在口前庭，另一指放在鼻前庭，行口前庭-鼻前庭联合触诊，可触知柔软而有弹性、有波动感、可移动的无痛性半球形囊性肿块。如有感染则可有压痛。

3.穿刺检查

可抽出透明、半透明或浑浊如蜂蜜样液体，大多无胆固醇结晶。

4.影像学检查

X 线平片可见梨状孔底部有一浅淡均匀的局限性阴影，无骨质及上列牙的病变。囊内造影可显示囊肿大小、形状和位置。CT 检查可见梨状孔底部局限性类圆形软组织影。

有时，须注意与鼻部牙源性囊肿相鉴别。

(五)治疗

若囊肿较大已有面部畸形及鼻塞症状或有反复感染病史者，应取唇龈沟进路行手术切除。手术方法：在靠近上唇系带的囊肿一侧，作一横切口，朝梨状孔方向分离软组织，暴露囊壁后仔细分离并完整切除。如有囊壁与鼻前庭皮肤紧密粘连者，仍应以彻底切除囊壁为原则。此时术中难免撕裂鼻前庭皮肤，其处理方法是术后用凡士林纱条填压该处，待健康肉芽逐日修复之。

四、鼻背中线皮样囊肿及瘘管

鼻背中线皮样囊肿及瘘管，属先天性疾病。其膨大的部分称窦，有窦口与外界相通者谓之鼻背中线瘘管;无窦口与外界相通则称囊肿,其内若仅含上皮及其脱屑者为上皮样囊肿,倘含有真皮层的汗腺、皮脂腺、毛囊等皮肤附件者,谓之鼻背中线皮样囊肿。

本病较少见,据 Taylors 等(1966)报道,其发病率约占头颈部(上)皮样囊肿的 8%;男性多见。囊肿可发生于鼻梁中线上的任何部位,但多见于鼻骨部,向深部发展多居于鼻中隔内。瘘管者,其瘘口多位于鼻梁中线中段或眉间,有时尚可有第 2 开口位于内眦处。

(一)病因

学说虽然较多,但有其共同之处,皆认为胚胎发育早期的外胚层被包埋所致。如当两侧内侧鼻突与额鼻突融合形成外鼻时,有外胚层组织滞存其中,可发展成本病。

(二)症状

出现症状的年龄大多在 15～30 岁。也可有部分患者,在较小年龄阶段即已发现鼻背部有小瘘口或有局限性小肿块,随其年龄增长而逐渐增大。瘘口处可挤出黄色油脂样或脓样物质甚至细小毛发。患者多有鼻背部沉重感。若囊肿较大且位置较深者,可出现明显鼻塞。视患者年龄大小、囊肿或瘘管的部位和范围、有否感染史或手术史等因素不同而症状各异。

(三)检查

1.一般检查

可见患者鼻梁中线某处有局限性半圆形隆起或有鼻梁增宽,位于鼻梁上段过大的囊肿,可使眼眶间距变大或眉间隆起。触扪隆起处皮肤,觉其表面光滑且可有特殊移动感,压之可有弹性。如为瘘管,挤压瘘口时可有皮脂样分泌物甚至细小毛发溢出。瘘管有感染者可有溢脓,瘘口周围红肿或有肉芽生长。

2.鼻腔检查

收缩鼻黏膜后仔细检查,可发现少数患者有鼻中隔后上部增宽。

3.特殊检查

X 线正位片有时可见鼻中隔增宽、分叉或有梭形阴影,侧位片偶可查见鼻部有纺锤状或哑铃状阴影;必要时可行囊肿和瘘管的 X 线造影或断层拍片;若畸形病变有向颅内侵犯可疑者,则需行 CT 扫描或颅脑部 X 线造影检查。穿刺检查有助于确诊。

根据症状及检查所见诊断多无困难,但有时须与脑膜脑膨出相鉴别。

(四)治疗

主要为手术治疗。若无全身特殊原因,宜尽早手术,以免鼻支架发育受影响。发生感染者尤应控制后即行手术。亦有认为无并发症且年龄太小者,若过早施术,可能将影响面骨发育,可将手术时机酌情延缓到 4～5 岁之后。

(五)手术步骤

于术前一天向瘘管或囊肿内注入亚甲蓝,以期在术中作病变被切除的标志之用。

1.麻醉

幼儿多取气管内插管全麻,成人则可用局麻。

2.切口

多取鼻外进路。应根据瘘管或囊肿的所在部位及病变范围的不同,灵活选择如下切口:①鼻背中线垂直(或 Y 形或 T 形)切口。②鼻根部横切口＋瘘口周围环形切开。③鼻背中线垂直切口＋瘘口周围环形切开。④鼻侧切开等。因上述切口均有损害面容,故有人建议采用鼻底部蝶形切口。

3.分离并摘除

有时可见鼻骨中间有一孔道,囊肿骑跨其间而呈哑铃状,此时应凿除部分鼻骨,以利完整摘除。深入鼻中隔的瘘管及其膨大的窦部可呈梭形或纺锤状(图8-3)。须仔细分离,勿遗留其囊壁,以免复发。

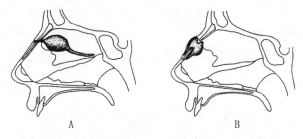

图 8-3　纺锤状及哑铃状鼻背中线皮样囊肿及瘘管

A.纺锤状;B.哑铃状

4.修复

术毕时,如见鼻梁部所遗缺损较大,为预防术后继发鞍鼻,可植入自体或同种异体骨屑或骨片。

（徐小刚）

第二节　外鼻畸形

一、管形鼻

管形鼻是在鼻正常发生部位形成一外形呈象鼻样的组织团。管形鼻的管内不完全中空,呈圆柱状,突出或悬垂于面中部。此畸形常并发独眼,管形鼻突悬于独眼上方。管形鼻相对少见,特别是随着国家优生优育政策的落实,其发病率已大幅下降。

该畸形可能为鼻额突发育时。在其下缘两侧未出现正常的两个鼻窝,而是在其下缘中央部位出现一异位鼻窝,经异常发育而成。此异常发育有时可表现为额部下方或眉弓处长出一额外管形鼻。具有此畸形的胎儿一般不能存活,生存患儿应及早手术,以矫治畸形,主要是恢复鼻腔的通气功能。

二、双鼻畸形

双鼻畸形即在面部中央正常鼻梁处形成两个平行鼻梁,共有 4 个前鼻孔,呈上、下或左、右排列。一般两外侧鼻腔具有正常鼻甲结构并与鼻咽部相通,内侧两鼻腔常为盲腔;上、下排列者上鼻腔常为盲腔。多伴有鼻梁、鼻翼、鼻孔及鼻中隔等畸形。

该畸形是在胚胎发育过程中,两侧鼻额突不协调,致其不能完全融合所致。广义上讲此畸形应为严重鼻裂的一种特殊类型,为鼻梁正中留有浅沟或深沟,将鼻裂为两部分。轻者可仅有鼻尖部裂开。此畸形均有鼻背增宽及内眦距增宽,裂沟常沿中线纵行,自眉间至中隔小柱凹陷,可合并鼻背皮肤瘘管、后鼻孔闭锁、唇裂或齿槽裂。

如果双鼻畸形伴严重呼吸障碍,幼儿期即可手术,主要改善鼻呼吸功能,但鼻部成形手术须到青春期后施行。轻者可在5～7岁进行手术矫治,既可使鼻部得到充分发育,也不至于过分影响小儿心理健康。病变局限在鼻尖者,可取鼻内切口,将距离较宽的两侧鼻大翼软骨内侧脚缝合拉紧即可。其余多采用鼻外进路。同一水平的双鼻畸形应将两内侧鼻腔切除,将双鼻合成单鼻。上下排列的双鼻畸形手术,应于上下鼻孔之间切开皮肤、皮下组织、软骨等双鼻间隔,使之合二为一,最后缝合鼻腔内外创缘。双鼻畸形手术在将双鼻合成一单鼻的同时,应根据鼻翼、鼻梁、鼻尖及鼻孔等处的畸形情况,利用周围皮肤进行修复。必要时用骨、软骨及医用硅橡胶等充填,以改善鼻外形。

三、驼峰鼻

驼峰鼻又名驼鼻,为一种常见的外鼻畸形,此畸形多为先天性,鼻外伤也可导致此畸形发生。其特征为侧视可见鼻梁上有驼峰状隆起,多居于鼻骨与外鼻软骨交接处。驼峰鼻的程度以其相对高度衡量,即驼峰突出鼻梁基线平面以上部分的高度,它反应了驼峰的真实高度。驼峰鼻除形态异常外,并无功能影响。轻度者鼻形如棘状突起,发生在鼻骨与鼻背软骨交界处,有时鼻尖过长;重度者鼻梁宽大且成角突起,均多伴有鼻梁不直、鼻尖过长或向下弯垂呈"鹰钩状",常有上颌骨轻度凹陷畸形所致的中面部塌陷。其先天性原因是鼻翼软骨发育过盛或过差,鼻中隔软骨、侧鼻软骨发育过盛造成。

驼峰鼻在西方美容患者中占相当大比例,而在东方人中比例相对较少。典型的驼峰鼻矫正术主要有鼻孔内进路和鼻孔外进路两种方式,现手术方式已在此基础上有较大改进,多采用鼻翼缘蝶形切口,此切口术野清楚,操作方便。具体手术原则如下:①对仅有棘状突起的轻度患者,可截除隆起过高的鼻骨,剪除过高的鼻中隔软骨;对合并鼻背宽大者,在鼻背的缺损区截断基部的鼻骨或上颌骨额突,用手指在鼻外的两侧向中间挤压侧鼻软骨,使鼻梁恢复到正常的平直形态。②驼峰鼻如伴有鼻尖过长者,经缩短鼻中隔软骨前端即可达到矫正的目的;在鼻尖弯曲时,则需把弯曲的鼻翼软骨内脚剪平。

术中若过多切除鼻背的骨质及软骨,则易形成缩窄鼻。其他常见并发症为术后感染及继发畸形。较常见的继发畸形为鼻梁基底部呈阶梯状改变或两侧鼻背不对称,需在术后2周内,鼻骨尚未纤维愈合之前做矫正,如已骨性愈合,应尽早考虑行二期手术。

四、歪鼻

歪鼻为一较常见畸形,表现为鼻梁弯曲,鼻尖偏向一侧。根据其形态特征,一般将其分为"C"形、"S"形及侧斜形三种。根据病因则分为先天性和后天性者,临床以后者居多,多由外伤所致;而前者多是由鼻部软骨发育异常所致。其常与鼻中隔偏曲或鼻中隔软骨前脱位同时并存,因此,矫正鼻中隔是矫正歪鼻畸形的关键一步。采用鼻-鼻中隔同期整形术,行歪鼻整形可收到恢复鼻功能和美容的双重效果。

根据病史及查体,先天性歪鼻的诊断较明确,治疗以手术整形为主。应针对具体情况,选择合适的手术进路。若软骨段歪鼻合并鼻中隔偏曲或鼻中隔软骨前脱位者,可行摇门式手术。

对于骨部歪鼻合并鼻中隔偏曲者,应行凿骨术。可于局麻下手术,在鼻小柱中下部及两侧缘取蝶形切口,循此切口向上,从鼻背板前面做皮下分离达梨状孔上缘,将鼻骨及上颌骨额突从骨膜下分离。在较宽一侧的鼻背切除一块附有鼻黏膜的底边在下的三角形骨片,再分离窄侧的梨状孔边缘及骨性外鼻支架,将上颌骨额突向上凿开或锯开,直达鼻根,使之与鼻骨分离。此时,可先试行内外结合手法复正鼻梁至中线；若不满意，可钳夹鼻骨并扭动，使其上端骨折、游离，则外鼻支架塑形就相对简单。对合并鼻中隔偏曲者，应同期先行中隔偏曲矫正，最后将鼻梁复正。畸形矫正后外鼻应以夹板固定至少2周。

五、外鼻先天性瘘管及囊肿

在胚胎发育过程中，当两侧鼻内外突与鼻额突融合形成外鼻时，若有外胚层组织残留在皮下，即可形成囊肿；若有窦口与外界相通，则可形成瘘管。因囊肿或瘘管主发于鼻背中线区域，一般在深筋膜之下、鼻骨之上，偶有侵入颅内者，故又称鼻背中线皮样囊肿或瘘管。其发病率约占头颈部皮样囊肿的8%，可见于新生儿，偶见于成人，男性多见。

(一)临床表现

出现症状的年龄多在15～30岁。也有患者在较小年龄阶段即发现鼻背部有小瘘口或局限性小肿物，随年龄增长而逐渐增大，或瘘口有分泌物溢出。囊肿或瘘口可发生于鼻梁中线上的任何部位，多见于鼻骨部。常见部位为两侧鼻翼软骨之间、鼻骨和软骨之间、鼻骨下方鼻中隔软骨内。主要表现为鼻部肿胀畸形，视囊肿大小而症状各异，如位于鼻梁上段，过大的囊肿可使眶距变大或眉间隆起；如囊肿位于鼻中隔内，则双侧鼻腔内侧壁膨隆，呈明显的鼻阻塞症状；如为瘘管，挤压瘘口周围可见有皮脂样物自瘘口溢出。囊肿或瘘管如反复感染，则局部红肿，甚至可见疤痕形成。

(二)诊断

根据病史、症状，结合局部检查可基本确定诊断。囊肿穿刺可抽出油脂样物；有瘘管者，可以行探针探查或碘油造影，以明确其位置、范围及走向。若畸形病变有向颅内侵犯倾向，则需行CT扫描或颅脑X线造影检查，以除外其他类似病变如脑膜脑膨出。

(三)治疗

应行手术彻底切除囊肿或瘘管组织。婴幼儿最好采用气管内插管全麻手术，成人一般采用局麻即可。如病变范围较小，宜早期手术，以免范围变大，影响面容；如手术范围较大，位置较深，手术反而影响面骨发育，则可将手术酌情延期至5岁以后；如合并感染，应先行抗感染治疗，待炎症控制后再行手术。若有瘘口，术前应自瘘口注入亚甲蓝，以期在术中作病变标识。手术操作：①自鼻背正中直线切口，或做梭形切口，沿囊壁或瘘管四周分离，直到囊肿或瘘管根部，将其完整切除，缝合皮肤切口即可。②若囊肿或瘘管与骨膜粘连较紧，或已穿通鼻骨，应连同骨膜或部分鼻骨一并切除，以防复发。③若囊肿或瘘管已深入鼻中隔内，或呈哑铃状，可行鼻中隔黏膜下切除术，将囊肿和瘘管切除。④若切除组织范围较大而遗留缺损，可行自体骨植入和皮片移植修复。⑤若囊肿或瘘管延伸至颅腔，则可采用颅面联合手术完整切除。

六、鞍鼻

鞍鼻是指鼻梁平坦或凹陷呈马鞍状，致使鼻的长度缩短，鼻尖上翘，重者鼻孔朝天，鼻唇沟加深。其为一较常见的鼻部畸形，常有家族遗传倾向。先天性者多系发育异常或孕期母亲感染梅毒所致。

(一)临床表现

患者常感鼻塞及鼻腔干燥不适。患者鼻部外观主要呈塌陷畸形，并根据塌陷程度分为三度。

(1)Ⅰ度：鼻梁轻度凹陷，症状轻微。

(2)Ⅱ度：鼻梁明显塌陷，前鼻孔微朝上仰。

(3)Ⅲ度：鼻梁塌陷极为明显，前鼻孔朝向前方，鼻尖朝上。严重者，其面部中央因发育不良而下陷,呈"蝶形脸"畸形。先天性者多属上度。

(二)治疗

整形术是其根本性治疗方法,但18岁以下者不宜行此手术,因其面部尚未发育定型。若过早施术,术后仍可发生畸形。根据患者的具体情况,可选择不同的充填材料,主要有自体肋软骨、髂骨、医用硅橡胶、聚乙烯等,术前应先将其塑形成形状合适的矫形模。具体手术操作步骤如下所述。

(1)麻醉:多采用局部麻醉,复杂性手术可采用全身麻醉。

(2)切口:根据鼻梁及鼻小柱塌陷的类型,可于鼻低部做蝶形、"V"形、"Y"形等切口,或采用鼻小柱正中垂直切口、前鼻孔缘切口及上述几种切口的变通或结合形式作为手术进路。

(3)分离鼻背皮下组织:循上述切口,分别以小而细的组织剪、小圆刀及蚊式钳等器械,在鼻背板及鼻骨前面自下而上,先后做锐性及钝性潜行分离,直到将鼻背部的皮下组织分离成囊袋状,其上界需超越畸形区。

(4)置入矫形模:将事先准备好并经严格消毒的矫形模,置入已分离好的鼻背部皮下组织囊袋内。此时应注意反复修磨矫形模,直至确定畸形矫正满意后,方可缝合切口。

(5)固定矫形模:切口缝好后,两侧鼻腔内可酌情填塞凡士林纱条或碘仿纱条。用打样胶或纱布适当加压固定鼻背部,以防矫形模移位。

术后应取半坐位休息,使用抗生素预防感染。48小时内限制患者头部活动;48小时后宜取出鼻腔内凡士林纱条,碘仿纱条填塞时间可适当延长。

对于严重的鞍鼻畸形并伴发面中1/3发育不良、蝶形脸畸形者可采用改进的手术方法及上齿槽植骨等复杂手术,以全面矫治畸形。由我国张涤生、周丽云设计的复杂型鞍鼻修复法,效果极佳,在国际上亦备受推崇。

术后除可发生感染、血肿、偏斜等并发症外,最常见的是矫形模脱出,多因矫形模过大,置入后鼻尖部皮肤张力过大,或于分离组织时未贴近软骨及骨部,以致囊袋处皮肤太薄,血运差,局部坏死所致。多见于硅橡胶假体支架,唯一的处理办法就是取出支架,重新放入自体髂骨或肋软骨。

除上述外鼻先天性畸形外,尚有缺鼻、钮形鼻、先天性鼻尖畸形、鼻赘、鼻小柱过宽畸形及额外鼻孔等,因临床相对少见,于此不做叙述。

(徐小刚)

第三节 鼻孔畸形

一、前鼻孔闭锁及狭窄

前鼻孔闭锁及狭窄多由外伤及后天性疾病的破坏性病变所致,属先天性者少见。

(一)病因

1.后天性

造成后天性前鼻孔闭锁及狭窄的病因主要有鼻部外伤、炎性疾病及皮肤病等。如患者本身为瘢痕体质者则尤甚。

（1）鼻部的各种外伤：如鼻底部的裂伤、化学性腐蚀伤、烧伤或烫伤等。

（2）鼻部的特种感染：即鼻部的某些特殊传染病，如梅毒、麻风、鼻硬结症和雅司病等。

2.先天性

在胚胎正常发育的第2～6个月期间，鼻前孔暂时为上皮栓所阻塞，若6个月后上皮栓仍不溶解消失或溶解不完全，形成膜性或骨性间隔时，将导致先天性前鼻孔闭锁及狭窄，但少见。

（二）症状

鼻塞几乎是唯一的症状，并且与其闭锁或狭窄的程度成正比。

新生儿若患先天性双侧前鼻孔闭锁时，则病情危重：其一，新生儿多不会用口呼吸，可发生窒息；其二，因哺乳困难，导致严重营养障碍；其三，极易误吸，可致吸入性肺炎。该闭锁多为膜性，厚2～3 mm，位于鼻缘向内1～1.5 cm处，中央若有小孔则可稍微通气。

（三）治疗

对新生儿先天性双侧前鼻孔膜性闭锁，先以粗针头刺破闭锁膜，再置一短塑料管并妥善固定，以作扩张之用；对后天性者，可行前鼻孔整形术。手术方法如下。

1.术前注意事项及准备

（1）原发病变未愈或面部及上呼吸道有急性化脓性感染者，不宜实施手术。

（2）鼻腔及鼻窦有普通炎性疾病时，应先予以适当治疗后再行手术。

（3）术前准备2处皮肤：一为手术区域及其附近，二为大腿内侧皮肤。

（4）术前约30分钟，口服苯巴比妥，需全麻者皮下注射阿托品。

（5）预先选择几种不同直径的硬硅胶或塑料短管消毒备用。

2.麻醉

成人多用局部浸润麻醉或酌情加用面部的神经阻滞麻醉，可仿鼻小柱整形术，幼小患者或不宜局麻者可用全麻。

3.操作步骤

（1）体位：平卧，肩下垫枕，头后仰。头部可略高于下半身。

（2）切口：在相当于鼻缘处，右侧作近似∠形切口，左侧则反之。彻底切除鼻前庭内的瘢痕组织（图8-4），充分扩大前鼻孔并形成移植床，暂以纱条填压止血。

（3）准备皮片管：取大腿内侧的替尔或厚断层皮片，裹衬于已备好的管径适宜的胶管上，皮片边缘对缝数针，使成为创面向外的皮片管，两端缝于胶管上作固定（图8-5）。在皮片管上缘先缝留长线2～4针，将缝线尾部绕管口上端从管内引出，以便插入时牵引皮片管，使其上缘不致翻卷（图8-6）。

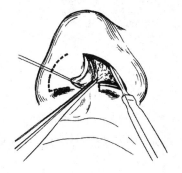

图8-4 切口及切除鼻前庭内瘢痕组织

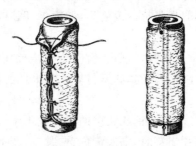

图 8-5　皮片准备法

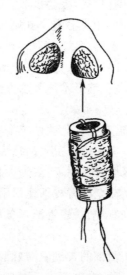

图 8-6　皮片植入法

（4）植入皮片：将皮片管经新前鼻孔置于移植床上，皮片管下缘与前鼻孔创缘间断缝合，均留长线端，以便捆扎环绕鼻缘的碘仿纱条，使其保护创缘。妥善缝固扩张胶管以防滑脱（图 8-7）。胶管内填以碘仿或凡士林纱条。

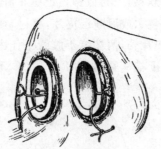

图 8-7　皮片固定法

4.术后处理

术后须注意应用抗生素。24～48 小时后更换胶管内纱条。管内不填塞纱条后，可滴入抗生素类药液。5～7 天拆线。为防止鼻前孔发生瘢痕收缩，胶管须持续置放，不应少于半年。

二、后鼻孔闭锁

本病为严重鼻部畸形,属家族遗传性疾病。多数学者认为先天性后鼻孔闭锁是在胚胎6周时,颊鼻腔内的间质组织较厚,不能吸收穿透和与口腔相通,构成原始后鼻孔而成为闭锁的间隔,此间隔可为膜性、骨性或混合性,闭锁部间隔可以菲薄如纸,也可厚达12 mm,但多在2 mm左右。其间亦可形成小孔,但通气不足,称为不完全性闭锁。闭锁间隔的位置分为前缘闭锁和后缘闭锁两种,常位于后鼻孔边缘软腭与硬腭交界处,向上后倾斜,附着于蝶骨体,外接蝶骨翼内板,内接犁骨,下连腭骨。闭锁间隔上下两面皆覆有鼻腔黏膜。

(一)临床表现

双侧后鼻孔闭锁患儿出生后即出现周期性呼吸困难和发绀,直到4周以后逐渐习惯于用口呼吸。但在哺乳时仍有呼吸困难,须再过一段时间才能学会交替呼吸和吸奶的动作。因此出生后有窒息危险和营养不良的严重后果。

儿童及成人期患者主要症状为鼻阻塞,睡眠时有鼾症和呼吸暂停综合征,困倦嗜睡,关闭性鼻音,并有咽部干燥、胸廓发育不良等。单侧后鼻孔闭锁患者不影响生命,长大以后只有一侧鼻腔不能通气,并有分泌物潴留于患侧。

(二)诊断

凡新生儿有周围性呼吸困难、发绀和哺乳困难时,就应考虑本病,可用以下方法确诊。

(1)用细橡胶导尿管自前鼻孔试通入鼻咽部,若进入鼻咽部不到32 mm即遇到阻隔,检查口咽后壁看不到该导尿管,即可诊断后鼻孔闭锁。须注意排除导尿管太软、方向有误,以致该管在鼻腔内蜷曲而达不到后鼻孔。

(2)用卷棉子自前鼻孔沿鼻底伸入,可以探测间隔的位置和性质。

(3)将亚甲蓝或1%甲紫液滴入鼻腔,1～2分钟后观察口咽部是否着色,若无着色可诊断为本病。

(4)将碘油慢慢滴入鼻腔,行X线造影,可显示有无后鼻孔闭锁及其闭锁深度。

(5)鼻内镜检查此法不但可以诊断本病,而且可以排除先天性鼻内脑膜-脑膨出、鼻息肉、腺样体肥大、鼻咽肿物、异物、瘢痕性狭窄及鼻中隔偏曲等造成鼻阻塞的原因。

(三)治疗

1.一般紧急措施

新生儿降生后,若确诊为双侧先天性后鼻孔闭锁,应按急诊处理,保持呼吸通畅,防止窒息,维持营养。可取一橡皮奶头,剪去其顶端,插入口中,用布条系于头部固定,以利经口呼吸,并可通过奶头滴入少量乳汁,待患儿已习惯口呼吸时方可取出口中奶头(图8-8)。最好有专人护理,以防窒息,并应注意营养摄入。

2.手术治疗

用手术方法去除闭锁间隔,有经鼻腔、经腭、经鼻中隔、经上颌窦4种途径,应根据患儿年龄、症状程度、间隔性质与厚度以及全身情况而定。为了安全,以先作气管切开术为宜。

(1)鼻腔进路:适用于鼻腔够宽,能够看到闭锁间隔者,膜性间隔或骨性间隔较薄者,新生儿或患儿全身情况较差而急需恢复经鼻呼吸者。

麻醉:儿童用全身麻醉,成人用局部表面麻醉。

切口:左侧鼻腔间隔作"["形切口,右侧鼻腔作"]"形切口,分离黏膜,露出骨面。

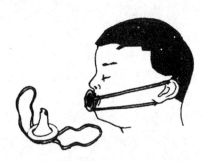

图 8-8　先天性后鼻孔闭锁急救

切除间隔：用骨凿、刮匙或电钻去除骨隔，保留骨隔后面（咽侧）黏膜，以覆盖外侧骨创面。术中须切除鼻中隔后端，以便两侧造孔相贯通。造孔大小以能通过食指为度。然后放入相应大小的橡皮管或塑料管，或以气囊压迫固定，留置时间视间隔性质而定，膜性间隔两周即可，骨性间隔则须 4～6 周。为了防止再次狭窄，可于一年内定期进行扩张术。此种手术若在纤维光导鼻内镜下进行则更方便。

对新生儿可用小号乳突刮匙沿鼻底刮除，在骨隔处用旋转刮除法去除骨隔至足够大小，后面黏膜仍须保留，可行十字形切口，用橡皮管自鼻咽逆行拉出，以固定黏膜瓣于骨面上。

采用鼻腔进路，在术中需注意避免损伤腭降动脉、颅底及颈椎。

（2）经腭进路：优点是手术野暴露良好，可直接看到病变部位，能将间隔彻底切除，并可充分利用黏膜覆盖创面，适用于闭锁间隔较厚者。

体位及麻醉：患儿仰卧，头向后伸，用 0.1% 肾上腺素棉片塞于鼻腔深部闭锁间隔前壁，再于硬软腭交界处注入少量含肾上腺素的 1% 普鲁卡因，以减少术中出血，经气管切开给全身麻醉。

切口：作 Owens 硬腭半圆形切口，切开黏膜，切口两端向后达上颌粗隆。分离黏骨膜瓣至硬腭边缘。

硬腭后缘显露后，用粗丝线穿过已游离的黏骨膜瓣，以便向后牵引。

去除闭锁间隔：分离硬腭后面（鼻底面）的鼻底黏膜，用咬骨钳去除患侧腭骨后缘部分骨壁，即可发现骨隔斜向蝶骨体，分离骨隔后面黏膜，凿除骨隔，然后再于犁骨后缘按鼻中隔黏骨膜下切除的方法去除一部分犁骨，使后鼻孔尽量扩大，保证通畅。骨隔前后和鼻中隔后端黏膜可以用于覆盖骨面。

缝合切口：将硬腭切口的黏骨膜瓣翻回复位，用细丝线严密缝合，其下方接近软腭处若有撕裂，也应严密妥善缝合，以免术后穿孔。最后经前鼻孔置入橡皮管或塑料管，固定修整后的鼻内黏膜，4 周后取出橡皮管，预约定期随访。若有后鼻孔术后粘连，应及时处理，必要时可进行扩张。

（3）经鼻中隔进路：此法仅适用于治疗成人后鼻孔闭锁。单侧、双侧、膜性、骨性皆可使用。

体位和麻醉：同鼻中隔黏骨膜下切除术。

切口：用 Killan 切口，或稍偏后作切口。

剥离黏骨膜：范围要尽量扩大，特别是向上、向下剥离的范围要大，可包括双侧鼻底黏膜，以便向后扩大视野。

切开鼻中隔软骨，剥离对侧鼻中隔黏骨膜，范围要尽量扩大。剥离到后方时，可将鼻中隔软骨和筛骨垂直板去除一部分，发现骨隔时用骨凿去除，直到能看到蝶窦前壁为止。最后经前鼻孔插入橡皮管或塑料管,预防后鼻孔粘连。必要时术后定期扩张。

(4)经上颌窦进路:此法仅适用于成人单侧后鼻孔闭锁,是利用 de Lima 手术,自上颌窦开放后组筛窦,达到后鼻孔区,进行闭锁间隔切除。

(徐小刚)

第四节　鼻　窦　畸　形

鼻窦畸形是指由于先天或后天的各种原因,导致鼻窦发育出现某些变异甚至异常,且因此而出现不适症状或有病理表现者。虽然严重的外伤或肿瘤压迫、侵蚀等机械性损伤,有时亦可致鼻窦缺损畸形,但本章仅就鼻窦的变异或异常发育予以叙述。

一、病因

导致鼻窦发育出现变异或异常发育的机制目前尚不清楚。一般认为主要有先天性和后天性原因。

(一)先天性原因

主要为胚胎发育障碍所致。表现为单个或多个鼻窦未发育或缺失。可伴有患侧缺鼻畸形。甚至可为单侧或双侧全组鼻窦完全缺失。常伴有颌面部的其他先天性畸形。

(二)后天性原因

可能与内分泌紊乱、炎性感染、局部外伤、营养障碍、气候环境及生活条件等因素,导致松质骨吸收不良或发育受影响有关。内分泌紊乱学说认为,若脑垂体、甲状腺、肾上腺皮质及性腺等有功能障碍时,将明显影响鼻窦的发育:如巨人症者,可有鼻窦过度发育;而佝偻病或侏儒症者,则其鼻窦可发育不良。炎症学说认为鼻窦的气化过程类似于乳突;若自幼即有化脓性中耳炎者,其乳突多有气化不良;若婴幼儿的鼻腔存在炎性感染时,也可影响鼻窦的气化。

二、畸形与变异

不同个体的鼻窦,其所处或深居在颅骨中的位置、窦腔的形状、容积的大小、窦腔的分隔等方面,差异颇大;即使在同一个体,左右两侧鼻窦的状况亦不尽相同。鼻窦通常较易出现的变异大致有:①鼻窦仅部分发育、完全未发育或缺失。②左、右窦腔的容积大小不一,甚至有数十倍的悬殊。③鼻窦过度发育、扩伸至通常情况下所不能到达之颅面骨区域。④鼻窦的正常间隔缺如或出现异常间隔等。

鼻窦的许多变异,往往是在行健康体检、鼻部的其他手术或行尸体解剖时,于无意中偶然发现。在此之前,患者无明显或完全未曾有过与鼻窦有关的不适症状。若鼻窦虽有上述变异,但确无任何临床症状或病理表现时,与其说是"畸形""异常",不如说是生理性变异。只有当出现临床症状时,方为异常或畸形。

三、临床意义

之所以要重视鼻窦的变异,是因为确有少数鼻窦存在变异者,出现不适症状,经施行相应手术后,症状缓解或消失;须充分认识鼻窦变异的意义,还在于用以指导临床实践,以免于诊断、治疗及手术操作过程中,因鼻窦的解剖变异而发生错误或意外。以下就各鼻窦的异常发育或变异分别阐述。

(一)上颌窦的异常发育或变异

上颌窦的异常发育或变异主要表现为上颌窦发育不全或缺失、鼻窦过度发育及向不同的方向扩伸、左右窦腔容积不相等或外观不对称等。

1.上颌窦发育不全或缺失

上颌窦缺失者极为少见,且多伴有患侧缺鼻及面颊部深凹,左右面颊部不对称等;双侧上颌窦不发育者则更为少见。

2.上颌窦腔过度发育

过度发育的上颌窦窦腔可向其四周扩伸。如向上颌骨额突、颧突、腭骨眶突及牙槽突等方向扩伸,分别形成额突窦、颧突窦、眶突窦和牙槽隐窝。

3.上颌窦腔的异常间隔

临床上有时可于术中发现患者的上颌窦腔有异常间隔,将其分隔成两个或多个窦腔。异常间隔者中,约半数以上为垂直间隔。此外尚有水平间隔、斜行间隔及不完全间隔等。单一的垂直间隔,若呈冠状分隔时可将上颌窦腔分为前后两个腔;倘呈矢状分隔,则可将上颌窦腔分为内外两个腔。外腔为密闭腔或偶有小孔通向内腔;而内腔多通向中鼻道。

(二)额窦的异常发育或变异

鼻窦易发生变异者,首推额窦。表现为额窦发育不全或缺失、两侧窦腔的容积不等甚至相差悬殊、额窦过度发育扩伸、额窦中隔偏斜或出现异常分隔而致多窦腔等。

1.额窦发育不全或缺失

如前所述,上颌窦发育不全者极为少见;而额窦发育不全者则较为常见。额窦前壁甚厚,其窦腔可小如蚕豆,容积可不足 1.0 mL;细小的额窦腔常位于眼眶的内上角。小额窦亦可呈裂隙状位于厚实的额骨深处。一侧或两侧额窦完全不发育者,则仅有其厚实的额骨,称为额窦缺失,临床上亦有所见及;X 线检查或 CT 扫描时可见额窦区骨质密度与其周围一致。

2.额窦过度发育

发育过度的额窦,其容积可在 40 mL 以上;过度气化的额窦,向上可达额骨鳞部较远处;可同时经眶上或眶顶之后向两侧扩伸,少数可扩伸至蝶骨大小翼或颞突;向深部可达筛骨、蝶窦前壁和/或鸡冠;向前下可延至鼻骨上部或上颌骨额突等处。临床上可见到额窦过度发育者,可同时有脑发育不全或脑萎缩。在额窦手术中,对于出现额窦过度发育者须注意如下几点。

(1)额窦过度发育者,其窦腔各壁常可有骨嵴突起,后者于窦壁上形成不规则的小窝或壁龛,有时则可呈封闭的气房状。术中须予以开放,以利于术后引流。

(2)额窦异常扩大者,其窦腔的后壁或下壁常变得极为菲薄甚或缺损,窦壁黏膜与脑膜或眶内组织直接贴合,术中剥离黏膜时倘若不小心,易误入颅内或眶内;窦内的感染也易向颅内或眶内扩散。

(3)若额窦气化扩伸至鸡冠,有时嗅球可呈嗅嵴状隆起于窦内,手术时对此种情况须倍加小心,免致损伤。

(4)如额窦气化向筛骨扩伸,可有一骨管横跨于额窦内,该骨管内有筛前神经和血管穿行。手术时不可伤及该骨管。

3.额窦中隔偏斜

额窦异常发育,可出现中隔偏斜。后者可使得两侧窦腔的容积有 4～5 倍之差异,多为中隔的上部明显偏向一侧。若健康的大窦在额部浅面占据整个额区,而有病变的小窦在其深面,手术时,需经过大窦方可再入小窦。

4.额窦的多间隔变异

额窦腔内完全或不全的多间隔变异,多在额窦腔过度扩伸时,因其板障较为坚实而不能被完全吸收所致。亦有学者认为:多窦腔额窦畸形,实为筛窦的筛房异常发育,突入额骨的鳞部所致。额窦可被分隔成 3 个以上的窦腔,甚至可多达 5～6 个窦腔;其间可有小孔互相沟通,形成多房性额窦,且各自有其开口通向中鼻道。

(三)筛窦的异常发育或变异

筛窦异常发育或变异主要表现为筛窦气房在数目上存在个体差异,或多或少,因人而异,即气房可为 3～17 个;而筛窦发育不全或缺失者则极少见。此外,尚可有过度发育的筛房向其四周扩伸,如向额骨眶上板扩伸,可形成筛额气房,感染时较难与额窦炎鉴别;如向额窦底部扩伸,则可形成额筛泡,行额窦手术时易误入此泡;若向上颌骨眶下板扩伸时,可形成筛上颌气房,感染时症状与上颌窦炎相似;若向蝶窦或蝶骨大、小翼扩伸时,可形成筛蝶气房,感染时症状颇似蝶窦炎;若向腭骨眶突或翼板扩伸时,可形成筛腭气房;向泪骨部突伸时,则可形成筛泪气房;向鼻甲气化时,可形成筛甲气房,或称为泡状鼻甲或鼻甲泡,多为中鼻甲,极少数泡状鼻甲可位于下鼻甲。

因筛窦过度发育,极少数病例的筛房可超出筛骨范围,突向较重要或甚为危险的区域,如眼眶或颅底等部位。当筛房所突向之处的骨壁极其菲薄甚至缺失,直接与眶骨膜、视神经、脑膜或海绵窦等部分或完全相接触时,尤应注意。尽管这类患者为数不多,但仍须有所认识或准备,以免在行鼻窦手术过程中不慎造成严重并发症。

(四)蝶窦的异常发育或变异

蝶窦的异常发育或变异主要表现为窦腔过度发育、蝶窦中隔偏斜或多间隔、蝶窦发育不全或缺失等。

1.蝶窦过度发育

蝶窦所处的解剖部位极为重要。当蝶窦过度发育时,其与颅前、中、后窝的相距会更加接近,并且与颈内动脉、海绵窦、视神经、翼管神经、蝶腭神经节以及途经眶上裂的 Ⅲ、Ⅳ、Ⅴ、Ⅵ 对脑神经的关系会更加密切。一旦蝶窦发生病变,将有可能累及到上述重要的血管和神经组织,从而出现各种并发症或综合征,如外展神经麻痹、单眼或双眼失明、蝶腭神经节综合征、眶尖或蝶裂综合征、海绵窦综合征、垂体综合征等。

有时颈内动脉和海绵窦形成蝶窦侧壁的外界。当蝶窦过度发育以致窦腔骨壁菲薄如纸甚至缺如,此时,颈内动脉可膨突于窦腔内,当经鼻行垂体手术时,须注意防止损伤此类变异。

2.蝶窦间隔变异

蝶窦间隔变异大致有蝶窦间隔缺失、偏斜及出现异常的多间隔等。蝶窦中隔缺失者,其两侧窦腔合为一窦,仅有一个开口通向鼻腔,有学者认为此属一侧窦腔过度发育,致使另外一侧未发育之故。当蝶窦中隔斜向一侧时,其宽侧窦腔的容积可为窄侧的 3～4 倍。变异的蝶窦间隔可呈水平位或呈冠状面垂直位,而将蝶窦分成呈上下或前后的腔隙。若出现多间隔变异,蝶窦便被分隔成多个窦腔。

3.蝶窦发育不全或缺失

不同个体的蝶窦,可呈多种类型发育,其中蝶窦未发育者较为少见。据部分学者曾观察100个解剖标本,发现蝶窦完全不发育者仅为1%。

（徐小刚）

第五节　先天性鼻部脑膜脑膨出

先天性鼻部脑膜脑膨出是指胚胎期部分脑膜及脑组织经鼻部附近颅骨发育畸形的颅骨缝或骨缺损处膨出颅外至鼻部的一种先天性疾病。此病多见于亚洲及非洲,欧美少见,发病率约为1/(5 000~10 000),男性多于女性。

一、病因

确切病因不明。多数学者认为是胚胎发育期间,神经管发育不全及中胚层发育停滞导致颅裂,部分脑膜及脑组织经颅裂或尚未融合的颅骨缝疝至颅外所致。

二、病理

根据膨出程度及膨出物包含的组织不同,可分为含脑膜及脑脊液的脑膜膨出;含脑膜及脑组织的脑膜脑膨出;除上述之外,若连同脑室前角亦膨出颅外者,即称为脑室脑膨出。临床上按膨出部位不同可分为鼻外和鼻内两型,鼻外型膨出物经鸡冠前之前颅窝底疝出于鼻根或内眦部、鼻内型膨出物经鸡冠后之前颅窝或中颅窝疝出至鼻腔、鼻咽、球后或翼腭窝(图8-9、图8-10)。其中鼻外型较鼻内型者多见。也有人根据膨出物的具体颅底疝出部位细分为囟门型(又称额筛型)和基底型(又称颅底型)。前者在临床上主要表现为鼻外型。包括鼻额型、鼻筛型和鼻眶型;后者则包括鼻腔型、蝶咽型、蝶筛型、蝶眶型及蝶上颌型等。组织镜检从外至内依次为皮肤或黏膜、皮下或黏膜下组织、硬脑膜等。其所形成的囊内均包含脑脊液,较重者同时包含脑组织。

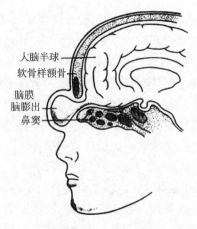

图 8-9　鼻外型脑膜脑膨出
小额叶脑组织、脑脊液及硬脑膜经鼻额囟膨出

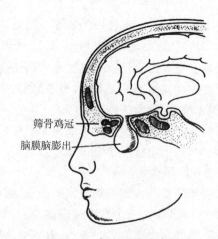

图 8-10　鼻内型脑膜脑膨出
额叶脑组织、脑脊液及硬脑膜经筛骨筛状板膨出至鼻腔内

三、临床表现

(一)鼻外型

患儿出生后即发现外鼻上方近中线的鼻根部或稍偏一侧的内眦部有圆形囊性肿物,表面光滑,随年龄而增大。肿物表面皮肤菲薄但色泽正常,有透光感,触之柔软,可触及同脉搏一致的搏动感。患儿啼哭或压迫颈内静脉时肿物张力增高,体积增大,但若骨缺损较小,则此种表现不典型。肿物位于双眼之间,可使鼻根部变宽,眼距增大,形成所谓"眼距加宽征"。

(二)鼻内型

新生儿或婴幼儿鼻不通气,哺乳困难,检查发现单侧鼻腔或鼻咽部有表面光滑的圆形肿物,根蒂位于鼻腔顶部,应考虑到鼻内型先天性脑膜脑膨出。若肿物破溃则有脑脊液鼻漏。但出现此症状的年龄往往较大甚至到成年始发,继发感染则多表现为发作性脑膜炎。

对于不能判明病变性质,而又不能除外本病者,应慎做或禁做活检,必要时可在严格消毒的情况下行局部试穿,若取得脑脊液可确定论断,但有发生脑脊液鼻漏和继发感染引起脑膜炎的危险。因此不能作为常规检查。

四、诊断与鉴别诊断

根据病史及上述临床表现,如外鼻、鼻腔或鼻咽可见圆形光滑肿物,且伴水样鼻漏,应高度怀疑本病,借助其他辅助检查可进一步确诊。华氏位 X 线片,可见前颅窝底骨质缺损或筛骨鸡冠消失,新生儿颅骨钙化不全等;CT 或 MRI 等检查可进一步明确脑膜脑膨出的大小、确切位置及内容物等。

临床上应注意与鼻息肉、额筛窦黏液囊肿、鼻根部血管瘤、鼻内肿瘤等鉴别,因新生儿、婴幼儿患上述疾病者甚少,结合其临床表现,往往易与本病鉴别。但须与鼻部其他先天性肿物相鉴别,特别是鼻部神经胶质瘤。后者与脑膜脑膨出同属先天性神经源性鼻部肿物,均常见于新生儿,且病因相似,所不同的是部分脑膜脑组织疝出后,其颅底脑膜及颅骨缺损处已在胚胎期自然愈合,所遗留于鼻部的神经组织构成鼻神经胶质瘤,因不与颅内交通,故无波动感,且质较硬。其虽具某些肿瘤特征,但实为先天性异位脑组织,属一种发育异常。

五、治疗

先天性鼻部脑膜脑膨出一经确诊,宜及早手术。因小儿耐受力差,过早手术危险性大,过晚则易因肿物增大致颜面畸形,或因皮肤、黏膜破溃而并发脑脊液鼻漏,且使骨质缺损加大,增加手术难度。手术以2～3 岁为宜。手术禁忌证为:①大脑畸形,患儿无正常发育可能者。②膨出物表面破溃,并发感染者,或鼻内型伴发鼻炎、鼻窦炎者。③特大脑膜脑炎、膨出、脑畸形、脑积水同时并存者。

先天性鼻部脑膜脑膨出的手术治疗原则是将脑膜脑组织回纳颅内,不能回纳者可于蒂部切断后切除膨出物,缝合硬脑膜。修补颅底骨质缺损及矫正颜面畸形。手术分颅内法和颅外法,脑神经外科皆用颅内法,而耳鼻喉科多用颅外法或联合手术。鼻内型者亦可采用鼻内镜下经鼻手术。

(一)颅内法

颅内法又分为硬脑膜外法和硬脑膜内法,适于脑膜脑膨出骨缺损区直径大于 2 cm 者。皆在全身麻醉下进行,取发际内冠状切口行额骨瓣开颅术。硬脑膜外法自额骨开窗下缘将硬脑膜与颅底分开至裂孔处,紧贴骨面分离疝囊,自蒂部将疝囊切断,囊内脑组织尽量回送颅内,如回送困难或脑组织变性,可一并切断,蒂部的变性脑组织可部分切除,然后缝合囊蒂断端,封闭硬脑膜。若缺损较大,可用筋膜或腱膜修补。颅底骨缺损可用额骨或硅胶板等代用品修补。将额骨瓣复位、缝合。小型鼻部脑膜脑膨出在封闭颅底骨孔后,膨出物渐缩小,不需再行切除。对较大膨出物,未将其完全回纳颅内且面部隆起明显者,可在3个月后再于面部手术切除,并予整形。此法简单,对脑组织压迫轻,但对骨孔位于筛骨鸡冠之后者操作不便。宜行硬脑膜内法。行双侧额部开颅后切开硬脑膜,向后牵开大脑额叶,可见脑组织从颅底骨质缺损处突出于颅外,若囊内脑组织正常,可回纳颅内;若脑组织已变性则行切除,囊内仅剩脑膜;若脑组织与囊壁粘连,可从颅内骨孔切断,将膨出脑组织留于囊内,用筋膜或腱膜修补硬脑膜,颅底缺损用额骨或其他替代品修补。

(二)颅外法修补术

(1)鼻外型脑膜脑膨出颅外修补术适合于根蒂较小病变者,可在局麻或全麻下手术。根据膨出物的位置可行眉弓内端及鼻外筛窦手术切口,或膨出物表面梭形切口。游离疝囊壁骨缺损处,游离囊颈,分离和回纳囊内容物,若脑组织与囊壁有粘连可切除部分脑组织。重叠折合缝合囊颈的上、下壁;若囊壁菲薄不适,可用阔筋膜修复硬脑膜,颅骨缺损可用硅胶板等替代品修补。

(2)鼻腔脑膜脑膨出鼻内径路切除修补术仅适于骨缺损较小的鼻内型脑膜脑膨出。多采用鼻侧切口,根据情况向下延长至鼻翼,沿骨面分离眶骨膜。显露纸样板,切除前中筛房。由前部进入鼻腔,显露膨出体。去除蒂部周围筛房,扩大术野,在蒂部结扎切断并将断蒂向颅内还纳,铺盖筋膜,用带蒂鼻中隔黏(软)骨膜瓣或中鼻甲黏骨膜瓣压于筋膜表面。吸性性明胶海绵、碘仿纱条充填鼻腔,缝合面部切口。

(3)鼻内镜下经鼻腔修补脑膜脑膨出,视野清晰,创伤小,手术效果佳,但仅适于病变较轻的鼻内型者。亦可作为其他鼻内型者手术的辅助手段。首先在鼻内镜下做筛窦切除,显露筛顶。找到脑膜脑膨出的具体部位,将膨出物及周围骨质表面黏膜清除干净,可以用双极电凝烧灼,使膨出体缩小或直接切除膨出体。若骨质缺损大,可用自体骨或软骨封闭缺损,用阔筋膜、肌浆或黏膜片封闭、修补缺损部位,吸性性明胶海绵及碘仿纱条填塞鼻腔,7~10天后取出。

(三)手术并发症

(1)脑水肿多见于颅内修补法。因术中额叶脑组织被牵拉或受压所致。表现为患者苏醒后又进入昏迷状态、呻吟、囟门膨隆等。应及早静脉滴注高渗降颅压药和肾上腺皮质类固醇。

(2)颅内感染主要是手术感染,以鼻内径路多见,多与脑脊液鼻漏有关。表现为高热、颈项强直、表情淡漠、呕吐等。应行腰穿,化验脑脊液,并给予足量易通过血-脑屏障的抗生素。术中切断膨出物蒂部时结扎,并用碘酊、酒精消毒,保证无菌,可有效避免。

(3)脑脊液鼻漏主要是由于颅底封闭组织较薄、颅内压较高所致。宜先保守治疗,无效可行脑脊液鼻漏修补术。术中筋膜铺盖须超过骨缺损区,最好用复合带蒂组织瓣覆盖,加压填塞,或将修剪合适的硅胶板等置于硬脑膜与颅底骨之间,可起到封闭脑膜缺损和支持脑组织的作用。

(徐小刚)

第九章

鼻外伤性疾病及鼻出血

第一节 外伤性脑脊液鼻漏

一、脑脊液鼻漏病因分类

脑脊液鼻漏分为外伤性及非外伤性,两者之比约为 3 : 1。外伤性脑脊液鼻漏又分为颅底冲击伤、火器伤及医源性损伤,这三种脑脊液鼻漏均可表现为急性和迟发性。据 Calcaterra (1980)统计,头部外伤并脑脊液鼻漏者占 2%,并发于颅底骨折者占 5%,以颅前窝骨折者最为多见。孙正良(1999)报道颅底骨折 286 例,并发脑脊液者 66 例(23.1%),其中发生在颅前底者 59.8%,中颅底者 36%,其他部位 4.7%。筛骨筛板和额窦后壁骨板很薄,并且有硬脑膜与之紧密相连,在外伤时脑膜与骨板同时破裂,则导致脑脊液鼻窦。颅中窝骨折可损伤蝶窦上壁,特别是气化良好的蝶窦,其上壁可发育到颅中窝底部,因此颅中窝底骨折也可发生脑脊液鼻漏。此外,咽鼓管骨部骨折,乳突天盖骨折所造成的脑脊液耳漏,也能通过咽鼓管流到鼻咽或鼻腔,成为脑脊液耳鼻漏。有的患者在伤后一段时期才出现脑脊液漏,即迟发性脑脊液漏,其机制可能是受伤时颅底骨折有裂隙而无明显的硬脑膜破裂,以后颅压受脉搏和呼吸波动影响,硬脑膜逐渐疝入骨折裂隙内,久之则硬脑膜纤维逐渐破裂,形成小孔,而致脑脊液鼻漏;也有认为,血块将破裂的硬脑膜和骨壁封闭,后来血块分解,则脑脊液自鼻流出。自发性脑脊液鼻漏较少见。其原因尚未完全明了。

医源性颅底损伤包括颅底肿瘤的手术或放疗、鼻窦手术、眼眶及视神经减压手术及中耳内耳手术等,均可并发脑脊液鼻漏或脑脊液鼻耳漏。颅底肿瘤手术,如颅底脑膜瘤、垂体瘤、颅咽管瘤以及某些恶性肿瘤等,可因手术时颅底创伤过大,修复不当,而发生脑脊液鼻漏。颅底邻近器官组织病变进行手术治疗时所造成的颅底创伤,多属手术并发症。易发生颅底损伤的手术有:额窦手术、筛窦手术、蝶窦手术、眶减压或视神经减压术,鼻咽、翼腭窝及颞下窝手术和某些耳科手术等。鼻窦和颅底的手术所致的外伤性脑脊液鼻漏,据报告发生率为 0.9%,这主要取决于病变的部位、范围和手术类型。在这些患者中,多数是在手术中立即发生,少部分患者是在术后一段时间内发生的迟发性脑脊液鼻漏(图 9-1、图 9-2)。

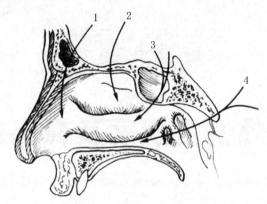

1.来自额窦;2.来自筛顶;3.来自蝶窦;4.来自颞骨中耳的脑脊液耳鼻漏

图 9-1　脑脊液鼻漏的不同来源

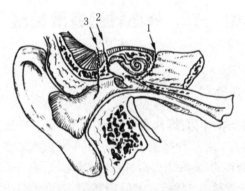

图 9-2　颞骨骨折致脑脊液耳漏及耳鼻漏

二、外伤性脑脊液鼻漏的诊断

(一)以下情况应怀疑有脑脊液鼻漏

(1)外伤后即有血性液体自鼻孔流出,其流出液体中心呈红色而周边清澈,或鼻孔流出的液体干燥后不呈痂状者(因脑脊液蛋白含量不高于 0.2 g/L)。

(2)鼻孔流出清澈液体,在低头用力、衣领扣紧,压迫颈内静脉等情况下流量增多者。

(3)并发反复发生细菌性脑膜炎者。

(4)鼻腔持续性或阵发性流出清水样液,或自觉有多量液体流入咽喉部,反复吞咽或出现呛咳者。

(5)脑脊液的鉴定:靠葡萄糖定量分析,即在鼻分泌物中葡萄糖含量需在 0.17 mmol/L(3 mg%)以上,如只凭定性诊断,并不可靠。因为葡萄糖过氧化酶灵敏度很高,葡萄糖浓度在 0.027 mmol/L(0.5 mg%)以上可呈阳性,有泪液或微量血液时可造成假阳性而导致误诊。有报道用 β_2 载铁清蛋白免疫固定法诊断最为可靠。

(二)脑脊液鼻漏瘘口定位

脑脊液鼻漏瘘口预测的依据如下。

1.病史、颅底外伤的类型及程度

颅底创伤并脑脊液鼻漏的部位及大小视其创伤作用力的部位,大小及方向而定。当额部受撞击时,易出现额窦后壁、筛板及筛顶骨折脑脊涟鼻漏。当眶颌面受撞击时,易出现筛板筛顶、眶纸样板及视神经管骨折脑脊液鼻漏。当额部侧面、眶骨、颧骨及颞骨受撞击时,易出现颅颌面复合性骨折及蝶骨骨折或颞骨骨折,可出现蝶窦脑脊液鼻漏或脑脊液耳鼻漏。医源性颅底手术损伤多出现在手术部位或其邻近颅底骨质薄弱处。火器伤则根据弹道方向及贯穿伤的部位而定,也可发生在颅底其他部位的对冲伤,出现脑脊液鼻漏和耳鼻漏。

2.周围脑神经功能障碍

单侧嗅觉丧失,多提示颅底骨折脑脊液鼻漏位于筛板。单侧视力障碍,多提示颅底骨折脑脊液鼻漏在蝶窦外壁和上壁,也可能来自最后组筛房的外上壁。眶上神经分布区感觉消失,提示瘘口在额窦后壁。三叉神经上颌支分布区感觉消失,提示瘘口在颅中窝。鼻孔流出的脑脊液流量随头部位置而改变,则提示是从鼻窦而来;来自蝶窦者,此现象更为明显。耳蜗前庭功能障碍、耳聋、耳闷、面瘫、自发性眼球震颤者提示瘘口在颅后窝。

3.确定瘘口常用的检查

(1)影像学检查:常用鼻窦、乳突X线照片和鼻颅底及中耳岩部薄层CT扫描的检查方法,用以显示骨折部位和鼻窦及乳突内的积液,为瘘口定位提供线索(图9-3、图9-4)。

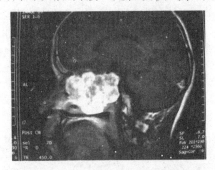

图9-3 MRI影像示颅底肿瘤侵犯前颅底及中颅底

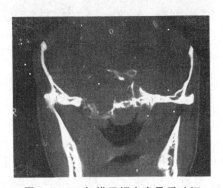

图9-4 CT扫描示颅中窝骨质破坏

(2)核素扫描:应用ECT技术或称为伽马照相机,进行鼻颅底扫描。患者需先从椎管注射放射性示踪溶液,如^{131}I和其他显示剂,然后侧卧或俯卧在检查台上,应用ECT机进行持续动态扫描,如鼻颅底有显影,则提示相应的部位存在脑脊液鼻漏。该方法相对较为敏感,但部分患者脑脊液鼻漏呈现为阵发性,特别是病变较为轻微的病例,或者瘘口较狭小者,脑脊液鼻漏时而发生,时而停止。如果检查时正好脑脊液鼻漏暂时停止,则检查结果呈现假阴性。

(3)鼻内镜检查方法:应用鼻窦内镜检查,可以较好地检查出脑脊液鼻漏并进行定位。应选用质量较好的鼻窦内镜及影像系统,才能观察到细微的脑脊液鼻漏。如果脑脊液鼻漏不明显,可压迫颈静脉,使颅内静脉及脑脊液压力暂时升高,增加脑脊液鼻漏的流量,以便观察。检查时应结合鼻颅底影像学照片,沿鼻顶前部、后部、蝶筛隐窝、中鼻道及嗅裂至鼻咽部咽鼓管咽口按顺序进行检查,有时微量的清水样脑脊液鼻漏不易观察到,此时可用吸管轻触吸引可疑部位的黏膜,如中鼻道、蝶筛隐窝、后鼻孔及咽鼓管咽口等,采用内镜近距离观察放大图像。如应用变焦显微内镜,则更易观察到微量的脑脊液鼻漏。用吸管轻吸可疑部位鼻黏膜,可使黏膜出现微量出血,如有清水一样脑脊液流出与微量血液混合流动,可较容易被察觉,并可由此追踪,找出瘘口。对脑脊液鼻漏较为明显者,或流量较大者,进行鼻窦内镜检查,要慎重进行。以免引起颅内感染。可在严格消毒做好手术准备的条件下,进行鼻内镜探查,必要时开放前后筛窦或蝶窦,仔细探查鼻额管口、筛顶筛板及蝶窦口,找到瘘口后即进行适当的修补。根据临床经验,进行脑脊液鼻漏修补手术以前,没必要应用内镜试图作瘘口精确定位。可在手术过程中才应用内镜按上述方法探查瘘口,多无特别困难。

(4)鼻内粉剂冲洗方法:此法是利用脑脊液冲刷鼻内粉剂,从而在鼻内镜下追踪瘘口的部位。先作鼻黏膜表面麻醉并充分收缩,再用磺胺噻唑粉或粘菌素硼酸粉喷于鼻腔内,使黏膜表面形成一层白色薄膜,然后压迫所观测颈内静脉使颅压增高,当脑脊液流出时,可见到流经之处白色药粉被冲去,显出一条粉红色的细线,由此向上追溯观察,便可找到瘘口部位。此法较适宜确定颅前窝瘘口的定位(图9-5)。

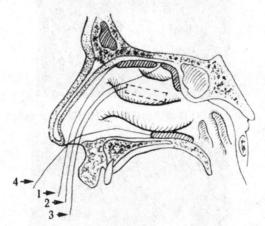

1.鼻顶前部;2.鼻顶后部及蝶筛隐窝;3.中鼻道;4.下鼻道后方

图9-5 脑脊液鼻漏棉片法定位

(5)椎管内注药法:在鼻黏膜收缩和醉后,用4块棉片分别放于鼻顶前部、中鼻道、鼻顶后部及蝶筛隐窝和下鼻道后方。按常规行腰椎穿刺,放出脑脊液10 mL,再注入着色剂0.5 mL,30分钟后依次取出4块棉片观察。若鼻顶前部棉片着色,则提示瘘口在筛骨筛板;中鼻道棉片着色,提示瘘口在额窦;鼻顶后部及蝶筛隐窝棉片着色,提示瘘口在后组筛窦或蝶窦;下鼻道后方棉片着色,提示脑脊液来自咽鼓管。所用的着色剂有靛胭脂、亚甲蓝和5%荧光素钠。但必须注意的是,有报道认为这些药物对神经组织都有刺激性,有的患者可能在此项检查后发生视神经萎缩、下肢瘫痪、偏瘫、痴呆以及无菌性脑膜炎等并发症,尤以荧光素椎管内注射最为严重。有报道用5%荧光素钠数小时后,发生癫痫状态、昏迷、高热等险情。况且此法对严重的脑脊液鼻漏不能起到瘘口定位作用,因鼻腔内所放的4块棉片,可同时皆被荧光素染成黄色,失去鉴别指标。

这些经验值得确定采取此项检查时慎重考虑。

（6）CT脑室造影法：采用低黏度、非离子性、对神经组织无毒性反应的泛甲糖胺水溶性造影剂经腰椎穿刺或颈椎 C_1～C_2 穿刺注入蛛网膜内 5～8 mL。然后令患者保持头低脚高位 45°～60°,1～2 分钟,使此显影剂由重力作用流入颅底脑池,即开始自冠状面自蝶鞍区至额窦前壁 CT 扫描,和眶耳轴位 CT 扫描,每4 mm为一层面。为了便于发现瘘口,最好注入显影剂之前另作一次 CT 扫描以资比较。此法对蝶鞍或蝶窦的瘘口定位较为准确可靠。

（7）鼻内镜荧光检查方法：检查时先用少量荧光素钠注入椎管内,然后再用一种特殊蓝光源（也称 D 光源）连接鼻窦内镜检查鼻腔、鼻窦和颅底,如有淡黄色的荧光液体流出,即提示该处有脑脊液鼻漏。此法准确性相对较高,即使仅有微量的脑脊液鼻漏,也能较灵敏地查出。其缺点是设备较为昂贵,必须进行椎管内注射荧光素,有可能引起神经组织刺激反映。

三、外伤性脑脊液鼻漏的治疗

脑脊液鼻漏随时可引起颅内感染,因此及早进行有效治疗十分重要。

（一）保守治疗

如果创伤比较轻微,颅底硬脑膜损伤裂口较小,经过有效的保守治疗,部分可以逐渐愈合。疗法主要包括降低颅内压,预防感染,促使瘘口自然愈合。具体方法:嘱患者取半坐位,限制饮水量和食盐量,避免用力咳嗽、擤鼻,防止便秘,适当应用抗生素,特别注意应用能透过血-脑屏障的广谱抗生素,如青霉素、氯霉素等。如此保守治疗观察 2 周至 2 个月,部分脑脊液鼻漏病例可逐渐愈合。如在观察期间,脑脊液鼻漏的量逐渐增多或并有脑膜炎、颅内积气等症状时,应尽早行手术治疗。卜国铉介绍一种鼻内药物腐蚀疗法,适用于瘘口在筛骨筛板流量较少的脑脊液鼻漏,经治疗 20 例,有 18 例成功。在鼻黏膜表面麻醉下,经内镜确定瘘口部位后,用卷棉子蘸少许 20% 硝酸银,在明视下涂于瘘口边缘的黏膜上,造成创面,促使瘘口肉芽生长。涂药后再按上述方法保守治疗,多可以治愈。也有采用腰椎穿刺持续引流术,治愈外伤性和手术后脑脊液鼻漏的报道。

（二）手术治疗

1.适应证

（1）颅底损伤较为严重,脑脊液鼻漏流量较大者。

（2）脑脊液鼻漏伴有气颅症、脑外伤出血及颅内异物。

（3）经采用保守疗法、涂药疗法无效者。有个别患者,脑脊液鼻漏治疗未愈,且长期出现微量鼻漏,而未发生颅内感染。当对这种情况不能掉以轻心,因为一旦出现感冒或上呼吸道感染,均随时有可能并发颅内感染,如细菌性脑膜炎。因此,应采取积极方法进行手术治疗。

（4）脑脊液鼻漏并发化脓性脑膜炎,经积极治疗不见好转者。

2.手术方法

（1）颅内修补法:此法适应于急性外伤性脑脊液鼻漏如开放性和闭合性的脑挫伤,脑组织损伤,有脑组织脱出,硬脑膜撕裂、颅脑血肿及异物等。凡处理脑外伤时,如发现颅底有脑脊液瘘口,均应即时修补,如额窦有碎骨片、异物、骨髓炎及额窦炎的,则不宜经鼻修补,而应以颅内修补为宜。颅内修补法又可分为硬脑膜外及硬脑膜内两种。硬脑膜外方法适用于修补颅前窝的瘘口,损伤性较小,但对迟发性脑脊液鼻漏及曾有脑膜炎反复发作者,因颅底与硬脑膜粘连,分离时易使硬脑膜撕破,遇此情况,应当以硬脑膜内修补为宜。

颅内修补法的缺点：容易损伤嗅神经、寻找瘘口比较困难，尤其对蝶窦上壁及后壁处的瘘口不易看清，操作困难。Calcaterra所报道的19例颅外法修补术中有7例是经颅内修补后失败的，其他资料也有报道失败率为27%。

术前准备同颅前窝开颅手术。一般采用冠状切口，切开皮肤、皮下组织和骨膜，将皮瓣翻向下方达眉弓，在额窦上方，用骨钻钻孔，钻成双侧额骨瓣，翻向外方，留颞侧骨膜作为骨瓣的蒂部，仔细剥离颅前窝硬脑膜，向后牵引，寻找颅底的瘘口及碎骨片，发现硬脑膜裂口，即用丝线紧密缝合；颅底的瘘口用肌肉块填上，放回硬脑膜，额骨瓣复位，缝合皮下组织和皮肤，不置引流、包扎；术后头高卧位，醒后改为半卧位，限制液体摄入量，预防便秘，用有效广谱抗生素以防感染。颅内修补方法也有多种改良的术式，如颅底损伤较为严重，硬脑膜缺损较大，可应用阔筋膜或颞筋膜修补，也可应用人工硬脑膜进行修补。比较好的方法：制作带蒂的额窦骨膜瓣，蒂部位于近眉弓处，经分离颅前窝硬脑膜后，清理颅底创面，将带蒂额骨膜向内放入覆盖于破损的前颅底上，然后再将修补破损的硬脑膜复位，其覆盖面可用医用胶或蛋白胶粘着。用此方法结合颅底重建法可对前颅底较大的损伤进行可靠修补。

（2）颅外修补法：颅外修补法采用经鼻或经乳突的进路，术野比较狭小，有一定的难度，但对颅脑损伤很轻，尤其对治疗来自蝶窦的脑脊液鼻漏，其效果远胜于开颅修补，对瘘口不能确定而必须探查时，经额筛蝶窦开放术的损伤性比开颅探查要轻，对脑脊液耳鼻漏行中耳乳突探查术，也比颅中窝和颅后窝探查术损伤小，但颅外修补法不适用于急性颅脑外伤并发脑脊液鼻漏的治疗，尤其是需要开颅手术处理颅内病变的患者。

脑脊液鼻漏颅外修补法又可分为鼻外法和鼻内法。

鼻外法脑脊液鼻漏修补术：即采用鼻外开筛的方法进行前颅底脑脊液鼻漏修补，此法术野相对较大，可结合鼻内手术，适用于额窦和筛窦等处脑脊液鼻漏的治疗。瘘口未确定者，可用此法探查。瘘口在岩部的脑脊液耳鼻漏，则需采用耳科手术探查修补。①额窦脑脊液鼻漏修补法：根据额窦前壁骨板完整情况和整形需要，可作美容切口和冠状切口，后者是用于额窦前壁完整者，可作骨板成型额窦开放术时选用。术中充分显露额窦后壁，去除额窦后壁黏膜，在瘘口处扩大并去除后壁骨质和肉芽，充分暴露硬脑膜，用丝线缝合硬脑膜裂口，或用筋膜修补缺损。可配合采用额窦填充手术，额窦内黏膜应去除干净，填塞腹壁脂肪，骨板复位固定。②筛窦脑脊液鼻漏修补法：筛窦顶壁的脑脊液鼻漏最多见，自鼻外作筛眶切口，剥离泪囊，结扎筛前动脉，作彻底的筛窦开放术，去除泪后嵴，以便显露筛窦顶部，然后将中鼻甲和鼻中隔上方的含骨鼻黏膜板向上翻转，盖于瘘口处，加压固定，或用游离阔筋膜置于扩大的瘘口，然后再用带蒂黏膜瓣加固于筛窦顶部，用抗生素油纱条填塞5天，或用碘仿纱条填塞10天。③蝶窦脑脊液鼻漏修补法：此处用颅内法不易暴露。可经鼻中隔径路进入蝶窦，去除窦内骨板及黏膜，用肌肉浆填在瘘口，阔筋膜加固修补。若瘘口尚不能确定位于蝶窦，可经鼻眶切口行筛窦开放术，进入蝶窦探查，寻找瘘口，按上法修补。国内有报道对一较大的蝶窦脑脊液鼻漏，先制作较长的带蒂额骨膜瓣，经鼻外开筛进路覆盖于蝶窦内，进行修补成功（图9-6）。

鼻内法脑脊液鼻漏修补术：鼻内法脑脊液鼻漏修补术适用于蝶窦筛窦顶的瘘口部位明确的修补。特点是不做鼻外切口。①方法一：鼻中隔黏膜瓣法。自前鼻孔内将患侧鼻中隔切成长的黏膜瓣，向上翻转，盖于瘘口处，用抗生素油纱和碘仿纱条压迫固定。②方法二：阔筋膜游离修补法。适用于蝶鞍内肿瘤经蝶窦切除术后所发生的脑脊液鼻漏。将阔筋膜和肌肉取出后，直接经前鼻孔、鼻腔蝶窦置于鞍底瘘口处，用青霉素油纱条和碘仿纱条压迫填塞两周。鼻内法修补外伤性脑脊液鼻漏,自应用鼻内镜技术后,更加显出其优越性。

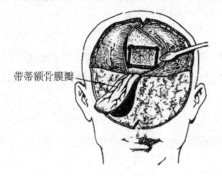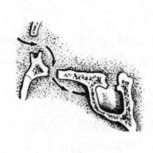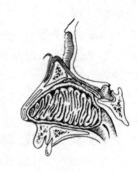

A.带蒂额骨膜瓣　　　　B.带蒂额骨膜瓣修补蝶窦　　　C.骨膜瓣填塞蝶窦和鼻腔填塞
　　　　　　　　　　　　　脑脊液鼻漏的途径

图 9-6　颅内法脑脊液鼻漏修补

（徐小刚）

第二节　鼻窦外伤性骨折

一、单个鼻窦骨折

鼻窦外伤性骨折多由交通事故、撞伤、斗殴伤及战时火器伤所致。单个鼻窦的单纯性骨折,常见于上颌窦及额窦,而筛窦及蝶窦罕见。

(一)临床表现

鼻窦骨折是一个极为复杂的临床问题,骨折发生的部位往往决定了它可能发生的后果。而骨折的局部状态虽与病情有关,但并非完全决定后果。如上颌窦、额窦前壁塌陷骨折,骨折明显但后果并不严重。而累及视神经管的鼻窦骨折,可能仅见骨折线,尽管对位良好,但对视力的影响却是严重的。

鼻窦骨折常见的并发损伤及症状。

(1)上颌窦骨折:咬合不良、张口困难、颌面部皮下气肿、鼻出血或涕血、下眼睑皮下淤血。

(2)额窦骨折:眉弓内侧凹陷、皮下气肿、脑脊液鼻漏。

(3)筛窦骨折:鼻梁凹陷、眶周淤血或气肿、眼结膜淤血、眶内淤血、眼球突出、眼球凹陷、复视、溢泪、脑脊液鼻漏、视力下降及鼻出血等。

(4)蝶窦骨折:脑脊液鼻漏、脑震荡、颅底骨折、严重鼻出血。

(二)诊断

(1)明确的外伤病史,并出现上述临床症状。

(2)局部软组织凹陷或淤血肿胀,可能扪及骨擦感或骨擦音。

(3)鼻窦 X 光照片或 CT 检查提示骨折存在。

(三)治疗

鼻窦单纯性骨折而无移位,且无功能受损者,无须特殊治疗;面部有创口者按常规清创缝合处理,鼻出血一般不剧,常规鼻腔填塞即可以止血。鼻窦骨折且骨壁有移位者,根据伤及的鼻窦和部位酌情处理。

1.上颌窦前壁凹陷性骨折

可在下鼻道开窗,用弯形金属器械经窗口伸入窦内将骨折部分抬起复位;亦可行柯-陆氏切口,暴露凹陷区域骨质,然后用鼻中隔剥离子将凹陷骨片撬起复位。如无明显颌面畸形者可不作骨折处理。

2.上颌窦上壁骨折(眶下缘完整)

经上颌窦根治术径路,凿开上颌窦前壁,用器械抬起骨折区域,观察眼球复位是否满意,窦内填塞碘仿纱5~7天后,经下鼻道开窗处抽出纱条。

3.上颌窦下壁骨折

因伤及牙槽骨出现咬合异常,复位后用不锈钢丝行牙间固定。

4.额窦前壁骨折

如果凹陷性骨折明显,需要复位。额部皮肤有创口时可直接经创口暴露额窦前壁,或适当调整为眶内上角弧形皮肤切口,如为闭合性损伤,可考虑行额部冠状切口。单纯凹陷性额窦前壁骨折可用金属器械撬起复位,粉碎性骨折者清理无生命活力的碎骨片,将有生命活力的骨片复位拼接,再用钢丝或螺丝金属网固定。保持额窦引流通畅,窦底钻孔置管引流,或开放鼻额管经鼻内引流。

5.额窦后壁骨折

一般伴有前壁骨折,径路与前壁骨折相同,处理骨折应注意如发现前壁骨片已游离时,应取去骨片,暴露整个额窦,如前壁轻度移位,可将前壁整块皮瓣翻起,处理完后壁及窦腔黏膜后再将成瓣的前壁复回固定。处理后壁时应注意,如后壁骨折移位轻微,即移位幅度小于后壁骨皮质的厚度,则可不予处理。如移位较明显,应除去骨折片检查其后方的硬脑膜是否完整,有撕裂和粉碎的小骨片须仔细剥去后缝合。同时应保持窦腔引流通畅。

单纯筛窦或蝶窦骨折甚少见,如不出现严重鼻出血、视神经损伤、脑脊液鼻漏或其他颅内并发症,则无须特殊处理。

二、复杂性鼻窦骨折

指2个或2个以上鼻窦同时骨折,或者骨折累及窦外的器官或组织,出现眼眶、颅底、视神经及颅内动脉颅内段出血等并发症,通常伤势严重。

(一)临床表现

由于损伤范围广泛,可包括鼻骨、上颌骨、眶骨、筛窦及额窦多处同时的复合性骨折,多有移位,也可同时伴有下颌骨和颅底骨折,故可出现颜面部肿胀,鼻出血,眶周淤血,球结膜出血,眼球运动障碍,视力下降,颜面部中央凹陷(盘状脸),牙齿咬合异常,上颌骨异常活动等表现。如伴颅底骨折可出现脑脊液鼻漏,颅脑外伤可伴有意识障碍,大出血可致失血性休克。此外,蝶窦侧壁骨折可同时伴有颈内动脉损伤,发生致死性大出血,或形成颈内动脉假性动脉瘤,出现迟发性、反复大量的鼻出血(图9-7)。

(二)诊断及辅助检查

根据外伤史及临床表现,一般可作出诊断。但CT扫描是必须的辅助检查,它可较好地显示额、筛、蝶窦、上颌窦、上颌骨及颅底的受损情况。CT三维重建的图像为骨折复位,矫正畸形提供参考依据。

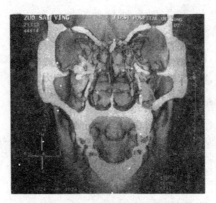

图 9-7　鼻窦、颌面、眼眶复杂性骨折
CT 三维重建

(三)治疗

因鼻窦复杂性骨折同时存在着多器官组织受损,病情也较复杂,如鼻额筛眶复合骨折可能并有颅脑损伤、外伤性休克、喉气管损伤或胸腹等联合伤等。所以临床处理时分清主次、轻重缓急尤其重要。治疗应以处理危及生命的损伤为先,然后再处理因复杂性骨折所引起的畸形和功能障碍。骨折复位处理的目的是恢复损伤器官组织的功能如鼻功能、视功能及正常咬合功能等,尽可能减少创伤所致的外观畸形。消除创伤后的心理障碍。

1.急救处理

根据生命体征判断外伤的严重程度,保持呼吸道通畅,必要时行气管插管或气管切开术。注意观察呼吸状态和监测血氧变化,保持循环系统的稳定,防止失血性休克(包括输血输液及抗休克药物的应用、吸氧等)。

2.骨折的早期处理

一般认为外伤后 6～8 小时内为最佳时机,此时伤口新鲜,软组织肿胀未达高峰,术中暴露好,术后恢复快,预后好。受伤后 1 周之内,骨折处骨痂尚未形成,软组织水肿已明显消退而未纤维化,这段时间内有充分时间制定合理的治疗方案,故我们认为外伤后 1 周内进行骨折复位是可行的。

3.制订实施最佳治疗方案的术前准备

(1)术前 CT 检查,必要时 CT 三维重建,了解骨折及畸形情况。

(2)准备合适的手术器械以及可供选择的修复或固定材料。

4.手术径路问题

应根据外伤情况具体而定,理想的手术径路应具备:①视野宽阔便于骨折复位固定;②同一术野能够同时进行功能重建及外观畸形的整复;③同时能够兼顾鼻窦、眼眶及颅底的清创及处理;④造成新的创伤少。

常用的手术径路如下所述。

(1)经开放性伤口:直接经颌面伤口或适当变通进行整复。

(2)经额冠状切口:适用于额窦、颧弓及眶外侧壁骨折的闭合性损伤。也可选择双眉弓-鼻根联合整形切口。

(3)面中部掀翻术:适用于闭合性外伤骨折移位不大,面部畸形不太明显者,如 LeFort Ⅰ 型骨折,此径路暴露上颌及颧骨充分,可同时行鼻骨骨折复位。

(4)柯-陆氏径路:适用于上颌骨包括眶下壁骨折的整复。

(5)下睑切口:可显露眶底,眶下缘及颧颌缝,对于合并有眶下缘,眶底骨折移位畸形选用。

(6)上睑切口:可暴露颧缝,术后瘢痕隐蔽对骨折范围大,移位明显,考虑单一手术切口暴露及复位不理想时可考虑联合径路。

5.注意事项

鼻窦骨折的复位固定主要是针对鼻窦边界区域影响颌面外周围器官,而腔内的骨碎片可予以清除,尤其是当其妨碍鼻窦引流时。如下几点值得注意。

(1)在使较大的骨折断端对位,对线良好的同时,尽可能将所有骨折片复位固定。

(2)清除异物、血肿、病变黏膜及坏死组织。

(3)骨折间固定可使用钢丝,或特制材料固定。

(4)眶壁粉碎性骨折除采用自身材料外最好使用钛板钛钉或钛金属网进行修复。也可采用新型可吸收的高分子材料进行修复。

6.晚期处理

对于外伤整复后欠满意,如残留的鼻通气障碍、复视、咬合异常、鼻泪管阻塞或瘢痕等,等病情稳定后行二期处理整形。一般在第一次术后1~3个月后进行。

(徐小刚)

第三节　鼻　骨　骨　折

外鼻突出于颜面前部,颜面受伤它常首当其冲,易遭受撞击或跌碰而发生鼻骨骨折。据统计鼻骨骨折是鼻外伤中最常见的。鼻中隔骨折多并发于鼻骨骨折,故本节将二者合并叙述。

一、病因

鼻骨骨折多由直接暴力引起,如运动时的碰撞、拳击、斗殴、交通肇事、生产事故、小儿跌伤等。

二、分类

由于鼻骨上部厚而窄,下部薄而宽,故多数鼻骨骨折仅累及鼻骨下部。严重的鼻骨骨折可伴有鼻中隔骨折、软骨脱位,甚至累及眼眶、泪骨、上颌骨和颧骨而构成合并伤。鼻骨骨折处必伴有外鼻软组织不同程度的损伤或鼻腔内黏膜的破裂。暴力的大小和方向决定鼻骨骨折的程度。根据鼻骨骨折的程度、对鼻梁外型的影响、累及鼻骨外结构的范围,鼻骨骨折分为四型(图9-8)。

Ⅰ型:单纯鼻骨骨折,影像学检查可见有一条或以上的骨折线,但无明显移位,鼻梁外形正常。

Ⅱ型:Ⅰ型的基础上出现骨折线对位不良,鼻梁外观变形。

Ⅲ型:Ⅱ型Ⅰ型的基础上伴鼻中隔软骨骨折、脱位、血肿或鼻黏膜严重撕裂损伤。

Ⅳ型:Ⅰ型、Ⅱ型或Ⅲ型的基础上并有鼻骨周围骨质骨折,如上颌骨额突、额骨鼻突或鼻窦骨折等。

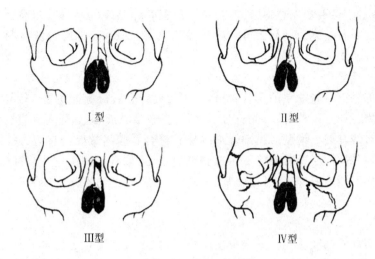

Ⅰ型　　Ⅱ型

Ⅲ型　　Ⅳ型

图 9-8　鼻骨骨折类型

三、临床表现

受伤后立即出现鼻梁歪斜或下陷,局部疼痛,因常伴有鼻黏膜破裂而出现鼻出血。2～4小时后,因局部软组织肿胀,轻度畸形可被掩盖。小儿患者肿胀尤为明显,消肿后畸形复现。由于鼻腔内有血块积聚或鼻甲肿胀,可有鼻塞。检查可见外鼻软组织有皮下淤血或裂伤。触诊可发现压痛点,骨质凹陷、移位或骨摩擦感。擤鼻后可出现皮下气肿,触之有捻发感。故用前鼻镜检查鼻腔时,如有血块,可用吸引器吸出,切勿让患者擤鼻,以防引起皮下气肿。鼻中隔软骨脱位时,可见鼻中隔软骨偏离中线,前缘突向一侧鼻腔。如有鼻中隔骨折,可见鼻中隔向一侧鼻腔偏歪,该侧可见黏膜撕裂及骨折片外露。若鼻中隔黏膜下形成血肿,则鼻中隔向一侧或两侧膨隆。继发感染者,可形成鼻中隔脓肿,软骨坏死,可致鞍鼻畸形。

在头颅创伤中,鼻骨骨折可能是多发性骨折的一部分,也可能出现在鼻窦、颅脑或跟部创伤的同时,患者有相应的临床表现。

四、诊断

根据外伤史、鼻部的视诊和触诊、X线照片检查等,诊断并不困难。X线鼻骨照片可显示骨折的部位、性质以及碎骨片的移位方向。实践证明,一般颅骨后前位照片,骨菲薄而不能显示。侧位照片,眶缘影与颧骨重叠,不易显示骨折片移位。最好用鼻颏位(Water位)照片可显示鼻骨和眶缘情况,同时亦可检查上颌骨、额骨、颧骨等处有无骨折。若患者因伤势不能俯卧,可取仰卧鼻颏位照片。诊断时应注意,严重的鼻骨骨折可能伴有眼眶、鼻窦、颅底骨折,甚至颅脑损伤。

五、一般治疗

包括止血、止痛、清创缝合及防治感染等。

(一)一般处理

鼻骨骨折,尤伴有鼻出血者多情绪紧张和恐惧,故首先应予以安抚,使其镇静。

(二)止血

鼻骨骨折引起的鼻出血多可自止。若就诊时有前后鼻孔活动性出血,应先予止血。可用肾上腺素、丁卡因棉片进行鼻腔填塞止血,同时行鼻腔黏膜麻醉,为鼻骨复位作准备。如仍不止血,可用凡士林纱条行前鼻孔填塞。严重者可行前后鼻孔填塞。但如合并脑脊液鼻漏者,是否填塞应取决于出血是否危及生命。

3.创口处理

止血后检查鼻部创面。较简单的鼻骨骨折,可先清创缝合后行骨折复位。较复杂的骨折,特别是有鼻骨暴露或需行切开复位者,可先行骨折复位,再予清创缝合,这样可在直视下复位,保证复位时骨折片对位对线良好。清创后用细针细线仔细缝合。应尽量保留有活力的组织,若有皮肤缺失,不宜在张力下缝合,必要时使用 Z 形减张缝合法,或取耳后薄层皮片修补创面。外鼻部有整层皮肤缺损或伤后瘢痕挛缩者,可作整复。必要时应肌内注射破伤风抗毒素 1 500 U。

六、骨折复位

如合并严重头面部外伤或其他严重全身性疾病,须待全身情况稳定后再行复位。临床处理时,Ⅰ型鼻骨骨折无移位时不必整复。即使骨折远端有轻微移位,因对外鼻形状及鼻腔功能无影响,可不作复位处理。Ⅱ型者,鼻骨骨折需复位。复位最好时机在伤后 2~3 小时,因此时局部软组织尚无明显肿胀。若局部肿胀严重、出血不止或患者精神过于紧张,骨折复位可在伤后 10 天内施行,骨折超过 2 周,因骨痂已开始形成,增加晚期复位的困难,但用力仍可撬起下塌的鼻骨。如果是时日已久,骨折错位愈合,单纯鼻内复位较困难。此时,从理论上来说,可以切开用开放式复位。但因此造成的外鼻体表瘢痕也是影响美容的因素,应慎之。Ⅲ型者,除按Ⅱ型原则处理外,同时整复鼻中隔及鼻腔内黏膜。Ⅳ型者,鼻骨骨折复位不是临床首先考虑重点,值得重视的是鼻骨邻近重要器官的创伤及严重的并发症。应在病情允许时才考虑骨折复位。

鼻骨骨折治疗的目的是使鼻梁外形恢复原来面目,减少或避免因创伤造成鼻部功能的损害。复位后复查 X 线照片了解骨折片的对位对线并非临床绝对必需。鼻中隔骨折错位而致的鼻中隔偏曲,如严重影响鼻腔功能,可在伤愈后经鼻中隔黏膜下切除术治疗。

骨折复位有闭合式复位法和开放式复位法两种。闭合与开放仅是对覆盖于鼻骨的皮肤软组织而言。一般来说,前者已适用于大多数鼻骨骨折的复位,后者较常用于复杂性的骨折,如鼻骨与额骨鼻部或上颌骨额突分离,复杂的粉碎性骨折及已经畸形愈合的骨折等。

(一)闭合式复位法

1.麻醉与体位

成人多用局麻,采用坐位或半坐位。儿童可用全麻。

2.手术器械

单侧鼻骨复位器,常用直血管钳、刀柄、骨膜剥离器顶端套橡胶管代替。Walsham 鼻骨复位钳(图 9-9)。此外还需用前鼻镜、枪状镊、压舌板、剪刀等。

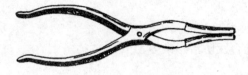

图 9-9 Walsham 复位钳

3.手术方法

以含肾上腺素的 1%~2%丁卡因棉片行鼻腔黏膜麻醉,先于鼻外测试骨折处与前鼻孔的距离,然后一手持复位器伸入鼻腔达骨折部位,向上、向外用力,将塌陷的骨折片抬起。此时常可听到骨折复位出现的"喀嚓"声。同时另一手拇指和示指按住鼻背,拇指推压健侧鼻骨,协助鼻梁复位,示指置于鼻骨塌陷处,以防骨折片过度向上移位(图 9-10)。

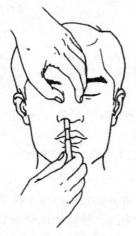

图 9-10　单侧复位

　　复位器远端伸入鼻腔的深度,不应超过两侧内眦连线,以免损伤筛板。如骨折片嵌于上颌骨额突后,可用 Walsham 鼻骨复位钳的一叶伸入鼻腔,另一叶置于鼻背外,夹住软组织与骨折片向前上、向内拧动,使嵌入骨片复位(图 9-11A)。

　　如骨折片位于对侧鼻骨之后,可用上法将骨折片向前上、向外拧动,使嵌入骨片复位。如双侧鼻骨骨折及鼻中隔脱位、骨折者,可用 Walsham 鼻骨复位钳两叶分别伸入两侧鼻腔,置于鼻中隔偏曲处的下方,夹住鼻中隔向前上抬起,使鼻中隔恢复正常位置。再将复位钳两叶向前上移动达鼻骨塌陷处,将骨折片向上向外抬起,同时另一手拇指、示指在鼻背外部按压,协助鼻骨复位并使鼻梁变直(图 9-11B)。

　　鼻中隔骨折断端骨质暴露者予剪除,以利黏膜对合。复位后,鼻腔用凡士林纱条填塞。填塞的作用主要在于止血,而不是支撑骨折片,所以行鼻腔上部黏膜撕裂处填塞即可。有脑脊液鼻漏者要加强抗感染,一般不主张鼻腔填塞,但如鼻腔活动性大出血,可能因失血危及生命时,鼻腔填塞并非绝对禁忌。

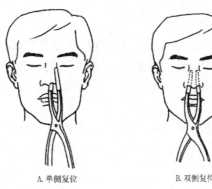

A. 单侧复位　　　　　　　B. 双侧复位

图 9-11　Walsham 复位钳复位

4.术后处理

48 小时后拔出鼻腔纱条,用 1% 麻黄素溶液滴鼻,每天 3～4 次。禁止擤鼻及按压鼻部,并避免碰撞。对小儿或特殊需要者可制作外鼻保护罩。鼻部肿胀及皮下淤血者,可热敷以消肿散淤,并给予抗生素以防感染。

(二)开放式复位法

1.麻醉与体位

采用平卧位,行气管插管全麻或局麻。

2.手术器械

鼻侧切开包、电钻、不锈钢丝、Walsham 鼻骨复位钳、小塑料板等。

3.手术方法

作一侧内眦部弧形切口,必要时可作两侧内眦部切口。并作一横行切口,使切口呈 H 形。暴露骨折片,在直视下将下陷移位的骨折片用小钩挑起。也可用闭合式复位的方法,从鼻腔内将塌陷骨折片托起。有鼻中隔脱位或骨折者,用 Walsham 鼻骨复位钳将鼻中隔复位。鼻中隔骨折断端暴露者,予剪除。有碎骨片者,予去除。然后用电钻将碎骨片钻孔,穿以不锈钢丝。根据具体情况,固定在额骨鼻部、上颌骨额突上,或将两块碎骨片相连接。为避免碎骨再塌陷,必要时可在复位后用两根不锈钢丝横贯鼻腔,将两侧骨折片分别固定在鼻背外的塑料板上。复位后鼻腔填以碘仿纱条。在鼻腔填塞之前需放入鼻腔通气管,以便保证患者术后用鼻呼吸,此点对昏迷患者有预防窒息作用,甚为重要。

对于皮肤无撕裂的粉碎性鼻骨骨折。如受伤时行闭合式复位后鼻骨又塌陷,不必急于行开放式复位,可待一周左右,外鼻肿胀消退后再行闭合式复位。此时由于碎骨片间已由纤维组织连接成片,复位后不再塌陷。由此避免了开放式复位所致的损伤和外鼻部皮肤瘢痕。

4.术后处理

同闭合式复位法,但鼻腔填塞的纱条可适当延迟拔除,以防鼻骨再塌陷。

(徐小刚)

第四节 鼻 出 血

鼻出血又称鼻衄,是临床常见症状之一,多因鼻腔病变引起,也可由全身疾病所引起,偶有因鼻腔邻近病变出血经鼻腔流出者。鼻出血多为单侧,亦可为双侧;可间歇反复出血,亦可持续出血;出血量多少不一,轻者仅鼻涕中带血,重者可引起失血性休克;反复出血则可导致贫血。多数出血可自止。

青少年鼻出血部位大多数在鼻中隔前下部的易出血区(Little 区),40 岁以上中老年人的鼻出血,出血部位见于鼻腔后部下鼻甲后端附近的鼻咽静脉丛。

一、病因和发病机制

(一)局部因素

(1)外伤:鼻及鼻窦外伤或手术、颅前窝及颅中窝底骨折。

(2)气压性损伤:鼻腔和鼻窦内气压突然变化,可致窦内黏膜血管扩张或破裂出血。

(3)鼻中隔偏曲:多发生在嵴或矩状突附近或偏曲的凸面,因该处黏膜较薄,易受气流影响,故黏膜干燥、糜烂、破裂出血。鼻中隔穿孔也常有鼻出血症状。

(4)炎症:干燥性鼻炎、萎缩性鼻炎、急性鼻炎、急性上颌窦炎等,常为鼻出血的原因。

(5)肿瘤:鼻咽纤维血管瘤,鼻腔、鼻窦血管瘤及恶性肿瘤等,可致长期间断性鼻出血。

(6)其他:鼻腔异物、鼻腔水蛭,可引起反复出血。在高原地区,因相对湿度过低、而多患干燥性鼻炎,为地区性鼻出血的重要原因。

(二)全身因素

(1)血液疾病:血小板减少性紫癜、白血病、再生障碍性贫血等均可有鼻出血表现。

(2)急性传染病:如流感、鼻白喉、麻疹、疟疾、猩红热、伤寒及传染性肝炎等。

(3)心血管疾病:如高血压、动脉硬化症、肾炎、伴有高血压的子痫等。

(4)维生素缺乏:维生素C、维生素K、维生素P及微量元素钙等缺乏时,均易发生鼻出血。

(5)化学药品及药物中毒:磷、汞、砷、苯等中毒,可破坏造血系统的功能引起鼻出血。

(6)内分泌失调:代偿性月经、先兆性鼻出血常发生于青春发育期,多因血中雌激素含量减少,鼻黏膜血管扩张所致。

(7)其他:遗传性出血性毛细血管扩张症,肝、肾慢性疾病以及风湿热等,也可伴发鼻出血。

二、临床表现

出血可发生在鼻腔的任何部位,但以鼻中隔前下区最为多见,有时可见喷射性或搏动性小动脉出血。鼻腔后部出血常迅速流入咽部,从口吐出。

鼻出血多发生于单侧,如发现两鼻孔皆有血液,常为一侧鼻腔的血液向后流,由后鼻孔反流到对侧。若出血较剧,应立即采取止血措施,并迅速判断是否有出血性休克,同时要注意:①休克时,鼻出血可因血压下降而自行停止,不可误认为已经止血。②高血压鼻出血患者,可能因出血过多,血压下降,不可误认为血压正常。应注意患者有无休克前期症状如脉搏快而细弱、烦躁不安、面色苍白、口渴、出冷汗及胸闷等。③要重视患者所诉出血量,不能片面依赖实验室检查。因在急性大出血后,其血红蛋白测定在短时间内仍可保持正常。有时大量血液被咽下,不可误认为出血量不多,以后可呕出多量咖啡色胃内容物。

三、治疗

(一)一般原则

(1)医师遇出血患者时应沉着冷静,对患者应多方安慰。

(2)严重鼻出血可使大脑皮质供血不足,患者常出现烦躁不安,可注射镇静药。

(3)已出现休克症状者,应注意呼吸道情况,对合并有呼吸道阻塞者,应首先予以解除,同时进行有效的抗休克治疗。

(二)局部止血方法

1.指压法

指压法此法作为临时急救措施,用手指压紧出血侧鼻翼10~15分钟,然后再进一步处理。

2.收敛法

收敛法用浸以1%~2%麻黄碱液或0.1%肾上腺素液的棉片填入鼻腔内止血,然后寻找出血点。

3.烧灼法

烧灼法适用于反复少量出血并有明确出血点者。在出血处进行表面麻醉后,用 30%～50% 硝酸银或三氯醋酸烧灼出血点至出现腐蚀性白膜为止。

4.冷冻止血法

冷冻止血法对鼻腔前部出血较为适宜。

5.翼腭管注射法(腭大孔注射法)

翼腭管注射法对鼻腔后部出血有效。方法为将注射器针头在第三磨牙内侧刺入腭大孔内, 注入含少量肾上腺素的 1% 利多卡因 3 mL。

6.激光治疗

激光治疗主要用 Nd：YAG 激光,可使治疗部位血管收缩、卷曲、微血栓形成和血液凝固达 到止血目的。

7.填塞法

此法是利用填塞物填塞鼻腔,压迫出血部位,使破裂的血管形成血栓而达到止血目的。

(1)鼻腔填塞法:常用凡士林纱条经前鼻孔填塞鼻腔。填塞时,纱条远端固定,逐渐由后向 前,由上向下,折叠填塞可避免纱条坠入鼻咽部或堵在鼻前庭。也可用膨胀海绵、吸收性明胶海 绵、止血纱布等填塞或医用生物胶黏合。

(2)后鼻孔填塞法:先将凡士林纱条或消毒纱布卷做成块形或圆锥形,长约 3.5 cm,直径约 2.5 cm,用粗线缝紧,两端各有约 25 cm 长的双线,消毒备用。填塞时先收缩和表麻鼻腔黏膜,咽 部亦喷有表面麻醉药。用圆头硅胶(橡胶)管由前鼻孔沿鼻腔底部插入直达咽部,用镊子将导管 从口腔拉出,圆头硅胶(橡胶管)尾端则留于前鼻孔外,再将填塞物上的双线系于圆头硅胶(橡胶 管),此时将填塞物由口腔送入鼻咽部,填塞于后鼻孔。在前鼻孔处用一纱布球,将双线系于其 上,以作固定,口腔端的线头可剪短留在口咽部,便于以后取出填塞物时做牵拉之用。后鼻孔填 塞后,一般都需加行鼻腔填塞。鼻腔填塞物应于 48 小时左右取出或更换,以防引起鼻窦及中耳 感染等并发症。

(三)全身治疗

(1)半坐位休息。注意营养,给予高热量易消化饮食。对老年或出血较多者,注意有无失血 性贫血、休克、心脏损害等情况,并及时处理。失血严重者,须予输血、输液。

(2)寻找出血病因,进行病因治疗。

(3)给予适量的镇静药。

(4)适当应用止血药,如巴曲酶(立止血)、氨甲环酸(抗血纤溶芳酸)、氨基己酸(6-氨基己 酸)、酚磺乙胺(止血敏)或云南白药等。

(5)反复鼻腔填塞时间较长者,应加用抗生素预防感染。

(四)手术疗法

手术治疗可酌情采用。可施行颈外动脉结扎术、筛前动脉结扎术、筛后动脉结扎术或选择性 动脉栓塞等。对反复发生鼻出血、鼻腔填塞及保守疗法效果欠佳者,进行鼻内镜下鼻腔探查术, 寻找出血点并进行相应处理,已成为有条件医院鼻科医师的常用方法。

(徐小刚)

第十章

外鼻及鼻前庭疾病

第一节 鼻 疖

鼻疖是指鼻前庭或鼻尖部毛囊、皮脂腺或汗腺的局限性急性化脓性炎症。一般性疖肿预后良好。发生于鼻部的疖肿,因解剖及组织结构的特殊性(如外鼻静脉汇入颅内海绵窦,其静脉无静脉瓣等),可能引起较严重的并发症,临床上必须引起高度的重视。

一、病因

(1)致病菌主要为金黄色或白色葡萄球菌。

(2)鼻疖的主要诱因为挖鼻、拔鼻毛等不良习惯,使局部抵抗力下降,细菌乘机侵入。鼻腔或鼻窦发生化脓性炎症,脓液的反复刺激,使局部皮肤受伤,诱发感染。此外,一些全身性疾病如糖尿病,使身体抵抗力降低,受细菌的感染易患鼻疖。

(3)疖肿在发生感染后,毛囊、皮脂腺或汗腺周围常形成炎性的保护圈,如炎性保护圈被破坏,病菌向周围侵犯,可发生蜂窝织炎或静脉炎等较严重的并发症。

二、临床表现

病变早期局部胀痛或因张力大而疼痛剧烈,多为波动性。严重时合并有头痛、畏寒、发热及全身不适等全身症状。局部主要为红、肿、热、痛等炎症的表现。早期可见鼻尖部或一侧鼻前庭红肿,有丘状隆起,周围组织发硬及红肿,丘状隆起的中心随病变进展出现脓点。1周内,脓点自行溃破,脓液排出,疼痛减轻,可自行愈合。伴有全身疾病者,可多个发病,部分伴有颌下或颏下淋巴结肿大及压痛。发病后挤压,引起炎症向周围扩散,局部疼痛及红肿加重,可出现全身症状与严重的并发症。

三、诊断与鉴别诊断

根据症状和体征,较易诊断。但应与以下疾病进行鉴别诊断。

(一)鼻前庭炎

由鼻的分泌物持续刺激引起,感觉鼻干痒及疼痛。鼻前庭局部皮肤弥漫性红肿、糜烂、结痂,常两侧同时发生。

(二)鼻部丹毒

症状为鼻的剧痛,局部弥漫性红肿,病变的界线明显。常累及上唇与面部,全身症状较重,伴高热。

(三)鼻前庭皲裂

多并发于感冒,触及鼻尖部时,皲裂部位有剧痛,见局部皮肤有裂痕,周围红,易出血或盖有结痂。

(四)鼻前庭脓疱疮

常两侧同时发生的小脓疱。

四、并发症

(一)鼻翼或鼻尖部软骨膜炎

炎症扩散,侵及鼻的软骨膜,使鼻尖部或鼻梁红肿,剧烈疼痛,伴较重的全身症状。

(二)上层及面部蜂窝织炎

不适当地挤压疖肿,使炎症扩散,引起蜂窝织炎,表现为上唇或面颊部红肿、压痛明显。此时炎症易向上引起海绵窦炎症,应引起重视。

(三)眼蜂窝织炎

表现为眼球突出及疼痛等。

(四)海绵窦血栓性静脉炎

海绵窦血栓性静脉炎为鼻疖最严重的颅内并发症。因挤压使疖肿感染扩散,经内眦及眼上下静脉而入海绵窦,临床上表现为寒战、高热、剧烈头痛、同侧眼睑及结膜水肿、眼球突出或固定,甚至视盘水肿及失明等。眼底检查发现眼底静脉扩张和视盘水肿等。如延误治疗,1～2天内有发展至对侧的可能,严重者危及生命。

五、治疗

疖肿未成熟时,可用各种抗生素软膏、1%氧化氨基汞(白降汞)软膏或10%鱼石脂软膏局部涂抹,同时配合全身使用抗生素。局部还可应用热敷、超短波、红外线或激光照射等物理治疗以促使炎症消散。当脓点出现或疖肿已成熟时,切忌挤压或切开,可在无菌操作下用小探针蘸少许苯酚(石炭酸)或15%硝酸银腐蚀脓头,促使其破溃排脓。亦可在碘酊消毒后。用刀尖挑破脓点表面,将脓栓吸出,切不可扩大切开周围部分。疖肿破溃后,应保持局部清洁,促进伤口的引流及愈合。合并海绵窦血栓性静脉炎者,应给予足量、敏感的抗生素。及时请眼科和神经科等相关科室医师协助治疗。

本病通过有效的预防,完全可以避免发生。应戒除挖鼻及拔鼻毛等不良习惯,及时治疗鼻腔和鼻窦相关疾病,避免有害物质的持续刺激,努力控制糖尿病等全身疾病;禁止挤压"危险三角区"的疖肿,以预防鼻疖及其严重并发症的发生。

(尹晓君)

第二节 酒 渣 鼻

酒渣鼻为中老年人外鼻常见的慢性皮肤损害,以鼻尖及鼻翼处皮肤红斑和毛细血管扩张为表现,并有丘疹、脓疱。女性居多。

一、病因

发病原因不明,可能由于一些因素致面部血管运动神经失调,血管长期扩张所致。其诱因有嗜酒、浓茶及喜食辛辣刺激性食物;胃肠功能紊乱、便秘;内分泌紊乱,月经不调;精神紧张,情绪不稳定;毛囊蠕形螨寄生;鼻腔疾病等。

二、临床表现

好发于中老年,病情重者多为男性,病变以鼻尖及鼻翼为主,亦侵及面颊部,对称分布,常合并脂溢性皮炎。病程缓慢,无自觉症状,按病程进展可分为 3 期,各期间无明显界限。

第一期(红斑期):鼻及面颊部皮肤潮红,有红色斑片,因饮酒、吃刺激性食物、温度刺激或情绪波动而加重,时轻时重,反复发作,日久皮脂腺开口扩大,分泌物增加,红斑加深持久不退。

第二期(丘疹脓疱期):皮肤潮红持久不退,在红斑的基础上,出现成批、大小不等的红色丘疹,部分形成脓疱。皮肤毛细血管逐渐扩张,呈细丝状或树枝状,反复出现。

第三期(鼻赘期):病变加重,毛细血管扩张显著,皮肤粗糙、增厚,毛囊及皮脂腺增大,结缔组织增生,使外鼻皮肤形成大小不等的结节或瘤样隆起,部分呈分叶状肿大,外观类似肿瘤,称鼻赘。

三、诊断与鉴别诊断

根据 3 期的典型临床表现,诊断并不难。应与痤疮相鉴别,痤疮一般发生于青春期,病变多在面部的外侧,挤压有皮脂溢出,无弥漫性充血及毛细血管扩张,青春期后多能自愈。

四、治疗

(1)去除病因:积极寻找及去除可能的致病诱因及病因,避免易使面部血管扩张的因素,如热水浴、长时间受冷或日晒等;调理胃肠功能,禁酒及刺激性食物,调整内分泌功能;避免各种含碘的药物与食物。

(2)局部治疗:主要是控制充血、消炎、去脂、杀灭螨虫。查出有毛囊蠕形螨虫者,可服用甲硝唑 0.2 g,每天 3 次,2 周后改为每天 2 次,共 4 周。病变初期可用白色洗剂(升华硫磺 10 g,硫酸锌 4 g,硫酸钾 10 g,玫瑰水加到 100 mL)或酒渣鼻洗剂(氧化锌 15 g,硫酸锌 4 g,甘油 2 g,3%醋酸铝液 15 mL,樟脑水加到 120 mL)。

丘疹、脓疱可用酒渣鼻软膏(雷锁辛 5 g,樟脑 5 g,鱼石脂 5 g,升华硫磺 10 g,软皂 20 g,氧化锌软膏加到 100 g),亦可用 5%硫磺洗剂。每次用药前先用温水洗净患处,涂药后用手按摩,使其渗入皮肤,早晚各 1 次。

(3)全身治疗:丘疹、脓疱、结节及红斑性病变可口服四环素,每天 0.5～1.0 g,分次口服。1 个月后,减至每天 0.25～0.5 g,疗程 3～6 个月。其他如红霉素、土霉素、氨苄西林等也可应用。B 族维生素可用于辅助治疗。

(4)丘疹毛细血管显著扩张者,可用电刀、激光或外用腐蚀剂(如三氯醋酸)切断毛细血管。如已形成皮赘,可用酒渣鼻划破手术治疗,亦可用 CO_2 激光行鼻赘切除术,对较大者,术后行游离皮片移植。

(尹晓君)

第三节　复发性多软骨炎

复发性多软骨炎是指主要损害常见于耳、鼻、喉和全身的软骨和眼球,表现为一种反复发作的类似炎症的损害。

一、病因

病因未明,多数学者认为本病属于一种自身免疫性疾病。

二、病理

本病无典型病理变化,其受累软骨之基本病理变化为:①初期(急性期),软骨嗜碱性减弱或消失,软骨周围有嗜酸性粒细胞浸润,此外有浆细胞或淋巴细胞浸润,为非特异性炎症。②中期(软骨溶解或破坏期),软骨基质中酸性黏多糖减少或消失,软骨基层疏松,软骨细胞破坏,胞浆丧失,有时仅有核残存,出现胶原组织或呈同质性变化。病变进一步发展,软骨基质坏死、溶解、液化,伴发软骨炎或出现肉芽组织和单核细胞浸润。破坏的软骨被以淋巴细胞为主的炎性细胞所分离。③末期(萎缩期),残余的坏死软骨逐渐消失,肉芽机化,结缔组织皱缩,原有的组织或器官塌陷或变形。

三、临床表现

复发性多软骨炎视病变侵犯部位不同而有不同表现。如鼻部软骨受累,可出现鼻背、鼻翼或(及)鼻尖红肿、疼痛,多次发作后则形成"鞍鼻",外鼻软骨破坏殆尽,外鼻呈明显畸形后,炎症不再发生。外耳软骨受累则可出现耳郭红肿、疼痛,与耳郭化脓性软骨膜炎症状相类似,反复发作后可致耳郭萎缩呈"菜花状",或形成外耳道狭窄,但发作时耳垂不受累。若呼吸道软骨受累,可出现咳嗽、气管或声门下狭窄、呼吸困难等。咽鼓管软骨受累则可出现传导性聋或鼓室积液。内耳受累则可出现耳鸣、眩晕、耳聋等。关节受累则出现发作性、不对称性、游走性关节疼痛。眼部受累则可出现结膜炎、角膜炎、巩膜炎、突眼、虹膜炎、玻璃体炎、视网膜炎、脉络膜炎或视神经炎,甚至导致失明等。此外,本病尚可侵犯软骨以外的结缔组织,特别是血管系统,引起肾病、心血管疾病、皮肤损害、肝功能及内分泌异常等表现;在较重患者或急性发作期患者可出现发热、体重减轻和贫血等全身性症状。

四、诊断

本病早在 1966 年国外即有初步诊断标准,目前国内有关此病的诊断意见为:①以"排他法"排除其他疾病之可能性。②有两处或两处以上部位之软骨有复发性炎症,其中至少包括一个特殊器官。③偶然或突然发现鞍鼻。④耳郭软骨损害表现。⑤一侧突眼或伴各类型眼炎。⑥测定血沉和尿酸性黏多糖明显升高(后者更为重要,前者不一定升高)。⑦损害处软骨活检,病理表现为炎性细胞分隔之软骨岛。⑧一般症状为发热、体重减轻和贫血。激素治疗有明显疗效。

五、治疗

本病之治疗主要以肾上腺皮质激素治疗为主,免疫抑制剂有一定疗效。若病情不能控制,患者可因呼吸及血管系统合并症、尿毒症和中毒性休克而死亡。

(尹晓君)

第十一章

鼻窦炎性疾病

第一节　急性鼻窦炎

　　鼻窦炎为细菌感染、变态反应等引起的鼻窦黏膜卡他性炎症和化脓性炎症。因为鼻窦炎常继发于鼻炎,而且常同时存在,因此1997年美国耳鼻咽喉头颈外科协会采用了鼻-鼻窦炎这一术语(本文简称鼻窦炎)。急性鼻窦炎是指症状持续不超过4周(4～8周称亚急性),1年内发病少于4次。上颌窦因窦腔较大,窦底较低,而窦口较高,易于积脓,且居于各鼻窦之下方,易被他处炎症所感染,故上颌窦炎的发病率最高,筛窦炎次之,额窦炎又次之,蝶窦炎最少。严重的鼻窦炎可伴发相应骨髓炎或眼眶、颅内感染等并发症。

　　从急性细菌性鼻窦炎患者的鼻窦中分离出的常见细菌菌群是肺炎链球菌、溶血性链球菌和葡萄球菌等多种化脓性球菌。其次为流感嗜血杆菌和卡他莫拉菌属,后者常见于儿童。其他的致病菌还有链球菌类、厌氧菌和金黄色葡萄球菌等。由牙病引起者多属厌氧菌感染,脓液常带恶臭。

　　最近的研究显示,在美国大约25%的肺炎链球菌对青霉素产生耐药性,另外大环内酯类和磺胺类药物的耐药性也很普遍。将近30%的流感嗜血杆菌产生β_2内酰胺酶,而几乎所有卡他莫拉氏菌属都产生β_2内酰胺酶。流感嗜血杆菌对磺胺类药物的耐药性非常普遍。

一、病因

(一)局部病因

1.感染

常继发于呼吸道感染或急性鼻炎。在上呼吸道感染时,水肿的鼻黏膜阻塞了鼻窦的开口,窦内氧气为黏膜内血管所吸收,形成鼻窦内相对负压(真空性鼻窦炎)。来自黏膜的渗出液蓄积鼻窦内,并成为细菌的培养基。后者从窦口或通过黏膜固有层播散的蜂窝织炎或栓塞性静脉炎进入窦腔,结果导致血清和白细胞外渗以与炎症抗争,黏膜变得充血和水肿。

2.鼻腔疾病

鼻中隔高位偏曲、中鼻甲肥大、鼻息肉、鼻肿瘤。均可妨碍窦口引流而致病。过敏性鼻炎,由于患者黏膜水肿,也可导致窦口引流不畅。

3.外伤

前组鼻窦,特别是上颌窦和额窦位置表浅。易受外伤而发生骨折,细菌可由皮肤或鼻黏膜侵入鼻窦,也可因弹片、尘土等异物进入而引起感染。

4.牙源性感染

上颌第二前磨牙及第一、第二磨牙的牙根位于上颌窦底壁,当其发生牙根感染时,可能穿破窦壁,或拔牙时损伤底壁均可引起上颌窦炎,称牙源性上颌窦炎。

5.气压改变

航空、潜水、登山时,可因气压骤变,鼻腔内发生负压而引起损伤,称气压创伤性鼻窦炎。

6.直接因素

如游泳后污水直接经鼻腔进入鼻窦,鼻腔内填塞物留置时间过久,因局部刺激或污染而导致鼻窦发炎。

(二)全身病因

过度疲劳、营养不良、维生素缺乏以及患有各种慢性病如贫血、结核、糖尿病、慢性肾炎等时,身体抵抗力减弱,可成为鼻窦炎的诱因,亦可继发于流感等急性传染病后、内分泌紊乱,如甲状腺、垂体或性腺的病变,亦可使鼻窦黏膜水肿,导致窦口阻塞。

二、病理

早期为急性卡他期,黏膜短暂贫血,继而血管扩张,渗透性增加,渗出物经过扩张的毛细血管流入窦腔,黏膜红肿,上皮肿胀,纤毛运动迟缓,上皮下层有多形核白细胞和淋巴细胞浸润,分泌物为浆液性或黏液性;后即转入化脓期,窦腔黏膜水肿及血管扩张加重,炎性细胞浸润更为明显,分泌物变为黏脓性,时间越久,充血越重,毛细血管可破裂出血,由于水肿压迫,使血液供应不足,可发生纤毛上皮细胞坏死脱落,此时分泌物为黄色脓液。少数病例可发生窦壁骨膜炎、骨髓炎和其他并发症,一般多见于幼儿。

三、临床表现

(一)全身症状

常在急性鼻炎病程中症状加重,出现畏寒发热、周身不适、精神不振、食欲减退等。以急性牙源性上颌窦炎的全身症状较剧。儿童发热常较高,可发生抽搐、呕吐和腹泻等症状。

(二)局部症状

1.鼻阻塞

表现为较严重的鼻塞,因鼻黏膜充血肿胀和分泌物积存,排除鼻涕后,通气虽能暂时改善,但随即又觉鼻塞。

2.嗅觉障碍

因鼻黏膜充血肿胀和分泌物积存或嗅区黏膜炎性病变,可出现患侧暂时性嗅觉障碍,少数可能为永久性。

3.鼻漏

患侧鼻内有较多的黏脓性或脓性分泌物擤出,初起时涕中可能带少许血液。厌氧菌或大肠埃希菌感染者脓涕恶臭,多见于牙源性上颌窦炎。脓涕可后流至咽部和喉部,刺激局部黏膜引起发痒、恶心、咳嗽和咳痰。

4.局部疼痛和头痛

急性鼻窦炎除发炎鼻部疼痛外,常有较剧烈的头痛,这是由于窦腔黏膜肿胀和分泌物潴留压迫或分泌物排空后负压的牵引,刺激三叉神经末梢而引起。疼痛或头痛的分布和特征有助于临床对病变的定位。额窦炎的头痛向前额部放射,通常表现为整个头痛;急性上颌窦炎的疼痛通常从内眦部向面颊部放射,也可向齿槽区放射,酷似牙渐疾病;筛窦炎的疼痛常位于鼻根和眼球内眦后部,并周期性发作,晨起较重;蝶窦炎的诊断一般缺少特性,通常为鼻窦炎的一部分,但也可孤立发病,引起枕部或球后部疼痛。所有鼻窦炎的疼痛在窦口完全阻塞和脓性分泌物潴留时更为严重。该症状在临床上比较危险,因为病变的发展可致鼻窦骨壁破坏、溶解、吸收,引起眶内或颅内的脓毒症。

5.耳部症状

少数患者可出现耳鸣、眩晕或听力减退等症状,多见于急性蝶窦炎患者其耳鸣、眩晕可能是翼管神经受刺激之故,患者可有天旋地转、摇摆不稳或如在舟中之感。

（三）检查

1.局部红肿及压痛

前组急性鼻窦炎由于接近头颅表面,其病变部位的皮肤及软组织可能发生红肿,由于炎症波及骨膜,故在其窦腔相应部位有压痛。急性上颌窦炎可表现为颌面、下睑红肿和压痛;急性额窦炎则表现额部红肿以及眶内上角(相当于额窦底)压痛和额窦前壁叩痛;急性筛窦炎在鼻根和内眦处偶有红肿和压痛。后组急性鼻窦炎由于位置较深,表面无红肿或压痛。

2.鼻腔检查

鼻黏膜充血、肿胀,尤以中鼻甲和中鼻道黏膜为甚。鼻腔内有大量黏脓性或脓性鼻涕,用1%麻黄碱收缩鼻黏膜后观察中鼻道和嗅裂,前组鼻窦炎可见中鼻道有黏脓性或脓性物,后组鼻窦炎可见嗅沟积脓,擤尽鼻涕后可能暂时消失,应体位引流后再做检查。如一侧鼻腔脓性物恶臭,应考虑牙源性上颌窦炎。

3.鼻窦内镜检查

鼻窦内镜有硬管和光导纤维两种。用1%麻黄碱和1%丁卡因棉片做鼻黏膜收缩和麻醉后,擤尽鼻腔脓涕。利用不同视角检查鼻腔各壁,并伸入鼻道检查窦口及其附近黏膜,可精确判断鼻腔黏膜,尤其是窦口及其附近黏膜的病理改变,包括窦口形态、黏膜红肿程度、息肉样变以及脓性分泌物来源等。

4.上颌窦穿刺冲洗检查

一般在全身症状消退和局部炎症控制后进行,具有诊断和治疗的双重作用。须在患者无发热和抗生素控制下施行。如有脓性分泌物,应做细菌培养和药物敏感试验,以利进一步治疗。

5.X线鼻窦摄片

X线华氏位和柯氏位摄片有助于诊断,特别是大鼻窦的急性炎症有一定价值。急性鼻窦炎时可显示鼻窦黏膜肿胀;若窦内蓄脓,片中常可见上颌窦内的液平面。但窦口扩大、病变广泛时,平片仅表现为整个透过度下降,无法精确显示病变范围。脓毒症形成时,平片上的表现与急性鼻窦炎没有区别。

6.CT 检查

在鼻窦 CT 扫描中,除了鼻窦的密度增高,还可见鼻窦骨壁的稀疏,提示若感染未得到控制,会出现较严重的并发症。对反复感染者要检查牙根,即应考虑牙源性上颌窦炎,牙根疾病的迁延可能

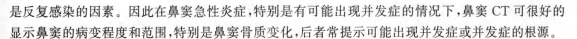

是反复感染的因素。因此在鼻窦急性炎症,特别是有可能出现并发症的情况下,鼻窦 CT 可很好的显示鼻窦的病变程度和范围,特别是鼻窦骨质变化,后者常提示可能出现并发症或并发症的根源。

(四)各组鼻窦炎分述

1.急性上颌窦炎

急性上颌窦炎为上颌窦急性感染,多继发于急性鼻炎。若感染来自上颌窦下壁的牙根尖部,称为牙源性急性上颌窦炎。

(1)临床表现:①鼻塞由鼻甲肿胀,鼻腔分泌物积蓄所致,表现为持续性或间歇性。②鼻漏为急性上颌窦炎的主要症状。由于病理状态不同,鼻漏的性状也可不同,在急性分泌期时,表现为大量浆液性鼻漏,在急性化脓期时,表现为脓性鼻涕,量较少,难以擤尽。牙源性上颌窦炎患者因多为厌氧菌或大肠埃希菌感染,脓涕呈恶臭味。鼻涕可向后流至咽喉部,引起恶心、咳嗽。③头痛是上颌窦炎的早期常见症状。疼痛位于上颌窦前壁、上颌磨牙区以及眶上、额部。特点是晨起轻,午后重,常在傍晚时缓解。疼痛是因脓性分泌物、细菌毒素和黏膜肿胀刺激及压迫神经末梢所致。④全身症状可有发热、畏寒、乏力等不适,小儿尤为明显。

(2)诊断要点:①多有上呼吸道感染史、牙病史。②典型的上颌窦区疼痛,呈现晨起轻,午后加重的特点。③局部检查见患侧颌面、下睑红肿,上颌窦区叩诊时疼痛明显,叩击尖牙和前磨牙时也可出现疼痛。④鼻腔黏膜充血、肿胀,鼻底部见大量黏脓性或脓性分泌物,或中鼻道可看到脓液。鼻咽镜见中鼻甲后端充血,鼻咽部有脓性分泌物。⑤上颌窦诊断性穿刺须在患者无发热和使用抗生素后进行,若穿刺发现脓性分泌物即可诊断,并将脓液做细菌培养和药敏实验,以指导下一步治疗。⑥X线平片(华氏位)显示患侧上颌窦黏膜增厚,窦腔密度增高,有液平面表示窦腔积脓。鼻窦 CT 扫描(水平位或冠状位)可获得更为清晰的炎症性改变影像。

2.急性额窦炎

急性额窦炎发病率较低,常与筛窦炎、上颌窦炎同时存在,转为慢性额窦炎者较少。急性额窦炎常见的致病菌为链球菌、葡萄球菌或肺炎球菌。

(1)临床表现:①前额部局限性疼痛特点为周期性发作,即晨起出现,并逐渐加重,至午后开始缓解,晚间可消失,但次日又重新发作。头痛轻重与炎症程度和额窦开口阻塞的程度有关,阻塞严重者,头痛周期性不明显。②由于鼻腔黏膜肿胀,分泌物增多而出现鼻阻塞和脓涕,先为黏性涕,后为黏脓性或脓性涕。③嗅觉障碍:鼻塞可引起嗅觉减退或消失。鼻塞解除后嗅觉多数能恢复。④轻度或中度发热、全身不适、食欲减退等全身症状。

(2)诊断要点:①多有急性鼻炎史,或有游泳、跳水史,或高空飞行时速降、潜水作业等气压创伤史。②周期性额部局限性头痛为其典型症状。③检查可见患侧额部红肿,眼眶内上方额窦底壁处压痛明显。④鼻腔黏膜充血,鼻甲红肿,中鼻道有黏液或脓性分泌物存在。⑤X线摄片或 CT 扫描显示额窦炎性改变。

3.急性筛窦炎

筛窦炎发病率次于上颌窦炎,多合并上颌窦炎。炎症可局限在前组筛窦,但以前、后组筛窦同时受累常见。其病因为细菌或病毒感染、变态反应,或并发于急性传染病、外伤等。

(1)临床表现:①头痛局限于内眦或鼻根部或额部,程度轻重不一。②鼻塞、多涕由鼻腔黏膜肿胀,分泌物存留所致。③前筛房病变有流泪、畏光等症状,后筛房病变可出现嗅觉减退,有人可出现发热等全身症状。

(2)诊断要点:①多有上感或急性传染病史。②鼻根、内眦处压痛,鼻腔黏膜及鼻甲红肿,中鼻道或嗅裂存脓。③X线摄片或CT检查可见筛窦炎性改变。

4.急性蝶窦炎

蝶窦炎少见,症状不典型,常被忽视。急性蝶窦炎因细菌或病毒感染而引起。

(1)临床表现:①头痛为急性蝶窦炎的主要症状,表现为颅底或眼球等深部钝性头痛,也可放射到头顶、额部及枕部,夜间或酒后加重。②脓涕多有脓性鼻涕,若鼻分泌物经后鼻孔流至咽部,可引起不时抽吸或吐出。③嗅觉障碍常为唯一主诉,经过治疗多可恢复。④鼻阻塞多因鼻腔黏膜肿胀,分泌物存留所致。

(2)诊断要点:①无典型症状,需综合病史、临床表现进行分析。②鼻内镜检查可发现蝶窦口或蝶筛隐窝有脓液和黏膜红肿等炎性改变。③CT扫描可清楚显示蝶窦病变。

四、治疗

以非手术疗法为主,尽快消除病因,控制感染;促进鼻窦的通气引流,控制感染,以防止发生并发症或转成慢性鼻窦炎。

(一)一般治疗

注意休息,多饮水或进高营养流质饮食。如头痛或局部疼痛剧烈时,可使用镇痛剂。

(二)全身用药

因多为球菌、杆菌或厌氧菌感染,故应首选并足量使用青霉素类抗生素,如患者对青霉素过敏或细菌对此类抗生素具抗药性,可改用其他广谱抗生素或磺胺类药物。在使用抗生素之前或使用时,应做细菌培养和药敏试验。正确选择并足量使用抗炎药物,对防止并发症发生或转成慢性鼻窦炎至关重要。2004年美国鼻窦变态反应健康协会推荐的《急性细菌性鼻窦炎抗生素治疗指南》指出:首选 β_2 内酰胺类抗生素,但对 β_2 内酰胺过敏或最近使用其他药物治疗失败的患者,推荐使用喹诺酮类。喹诺酮类对急性细菌性鼻窦炎主要病原体的细菌学效能是有限的,治疗失败的可能性达到 $20\%\sim25\%$。复方新诺明的联合使用,能使发生致命的中毒性表皮坏死松解症的危险性升高。临床医师应该注意速发型超敏反应及其他少见的不良反应。对 β_2 内酰胺类有速发型超敏反应的儿童可能需要脱敏治疗、鼻窦穿刺或其他的辅助措施等。

(三)局部治疗

1.鼻部用药

常用1%麻黄碱液或呋喃西林麻黄碱液、氯霉素麻黄碱液滴鼻。若为急性额窦炎或筛窦炎,滴鼻时应采用头后仰位。若为急性上颌窦炎应采用侧头位,使黏膜消肿,改善鼻窦的通气引流而减轻头痛。用1%丁卡因加2%麻黄碱混合液棉片,置于中鼻道前段最高处,每天更换 $1\sim2$ 次,使额窦开口处的黏膜消肿以促进其通气引流,可减轻急性额窦炎患者之头痛。

2.鼻窦置换疗法

鼻窦置换疗法适用于各种非急性期的鼻窦炎,而仍有多量脓涕及鼻阻塞者,以利鼻窦引流。

3.上颌窦穿刺冲洗

急性上颌窦炎无并发症者,在全身症状消退和局部炎症基本控制时,可行上颌窦穿刺冲洗,有时一次冲洗即愈。亦可于冲洗后向窦内注入抗生素或类固醇激素,每周 $1\sim2$ 次,直至痊愈。

4.蝶窦冲洗

在鼻内镜窥视下,将细长吸引器头放入蝶窦开口处进行抽吸和冲洗。

5.额窦钻孔引流

适用于保守治疗无效,或病情加重,可能引起额骨骨髓炎的病例。即于患侧额窦前下壁处钻一直径约 0.8 cm 的孔至窦腔内,经此孔吸出脓液,用生理盐水冲洗,并置入引流管从鼻腔引出,在症状消除后适时从鼻腔拔管。

6.物理治疗

超声雾化蒸气吸入、红外线照射、超短波电疗、电透热法和局部热敷等物理疗法,对改善局部血液循环,促进炎症消退或减轻症状均有帮助。行超声雾化或蒸气吸入时,多用 α-糜蛋白酶,或庆大霉素 8×10^4 U 加地塞米松 5 mg。

7.手术疗法

急性期多不宜手术,仅在鼻窦炎症向外扩散而导致毗邻器官发生严重并发症(如眶内或颅内感染)时才施行,但须严格掌握适应证。

五、预防

预防感冒;及时治疗急性鼻炎;鼻腔有分泌物时忌用力擤鼻;积极防治牙病。

(尹晓君)

第二节　慢性鼻窦炎

急性鼻窦炎感染多次、反复发作后,鼻窦内黏膜产生病变,丧失原有的纤毛上皮功能,同时窦口黏膜肿胀、肥厚,鼻窦引流受阻,导致鼻窦慢性炎症。1993 年,国际鼻窦疾病会议将鼻窦慢性炎定义为症状和体征持续 8 周以上,或反复发生的急性鼻窦炎每年发作 4 次以上。慢性鼻窦炎常为多个鼻窦同时受累,凡累及两个或两个以上鼻窦者谓之多窦炎;当两侧所有鼻窦均受累时则称为全鼻窦炎。

一、病因

(一)窦口鼻道复合体(OMC)阻塞

在慢性副鼻窦炎的病源学研究中有人发现,中鼻道前端鼻旁窦引流通道(前中筛区对应处)是否存在炎性病变,与全组慢性副鼻窦炎的发病有直接相关性。此区首先接触呼吸气流,易于沉积细菌及变应原颗粒,局部的反复感染、黏膜肿胀除影响筛窦外,可波及额窦和上颌窦,导致鼻旁窦口肿胀狭窄、闭塞,引流不畅,继发鼻窦内炎性病变。Naumann 将该区域命名为窦口鼻道复合体(ostiomeatal complex,OMC),包括中鼻甲、筛泡、筛漏斗、半月裂、额隐窝及中鼻甲基板以前的鼻窦开口等。作为各鼻窦引流口集中的 OMC 区的病变引起纤毛上皮的损害,进而使黏液纤毛清除功能降低,是鼻窦炎慢性化和复发的重要因素。一般认为 OMC 的阻塞会导致窦腔 PaO_2 的下降、$PaCO_2$ 的上升和黏膜血流的下降,从而使一些毒力较弱的细菌大量繁殖,对黏膜及黏膜下层造成侵袭,引起炎症反应。当炎症未及时控制时,便会导致结缔组织增生及鳞状上皮化生,使黏膜发生不可逆的变化,并加重 OMC 的阻塞,从而使细菌繁殖、黏膜破坏、脓液潴留、OMC 阻塞,形成恶性循环,最终导致疾病的慢性化和难治性。OMC 阻塞和以下一种或几种因素的相互作用有关:全身性疾病,如上呼吸道感染、变应性疾病或免疫性疾病(IgA和IgG异常)引起黏膜肿胀;分泌液性质的改变,如纤维囊性变;纤毛功能障碍,如原发性纤毛运动障碍或获得性纤毛功能障碍;面部损伤、肿胀或药物所致的鼻腔黏膜局部损害;解剖畸形所致的机械性阻塞,如鼻窦发育不全、中鼻甲反向弯曲、中隔偏曲、后鼻孔闭锁等,钩突和筛漏斗发育的差异可能影响上颌窦、筛窦以及额窦的引流通道,成为慢性鼻窦炎发病的诱因;中鼻甲前下端过度气化可以压迫钩突、阻塞半月裂孔和筛漏斗,引起上颌窦炎和前组筛窦炎。其中病毒感染和变应性因素引起黏膜炎症是OMC阻塞最常见的原因。

(二)细菌感染

慢性鼻窦炎绝大多数是鼻窦内的多种细菌感染,致病菌以流感嗜血杆菌及链球菌多见。常见的需氧菌有金黄色葡萄球菌、绿色链球菌、流感嗜血杆菌、卡他莫拉氏菌、表皮葡萄球菌和肺炎链球菌。常见的厌氧菌有消化链球菌属、棒状杆菌属、拟杆菌属和韦荣氏菌属。此类细菌可通过其鞭毛、荚膜等自身毒力以及所释放的毒素、胶原酶和蛋白酶等侵袭黏膜上皮,趋化中性粒细胞、淋巴细胞等炎性细胞,促进前列腺素、组胺等递质的释放,导致黏膜损伤和疾病的发展。

(三)病毒感染

研究发现,近20%的急性上颌窦炎患者的上颌窦内存在病毒感染。其中最多见的是鼻病毒,其次为流感和副流感病毒。上呼吸道病毒感染导致黏膜充血和纤毛功能障碍,可继发细菌感染。

(四)黏膜纤毛功能障碍

1.原发性纤毛功能障碍

如不动纤毛综合征,包括Karlagnor综合征,患者由于黏膜纤毛缺乏蛋白壁;囊性纤维化病或黏稠物阻塞症,患者由于血清中存在抑制纤毛活动的物质,从而使得纤毛摆动无力、方向紊乱,无法清除有害物质,引起分泌物潴留,导致疾病的发生,而分泌物变黏稠的原因可能是由于黏液腺分泌物中酸性糖蛋白含量增加,改变了黏膜流变学特性。

2.继发性纤毛功能障碍

慢性鼻窦炎患者中,一些细菌如铜绿假单胞菌、流感嗜血杆菌可释放某些因子使纤毛运动能力下降、摆动紊乱。从中性粒细胞释放出的蛋白溶酶除了可造成纤毛结构损伤外,还可使纤毛运动停止。窦腔PaO_2的下降、$PaCO_2$的上升,使得纤毛上皮ATP产生减少,进而纤毛运动能力下降。另外鼻腔异物、鼻息肉、局部阻塞均可使纤毛运动功能减低。

(五)免疫功能紊乱

1.免疫缺陷

药物和手术难以治愈的慢性鼻窦炎患者,可能会伴有不同程度的免疫缺陷,如IgG亚群缺陷(在儿童特别是IgG_2缺陷,表现为反复上呼吸道感染)、IgA或IgM缺陷、低丙种球蛋白血症及多变型免疫缺陷病(CVID)等。因此早期发现免疫缺陷对于预防复发性和慢性鼻窦炎具有重要意义。

2.变应性反应

变应性鼻炎与鼻窦炎的同时发生率为25%～70%。鼻腔黏膜变应性炎症对鼻窦炎的影响主要是:变应性水肿累及鼻窦口黏膜,造成鼻窦口的狭窄或阻塞,伴发黏液过量分泌,导致鼻窦分泌物潴留,继发细菌感染;变应性水肿累及鼻窦黏膜,同时鼻腔充血堵塞,迫使患者张口呼吸引起窦内氧张力下降;另外,窦腔内上皮通透性增加,导致对微生物的防卫能力下降,易继发细菌感染;变应性炎症反复发作,可提高呼吸道黏膜对变应性和非变应性刺激的反应性。据此认为,变应性炎症和慢性鼻窦炎的发生有着紧密的联系。

3.真菌免疫反应

变应性真菌性鼻窦炎的发病多由于一个或多个鼻窦内真菌生长繁殖,引起宿主强烈超敏反应,同时伴有鼻腔、鼻窦的感染性炎症,是IgE介导的Ⅰ型变态反应和免疫复合物介导的Ⅲ型变态反应的结合;嗜酸粒细胞真菌性鼻窦炎是嗜酸粒细胞介导的,易感个体对真菌超敏反应而致的鼻、鼻窦变应性反应。主要以组织学及鼻分泌物真菌培养阳性,黏蛋白中嗜酸粒细胞聚集,CT示慢性鼻窦炎症改变为诊断依据。

二、病理

从病理类型来看,慢性鼻窦炎可分为卡他性鼻窦炎和化脓性鼻窦炎。

(一)慢性卡他性鼻窦炎

黏膜正常或增厚,伴有杯状细胞增生,固有层水肿,血管周围浸润,管壁增厚或管腔阻塞,大量浆细胞和肥大细胞浸润。分泌物为黏液性、黏液脓性或浆液性。

(二)慢性化脓性鼻窦炎

上皮层可能出现肉芽形成或缺损,固有层中炎症细胞浸润明显,血管周围浸润较卡他性更严重,少数骨质可能受到侵蚀。按上皮层和固有层变化的特点,又可分为以下各型。

1.乳头状增生型

表现为黏膜上皮由假复层柱状上皮变为无纤毛的复层鳞状上皮,表皮增厚突起呈乳头状。

2.水肿型

表现为黏膜固有层剧烈水肿增厚,可呈息肉样变。

3.纤维型

表现为动脉管壁增厚,周围纤维组织增生,末梢血管阻塞,黏膜固有层中腺体少,纤维组织形成。

4.腺体型

表现为腺体增生或腺管阻塞,后者可形成囊肿或脓囊肿。

5.滤泡型

在黏膜的固有层中淋巴细胞聚集形成滤泡,并且有淋巴细胞存在于滤泡内形成小结。

此外,长期慢性炎症的刺激可导致(鼻)窦壁骨质增生,如果慢性感染发生在儿童时期,可致鼻窦发育不良和窦腔狭小。慢性鼻窦炎或复发发作会导致骨炎,骨炎的范围与感染的次数和病史的长短有关,结果可导致鼻窦窦腔容积减少。鼻窦骨壁的增厚和硬化一方面继发于长期慢性炎症,另一方面加重鼻窦口阻塞,使炎症难以缓解。

三、临床表现

(一)全身症状

慢性鼻窦炎的症状常较轻,少数人可无明显症状,一般可有食欲缺乏、易疲倦、记忆力减退、思想不集中等症状。极少数病例可有持续性低热。

(二)局部症状

1.多脓涕

为主要症状,呈黏脓性或脓性,色黄或灰绿。前组鼻窦炎患者,鼻涕易从前鼻孔擤出;后组鼻窦炎者,鼻涕多经后鼻孔流入咽部,患者自觉咽部有痰,常经咽部抽吸后吐出。牙源性上颌窦炎的鼻涕常有腐臭味。

2.鼻塞

亦为主要症状,是因鼻黏膜肿胀、鼻甲息肉样变、息肉形成或鼻内分泌物较多所致,有时亦可因脓涕太多,于擤出鼻涕后鼻塞减轻。

3.头昏、头痛

慢性鼻窦炎多表现为头沉重感,急性发作时可有头痛,均为鼻窦内引流不畅所致。一般表现为钝痛和闷痛,乃因细菌毒素吸收所致的脓毒性头痛,或因窦口阻塞、窦内空气被吸收而引起的真空性头痛。头痛多有时间性或固定部位,多为白天重、夜间轻,且常为一侧性,如为双侧者必有一侧较重;前组鼻窦炎者多在前额部,后组鼻窦炎者多在枕部;休息、滴鼻药、蒸汽吸入或引流改善,鼻腔通气后头痛减轻;咳嗽、低头位和用力时因头部静脉压升高而使头痛加重;吸烟、饮酒和情绪激动时头痛。

4.嗅觉减退或消失

一是由于鼻黏膜肿胀、鼻塞,气流不能进入嗅觉区域,多属暂时性;二是由于嗅区黏膜受慢性炎症长期刺激,嗅觉功能减退或消失可能为永久性。

5.视力障碍

多因筛窦炎和蝶窦炎引起,但较少见。

(三)检查

1.鼻腔检查

前鼻镜检查可能见到鼻黏膜慢性充血、肿胀或肥厚,中鼻甲肥大或息肉样变,中鼻道变窄、黏膜水肿或有息肉。前组鼻窦炎其脓涕多在中鼻道内;后组鼻窦炎多在嗅裂、后鼻孔,或鼻咽顶部有脓;下鼻道有大量脓液者,应考虑到慢性上颌窦炎。必要时应做后鼻镜检查,可观察上鼻道是否有脓液。未见鼻道有脓液者,可用1%麻黄碱收缩鼻黏膜并行体位引流后,复做上述检查,可助诊断。

2.口腔和咽部检查

牙源性上颌窦炎者同侧上列牙可能存在病变,后组鼻窦炎者咽后壁可能见到脓液或干痂附着。

3.鼻窦A型超声波检查

本检查具有无创、简便、迅速和可重复检查等优点。适用于上颌窦和额窦,可发现窦内积液、息肉或肿瘤等。

4.纤维鼻咽喉镜或鼻内镜检查

可清楚准确地判断上述各种病变以及窦口及附近区域的病变。

5.鼻窦穿刺

传统的上颌窦穿刺简单易学,在诊断和初步缓解患者症状方面是手术所不能替代的。多用于上颌窦,通过穿刺冲洗以了解窦内脓液的性质、量及有无恶臭等,且便于脓液细菌培养和药物敏感试验,据此判断病变程度和制定治疗方案,并且收集潴留液做细菌学和细胞学检查,以便检查包括真菌在内的致病菌以及早期诊断出恶性病变。

6.影像学检查

(1)鼻窦X线片:可显示窦腔大小、形态以及窦内黏膜不同程度增厚、窦腔密度增高、液平面或息肉阴影等。面部单纯 X 线检查(华氏位、柯氏位)时,通常鼻旁窦无骨质破坏所见。急性发作后的慢性鼻窦炎影像学特征与急性鼻窦炎相似,表现为黏骨膜增厚,慢性纤维化,伴息肉样增生,分泌物潴留,导致鼻窦密度增高,透过度下降。

(2)鼻窦 CT:慢性鼻窦炎 CT 扫描诊断主要参考冠状位和水平位。影像特征为黏膜肥厚,鼻窦内充满软组织密度阴影。慢性鼻窦炎中,前筛最常受累,上颌窦及额窦炎常与 OMC 的结构和病变状况有关。单纯上颌窦炎较为多见,但对单侧上颌窦病变应与血管瘤、内翻性乳头状瘤鉴别;若上颌窦内密度不均,则应考虑真菌性鼻窦炎的可能,同时也要与恶性肿瘤鉴别;孤立性额窦炎较少见。

(四)各组鼻窦炎分述

1.慢性上颌窦炎

慢性上颌窦炎多因急性上颌窦炎反复发作,或治疗不彻底迁延而致。也可因鼻甲肥大、鼻中隔偏曲、鼻息肉、鼻腔肿瘤、鼻腔异物等阻塞中鼻道和上颌窦口而引起。

(1)临床表现:①一侧或双侧鼻塞,程度视鼻腔黏膜肿胀范围、分泌物多少、气候变化而定,鼻塞发生后,常引起嗅觉减退。②多涕为主要症状,单侧或双侧,可以从前鼻孔流出,也可以向后流入鼻咽部后经口吐出。分泌物为黏脓性或脓性。③可有头部钝痛,但程度明显轻于急性上颌窦炎。多为上午轻,下午重。也有人时感头昏,注意力不集中。记忆力下降。

(2)诊断要点:①注意既往急性发病情况和治疗经过,目前有鼻塞、脓涕、头痛等症状。②鼻腔检查可见鼻黏膜慢性充血、肿胀,鼻甲肥大,中鼻道或总鼻道积脓。对可疑而未发现脓液者,先用 1% 麻黄碱收缩鼻腔和中鼻道黏膜,再行体位引流,数分钟后再检查中鼻道有无脓液,若有可支持诊断。③X 线或 CT 检查可显示窦腔变小、窦内黏膜增厚、密度增高、液平面等,对诊断有重要价值。④行诊断性上颌窦穿刺,若窦腔内有脓液,可确定诊断,并可做脓液细菌培养和药敏试验。

2.慢性筛窦炎

慢性筛窦炎发病率仅次于慢性上颌窦炎,单独发病者少,多合并上颌窦炎。

(1)临床表现:①局部症状,如鼻塞、嗅觉减退、流涕等。②头面部疼痛,如窦口受阻,可有额部、鼻根、眼眶处慢性疼痛、闷胀感。③全身症状,可有精神不振、倦怠、注意力不集中等。

(2)诊断要点:①慢性筛窦炎很少单独发生,症状不典型,故应全面分析病史,了解起病情况、全身及局部症状。②前鼻镜或鼻内镜检查可见中鼻道或嗅裂处有脓液。③X 线摄片或 CT 扫描显示筛窦炎性病变。

3.慢性蝶窦炎

慢性蝶窦炎很少见,可因急性蝶窦炎反复发作,或其他鼻窦及鼻腔感染而累及。

(1)临床表现:①全身症状轻重不一,可有精神不振、倦怠、头昏等表现。②局部症状可有深部钝性头痛,脓涕,鼻后倒流,嗅觉障碍,鼻塞。

(2)诊断要点:①了解头痛特点,对头深部疼痛者要警惕。②注意嗅沟处有无存脓。③X 线或 CT 扫描,可发现蝶窦炎性病变影像,为诊断的主要依据。

四、鉴别诊断

(一)慢性鼻炎

慢性鼻炎流鼻涕不呈绿脓性,亦无臭味,故观察鼻涕的性质是鉴别关键;X 线检查鉴别可准确无误,慢性鼻炎病变局限于鼻腔,而慢性鼻窦炎则在鼻窦内可见有炎性病变。

(二)神经性头痛

有些患神经性头痛的患者可长年头痛,反复发作,往往被误认为有鼻窦炎,但这种患者基本没有鼻部症状,故通过临床表现及 X 线检查即可加以鉴别。

(三)其他疾病

包括:①过敏性鼻炎。②阿司匹林性喘息。③鼻窦支气管综合征。④急性鼻窦炎及鼻窦脓肿。⑤术后性上颌窦囊肿为主的鼻窦囊肿性疾病。⑥鼻窦真菌症。⑦牙源性上颌窦炎。⑧乳突瘤、血管瘤、淋巴管瘤等鼻窦良性肿瘤。⑨恶性肿瘤。⑩韦格内肉芽肿、结核等。

五、分型和分期

目前关于慢性鼻窦炎的分型和分期仍沿用以下标准(中华医学会耳鼻咽喉科学分会、中华耳鼻咽喉科杂志编辑委员会制定的《慢性鼻窦炎鼻息肉临床分型分期及内镜鼻窦手术疗效评定标准》)。

分型、分期标准(以侧计,前后筛窦分开计)具体如下。

Ⅰ型:单纯型慢性鼻窦炎(保守治疗无效)。①1 期:单发鼻窦炎。②2 期:多发鼻窦炎。③3 期:全鼻窦炎。

Ⅱ型:慢性鼻窦炎伴鼻息肉。①1 期:单发鼻窦炎伴单发鼻息肉。②2 期:多发鼻窦炎伴多发鼻息肉。③3 期:全鼻窦炎伴多发鼻息肉。

Ⅲ型:全鼻窦炎伴多发性、复发性鼻息肉和/或筛窦骨质增生。

六、治疗

以改善鼻腔通气和引流,排除脓液为治疗原则。

(一)去除病因

去除相关病因,可行扁桃体和腺样体切除术。变态反应与慢性鼻窦炎关系甚密切,互为因果,必须同时治疗感染和变态反应。

(二)局部用药

(1)以减充血剂为主,能改善鼻腔通气和引流,常用 1% 麻黄碱生理盐水。应强调的是,此类药不宜长期应用,否则可导致药物性鼻炎,使鼻塞加重或不可逆。本病多数与变态反应有关,故减充血剂内可适当加入类固醇类激素药物。此外,滴鼻剂配伍中应含有保护和恢复鼻黏膜纤毛活性的成分,如 ATP、溶菌酶等。

(2)上颌窦穿刺:对于鼻窦内积脓较多而又不易排出者可用此法,常用于上颌窦炎,每周 1～2 次。必要时可经穿刺针导入硅胶管留置于窦内,以便每天冲洗和灌入抗生素与类固醇激素等药物。

(3)置换法:应用于额窦炎、筛窦炎和蝶窦炎,最宜于慢性化脓性全鼻窦炎者及儿童慢性鼻窦炎者。用鼻腔交替负压置换法,可将以 0.5% 麻黄碱生理盐水为主并适当配入抗生素、糖皮质激素和 α-糜蛋白酶的混合液带入窦腔。

(4)物理治疗:如超声雾化、透热疗法、微波治疗等。

(三)全身药物治疗

(1)抗生素类:对于慢性鼻窦炎急性发作者,口服阿莫西林-克拉维酸钾 1.0 g,每天 2 次,可取得良好疗效;大环内酯类抗生素对慢性鼻窦炎作用的临床实验是近年的重要进展,给予每天 400～600 mg 红霉素,时间 3～6 个月以上,各种症状可全面改善,与氧氟沙星联用效果更好。

(2)中药和中成药类:慢性鼻窦炎中医称之为鼻渊,与肺、脾的虚损有关,故治法宜温补肺气或健脾益气,通利鼻窍。

基础方药:茯苓 12 g,党参、白术、陈皮、山药、苍耳子、辛夷、白芷各 10 g。脓涕多者加鱼腥草 12 g,冬瓜子 10 g;头昏头痛者加川芎 10 g,菊花 10 g;鼻塞重、嗅觉下降者加鹅不食草 10 g。中成药临床常见的有鼻渊舒口服液、鼻窦炎口服液等。中西医结合治疗,效果较好。

(3)免疫治疗:鼻局部使用类固醇激素制剂已成为治疗慢性鼻窦炎的一线药物;对于免疫球蛋白 G 缺陷,且对抗生素治疗不敏感的患者,应静脉给予免疫球蛋白治疗。

(4)改善黏膜纤毛传输功能治疗:可采用缓冲性高渗盐水冲洗鼻腔,也可口服稀化黏素(吉诺通)、溴环己胺醇(兰勃素)等。

(四)手术治疗

(1)辅助手术:以改善鼻窦通气引流,促进鼻窦炎症消退为目的,如切除部分中鼻甲,清除鼻腔息肉,咬除膨大的筛泡,矫正鼻中隔偏曲等。

(2)鼻窦手术:分为经典的鼻窦根治(或清理)术及新近的功能性内镜鼻窦手术。以 Caldwell Luc 或 Denker 术式为主的根治手术自 19 世纪以来已有百年历史。无论哪种鼻内手术都可以说是流派。从20 世纪70 年代开始,以奥地利及德国为主率先在欧洲施行了内镜下鼻内手术,美国于 1980 年,日本在20 世纪90 年代以后也相继广泛开展了内镜下鼻内鼻窦手术。迄今,这种手术已经成为主流。

(尹晓君)

第三节 儿童鼻窦炎

儿童鼻窦炎是儿童较为常见多发病。因儿童语言表达能力有限,故易被家长及医师所忽视。其病因、症状、体征、诊断和治疗原则与成人鼻窦炎相比有相同点亦有特殊性。近年来,儿童鼻窦炎正越来越受到临床医师重视。一般说来,小儿鼻窦炎常发生于学龄前期及学龄期(5~9 岁)。最常见的致病菌是肺炎球菌、链球菌和葡萄球菌。感染严重者可引起鼻窦附近组织甚至颅内的并发症。

一、病因

(1)窦口鼻道复合体阻塞性病变是鼻窦炎的最主要原因。诱导阻塞产生的主要因素有全身性疾病,如上呼吸道感染、变应性疾病引起黏膜肿胀;解剖畸形,如鼻窦发育不全、中隔偏曲、后鼻孔闭锁等所致的机械性阻塞;先天性鼻部发育畸形,扁桃体、腺样体肥大并感染,也是容易发生鼻窦炎的因素;以及面部损伤肿胀或药物所致的鼻黏膜局部损害。病毒感染引起黏膜炎症是 OMC 阻塞常见的原因,儿童在出生时钩突、筛漏斗、半月裂和筛泡虽已发育完成,OMC 结构与成人基本一致,但相对狭窄,如果出现上述各种诱发因素,则更易引起阻塞,导致鼻窦正常功能紊乱并加重黏膜的病变和导致纤毛功能受损、分泌物潴留等,这些病理生理学改变又反过来加重感染。

(2)由于各个鼻窦的发育时间不同,各个鼻窦发病最早时间也各不同。上颌窦和筛窦较早发育,故常先受感染,额窦多在 7~10 岁以后发病,蝶窦炎多见于 10 岁以上患儿。5~8 岁以上儿童患鼻窦炎较多。

（3）儿童鼻窦口较大，窦腔发育气化不全，鼻腔、鼻道狭窄，黏膜与鼻腔相连，且黏膜中血管和淋巴管较丰富，发生感染易致鼻窦引流通气功能障碍，分泌物潴留，致病菌繁殖。

（4）儿童机体抵抗力、外界适应力均较差，多有扁桃体和腺样体肥大，易发生上呼吸道感染或各种并发有上呼吸道感染的传染病，如流行性感冒、麻疹、猩红热等，导致急、慢性鼻窦炎发病。变态反应是儿童鼻窦炎发病的重要因素，也是鼻窦炎复发的主要原因之一。变态反应可引起鼻腔黏膜水肿，分泌物增多，窦口引流不通畅，导致鼻窦感染，而感染又可加重鼻黏膜变态反应，形成恶性循环，在治疗过程中应重视对变态反应的控制。

（5）其他：包括鼻外伤、鼻腔异物、不良生活习惯和行为及特异性体质，纤毛不动综合征、先天性丙种球蛋白缺少症、Kartagener综合征等，也常易并发鼻窦炎。

二、病理

（一）急性型

早期仅累及黏膜层，出现黏膜充血，继而血管扩张，渗透性增加，渗出物经过扩张的毛细血管流入窦腔，上皮下层有多形核白细胞和淋巴细胞浸润，基底膜变厚，黏液腺分泌增加，分泌物为浆液性或黏液性。以后出现化脓性感染，窦腔黏膜水肿及血管扩张加重，炎性细胞浸润更为明显，分泌物变为黏脓性，时间越久，充血越重，毛细血管可破裂出血。由于水肿压迫，使血液供应不足，可发生纤毛上皮细胞坏死脱落，此时分泌物为黄色脓液。少数病例可发生窦壁骨炎、骨髓炎和其他并发症，一般多见于幼儿。黏膜充血、肿胀、息肉样变、分泌物呈黏液性或浆液性，严重时可转为脓性。

（二）慢性隐蔽型

鼻窦黏膜表现为水肿型、滤泡型或肥厚型病变，纤维型病变罕见。水肿型病理见黏膜固有层水肿增厚，可有息肉样变；滤泡型可见固有层中淋巴细胞聚集形成滤泡，并且有淋巴细胞存在于滤泡内形成小结；纤维型镜下见动脉管壁增厚，末梢血管阻塞，黏膜固有层中腺体减少，周围纤维组织增生。

三、临床表现

（一）急性鼻窦炎

（1）全身症状明显，如发热、畏冷、烦躁不安、哭闹或精神萎靡、食欲缺乏、呼吸急促、拒食。甚至抽搐，常伴上、下呼吸道炎症症状，如咽痛、咳嗽等。

（2）局部症状：鼻塞、流脓涕、鼻出血。上颌窦炎可导致患侧颜面部红肿，局部皮温升高，牙痛；额窦炎导致头痛，一般呈晨重夕轻特点；蝶窦炎多见于年长儿，可致枕部疼痛。鼻窦炎严重时可致中耳炎，视神经和翼管神经受累症状；脓涕倒流可致咳嗽、恶心、呕吐、腹疼等症状，累及周围器官可致中耳炎。较大儿童可能主诉头痛或一侧面颊疼痛。并发眶内并发症者，较成人稍多见。

（二）慢性鼻窦炎

主要表现为间歇性或持续性鼻塞，黏液性或黏脓性鼻涕，有时鼻涕倒流入咽部，则无流涕症状，常频发鼻出血。严重时可伴有全身中毒症状，长期病变可发生贫血、胃纳不佳、体重下降、营养不良、胃肠疾病、关节痛、易感冒，甚至影响面部发育和智力、体格发育。还可出现邻近器官症状，如支气管及肺部炎症、声嘶、颈淋巴结肿大、慢性中耳炎、泪囊炎、结膜炎及咽炎等。

（三）并发症

目前由于抗生素的广泛使用，儿童鼻窦炎的并发症已大为减少。

1.支气管炎

支气管炎为最常见并发症，由于鼻窦内分泌物流入气管，使气管、支气管黏膜发生炎性反应。

2.中耳炎

由于儿童咽鼓管咽口位置低，咽鼓管走向较直而短，鼻腔分泌物刺激咽鼓管时易造成黏膜水肿，鼓室通气功能障碍，导致分泌性中耳炎或脓涕容易进入鼓室内导致鼓室内黏膜炎症、渗出。

3.上颌骨骨髓炎

上颌骨骨髓炎多见于婴幼儿，因上颌窦发育早，窦腔小、骨壁厚，且富有血管，故受感染时易侵及上颌骨骨膜、骨髓。致病菌多为葡萄球菌，又以金黄色葡萄球菌多见，多数学者认为血行性感染为主要感染途径。症状表现为起病快，高热、哭闹不安等全身中毒症状，面颊部、下眼睑、结膜肿胀，可伴眼球突出、活动受限，同侧鼻腔流脓涕之后出现上颌牙龈、硬腭、牙槽处发生红肿，后破溃，形成漏管。如继续发展则形成死骨，牙胚坏死、脱落。本病早期诊断治疗非常重要，诊断主要根据症状、体征。早期由于骨质破坏不明显，X线检查意义不大。早期治疗能缩短病程，减少损害，预后较好，主要为全身应用敏感抗生素，配合局部分泌物引流排脓。晚期病例死骨形成不能排出者，可施行刮治和死骨截除术。

4.眼眶并发症

由于眼眶与窦腔的血管、淋巴管互为联系，鼻窦感染可经血管、淋巴管及骨孔间隙扩散至眼眶，引起眶蜂窝织炎、眶骨膜炎、眶内脓肿。

5.其他

其他并发症如局限性额骨骨髓炎、颅内感染、关节炎、贫血、智力障碍、营养不良等。

四、诊断

诊断原则同成人鼻窦炎，但又有其特点。由于儿童检查不配合，表达能力有限及解剖结构的特殊性，导致了一些不典型病例诊断困难，尤其是年幼儿。因此，耐心详细询问病史和体格检查非常重要。对5岁以下小儿宜详询其家属有无可疑病因和鼻部症状，如上呼吸道感染或急性传染病病史，鼻塞、流涕等症状。局部检查，在小儿急性鼻窦炎时，鼻窦邻近组织的红肿、压痛及鼻涕倒流入咽部等现象较成人多见；在慢性鼻窦炎，鼻涕可能极少。在婴儿，下鼻甲下缘与鼻腔底接触是正常现象，不可误认为鼻甲肥大。X线检查受儿童工颌窦内黏膜较厚及牙孢等影响，对5岁以下患儿诊断作用有限。鼻窦CT扫描更有助于诊断。另外，一些治疗手段如上颌窦穿刺、鼻腔置换疗法对诊断亦有意义。上颌窦穿刺冲洗如为阳性即可确诊，但是穿刺结果如为阴性，也不能排除上颌窦炎的存在。需要强调的是单侧鼻腔流脓涕，特别是有合并异味者应注意排除鼻腔异物。

五、治疗

（1）以保守治疗为主，注意儿童保暖，增强机体免疫力，使用抗生素和局部类固醇激素。除非已有严重并发症，一般不主张手术。抗生素的使用要合理、足量，以控制感染，疗程一般为7～12天，可配合稀释分泌物药物使用。急性期给予湿热敷、物理治疗、局部滴用血管收缩剂、鼻腔蒸气吸入等。0.5%麻黄碱滴鼻液滴鼻，通畅引流。另外，不能忽视对过敏性鼻炎的治疗。过早停药会导致治疗不彻底而转为慢性。鼻腔使用低浓度血管收缩剂和糖皮质激素喷剂，以利鼻腔

183

通气和窦口引流。并应注意休息,给以营养丰富、易于消化的食物。

(2)上颌窦穿刺冲洗、注药术同样是治疗儿童上颌窦炎行之有效的方法。由于患儿多不配合,可于第一次穿刺成功后经针芯置管于窦腔内,外露部分固定于皮肤表面,方便反复冲洗。留置时间一般以不超过1周为宜。由于儿童上颌窦的位置相对下鼻道位置较高,穿刺针方向与成人相比应略向上、向后,获突破感后即停止进针。正负压置换法是儿童慢性鼻窦炎门诊治疗的最常用方法,但需要儿童的配合及医护人员的严谨操作,可用于慢性鼻窦炎及急性鼻窦炎全身症状消退期。用于幼儿,因当哭泣时软腭已自动上举封闭鼻咽部,即使不会发出"开、开"声,也可达到治疗要求。

(3)应当在系统的保守治疗无效后方考虑手术。在严格掌握适应证情况下,可考虑施行下鼻道内开窗术或鼻息肉切除术及功能性内镜鼻窦手术。鼻内镜鼻窦手术是成人鼻窦炎的首选手术方法,因其有在去除病变的基础上,能最大限度地保留正常组织结构,减少手术对颜面发育的不良影响等优点,目前也被广泛地运用于儿童鼻窦炎的治疗。和成人不同的是应注意儿童鼻窦比较小,毗邻结构关系亦不同于成人;手术操作应轻柔仔细,减少术后水肿、粘连;术后换药需要患儿能配合,必要时仍需在全麻下换药。有文献报道,鼻内镜鼻窦手术有效率为75%～90%。对慢性鼻窦炎又有腺样体肥大者,则宜早期行腺样体切除术。传统手术方法尚有扁桃体摘除和局限性鼻中隔矫形。

(尹晓君)

第十二章

鼻腔炎性疾病

第一节 急性鼻炎

急性鼻炎是由病毒感染引起的鼻黏膜急性炎症性疾病,俗称"伤风""感冒"。四季均可发病,但冬季更常见。病毒感染是其主要病因,或在病毒感染的基础上继发细菌感染。

一、诊断要点

整个病程可分为三期。

(一)前驱期

数小时或1～2天,鼻内有干燥、灼热感,患者畏寒、全身不适。鼻黏膜充血,干燥。

(二)卡他期

2～7天,此期出现鼻塞,逐渐加重,频频打喷嚏,流清水样涕伴嗅觉减退。同时全身症状达到高峰,如发热、倦怠、食欲减退及头痛。鼻黏膜弥散性充血肿胀,总鼻道或鼻腔底见水样或黏液性分泌物。

(三)恢复期

清鼻涕减少,逐渐变为黏液脓性。全身症状逐渐减轻,如无并发症,7～10天可痊愈。

二、药物治疗

(一)全身治疗

(1)若出现发热症状,需退热缩短病程,可用生姜、红糖、葱白煎水热服或口服解热镇痛药对乙酰氨基酚等。

(2)若合并细菌感染或可疑有并发症时可全身应用抗菌药物。

(3)中医中药治疗也有较好疗效,如香菊胶囊等。

(二)局部治疗

可用1%麻黄碱(小儿用0.5%)滴鼻液滴鼻。

(三)中医中药治疗

由于风寒化热、胆火上攻引起的鼻塞欠通,鼻渊头痛的急性鼻炎、急性鼻窦炎,可采用藿胆丸治疗。

三、注意事项

麻黄碱滴鼻液连续应用不宜超过 3 天,否则可产生"反跳"现象,出现更为严重的鼻塞。

(张　培)

第二节　慢　性　鼻　炎

慢性鼻炎是鼻黏膜及黏膜下层的慢性炎症。主要特点是鼻腔黏膜肿胀,分泌物增加。病程持续 3 个月以上或反复发作,迁延不愈。慢性鼻炎患者常伴有不同程度的鼻窦炎。

一、临床表现

(1)鼻塞早期表现为间歇性和交替性。晚期较重,多为持续性,出现闭塞性鼻音,嗅觉减退。

(2)流涕早期鼻分泌物主要为黏膜腺体分泌物,为黏液性。晚期的鼻分泌物可表现为黏液性或黏脓性,不易擤出。

(3)如下鼻甲后端肥大压迫咽鼓管咽口,可有耳鸣、听力减退。下鼻甲前端肥大,可阻塞鼻泪管开口,引起溢泪。

(4)长期张口呼吸以及鼻腔分泌物的刺激,易引起慢性咽喉炎。

(5)头痛、头昏、失眠、精神萎靡等。

二、诊断

根据症状、鼻镜检查及鼻黏膜对麻黄碱等药物反应不良,诊断多无困难。但应注意与结构性鼻炎鉴别。

三、治疗

(1)局部治疗。①局部糖皮质激素鼻喷剂:为一线主体治疗药物。②减充血剂:只有在慢性鼻炎伴发急性感染时才可使用减充血剂滴鼻 1～2 次/天。注意,此类药物长期使用可引起药物性鼻炎。③鼻腔生理盐水冲洗。

(2)如果炎症比较明显并伴有较多的分泌物倒流,可口服小剂量大环内酯类抗生素。

(3)手术治疗药物及其他治疗无效并伴有明显的持续性鼻阻塞症状者,可行手术治疗。

(张　培)

第三节　萎缩性鼻炎

一、概述

萎缩性鼻炎是一种以鼻腔黏膜、骨膜及骨质萎缩退行性变为其组织病理学特征的慢性炎症。发展缓慢,病程长。多发于青壮年,青春期开始,女性多见,体质瘦弱者较健壮者多见。本病特征为鼻黏膜萎缩、嗅觉减退或消失和鼻腔多量结痂形成,严重者鼻甲骨膜和固执亦发生萎缩。黏膜萎缩性改变可向下发展,延伸到鼻咽、口咽、喉咽等黏膜。本病在发达国家日益少见,发展中国家的发病率仍然较高。在我国,发病率出现逐年下降趋势,但在贫困的山区和边远地区仍相对较多,可能与营养不良、内分泌紊乱、不良卫生和生活习惯有关。

病因分原发性和继发性两种。前者病因目前仍不十分清楚,后者病因则明确。

(一)原发性

多数学者认为本病是某些全身性慢性疾病的鼻部表现,如内分泌紊乱、自主神经功能失调、维生素缺乏(如维生素 A、B 族维生素、维生素 D、维生素 E)、遗传因素、血中胆固醇含量偏低等。细菌如臭鼻杆菌、类白喉杆菌等虽不是致病菌,但却是引起继续感染的病原菌。近年研究发现,本病与微量元素缺乏或不平衡有关,免疫学研究则发现本病患者大多有免疫功能紊乱,组织化学研究发现鼻黏膜乳酸脱氢酶含量降低,故有学者提出本病可能是一种自身免疫性疾病。

(二)继发性

目前已明确本病可继发于以下疾病和情况:①慢性鼻炎、慢性鼻窦炎的脓性分泌物长期刺激鼻黏膜;②高浓度有害粉尘、气体对鼻腔的持续刺激;③多次或不适当鼻腔手术致鼻腔黏膜广泛损伤(如下鼻甲过度切除);④特殊传染病如结核、梅毒和麻风对鼻腔黏膜的损害。

二、临床表现及临床处理

(一)临床表现

1.症状

(1)鼻和鼻咽部干燥感:因鼻黏膜腺体萎缩、分泌减少或因鼻塞长期张口呼吸所致。

(2)鼻塞:为鼻腔内大量浓稠分泌物及痂皮阻塞所致,或因鼻黏膜感觉神经性萎缩、感觉迟钝,鼻腔虽然通气,但患者自我感到"鼻塞"。

(3)鼻出血:鼻黏膜萎缩变薄、干燥、挖鼻孔和用力擤鼻致毛细血管破裂所致。一般这种出血量不多。

(4)嗅觉丧失:嗅区黏膜和嗅神经末梢萎缩嗅神经冲动不能传到嗅觉中枢所致,或由于鼻腔脓性痂皮堵塞,空气中的含嗅微粒不能到达嗅区,因此不能产生嗅觉。

(5)呼吸恶臭:严重者多有呼吸特殊腐烂臭味。是脓痂之蛋白质腐败分解和臭鼻杆菌的繁殖生长产生。本人由于嗅觉减退闻不到臭味,但与其接触者,极容易闻到,又称"臭鼻症"。

(6)头痛、头昏:鼻黏膜萎缩后,调温保湿功能减退或缺失,吸入冷空气刺激或脓痂压迫引起。多表现为前额、颞侧或枕部头痛。

2.检查

(1)外鼻:鼻梁宽平如鞍状塌鼻。因多自幼发病,影响外鼻发育。

(2)鼻腔检查:鼻黏膜干燥,鼻腔宽大,鼻甲缩小(尤其下鼻甲为甚),鼻腔内大量脓痂充塞,黄色或黄绿色并有恶臭。若病变发展至鼻咽、口咽和喉咽部,亦可见同样表现。

(3)X线检查:在一些患者可见鼻窦炎的表现,鼻腔外侧壁可增厚,鼻中隔软骨可骨化。

(二)临床处理

1.药物治疗

(1)内分泌疗法:因己烯雌酚可以使黏膜发生充血、增厚,故用来治疗萎缩性鼻炎。用雌激素喷雾鼻腔,可以使痂皮减少。也有人认为萎缩性鼻炎与脑垂体功能减退有关,故以维生素 E 刺激脑垂体,收到一定的治疗效果。

(2)维生素疗法:维生素 A 能帮助上皮修复,当维生素不足时,引起上皮萎缩,抵抗力降低。因此有人用维生素 A 治疗萎缩性鼻炎,取得较好的效果。剂量为 50 000 U,口服每天 1 次,或者鼻黏膜下注射,每周 1 次。维生素 B_2 能促进细胞的新陈代谢。可用维生素 B_2 口服每天 15～30 mg。

(3)抗生素疗法:萎缩性鼻炎的患者其分泌物中含有大量的革兰阴性杆菌,链霉素对它有抑制作用。另外,氯霉素、金霉素、杆菌肽等也可以收到一定效果,可局部酌情使用。

(4)鼻内用药。①滴鼻剂:应用 1%复方薄荷樟脑液状石蜡、清鱼肝油等滴鼻,以润滑黏膜、促进黏膜血液循环和软化血管脓痂便于擤出;②1%链霉素滴鼻以抑制细菌生长,减少炎性糜烂和利于上皮生长;③1%新斯的明涂抹黏膜,可促进鼻黏膜血管扩张;④0.5%雌二醇或己烯雌酚油剂滴鼻,可减少痂皮、减轻臭味;⑤50%葡萄糖滴鼻,可能具有刺激黏膜腺体分泌的作用。

2.手术治疗

主要目的是缩小鼻腔,以减少鼻腔通气量、降低鼻黏膜水分蒸发、减轻黏膜干燥及结痂形成。主要方法有:①鼻腔外侧壁内移加固定术;②前鼻孔闭合术,两侧可分期或同期进行,1～5 年鼻黏膜基本恢复正常后重新开放前鼻孔;③鼻腔缩窄术:鼻内孔向后的黏膜下埋藏人工生物陶瓷、人工骨、自体骨或软骨、硅橡胶等,也可采用转移颊肌瓣埋藏方法,缩窄鼻腔;④腮腺导管移植术:将腮腺导管移植于上颌窦内,使唾液直接或间接通过鼻腔湿润黏膜,减少干燥,使鼻腔分泌物容易排出。

三、康复评定

(一)身体结构与身体功能

早期鼻黏膜仅呈慢性炎症改变,继而发展为进行性萎缩。表现为上皮变性、萎缩,黏膜和骨质血管逐渐发生闭塞性动脉内膜炎和海绵状静脉丛炎,血管壁结缔组织增生肥厚,血管腔缩小或闭塞。血供不良进一步导致黏膜、腺体、骨膜和骨质萎缩、纤维化以及黏膜上皮鳞状化生,甚至蝶腭神经节亦发生纤维变性。

(二)活动能力

身体活动无影响。

(三)参与

症状严重者社交困难、就业困难、经济困难。

四、康复治疗

(一)鼻腔冲洗

用专用的鼻腔冲洗瓶或 20mL 注射器装温生理盐水或 1：(2 000～5 000)高锰酸钾溶液,冲洗鼻腔 1～2 次/日。旨在清洁鼻腔、去除脓痂和臭味。

(二)离子透入疗法

离子透入疗法是利用电离将药物导入的治疗方法,在临床上有一定的治疗作用。方法是将药物碘化钾用纱条浸湿塞入鼻腔,将一端电极包埋于浸有药物的敷料内,另一端电极放于身体的其他部位,接通电源将药物导入。

五、预后及健康教育

加强营养,改善环境及个人卫生。补充维生素 A、B 族维生素、维生素 C、维生素 D、维生素 E,特别是维生素 B_2、维生素 C、维生素 E,以保护黏膜上皮,增加结缔组织抗感染能力,促进组织细胞代谢,扩张血管和改善鼻黏膜血液循环。此外,补充铁、锌等制剂可能对本病有一定预防和治疗作用。

(张　培)

第四节　干燥性鼻炎

干燥性鼻炎(rhinitis sicca)以鼻黏膜干燥,分泌物减少,但无鼻黏膜和鼻甲萎缩为特征的慢性鼻病。有学者认为干燥性鼻炎是萎缩性鼻炎的早期表现。但多数学者认为二者虽临床表现有相似之处,但是不同的疾病,多数干燥性鼻炎并非终将发展为萎缩性鼻炎。

一、病因

不明,可能与全身状况、外界气候、环境状况等有关。

(1)气候干燥、高温或寒冷,温差大的地区,易发生干燥性鼻炎,如我国北方,特别是西北地区,气候十分干燥,风沙和扬尘频繁,人群发病率很高。

(2)工作及生活环境污染严重,如环境空气中含有较多粉尘,长期持续高温环境下工作,好发本病。大量吸烟亦易发病。

(3)全身慢性病患者易患此病如消化不良、贫血、肾炎、便秘等。

(4)维生素缺乏如维生素 A 缺乏,黏膜上皮发生退行性病变、腺体分泌减少。维生素 B_2 缺乏可导致上皮细胞新陈代谢障碍,黏膜抵抗力减弱,易诱发本病。

二、病理

鼻腔前段黏膜干燥变薄,上皮细胞纤毛脱落消失,甚至退化变性,由假复层柱状纤毛上皮变成立方或鳞状上皮。基底膜变厚,含有大量胶质,黏膜固有层内纤维组织增生,并有炎性细胞浸润。腺体及杯形细胞退化萎缩。黏膜表层可有溃疡形成,大小、深度可不一。但鼻腔后部的黏膜以及鼻甲没有萎缩。

三、临床表现

中青年多见,无明显性别差异。

(一)鼻干燥感

为本病的主要症状。鼻涕少,黏稠不易排出,形成痂块或血痂。少数患者可以出现鼻咽部和咽部干燥感。

(二)鼻出血

由于鼻黏膜干燥,黏膜毛细血管脆裂,极小的损伤也可引起鼻出血,如擤鼻、咳嗽、打喷嚏等。

(三)鼻腔刺痒感

患者常喜揉鼻、挖鼻、擤鼻以去除鼻内的干痂。

(四)检查

鼻黏膜干燥、充血,呈灰白色或暗红色,失去正常的光泽。其上常有干燥、黏稠的分泌物、痂皮或血痂。有时黏膜表面糜烂,出现溃疡,黏膜病变以鼻腔前段最为明显。少数溃疡深,累及软骨,可发生鼻中隔穿孔。

四、诊断及鉴别诊断

诊断不难,根据症状和鼻腔检查可明确,但需与萎缩性鼻炎、干燥综合征等鉴别。

(1)萎缩性鼻炎以鼻黏膜及鼻甲的萎缩为病变特征;鼻腔宽大,下鼻甲萎缩。晚期鼻内痂块极多,可呈筒状,味臭。嗅觉障碍常见。本病仅为鼻黏膜干燥而无鼻黏膜和鼻甲的萎缩,无嗅觉减退。

(2)干燥综合征除了鼻干外,其他有黏膜的地方也会出现干燥的感觉,如眼干、咽干、阴道分泌物减少。同时伴有腮腺肿大,关节肿痛等症状。免疫学检查可确诊。

(3)出现鼻中隔穿孔时,应除外鼻梅毒。鉴别要点:①鼻梅毒患者有梅毒病史或其他梅毒症状;②梅毒侵及骨质,穿孔部位常在鼻中隔骨部,本病鼻中隔穿孔多在软骨部;③梅毒螺旋体血清试验:包括荧光螺旋体抗体吸收试验(FTA-ABS)、梅毒螺旋体微量血凝试验(MHA-TP)等。试验以梅毒螺旋体表面特异性抗原为抗原,直接测定血清中的抗螺旋体抗体。

五、治疗

(1)根据病因彻底改善工作、生活环境,加强防护。

(2)适当补充各种维生素,如维生素 A、B 族维生素、维生素 C 等。

(3)鼻腔滴用复方薄荷滴鼻剂,液体石蜡、植物油等。

(4)鼻腔涂抹金霉素或红霉素软膏。

(5)每天用生理盐水进行鼻腔冲洗。

(6)桃金娘油 0.3 g,2 次/天。稀释黏液,促进分泌刺激黏膜纤毛运动。

(张　培)

第五节　职业性鼻炎

职业性鼻炎(occupational rhinitis,work-related rhinitis)是指由于接触出现在工作环境中的气传颗粒而导致的鼻炎,可为变态反应或理化刺激引起高敏反应。在特定的工作环境下出现的间断或者持续的鼻部症状(如鼻塞、打喷嚏、流鼻涕、鼻痒)和/或鼻部气流受限及鼻分泌物增多,脱离工作环境则不会被激发。根据与工作的关系可分为两种,一种是完全由特定的工作环境引起,第二种是既往就有鼻炎,在工作环境下症状加重。职业性鼻炎患者会发展为哮喘的比例尚不明确,但职业性鼻炎的患者出现职业性哮喘的危险性明显增加。

一、病因

病因可包括实验室动物(大鼠、小鼠、豚鼠)、木屑(特别是硬木如桃花心木、西部红松)、螨虫、乳胶、酶、谷类,以及化学试剂如无水物、胶水、溶剂等

二、临床表现

(一)病史

病史包括患者有典型的鼻炎症状(如鼻塞、打喷嚏、流鼻涕、鼻痒),与非职业性鼻炎症状类似,IgE 介导的职业性鼻炎患者结膜炎症状更明显。症状与工作密切相关,患者在从事目前工作尚未发病时间(潜伏阶段);可能接触的引起或者加重症状的试剂,离开工作后症状缓解的时间(如周末或假期)。

(二)查体

用前鼻镜或者鼻内镜检查鼻黏膜,排除其他类型鼻炎或者加重鼻塞的疾病(如鼻中隔偏曲、鼻息肉)。

(三)鼻塞的评估

用鼻阻力测量、鼻声反射、峰流速仪等客观方法评估鼻塞程度,缺点是个体差异大,不能完全依赖检测数据,但在鼻激发后测量数据更有意义。

(四)鼻腔炎症的检测

鼻分泌物检测炎症细胞和介质,鼻腔盥洗和活检的方法并不实用。

非特异性鼻反射检测:用组胺、乙酰胆碱或者冷空气等进行激发试验来检测。

(五)免疫学检测

IgE 介导的职业性鼻炎,可用皮肤点刺试验和血清特异性 IgE 检测,但其敏感性和特异性比鼻激发试验差,无症状的暴露个体可出现阳性结果,如变应原选择合适,阴性结果可除外职业性鼻炎。

(六)鼻激发试验

目前该方法被认为是诊断职业性鼻炎的金标准,鼻激发试验可在实验室进行,也可在工作环境进行,该方法被 EAACI(欧洲变态反应和免疫协会)推荐使用,该方法的主要局限性是阳性标准未统一。

三、诊断及鉴别诊断

诊断包括评估患者是否有鼻炎症状,及鼻炎症状同工作的关系,需要通过客观方法来证实,因为误诊可能会导致严重的社会和经济问题,诊断步骤包括病史、鼻腔检查、免疫学检查和鼻激发试验,另外关于患者是否累及下呼吸道则需要通过调查问卷、峰流速仪、非特异性的气道反应监测来明确。

四、治疗

治疗目的:减少鼻部症状对患者生活质量的影响及防止发展为哮喘。

(一)环境干预

减少接触致病试剂,是最有效办法,但这往往意味着更换工作从而产生实际的社会经济问题。

(二)药物治疗

与非职业性变应性鼻炎治疗方法相似,但与避开或者减少接触致敏试剂相比,后者更合适。

(三)免疫治疗

有报道用啮鼠动物蛋白、面粉和乳胶等进行免疫治疗控制职业性鼻炎,但其效果仍需更多的研究资料证实。

(四)预防

一级预防就是控制工作环境,防止暴露于易致敏的试剂环境,这是防止发展成为职业性鼻炎最有效的方法,二级预防是早期发现职业性鼻炎患者,采取有效措施控制鼻炎的持续时间和严重程度。三级预防仅适用于已确诊患者,因为职业性鼻炎是发展成为职业性哮喘的危险因素,故预防职业性鼻炎也预防了职业性哮喘。

(张　培)

第六节　药物性鼻炎

全身或局部使用药物引起鼻塞的症状时,称为药物性鼻炎(rhinitis medicamentosa,drug-induced rhinitis)。尤其是后者引起的更为常见,故亦称"中毒性鼻炎"(toxic rhinitis)。不少患者不经专科医师检查诊治,自行购药治疗,以致滥用滴鼻药造成药物性鼻炎。

一、病因

全身用药引起鼻塞的药物主要有:①抗高血压药物,如 α 肾上腺素受体阻滞剂(利血平、甲基多巴胺等);②抗交感神经药物;③抗乙酰胆碱酯酶药物,如新斯的明、硫酸甲基噻嗪、羟苯乙胺等可引起鼻黏膜干燥;④避孕药物或使用雌激素替代疗法可引起鼻塞。局部用药主要是长期使用减充血剂,如奈甲唑林类(滴鼻净)最为常见。临床上药物性鼻炎主要指的是局部用药引起的鼻炎。主要原因是鼻腔黏膜血管长时间收缩会造成血管壁缺氧,出现反跳性血管扩张,造成黏膜水肿,从而出现鼻堵的症状。

二、病理

使用血管收缩剂后鼻黏膜小动脉立即收缩,如长期使用此类药物,血管长期收缩可导致小血管壁缺氧,引起反应性血管扩张,腺体分泌增加,鼻黏膜上皮纤毛功能障碍,甚至脱落。黏膜下毛细血管通透性增加,血浆渗出水肿,日久可有淋巴细胞浸润。上述病理改变可于停药后逐渐恢复。镜下可见鼻腔黏膜纤毛脱落,排列紊乱。上皮下层毛细血管增生,血管扩张。有大量炎性细胞浸润。

三、临床表现

长期使用血管收缩剂滴鼻后,药物的疗效越来越差,鼻腔通畅的时间越来越短,鼻堵的症状越来越重。因此患者常自行增加滴药的次数,从而发生恶性循环,称之为多用减效现象。多于连续滴药 10 天后症状明显出现。表现为双侧持续性鼻塞,嗅觉减退,鼻腔分泌物增加,并由清涕转为脓涕。常伴有头痛、头晕等症状。检查可见鼻腔黏膜多为急性充血状并且干燥、肿胀。对麻黄碱的收缩反应性明显降低。鼻道狭窄,有大量分泌物。婴幼儿使用奈甲唑林(滴鼻净)可引起面色苍白、血压下降、心动过缓、昏迷不醒甚至呼吸困难等中毒现象。

四、诊断及鉴别诊断

本病的临床表现与肥厚性鼻炎非常相似。要仔细询问全身以及局部用药史,以及使用时间,对 1% 麻黄素棉片的收缩反应性差。

五、治疗

(1)确诊后立即停用血管收缩剂,可改用生理盐水滴鼻。
(2)局部用糖皮质激素鼻喷剂:如二丙酸倍氯米松气雾剂,布地奈德气雾剂等。
(4)三磷酸腺苷(ATP)40 mg,2~3 次/天口服。
(4)也可行下鼻甲封闭,如 0.5% 普鲁卡因 2 mL+醋酸考地松 0.5 mL 双下鼻甲黏膜下封闭。

六、预防

尽量少用或不用鼻腔血管收缩剂。如果必须使用,使用时间最好不要超过 10 天。用药期内大量服用维生素 C。婴幼儿、新生儿应禁用此类药物。

(张　培)

第七节　变态反应性鼻炎

一、病因

引起本病的因素很多,变应原是诱发本病的直接原因。患儿多为易感个体,即特应性体质。某些变应原对大多数人无害,但一旦作用于易感个体可即诱发变态反应。

(一)遗传因素

本病与其他变应性疾病一样,内在因素是基因的变异。比较肯定有关的为来自母系位于11对染色体长臂 q 段上的变异。许多患儿家族成员中也有过敏性疾病。一项对同卵双生儿的调查研究表明同时患有变异性鼻炎的概率为 21%。

(二)环境因素

外界因素常常触发该疾病的发生。如空气污染、温差的变化、刺激性气体等都可影响鼻腔黏膜,导致疾病的发生。

(三)食物因素

在小儿,食物过敏十分常见,如牛奶、虾、鱼、蛋、贝类、巧克力、水果等。

(四)吸入性变应原

经呼吸道吸入而致敏,包括屋内尘土、动物皮毛、羽绒、真菌、螨等。

(五)其他

内生变应原如某些代谢产物、变性蛋白以及机体病灶内的细菌等微生物。

二、病机

鼻黏膜含有大量的血管与神经,并受丰富的感觉神经和自主神经末梢支配。鼻黏膜受到变应原的影响后,通过神经、体液和细胞介导等道路产生一系列的机体反应,引起发生于鼻黏膜的速发型变态反应。

炎症因子在发病过程中起重要作用。变应原进入鼻黏膜,经抗原递呈细胞处理,后者释放的抗原肽信号激活 T 细胞向 Th_2 细胞分化,合成并释放多种 Th_2 型细胞因子如 IL-3、IL-4、IL-5 和粒细胞巨噬细胞-集落刺激因子。这类因子促进肥大细胞分化、成熟,增强 B 细胞 IgE 合成分泌的能力,IgE 与肥大细胞、巨噬细胞和上皮细胞表面的受体结合而使该细胞处于致敏状态。与此同时,对嗜酸性粒细胞有较强趋化作用的细胞因子的合成与分泌增加,如来源于肥大细胞、巨噬细胞、内皮细胞和上皮细胞的黏附因子、IL-3、IL-4、IL-5 和各种趋化因子等,当变应原再次进入鼻黏膜后,变应原与细胞表面的临近两个 IgE 桥联,使其释放多种炎性介质,这些物质可直接或间接作用于鼻黏膜的血管,导致血管扩张、血浆渗出增加、鼻黏膜水肿;作用于胆碱能神经,使腺体分泌旺盛;作用于感觉神经使黏膜敏感性增高,喷嚏发作,产生相应的临床症状;有的又作用于肥大细胞、嗜酸性粒细胞、巨噬细胞等,使局部炎性反应进一步加重,导致鼻黏膜的敏感性增高,以至于非变应原刺激也可引起症状发作。

三、病理

为淋巴细胞、嗜酸性粒细胞浸润为主要特征的变态反应性炎症。临床上常见鼻黏膜水肿,血管扩张,腺细胞增生。病理上可见细胞质内空泡形成,细胞容积增大,胞浆向管腔内漏出,分泌增加;肥大细胞在黏膜表层乃至上皮细胞间增多。鼻分泌物中可见嗜酸性粒细胞,尤在接触变应原后数量明显增加:变应原激发后 10 分钟左右,嗜酸性粒细胞首先吸附到鼻黏膜血管壁,然后穿越黏膜层和黏膜上皮进入鼻腔分泌物中,分泌物中嗜酸性粒细胞计数可达 90%。炎细胞脱颗粒并释放大量的炎性介质,如组胺、激肽类、白三烯、前列腺素、血小板活化因子、5-羟色胺等。微循环紊乱,如局部小动脉痉挛和小静脉扩张,毛细血管和静脉充血,上皮细胞水肿和细胞间隙增加,血流缓慢,导致鼻毛细血管漏出液增加,形成大量分泌物。此外,腺体可呈囊肿样变性,假复层纤毛柱状上皮可化生为鳞状上皮。鼻黏膜浅层活化的朗格汉斯细胞(CD1$^+$)、巨噬细胞(CD68$^+$)等HLA-DR 阳性的 APC 增多。并发现在上皮细胞有干细胞因子及多种细胞因子的表达。肥大细胞、嗜酸性粒细胞、巨噬细胞和上皮细胞均有 IgE 受体(FeRI)。此外,上皮细胞存在有诱生型氧化亚氮(iNOS),在抗原的刺激下一氧化氮(NO)生成增加。

四、临床表现

本病以鼻痒、多次阵发性喷嚏、大量水样鼻涕和鼻塞为临床特征。

(一)阵发性鼻痒和打喷嚏

鼻内奇痒多突然发生,继之连续不断地打喷嚏,每次多于 3 个,甚至连续十几个或数十个,多在晨起或夜晚或接触变应原后立刻发作,伴有流泪、眼部发痒,因连续打喷嚏常引起咽部刺痒或隐痛。若变应原为食物常有硬腭发痒。

(二)鼻塞

发作期间多为双侧,持续性,轻重程度不一,接触变应原数量少,时间短,鼻塞则可为单侧、交替性、间歇性。

(三)鼻流清涕

为大量清水样鼻涕,有时可不自觉地从鼻孔滴下。有时候流涕可能是变应性鼻炎患儿唯一的症状,初起可能少而稠,在发作高潮则多而稀,恢复期又少而稠,若有继发感染则呈黏液脓性。由于鼻痒、鼻塞,患儿常常擤鼻、吸鼻、皱鼻或举手擦鼻,称为"变态反应性敬礼"。有的患者可能伴有胸闷、喉痒、咳嗽、腹胀、腹泻、腹痛等症状。

(四)嗅觉减退

因鼻黏膜水肿,含气味分子不能到达嗅区,或因嗅觉黏膜水肿,功能减退所致,多为暂时性,也可因病变严重或屡发而致永久性失嗅。

(五)其他

发作期出现暂时性耳鸣、听力减退、头痛或其他变态反应性疾病。

五、物理查体

包括鼻部情况、球结膜、下呼吸道和肺部情况。

发作期患儿鼻黏膜水肿,苍白、柔韧;一部分患者常伴有眼睑肿胀、结膜充血。鼻腔有水样或黏液样分泌物,鼻甲肿大,1%麻黄素可使其缩小,有时可发现中鼻道小息肉。由于鼻塞明显,患儿常常用手将鼻尖上推帮助呼吸,久而久之鼻部形成一水平状外鼻皱褶。在间歇期鼻黏膜呈黯红色。若伴有胸闷、哮喘,听诊可闻及肺部哮鸣音。发作期的鼻分泌物涂片检查可见较多嗜酸性粒细胞。若不伴有哮喘,血清 IgE 水平一般在正常范围内。

六、实验室检查

(一)特异性检查

1.变应原皮肤试验

以适宜浓度和低微剂量的各种常见变应原浸液做皮肤试验(点刺或皮内注射)。皮试前24 小时停用抗组胺药、拟交感神经药、茶碱类、肥大细胞膜稳定剂、糖皮质激素等,长效抗组胺药停用 3 天。如患儿对某种变应原过敏,则在激发部位出现风团和红晕。

2.鼻内激发试验

有时为进一步明确,也可以一种可疑变应原行鼻内激发试验,即将变应原置于下鼻甲前端,以激发鼻部变态反应症状,如出现鼻痒、喷嚏、流涕和鼻塞等为阳性,以确定导致变应性鼻炎的致敏物。由于此检查有一定的危险性,一般不作为常规诊断方法。

3.总 IgE 和特异性 IgE 抗体检测

总 IgE 增高,提示可能有变态反应性疾病,但缺乏特异性。用放射性变应原吸定法(radioallergy osorbent test,RAST)和放射免疫或酶联法(ELISA)测定特异性 IgE,有较高的敏感性和特异性。

(二)其他辅助检查

鼻分泌物嗜酸性粒细胞计数。取中鼻道内分泌物做涂片,烘干固定,做 Hansel 美兰伊红染色,嗜酸性粒细胞分类计数超过 5% 时有诊断意义;见有肥大细胞和杯状细胞也有意义,但非特异性;合并感染时含有大量多核白细胞。仅有单纯多核白细胞不能诊断此病。嗜酸性粒细胞阴性也不能排除本病,须反复检查。

七、诊断

本病的诊断主要依靠病史、一般检查和特异性检查。病史对于诊断非常重要,应注意询问发病时间、诱因、症状严重程度,生活或工作环境,家族及个人过敏史,有否哮喘、皮炎等。通过上述方法一般不难做出诊断。长期以来,许多临床工作者对变应性鼻炎的诊断有一个模糊的概念,仅仅凭鼻痒、阵发性喷嚏、清水样鼻漏、鼻塞、鼻黏膜苍白水肿等临床表现即诊断为变应性鼻炎。其实上述症状并非是变应性鼻炎特有的。曾经有一个时期,又把可在鼻分泌物内查到嗜酸性粒细胞作为诊断变应性鼻炎的可靠指标。自从 Mygind 提出非变应性鼻炎伴有嗜酸性粒细胞增多症(nosallergic rhinitis with eosinophilia syndrome)即 NARES 的概念后,证明这种认识也是错误的。因为 NARES 患儿的鼻分泌物中嗜酸性粒细胞 100% 阳性,但从任何方面都不能证明其与变态反应有关。

八、鉴别诊断

(一)血管运动性鼻炎

临床上大部分"慢性鼻炎"即为此类鼻炎。它是由非特异性刺激诱导的一种以神经递质介导为主的鼻黏膜神经源性炎症。一般认为与自主神经系统功能失调有关。环境温度变化、情绪波动、精神紧张、疲劳、内分泌失调可诱发本病。由于副交感神经递质释放过多,引起组胺的非特异性释放、血管扩张、腺体分泌增多、导致相应的临床症状,其临床表现与变应性鼻炎极为相似,但变应原皮肤试验和特异性 IgE 测定为阴性,鼻分泌物涂片无典型改变。

(二)非变应性鼻炎伴嗜酸性粒细胞增多综合征

非变应性鼻炎伴嗜酸性粒细胞增多综合征(nonallergic rhinitis with eosino philia syndrome,NARES)的症状与变应性鼻炎相似,鼻分泌物中有大量嗜酸性粒细胞,但皮肤试验和 IgE 测定均为阴性,也无明显的诱因使症状发作。NARES 的病因及发病机制不清。

(三)反射亢进鼻炎

反射亢进性鼻炎(hyper-reflectory rhini tis)以突发性喷嚏为主,发作突然,消失亦快。鼻黏膜高度敏感,稍有不适或感受某种气味,甚至前鼻镜检查时即可诱发喷嚏发作,继之清涕流出。临床检查均无典型发现,该病可能与鼻黏膜感觉神经 C 类纤维释放过多神经肽类 P 物质(SP)有关。

(四)急性鼻炎

发病早期有喷嚏、清涕,但病程短,一般为 7～10 天。常伴有四肢酸痛、周身不适、发热等症状,早期鼻分泌物可见淋巴细胞,后期变为黏脓性,分泌物中有大量的嗜中性粒细胞。

九、并发症

由于鼻黏膜与呼吸道其他部位黏膜不仅在解剖结构上连属,且同属免疫系统的黏膜相关淋巴组织,鼻黏膜变态反应炎症时产生的炎性介质和细胞因子通过不同途径作用于相应部位,便可引起下列并发症。

(一)变应性鼻窦炎

鼻窦黏膜有明显水肿,与鼻腔病理改变类似。一些症状持续较长的患儿容易并发鼻窦炎。儿童较成人的发病率高,大约占 60%。X 线片显示窦腔均匀性雾状模糊,鼻黏膜水肿可使窦口引流不畅,或窦内渐变负压,患者多有头部不适或头痛。如继发细菌、真菌或病毒等感染,可有黏脓性分泌物。

(二)支气管哮喘

可与变应性鼻炎同时发病,或是变应性鼻炎的并发症。变应性鼻炎和支气管哮喘是常见的并发病,常常在一些患者身上共存。至少 70% 支气管哮喘患者伴有变应性鼻炎,20%～50% 变应性鼻炎患者伴有支气管哮喘。气道细胞和分子生物学最新研究证实,炎症在变应性鼻炎和支气管哮喘的发病机制中起着同样关键的作用,它们都是伴有黏膜变应性炎症的免疫性疾病。支气管哮喘多在鼻炎之后发作,此时鼻炎症状多明显减轻,有的患儿仅表现为胸闷、咳嗽,是哮喘的另一种临床类型,即咳嗽变异性哮喘。

(三)鼻息肉

由鼻黏膜极度水肿而形成。鼻黏膜表面为假复层柱状纤毛上皮,上皮基底膜广泛增厚并扩展到黏膜下层,形成不规则的透明膜层。上皮下组织疏松、间隙扩大、腺体增生,有较多的浆细胞、嗜酸性粒细胞、淋巴细胞、肥大细胞。患儿出现鼻塞并持续加重,分泌物多、嗅觉障碍、闭塞性鼻音、打鼾等。

(四)过敏性咽喉炎

咽痒、咳嗽或有轻度声嘶,严重者可出现会厌、喉黏膜水肿而有呼吸困难。在小儿尤其容易出现喉阻塞。变应原一般多为食物、药物、吸入物等变应原。

(五)分泌性中耳炎

表现为耳闭、耳鸣、听力下降,鼓膜色泽改变、饱满或内陷。可随鼻部症状的变化而有波动性,时轻时重,与耳咽管阻塞有关,可能与接触变应原与否有关。

十、治疗

治疗原则是尽量避免变应原,正确使用抗组胺药和肾上腺糖皮质激素,如有条件可行变应原减敏疗法。

(一)避免接触变应原

防止机体暴露于致敏物是最有效的特异性治疗方法。可用"避、忌、替、移"四个字来概括:"避"就是对已经明确的变应原,应尽量避免与之接触;"忌"就是不用一切可疑或已知的致敏物;"替"是尽量找到与致敏物作用相似,但对人体不过敏的物资替代;"移"是让某些已知的与患儿经常接触的致敏物离开其生活环境。如花粉症患者在花粉播散季节应尽量减少外出。对真菌、屋尘过敏者应保持室内通风、干爽等。对动物皮屑、羽毛过敏者应避免接触动物、禽鸟等。

就避免疗法而言,对变应性鼻炎患儿的建议如下:①将宠物置于卧室外,最好是户外。②避免吸烟和被动吸烟。③经常清洗居所的一些易生长霉菌的区域如厨房、浴室、地下室、窗台等(霉菌敏感)。④避开霉菌易长区域:潮湿、不通风的地方,避免在阁楼和地下室睡觉。⑤使用空调以去湿和降温,关闭窗户以避开户外变应原(户尘螨和花粉敏感)。⑥妥善包裹枕头、草垫和吸尘器(户尘螨敏感)。⑦更换被螨严重污染的垫子、枕头,尽量避免使用羽绒枕(户尘螨敏感)。⑧热水(60 ℃)洗涤床单和床垫等(户尘螨敏感)。⑨经常进行地毯吸尘和清洁地面,将其移到户外或喷洒杀螨剂(户尘螨敏感)。⑩减少物体表面蓄积尘埃,如架子、动物标本、书籍、储存的地毯和羊毛等。

(二)药物治疗

由于服用简便,效果明确,是治疗本病的首选治疗措施。

1.抗组胺药

能与炎性介质组胺竞争 H_1 受体,为组胺 H_1 受体拮抗剂。对治疗鼻痒、喷嚏和鼻分泌物增多有效,如苯海拉明、异丙嗪、茶苯海明、氯苯那敏等常作为一线药物,但对有明显嗜睡作用的抗组胺药,从事驾驶、机械操作、精密设备等人员不宜服用,而应改用无嗜睡作用的第二代长效抗组胺药,如特非那定、阿斯咪唑、西替利嗪、波利玛朗、氯雷他啶等,但此类药物中的特非那定和阿斯咪唑偶可引起心电图 Q-T 间期延长、尖端扭转型室性心动过速,应注意不能过量,不能与酮康唑、伊曲康唑和红霉素合用。近年来已有鼻内局部用的抗组胺药,如左卡巴斯汀鼻喷剂。第三代抗组胺药已经问世,它是第二代抗组胺药的代谢物,具有显著优点,包括对心脏传导组织无影响。非索那汀(fexofenadine)为特非那汀的代谢物,已用于临床;deslorata dine(氯雷他汀代谢物)和norastemizole(阿斯咪唑代谢物)已进入Ⅱ期和Ⅲ期临床试验。它们的疗效同母制剂相当或更好,而且有良好的安全性。

2.减充血剂

多采用鼻内制剂局部治疗鼻塞。造成鼻黏膜肿胀的容量血管有两种受体即肾上腺素能受体 α_1 和 α_2,前者对儿茶酚胺类敏感,常用0.5%麻黄素(2 岁以下的儿童禁用),其作用是可使小血管收缩、通透性降低,从而减少黏膜水肿和渗出;后者对异吡唑林类的衍生物敏感,如羟甲唑林,但儿童原则上不宜使用。

3.生理性海水鼻腔喷雾剂

海水中含有人体所需的矿物质和海水微量元素。海水微量元素中,包括杀菌元素(银和锌),消炎元素(铜),抗过敏元素(锰)。它以适当的压力与 0.7 μm 的水雾体冲洗鼻腔时,鼻纤毛底部的脏物会经冲洗被带走,可使长期伏倒的鼻纤毛能脱离纠结的脏物"站立"起来,恢复鼻腔黏膜分泌黏液及纤毛运动的正常功能,并利用渗透压的原理,减轻鼻黏膜的肿胀,保持鼻腔湿润,恢复鼻黏液的正常 pH 值。同时经冲洗后能迅速消除鼻腔内的过敏性物体颗粒,如花粉、尾气、灰尘微粒等,避免变应原与鼻黏膜接触。生理性海水鼻腔喷雾剂不含药物,不含激素,无毒副作用。

4.肥大细胞稳定剂

色甘酸钠能稳定肥大细胞膜,防止其脱颗粒释放介质。临床上应用2%溶液滴鼻或喷鼻。

可长期用于变应性鼻炎。酮替芬、波利玛朗也有膜稳定作用。

5.局部糖皮质激素

在变态反应炎症的各个阶段，都能发挥抑制炎症的作用，降低血管的通透性，减弱腺体对胆碱能刺激的反应，减少炎性介质和细胞因子的产生，抑制炎性细胞的浸润。儿童全身使用糖皮质激素的机会不多，鼻用局部糖皮质激素有滴剂和喷剂，目前多用喷剂。这类糖皮质激素的特点是对鼻黏膜局部作用强，并且不易吸收至全身，常用的有辅舒良，内舒拿、伯可纳等。含地塞米松的滴鼻液不宜长期使用。

鼻内皮质类固醇用于缓解上呼吸道变态反应症状，如喷嚏、鼻充血、流涕等，同时对变应性咽部刺痒、咳嗽及季节变应性哮喘有明显的效果。皮质类固醇的主要不良反应是局部发干和刺激性，表现为刺痛、烧灼感和喷嚏、黏膜干燥，伴鼻出血或血性分泌物，鼻中隔穿孔。长期鼻内应用该类药物的患者，应定期进行鼻腔检查，鼻中隔穿孔多由于用法不当造成的，应尽量避免药物接触鼻中隔。预防的方法是用药时对着镜子，左手喷雾右侧鼻侧，右手喷雾左侧鼻侧，可减少这些并发症。水质喷雾剂可避免药品在鼻腔内聚积，减少局部刺激，并且可以安全地应用于儿童。

6.抗胆碱能药物

主要是异丙托品，局部应用可减少鼻腔分泌物，但又很少吸收，无全身抗胆碱的不良反应。

(三)特异性疗法

始于1991年，是在临床上确定变态反应疾病的变应原后，将该变应原制成变应原提取液，通过逐渐增加剂量、反复给患儿注射或其他途径接触特异性变应原，使患儿对该变应原的耐受能力提高，从而达到再次暴露于该变应原后不再发病，或虽然发病但症状大大减轻的目的。1997年WHO又将此疗法称为特异性变态反应疫苗治疗，又称脱敏疗法。

由于儿童鼻部变态反应性疾病常常伴有哮喘的可能，所以该免疫疗法具有其积极意义。曾经认为免疫疗法能使机体产生"封闭抗体"以阻断变应原与IgE的结合，最近的研究发现其作用机制是抑制T细胞向Th_2细胞转化从而减少Th_2型细胞因子的产生。根据变应原试验结果，用变应原阳性的浸液从极低浓度开始皮下注射，每周2~3次，逐渐增加剂量和浓度，数周(快速脱敏)或数月注射至一定的浓度改为维持量。总疗程数月至数年不等。免疫治疗的关键是要求高质量的变应原和正确的治疗方案。此外该疗法必须连续治疗，疗程较长，部分患儿难以坚持。当然，免疫疗法也不能被对症疗法取代，它的优点是对症药物所不具备的，其可能防止变应性鼻炎发展为哮喘，一个正规疗程的免疫疗法可给变应性鼻炎的患儿带来数年的症状缓解期等。免疫疗法与对症药物比较，要想取得突破性的进展，必须克服自身的缺陷，如提高安全性、减少全身不良反应、缩短疗程等。目前国内外都已开展快速脱敏治疗，疗程缩短至数月，虽然不良反应发生率较高，但一般不影响继续治疗，疗效类似于常规免疫治疗。为了提高安全性，近年来对变应原修饰、重组变应原、抗原肽免疫、变应原DNA疫苗及给药途径等进行了大量的研究，但这方面的工作仍有待积累经验，不断改进。

目前认为免疫治疗是"唯一的针对病因"的治疗变应性鼻炎的方法。其给药途径主要是皮下注射，经舌下含服途径给药也在临床研究中。为了减少变应原疫苗的变应原性、增强其免疫原性，基因重组变应原疫苗和佐剂增强型变应原疫苗的研究也在进一步的探讨中。

(张　培)

第十三章

鼻中隔疾病及鼻腔其他疾病

第一节　鼻中隔血肿

鼻中隔血肿为鼻中隔一侧或两侧软骨膜下或骨膜下积血。由于鼻中隔软骨膜和骨膜为一坚韧致密的结缔组织，外伤或手术损伤血管引起其下出血时。不易被穿破，血液淤积形成血肿，而黏膜与骨膜结合较紧，且质脆易破，故甚少形成黏骨膜下血肿。

一、病因

（一）鼻部外伤

如头面部打击伤，或跌倒时鼻部触地，发生鼻骨、犁骨、筛骨骨折或鼻中隔软骨脱位的患者，常伴有鼻中隔血肿。一般以青少年为多见。

（二）鼻中隔手术后

术中止血不彻底，或术后因打喷嚏、擤鼻等活动，可以引起鼻中隔术腔出血。

（三）各种出血性疾病

如血液病、血友病、紫癜病等。有时可发生鼻中隔血肿，临床上较少见。

二、临床表现

一侧黏骨膜下血肿，呈单侧鼻塞。鼻骨或鼻中隔骨折、脱位或鼻中隔手术后的血肿，常为双侧性鼻塞。积血压迫神经末梢，引起反射性额部疼痛及鼻梁部压迫感。如鼻黏膜有损伤时，则可发生鼻出血。鼻腔检查，可见鼻中隔一侧或两侧呈半圆形隆起，表面光滑，黏膜颜色如常，或稍呈红色，触之柔软有弹性，大多位于软骨部。用鼻黏膜收敛剂时，可见其膨隆处的黏膜多无明显变化。穿刺时多可抽出血液。因筛前神经外支受压，可以出现鼻尖部皮肤感觉迟钝。

三、诊断与鉴别诊断

根据手术或外伤等病史、典型症状和体征，一般不难做出诊断。局部穿刺抽吸有血时，则更可确诊。对小儿鼻部外伤，必须详细检查，以免漏诊。

(一)鼻中隔偏曲

凸面隆起,可形似血肿,但其对侧凹陷,触诊坚硬,易于鉴别。

(二)鼻中隔脓肿

因炎症反应,鼻中隔隆起处黏膜呈暗红色,常有发热等全身症状。做穿刺抽吸检查,可以确诊。

鼻中隔血肿和脓肿的鉴别见表13-1。

表13-1 鼻中隔血肿和脓肿的鉴别

	鼻中隔血肿	鼻中隔脓肿
病因	外伤、手术、血液病	外伤、血肿、感染、传染病
发热	无	有
局部感觉	发胀	跳痛
外鼻皮肤	无变化	红肿
鼻梁触痛	无	有
黏膜颜色	正常	暗红
穿刺抽吸	血液	脓液

(三)鼻中隔黏膜部分肥厚

黏膜呈灰白色,常位于鼻中隔后上部近中鼻甲处,触之柔软。无手术及外伤史。穿刺抽吸阴性。

四、治疗

首先应清除淤血,对新近发生且较小的血肿,用粗针穿刺吸出。两侧鼻腔凡士林纱条填塞斥迫。如果血肿较大或已凝成血块,则须在局部麻醉下于血肿下部平行于鼻底部切开黏骨膜,或者在血肿的最低处做一"L"形的切口,以吸引管吸出血液或凝血块。鼻中隔黏骨膜下切除术后并发血肿者,可以从原切口分开黏骨膜,或者在原切口的后上1 cm处做一新切口,清除术腔内积血及血块,并检查有无残留碎骨片并予取出,再用凡士林纱条填塞两侧鼻腔,24小时后取出,同时适当应用止血药物,并全身应用抗生素预防感染。

五、预后

小血肿可被吸收消失,或血肿纤维化使鼻中隔增厚。血肿初期,软骨尚可依赖血肿的血清维持营养。但为时过长,软骨可以因供血不足发生无菌性坏死,致成塌鼻畸形。如果血肿感染,可转变为脓肿,其后果将更为严重。

(蔡玉兵)

第二节 鼻中隔穿孔

鼻中隔穿孔是鼻中隔软骨部或骨部因外伤、感染、化学药物刺激或其他原因使之穿破,形成大小不等的穿孔,使两侧鼻腔相通,造成自觉有头疼、鼻塞、鼻出血、鼻腔干燥、呼吸时哨音等症状。也可为某些疾病的症状或后遗症,如梅毒、麻风等特种感染的鼻部症状;鼻中隔肿瘤治愈后的后遗症;鼻腔后部的穿孔症状并不一定明显。不同原因造成的鼻中隔穿孔的部位和大小都有所不同,如梅毒性穿孔多破坏较大,侵犯软骨部和骨部,多为大穿孔,甚至鼻中隔全部损毁,重者可有鞍鼻畸形;结核性穿孔多发于软骨部,穿孔边缘黏膜增厚或有肉芽组织或呈潜行性溃疡;麻风性穿孔黏膜常呈萎缩样,鼻腔宽大,黏膜干燥,但无臭味,以上特种感染者均应注意全身症状。化学性穿孔如铬酸刺激造成穿孔常发生于软骨部,伴有鼻黏膜肿胀、干燥、溃疡等变化;外伤性穿孔边缘多光滑,可有黏膜干燥,穿孔多位于软骨部,患者多有长期挖鼻习惯或有鼻中隔手术史,部分患者由于其他外伤,穿孔常不规则,并伴有其他外伤痕迹。

一、病因

各种原因形成的穿孔的部位、大小、形状等不同,一般有些病因往往先致鼻中隔一侧的黏膜溃疡,逐渐侵蚀软骨膜及其支架,继而累及对侧软组织,最后导致鼻中隔穿孔。

(一)外伤

鼻面部是外伤常易累及的部位,严重的外伤或鼻中隔贯通伤后可以遗留鼻中隔穿孔,此类鼻中隔穿孔多和鼻腔的粘连、鼻中隔的移位、鼻窦的外伤、骨或软骨的缺损、软组织的缺损合并存在,形成复杂的形状不规则的鼻中隔穿孔和其他鼻腔鼻窦的后遗症,常合并鼻中隔的异位或与鼻腔外侧壁的粘连。

(二)手术

在鼻中隔偏曲的手术矫正中,若不慎撕裂鼻中隔两侧相对应部位的黏骨膜或黏软骨膜,手术后就形成了鼻中隔穿孔,单侧的黏膜的撕裂不会形成鼻中隔的穿孔。鼻中隔手术中一定要注意保护好黏骨膜或黏软骨膜,在一侧黏膜撕裂或必须切开时,此时一定要保护好对侧的黏软骨膜或黏骨膜,必要时保留软骨,才能防止鼻中隔穿孔。此种穿孔多在鼻中隔的软骨部。

(三)挖鼻

挖鼻是许多人的一个很不卫生的习惯,因挖鼻形成习惯,反复地刺激鼻中隔黏膜,致使鼻中隔黏膜遭到损伤,形成炎症反应,久而久之鼻中隔黏膜形成溃疡;刺激如不能及时消除,反复的刺激使溃疡日益加深,双侧黏膜对应的较重溃疡,使之鼻中隔软骨失去了营养和血液供应,就可以形成鼻中隔软骨部的穿孔,此种穿孔比较小。

(四)理化因素

某些厂矿企业如电镀厂、水泥厂、玻璃厂、炼油厂、炼铝厂、磷酸石选矿厂、蓄电池厂等在生产、制造或加工过程中所产生的有害性气体或粉尘如硫酸、氟氢酸、铬酸、硝酸、铜钒、砷、汞等被吸入鼻腔,腐蚀黏膜,久之即出现鼻中隔黏膜的溃疡,而最终导致鼻中隔穿孔。临床上治疗鼻中隔利特尔区病变时,常反复应用硝酸银、三氯醋酸、电灼或 CO_2 激光治疗,亦可导致鼻中隔穿孔,还有报道行鼻腔镭锭治疗后致使鼻中隔穿孔者。此类鼻中隔穿孔的部位一般都在鼻中隔软骨部。

(五)感染

普通感染或特殊感染均可导致鼻中隔穿孔。普通感染主要有鼻中隔脓肿,特殊感染如梅毒、结核、狼疮、麻风等特殊传染病。急性传染病如白喉、猩红热、伤寒等均可能导致鼻中隔穿孔。普通的感染一般鼻中隔穿孔多在软骨部,而且均为中、小穿孔。特殊感染所致的鼻中隔穿孔可以软骨部和骨部同时存在,而且穿孔比较大。

(六)肿瘤及恶性肉芽肿

原发于鼻中隔的某些肿瘤累及鼻中隔深层时,可直接造成鼻中隔穿孔。或经手术切除后未当即修复而遗留永久性鼻中隔穿孔。鼻腔巨大肿瘤压迫鼻中隔天久亦可致鼻中隔穿孔。恶性肉芽肿多可直接形成鼻中隔穿孔。这一类鼻中隔穿孔多比较大,而且软骨部和骨部同时存在。

(七)其他

鼻腔异物或鼻石长期压迫可以导致鼻中隔穿孔。

二、鼻中隔穿孔对鼻腔鼻窦功能的影响

(一)呼吸功能

如前所述,鼻呼吸气流兼有层流和紊流的特征,以紊流为主。吸入的气流以从鼻瓣区沿鼻中隔侧的吸入量和速度为最大。因前部鼻瓣区的整个结构是由顺应性大翼部和稳定的鼻中隔软骨所支撑,所以呼吸气流主要通过鼻瓣区的基底部,沿鼻中隔侧以最大流量和最快速度通过鼻腔。一旦发生鼻中隔穿孔,吸入的气流沿各自鼻腔流动的方向发生改变,吸入量较大的一侧将较多的空气吸入自己鼻腔内,吸入的气流在鼻中隔穿孔的周围形成较多紊流,气流中所含成分沉滞,从而引起一系列的症状。

(二)湿度调节

由于鼻中隔穿孔的影响,吸入气流紊流成分过多的增加,气流中所含颗粒沉滞于鼻中隔穿孔周围,和鼻腔分泌物水分的减少并与之混合,形成痂皮,使鼻中隔局部腺体减少,黏膜干燥,引起鼻腔的临床症状。

(三)纤毛运动

鼻腔局部痂皮、黏膜干燥、腺体减小,共同对鼻腔的纤毛造成了破坏,使纤毛减少并影响了纤毛的运动,使鼻腔分泌物的排泄受到影响,引起鼻部的临床症状。

(四)嗅觉

一般鼻中隔穿孔对嗅觉功能无太大的影响,但是,发生于中鼻甲水平以上的鼻中隔高位的大穿孔,因为痂皮的刺激,可能影响到嗅觉功能。

三、临床表现

鼻中隔穿孔的患者,一般的感觉是鼻腔干燥,易结干痂,鼻塞,头痛,往往有类似如神经衰弱的症状,如头昏、头疼、注意力不集中、记忆力减退等。待排出鼻腔痂皮后鼻塞可以好转,但是可以有鼻腔小量出血。鼻中隔穿孔位于鼻中隔软骨部偏前者,可以在呼吸时产生吹哨声音;若位于鼻中隔后部,则可以没有明显症状。鼻中隔穿孔过大者,可以干燥感觉比较重,如合并鼻中隔的偏曲,呼吸气流可以经常偏向一侧,造成一侧的通气过度、干燥感或其他症状明显。

鼻中隔穿孔一般常规鼻镜检查就可以发现,但是位于后部或偏上、偏下的小穿孔则有时可以漏诊,这时应该详细检查,必要时应用麻黄碱收敛鼻腔黏膜后再行检查,也可以应用鼻内镜检查,纤维鼻咽、喉镜也可以进行检查。一般检查都可以见到鼻中隔的不同部位的大小不等的穿孔,穿孔周围有干痂存在,除去后可以见到穿孔边缘的出血、黏膜的干燥或萎缩。如果鼻中隔存在痂皮,未见穿孔,则应该除去痂皮,仔细检查。在合并外伤的患者,应该仔细收敛检查。

四、诊断与鉴别诊断

鼻中隔穿孔根据鼻中隔穿孔的症状和检查，一般诊断不难，但是应该注意鉴别其发病原因。对合并外伤，或其他特殊感染的患者，诊断时一定要注意。另外，还要注意神经衰弱的症状是否与鼻中隔穿孔有关，必要时请有关科室会诊。

五、治疗

鼻中隔穿孔如果患者症状不明显，患者没有特殊要求，则可以不用治疗，但是平时要注意保护性地采取一些护理措施，以防止症状进一步加重。治疗一般分为保守治疗和手术治疗两种。

(一)保守治疗

鼻中隔穿孔的治疗主要应查明原因，进行对症治疗，如抗结核治疗、驱梅疗法。化学性刺激强应改善工作环境，避免再受刺激；局部有肉芽组织可用药物烧灼或电灼；鼻内经常结痂或鼻出血，可涂以1‰黄降汞软膏或抗生素软膏；因铬酸引起的溃疡穿孔。须涂以5％硫代硫酸钠软膏；对无炎症反应的又有明显鼻功能障碍或临床症状的鼻中隔穿孔，应行手术修补，但全身病因尚未控制，鼻内尚有炎症时，不宜施行手术。一般认为，鼻中隔穿孔在1 cm以下者为大穿孔，手术修补较为困难。

(二)应用赝复物封闭鼻中隔穿孔

应用赝复物封闭鼻中隔穿孔，多用蜡模制作的尼龙纽扣。热石膏模翻制的软塑料塞，盘形硅胶置入周边开槽的中隔赝复物，热处理的丙烯酸树脂纽扣，硅胶封闭器等。Pallauch报道应用硅胶中隔纽扣封闭了136例大小为0.09～1.1 cm^{2}的鼻中隔穿孔，其中100例(73.5％)效果良好。Reiter和Facer亦有类似报道。Dishoech用蜡模封闭鼻中隔穿孔30例，取得了一定的效果。Gray先用硅胶纽扣封闭鼻中隔穿孔。发现易脱落，改用较硬硅胶后效果较好。一般认为，赝复物封闭鼻中隔穿孔，多用于有手术危险者，或肉芽肿和血管性疾病所致鼻中隔穿孔的患者，或穿孔边缘供血不足的患者。

(三)手术治疗

1.适应证

(1)如果在手术中如鼻中隔矫正手术，不慎撕裂双侧同一部位的黏软骨膜，造成鼻中隔的穿孔，可以在手术当中立即予以修补。

(2)鼻中隔穿孔位于鼻中隔前部，引起鼻内干燥、出血、结痂，或呼吸时有哨音者。

(3)因各种原因所致的鼻中隔穿孔，只要诱发因素已经治愈。可以行鼻中隔穿孔修补手术。

2.禁忌证

(1)鼻中隔穿孔的原因如果为结核、梅毒或其他慢性传染病，若原发因素病因不清或原发病尚未控制时，必须弄清原发因素或待原发病治愈后，再行修补手术。

(2)如果鼻腔或鼻窦内尚有炎症未完全治愈时，应先控制炎症，炎症控制后方可施行手术。

(3)鼻腔有萎缩性黏膜改变，行手术时应予以注意，不应强调为手术绝对禁忌证。

(4)鼻中隔后部的大穿孔，如果筛骨垂直板已经切除，没有明显症状者，可以不行手术治疗。

3.体位与麻醉

鼻中隔穿孔修补手术一般采用半坐位，患者不能耐受手术者，可以采用平卧位，但是头部略抬高。麻醉一般应用鼻腔黏膜麻醉加局部浸润麻醉，不能耐受者可以采用全身麻醉。

4.手术进路的选择

较早的鼻中隔穿孔手术基本都采用经前鼻孔进路,因视野狭小,操作不便,固定困难,所以经前鼻孔修补1 cm以内的小穿孔尚可以成功,而1 cm以上的大穿孔则成功率不高。

国内外专家学者进行了很多研究:①张庆泉先应用鼻翼切开使手术进路变得宽大,操作方便。在局部麻醉后,顺鼻翼全层切开,牵拉固定,然后行鼻中隔穿孔修补手术。因切口在鼻翼沟处,无明显瘢痕。切口处可以不缝合,应用耳脑胶或瞬康黏合剂黏合切口。②张庆泉在对复杂的鼻中隔偏曲合并穿孔时,采用了鼻小柱、鼻翼缘蝶形切开,这样可以充分暴露偏曲的鼻中隔和穿孔处,既可矫正鼻中隔偏曲,又可修补鼻中隔穿孔。切口在鼻尖、鼻翼处,瘢痕不明显,亦可使用黏合剂。③唇龈沟切口:鼻中隔穿孔在前部近鼻底处时,可以采用此切口。局部麻醉后,在上唇系带处向两侧切开约4 cm,分离至骨面,然后顺梨状孔向鼻底至鼻中隔穿孔分离,进行修补手术。④鼻内镜下进路:采用鼻内镜下进行手术,可有清楚的视野,准确的操作,缺点是单手操作,配合较差。对鼻中隔后部的穿孔,鼻内镜下操作可以和其他进路结合进行,取长补短,保证修补手术的成功。⑤显微镜下手术:陈文史报道,在手术显微镜下行鼻中隔穿孔修补,有双手操作、视野清楚、修补仔细的特点。⑥前鼻孔撑开器下手术:用特制的前鼻孔撑开器,可以使前鼻孔开大,而且可以双手操作,但是只适用于鼻中隔前部的穿孔。

5.应用游离组织瓣封闭鼻中隔穿孔

应用游离组织瓣封闭鼻中隔穿孔是国内外常用的修补方法。吴学愚报道应用筋膜嵌入法修补鼻中隔穿孔7例,成功5例;陈兆和报道应用耳屏软骨膜修补鼻中隔穿孔9例,成功8例;马培堂、徐怀三等也有类似报道,所用的方法有游离组织瓣嵌入法和外贴法两种。Hussain报道应用骨膜游离移植修补鼻中隔穿孔,取得了一定的效果。失败的病例系因单层组织瓣修补固定不易,易脱落,血运差,中央易发生再穿孔、边缘易出现裂隙等。

6.应用带蒂组织瓣封闭鼻中隔穿孔

早年有学者报道应用带蒂的下鼻甲黏膜瓣转移修补鼻中隔穿孔取得了较好的效果,但需要二期断蒂且手术操作较为复杂。Karkan报道应用带单蒂或双蒂的鼻中隔黏软骨膜瓣修补鼻中隔穿孔,血运供应好,成功率高,但有内上端固定困难、边缘易出现裂隙等缺点。Rettinger报道应用旋转鼻中隔黏软骨膜瓣修补鼻中隔穿孔,对1 cm以内的较小穿孔较为适宜,而用以修补1 cm以上穿孔则较为困难。勾大君报道应用双蒂鼻腔外侧壁黏膜瓣修补鼻中隔穿孔效果好,治疗16例全部愈合,但有鼻塞,而且需要二期断蒂。

7.应用复合瓣封闭鼻中隔穿孔

(1)郭志祥1964年报道采用耳后中厚皮片2片,在刮除鼻中隔穿孔边缘5～10 mm的两侧黏膜上皮,使形成新鲜创面,继将皮片分贴于鼻中隔穿孔的两侧,填塞固定1～2天。

(2)先在一侧鼻中隔穿孔之前做弧形切口,沿穿孔周围分离黏骨膜。在另一侧鼻中隔穿孔的上下做两横切口,上切口作于鼻中隔近顶部,下切口沿鼻底外侧,形成上下两个双蒂黏骨膜瓣。用细肠线缝合两黏骨膜瓣,封闭一侧穿孔。将备用的颞骨骨膜塞入黏骨膜和鼻中隔软骨之间,覆盖鼻中隔穿孔,并超过穿孔边缘5～10 mm,摊平铺贴。然后在原侧鼻底做黏膜瓣,旋转至鼻中隔穿孔处,缝合固定,填塞鼻腔,7天取出。

(3)Woolford报道先切除耳后岛状皮肤比鼻中隔穿孔稍大,切口紧贴耳甲腔切除耳甲腔软骨备用。再将鼻中隔穿孔前方正常黏膜弧形切开,向下至鼻底,向后上及后下方分离黏膜瓣,通常分离至鼻底或至下鼻甲下表面纵形切断黏膜瓣,蒂留于鼻中隔穿孔的后方,利于上面的黏膜瓣向下推进与下面的黏膜瓣对合封闭鼻中隔穿孔。用3个0的可吸收肠线缝合封闭穿孔。同法切除对侧鼻中隔黏膜瓣,将复合软骨移植片镶嵌在穿孔的软骨与将近封闭穿孔的黏膜瓣之间,皮肤面放在对侧掀起的黏膜瓣下,3个0的可吸收肠线缝合固定软骨移植片,软硅胶鼻夹板无张力的缝合在下面黏膜表面,略松填塞鼻腔。术后第2天抽出填塞物,术后10天取出鼻夹板。

8.游离组织瓣的选择

行鼻中隔穿孔的修补,以往多用颞肌筋膜、软骨膜、阔筋膜、骨膜、皮片等。使用筋膜、软骨膜等游离组织瓣,成活后先呈灰白色,然后逐渐转变为淡红色。黏膜上皮的恢复则需要2个月以上,所以要定期门诊复查换药。鼻息肉、下鼻甲黏膜因为有黏膜上皮,则成活即为淡红色,但操作时已多少损伤了黏膜上皮,恢复也需要1个月以上的时间。皮片的恢复时间更长,而且很难变化至与鼻腔黏膜一样,现在已很少用。

9.手术前后的处理

手术前后的处理也很重要,应该注意以下几个问题。

(1)鼻中隔穿孔外科手术修补前,应常规鼻腔滴药,如呋麻液、复方薄荷油等。每天1~2次的鼻腔局部冲洗,清除鼻腔痂皮,但要注意,不能损伤鼻腔黏膜。

(2)手术后应常规应用3~7天抗生素,应用山莨菪碱、低分子右旋糖酐等药物。抽出鼻腔填塞物后,应用呋麻液、复方薄荷油等滴鼻剂。

(3)3~7天抽出填塞物后,应每天鼻腔换药,移植组织瓣处最好应用湿的吸入性明胶海绵贴敷,保持湿润。应避免组织瓣干燥,以免影响组织瓣成活。

10.以往手术失败原因

以往鼻中隔穿孔治疗失败的原因主要有以下几种。

(1)手术进路问题:因为以往手术修补鼻中隔穿孔,只从前鼻孔进路,又无撑开器,进路狭窄,操作不便,照明不清楚,术腔视野欠清晰,所以仔细操作受限,是成功率不高的原因之一。

(2)血运问题:以往修补鼻中隔穿孔的方法,大部分都是分离穿孔周围的黏软骨膜,将修补的单层瓣膜,嵌塞于两层之间,这种情况对于鼻中隔1 cm以上的穿孔,瓣膜中央的供血就成为问题,所以容易使瓣膜中央缺血造成再穿孔。

(3)固定问题:因为鼻腔本身狭窄,操作不便,所以以往将瓣膜嵌塞于黏软骨膜下,前部较易固定,但后部的固定就成为问题,只靠填塞,稍微填塞操作不慎,就可以使填塞之瓣膜移位,重者使瓣膜脱落,轻者边缘出现裂缝,使手术失败。

(4)带蒂瓣膜问题:有报道应用带蒂的下鼻甲黏膜瓣,外侧壁黏膜瓣等修补鼻中隔穿孔。除了操作上的困难以外,只要固定好,应该效果很好,但是手术后有暂时鼻塞,二次手术,引起泪道堵塞等弊病。

(5)游离瓣膜的问题:游离瓣膜的选择,以往多应用鼻腔以外的组织,就是成活好,黏膜上皮的恢复也需要很长的时间,有些组织如皮片,基本上不能恢复到较为正常的鼻腔黏膜上皮,所以就是穿孔封闭也不能恢复成为鼻中隔黏膜上皮的功能。

(6)术后处理的问题:鼻中隔穿孔的术后处理是很重要的,手术中不适当力量的填塞,鼻腔换药干湿度的掌握上,过度干燥可以造成移植瓣膜的缺血坏死。

(蔡玉兵)

第三节　鼻中隔脓肿

鼻中隔脓肿为鼻中隔软骨膜或骨膜下积脓,多发生于鼻中隔软骨部。单侧者少见。

一、病因

(1)大多由鼻中隔血肿而来,故多见于外伤或鼻中隔手术后。鼻中隔的血液供应来自筛前动脉、筛后动脉、腭大动脉和鼻腭动脉,其中鼻腭动脉由蝶腭动脉分出,经犁骨的动脉沟直达犁骨尖端,并与穿过切牙孔的腭大动脉分支相吻合。由于鼻中隔软骨膜或骨膜为一较为坚韧的结缔组织,其下方的出血不易穿破,血液淤积其下方而形成血肿。鼻外伤多见于儿童,因跌伤、击伤引起鼻中隔血肿,未及时引流,继而感染而成脓肿;鼻中隔手术形成血肿,继发感染而成脓肿。另外也有报道内镜术后并发鼻中隔脓肿,考虑可能原因有:手术对鼻黏膜的损伤,尤其是鼻中隔利特尔区及下鼻甲前端;术前准备不足,未行抗感染治疗;手术器械的污染;术后鼻腔清理不及时等。

(2)鼻中隔黏膜损伤,化脓菌侵入黏骨膜下发炎化脓。曾有因鼻腔插十二指肠引流管受伤后,引起鼻中隔脓肿的病例报道。

(3)邻近组织的炎症如鼻、唇、鼻中隔小柱及上切牙根感染,炎症蔓延至鼻中隔形成脓肿。

(4)急性传染病,如麻疹、伤寒、流行性感冒、猩红热、丹毒等,亦可并发鼻中隔脓肿。

二、临床表现

以全身及局部急性发炎症状为主,如寒战、发热、周身不适、鼻梁和鼻尖红肿疼痛,并伴有触痛,可向额部放射等。脓肿可先发于鼻中隔一侧,但因毒素侵蚀和营养障碍,致软骨坏死,使脓肿向两侧扩散,引起两侧重度鼻塞。

三、诊断与鉴别诊断

一般诊断较易。遇患鼻中隔血肿者,如疼痛加重、体温上升,应考虑感染化脓的可能。前鼻镜检查,可见鼻中隔黏膜向两侧膨隆充血,触之柔软有波动感及压痛。鼻道阻塞,有黏性分泌物。严重者鼻梁部亦红肿,鼻尖部有明显压痛。颌下淋巴结常肿胀、压痛。

(一)鼻中隔血肿

局部症状较轻,无急性炎症症状,穿刺抽吸,仅吸出血液。

(二)梅毒瘤

多发生于鼻中隔骨部,向两侧隆起,黏膜亦充血,探针触之质地较硬。无发热及炎性症状,亦无外伤及手术史,梅毒血清试验阳性。

四、并发症

(1)鼻中隔脓肿若不及时治疗,其液体压力可致鼻中隔软骨与软骨膜分离,导致鼻中隔软骨缺血性坏死,骨性鼻中隔也可受累,将形成鞍鼻畸形。据 Ambrus(1981)在 7 例鼻中隔脓肿的出院后随访中发现,有 3 例出现明显的鞍鼻畸形。

（2）鼻中隔脓肿自行溃破，成为鼻中隔穿孔。

（3）炎症扩散至鼻梁部软组织。经静脉逆行，可引起海绵窦栓塞。鼻中隔脓肿导致颅内感染，可能有以下几个途径。①静脉通道：经鼻中隔前部的静脉与上唇危险三角区内静脉网连通眼静脉、筛静脉、面后静脉、翼丛等与海绵窦沟通，海绵窦又与脑膜紧贴，筛静脉亦可直接与上矢状窦相连接。②淋巴通道：已证实上鼻道淋巴可经筛板、垂直板与蛛网膜下腔相通。③嗅神经通道：嗅神经丝周围鞘膜间隙可能提供了从嗅区穿过筛板的颅内通道，导致鼻源性脑脓肿等颅内感染。④鼻外伤、骨折、局部病变腐蚀或经先天性缺损而直接侵犯。

细菌经血行感染，可引起败血症。其他：有报道鼻中隔脓肿可致眶蜂窝织炎、急性上颌骨骨髓炎等。

五、治疗

鼻中隔血肿的及时处理是预防鼻中隔脓肿及其并发症发生的关键。鼻中隔脓肿一经确诊后，应及早行切开排脓，可防止鼻中隔软骨的破坏。术前应向患者说明，术后可遗留塌鼻畸形等不良后果。王忠新等认为也可不行切开，仅行穿刺抽脓加凡士林纱条填塞双侧鼻腔，多一次即可治愈，必要时再穿刺一次。切开位置，一般于鼻中隔一侧沿鼻底部做水平切口，以利于充分引流。若脓肿发生于鼻中隔手术后者，可将原切口分开，并向后扩大切口，用吸引器将脓吸净，去除残留病变骨片，术中可用抗生素溶液冲洗脓腔。同时应用广谱抗生素治疗，俟脓液细菌培养及药敏测定后，再改用敏感性抗生素。

鼻中隔脓肿切开引流时，如发现鼻中隔软骨部已广泛破坏，估计有塌鼻畸形者，应考虑整形问题。曾有倡用早期软骨植入法：待脓液排净，炎症控制后，即取储藏软骨片置入创口，可免以后鼻部畸形。大多却认为炎症消退 2～3 个月后，方可进行鼻部矫形手术。

（蔡玉兵）

第四节　鼻中隔偏曲

鼻中隔偏曲是由于鼻中隔在发育过程中受某些因素影响所致的结构上的畸形，形态上向一侧或两侧偏斜，或局部突起，可影响鼻腔生理功能，并引起一系列病理变化。鼻中隔部分呈尖锐突起者称棘突或距状突；呈长条状隆起者称嵴突；若鼻中隔软骨突入鼻前庭则称鼻中隔软骨前脱位。事实上鼻中隔完全正直者甚少，常有不同程度的偏斜，且上述各种形态可同时存在。如无功能障碍，可不做任何处理。此病以成年人多见，新生儿及婴儿亦可有之。恒牙萌生后，其发病率随年龄而增长，男性比女性多，左侧较右侧多。因判断标准不同，报道的发病率亦甚悬殊。我国调查报道为 12.7%（周文举等）和 11.1%（林芳焯）。

一、临床分型

由于鼻中隔在新生儿时为软骨，以后犁骨与筛骨垂直板先后逐渐骨化，在生长发育过程中，受外界影响而使中隔的形态变异，可出现各种症状。兹将各种类型分述如下。

（一）按部位分类

1.软骨部偏曲

多为外伤所致,常引起鼻呼吸障碍。软骨部前端偏曲,向一侧鼻前庭突出。称鼻中隔软骨脱位,该处黏膜干燥,易致鼻出血。

2.骨部偏曲

多因发育异常或肿块压迫所致。筛骨垂直板偏曲,常压迫中鼻甲,阻塞中鼻道,影响该侧鼻腔通气和引流。犁骨偏曲则形成鼻中隔嵴突。

3.混合型偏曲

多由于幼年鼻外伤,偏曲随生长而发展。其偏曲不仅累及鼻中隔各部分,且伴有鼻腔侧壁畸形,故严重影响鼻部生理功能,并成为耳鼻咽部并发症的重要病因。

（二）按形态分类

1.“C”形偏曲

鼻中隔软骨与筛骨垂直板均向一侧偏曲,与该侧中、下鼻甲接触,阻碍鼻腔呼吸和引流。

2.“S”形偏曲

筛骨垂直板向一侧偏斜,中隔软骨向另一侧偏斜。常致两侧鼻腔呼吸和引流障碍。

3.嵴突（骨嵴）

鼻中隔的长条形突起,自前下向后上方倾斜。多为鼻中隔软骨、鼻嵴或犁骨上缘混合偏曲。有的为鼻中隔软骨边缘脱位与犁骨重叠所致。伸入中鼻道的嵴突。可阻塞上颌窦和筛窦开口,一般对呼吸的障碍不大。位于前下方的嵴突常为鼻出血的局部原因。

4.距状突（骨棘）

为局限性尖锐突起,常位于鼻中隔软骨的后端,或其与筛骨垂直板、犁骨交接处。其尖端压迫鼻甲黏膜,可引起反射性头面部神经痛。

（三）按高低分类

高位偏曲常阻塞中、上鼻道,压迫中鼻甲,常为鼻窦炎的病因。低位偏曲除阻碍分泌物引流外,影响较小。

（四）按偏斜方向分类

有纵偏、横偏及斜偏,除鼻中隔偏曲外,常伴有鼻外形歪斜。

二、病因

鼻中隔偏曲的病因尚无定论,多认为有以下各因素。

（一）外伤

为鼻中隔偏曲的主要原因,直接或间接损伤鼻部均可造成。直接外伤常有鼻骨骨折、鼻中隔骨折及鼻中隔软骨脱位,引起鼻中隔变形。幼儿受伤后,常使筛骨垂直板、犁骨、鼻嵴及鼻中隔软骨的连接处发生脱位现象。因各骨发育不全,当时症状不显,随年龄增长,鼻中隔在发育过程中,逐渐形成偏曲。有谓新生儿鼻中隔偏曲的主要原因,为分娩产程中,颅骨在产道受压迫,使两侧颧骨及上颌骨向中线挤压,致腭弓向上扭转和鼻中隔组成部分形态改变而发生。鼻中隔后部骨化较早,且有鼻骨和颅骨保护,受伤机会极少,不易引起偏曲。但鼻中隔前部即软骨部,位于鼻梁中央皮下,易受外伤,发生脱位和偏曲。

(二)发育异常

鼻中隔上部的鼻骨、筛骨和其下的颌骨、腭骨、犁骨等一般发育较早,而鼻中隔软骨发育较晚,使后者四面受限制,造成鼻中隔前端偏曲。后有筛骨垂直板和犁骨的阻挡,鼻中隔软骨发展困难,多形成矩状突。头颅骨在发育期,抵抗力最弱处为犁骨和鼻中隔软骨接合处,故偏曲多在此处发生。亦有认为犁骨发育过度或切牙发育错乱为鼻中隔偏曲的原因。

(三)高拱硬腭

某些腺样体肥大患者,鼻腔阻塞,张口呼吸,日久,硬腭向鼻腔高拱,形成高拱硬腭,使鼻顶与鼻底距离缩短,鼻中隔发育受限制,渐呈偏曲状态。林芳焯通过测量证实,硬腭高拱者,多伴有鼻中隔偏曲;但亦发现不少鼻中隔端正,而具有高拱硬腭者。他认为鼻中隔位于前颅底和硬腭之间,从硬腭至筛骨板距离约为 5 cm,如短于此数,则易形成鼻中隔偏曲。

(四)遗传因素

有人提出鼻中隔偏曲的发生与遗传因素有关。如父为长形头颅,母为小平头颅,其子女可能鼻中隔巨大而鼻腔狭小,致鼻中隔无发展余地,在发育中逐渐形成偏曲。亦有认为单纯偏曲可能为遗传性,多发性偏曲常为外伤所致。曾发现某些家庭中有同样鼻外或鼻内畸形的现象。

(五)压迫因素

鼻腔内肿瘤或异物压迫,可使鼻中隔偏向一侧。有谓鼻甲肥大亦可压迫中隔使成偏曲,但也有反对其说者。

总之,引起鼻中隔偏曲的因素较复杂,以外伤和发育异常为主。高拱硬腭和鼻中隔偏曲均属畸形发育,其相互关系不能单纯从局部解剖观点解释,应当进一步从生理角度来考虑。至于遗传因素,尚有待今后多加观察研究。

三、临床表现

(一)鼻塞

鼻塞程度与鼻中隔偏曲的程度有关,为最常见症状,多呈持续性,多见于偏曲侧。不仅与鼻中隔偏曲造成鼻腔狭窄有关,而且与偏曲的影响造成层流减少、涡流增加关系密切,平时患者感觉呼吸不畅,受冷和感冒时症状加重。对侧鼻腔初尚通畅,日久因生理性填补空间作用,使黏膜及鼻甲代偿性肥厚,以致鼻腔变小,两侧持续性鼻塞。若是儿童,长期鼻塞,经口呼吸,则影响患儿发育,可造成肺部扩张,形成鸡胸。鼻塞严重者可以出现嗅觉减退。

(二)鼻出血

鼻出血多发生于鼻中隔偏曲的一侧或棘、嵴处,该处黏膜张力大且黏膜较薄,局部血供丰富,黏膜由于气流的刺激容易干燥,故易出血。

(三)反射性头痛

偏曲的鼻中隔黏膜常与中、下鼻甲相接触,引起同侧的反射性头痛。此外,鼻中隔偏曲引起气流的变化,造成偏曲部位的后方局部黏膜水肿引起头痛。

四、诊断与鉴别诊断

鼻中隔偏曲的诊断一般不难。前部的偏曲,用鼻镜检查即可发现。后部的偏曲,用血管收缩剂收缩黏膜后,也易查见。但鼻中隔偏曲的诊断标准差异甚大,检查应注意:①距状突或嵴突,是否压迫相对的鼻甲黏膜。②偏曲部分是否影响鼻道引流。③鼻腔侧壁的相应变化,如鼻甲肥大、黏膜增厚等。④注意后部的偏曲及高位偏曲。鼻窦 CT 及鼻内镜检查有利于更加细致地了解鼻中隔偏曲的程度、部位及相邻结构的异常,利于手术方案的选择。

鼻中隔偏曲的判断标准尚未统一,可分为三类,即三度。

Ⅰ度:轻度偏曲。鼻中隔偏曲部与鼻腔侧壁不接触,对鼻腔功能和鼻窦引流尚无妨碍者。

Ⅱ度:较重偏曲。偏曲部与鼻腔侧壁接触,或伴有对侧鼻甲代偿性肥大或萎缩性改变,已影响鼻功能及鼻窦引流者。

Ⅲ度:严重偏曲。偏曲部与鼻腔侧壁紧靠,距状突或嵴突紧压鼻甲骨,以细棉签探查不能通过,伴有极明显鼻塞等症状者。

五、治疗

(一)手术适应证

(1)鼻中隔偏曲引起持续性鼻塞者。

(2)鼻中隔偏曲妨碍鼻窦通气及引流者。

(3)鼻中隔嵴突或距状突压迫鼻甲引起反射性头痛者。

(4)鼻中隔偏曲引起反复鼻出血者。

(5)鼻中隔偏曲伴一侧鼻腔有萎缩者。

(6)鼻中隔偏曲影响咽鼓管功能,发生耳聋、耳鸣者。

(7)鼻中隔偏曲伴有歪鼻者。

(二)手术禁忌证

(1)急性炎症期。

(2)伴全身性疾病。

(3)年龄在 18 岁以下,鼻部发育未全者。

(三)手术治疗的原则

1996 年 Lopatin 提出鼻中隔矫正术中的生物力学原则:鼻中隔软骨处于一种平衡的力的状态下,这些力会在做切口的软骨侧或在软骨膜剥离侧释放出来,从软骨直的一面剥离软骨膜会使软骨弯向未剥离的一侧,从鼻中隔偏曲的凹面做切口和剥离软骨膜可拉直软骨,从鼻中隔偏曲的凸面做切口和剥离软骨膜可增加原有的弯曲度,术后发生弯曲的程度与软骨的厚度成反比。因此,鼻中隔偏曲的矫正应充分考虑鼻中隔的力学原则,根据其偏曲的程度及部位采用不同的手术方式,以便取得良好的手术效果。

1.鼻中隔后段偏曲

即鼻中隔骨性偏曲。多采用经典的 Killian 鼻中隔黏膜下切除术。

2.鼻中隔前段、高位偏曲

主要是鼻中隔软骨部偏曲。适用于行鼻中隔黏膜下矫正术,即鼻中隔整形术或鼻中隔成形术。此手术可以克服鼻中隔黏膜下切除术切除鼻中隔软骨及骨过多而造成的鼻小柱收缩、鼻尖塌陷及鼻中隔黏膜松弛,呼吸时鼻中隔随气流而飘动,患者仍有鼻塞感等缺点。

3.鼻中隔软骨段偏斜,合并有软骨段歪鼻或鼻中隔软骨前下缘脱位者

其特征是鼻中隔软骨本身尚平直,但偏离中线,并与鼻中隔后段相交成钝角,故影响鼻呼吸功能及鼻梁外形,可通过转门法手术同时矫正鼻中隔偏曲、鼻中隔软骨脱位及歪鼻。

4.鼻中隔偏曲合并骨性歪鼻

毋哲生采取鼻内切口鼻中隔-鼻成形术,其方法为常规行鼻中隔矫正术同时将鼻中隔与鼻梁完全断离,如鼻中隔无明显畸形,则单纯将鼻中隔与鼻梁断离。

5.儿童的鼻中隔手术

一个世纪以来,一直认为鼻中隔在鼻及面部骨骼的发育中起重要作用,因此许多医师认为未成年儿童行鼻中隔手术会影响鼻及面部发育。Hayton(1948)观察31例采用经典的鼻中隔黏膜下切除术的6～14岁儿童,其中有10人发生鼻部变宽鼻尖塌陷,从此建立16岁以下儿童勿施行鼻中隔手术的观念。近年,一些学者通过动物实验对此观点产生了质疑,Bernstein(1973)用不满周岁的小狗做鼻中隔黏膜下切除术,保留两侧的黏软骨膜完整,部分动物将切下的软骨做移植瓣植入两侧黏软骨膜中,经观察没有对任何一只狗鼻部及面部的骨骼发育发生影响,认为软骨膜在鼻中隔的生长过程中起重要作用,儿童如采用保守的鼻中隔成形术,并不影响鼻及面部的发育。目前认为,儿童如因鼻外伤或其他原因造成鼻骨骨折鼻中隔脱位偏曲时,应及时将鼻骨复位,鼻中隔偏曲可采用鼻中隔成形术,以避免以后骨折畸形愈合,瘢痕粘连造成手术困难。新生儿鼻中隔脱位的发生率为1.9%～4%。应尽早手法复位,最好不要超过出生后3周。

6.鼻中隔的二次手术

鼻中隔第一次手术时因种种原因手术矫正不足、症状未消除,应做第二次手术,第二次手术最好在第一次手术后1～2周内施行,此时鼻中隔腔粘连不牢固,可自原切口进入,分离两侧的黏软骨膜再进行矫正。如在1～2个月以后,中隔腔已粘连牢固,分离困难,易造成穿孔。

7.其他

对于鼻中隔软骨部锐利的骨棘,由于其比较薄而锐利,通常采用铲除法。对于鼻中隔嵴则采取切除法。若遇到严重的鼻中隔偏曲且伴有鼻尖塌陷者,则可采用Joriumi(1994年)介绍的鼻中隔次全重建术。

(蔡玉兵)

第五节 鼻腔牙及鼻窦牙

鼻腔牙亦名额外牙或逆生牙,若伴有病侧上列牙齿数目不全者,则称为异位牙。只有当病侧上列牙齿数目齐全者,方称为额外牙或逆生牙。可发生于任何年龄。多发生于鼻腔底部,有时可并发鼻石。额外牙或异位牙若发生于上颌窦底部者,即为鼻窦牙。

一、病因

可为外伤之后果,但多数属先天性异常,即牙始基被挤压于异常位置上发育所致。

二、症状

鼻窦牙可无症状而于体检时偶然发现;鼻腔牙患者早期亦可症状不显著,或仅有一侧鼻腔轻度鼻塞、流涕,当渐进性加重且出现鼻腔异物症状之后始来就诊。

三、检查

鼻镜检查可见鼻腔前端底部有白色或褐色突起硬物,用探针触之质硬且不活动。突起物有时可位于鼻腔外侧壁上或鼻前庭底部。若伴有囊性牙根肉芽肿,则可抽出液体。CT 检查可见一密度增高的牙样阴影,往往牙根在鼻腔或鼻窦底部骨质内,而牙冠向腔内突出。

四、治疗

可在表面麻醉或局麻下拔除鼻腔牙。伴有囊肿者,须同时完整切除。若位于鼻窦内者,则需行鼻窦手术。

（蔡玉兵）

第六节　鼻　石

鼻石为一少见病。一般为单侧鼻腔出现单个鼻石,多发性结石或发生于双侧鼻腔者亦偶尔有报道。巨大鼻石可致鼻中隔或硬腭穿孔,或可侵入同侧上颌窦及筛窦。病程缓慢,常常历经数年。

一、病因

以细小异物为核心,鼻腔分泌物、泪液或炎性渗出物中经浓缩分解出的多种无机盐类(如碳酸钙、磷酸钙、磷酸铵、氯化钠及镁盐等)逐渐沉积于小异物表面,日久形成鼻石。

二、症状

虽其症状近似于鼻腔异物,如表现为一侧鼻塞,渐进性加重,流脓性或血性鼻涕,可有臭味等,但以成人多见,且可伴有头痛、头昏等症状。

三、检查

先清除鼻腔内分泌物后,即可查见一侧总鼻道中有块状物,形状不规则,表面欠光滑,状如砂石或桑葚,可呈白、黑或灰褐色,若用探针触之,其质坚如石,常可使其邻近黏膜出现溃疡及肉芽,巨大鼻石可将鼻中隔推向对侧,甚至压迫鼻中隔及硬腭而使其穿孔。曾有报道鼻石累及同侧上颌窦及筛窦者。CT 扫描可进一步了解鼻石的形状、大小、侵犯部位及范围。

四、治疗

一般多可在表麻或局麻下经前鼻孔取出。若鼻石较大而不易取出者,宜先用咬钳咬碎后再分次取出。倘若其特别巨大,且部分已进入同侧上颌窦者,可根据具体情况,以鼻侧切开或 Caldwell-Luc 手术进路取除之。

（蔡玉兵）

第七节 鼻腔异物

鼻腔异物是鼻腔内外来的物质。多发生于儿童。主要有 3 种类型：①非生物类，如包糖纸、塑料玩具、纽扣、项链珠、玻璃珠、小石头等。②植物类，如豆类、花生、瓜子、果核等。③动物类，如昆虫、蛔虫、蛆虫、水蛭等。

一、病因

异物可由前鼻孔、后鼻孔或外伤穿破鼻腔各壁进入鼻腔。

（1）儿童好奇，误将玩具零件或食物塞入鼻孔而进入鼻腔，不敢告诉家长，日久忘记，至发生感染和出血，始被注意。

（2）呕吐、喷嚏时，可使食物、蛔虫经后鼻孔进入鼻腔。

（3）外伤、战伤或工伤时异物进入鼻腔，常合并鼻窦和眼眶异物。

（4）鼻腔内手术时，手术者不慎将纱条或油纱条填入鼻腔而忘记取出，称医源性异物。

二、临床表现

视异物大小、形状、类型、性质而异，主要症状为患侧鼻塞，脓性鼻涕，带有臭气和血性，有时因慢性鼻出血，可引起贫血症状，如面色苍白，周身乏力，易疲劳，多汗等。少数病例以异物为核心形成鼻石。

三、诊断

详细询问病史。吸出鼻前庭和鼻腔内分泌物，用血管收缩剂收敛红肿的鼻腔黏膜，仔细用前鼻镜或纤维鼻咽镜观察，必要时可用钝头探针触摸异物的大小、性质和所在部位。X 线检查仅对金属性和矿物性异物有诊断价值。

四、治疗

根据异物的性质、大小而治疗方法各异。

（1）对鼻腔前部的圆形光滑异物不可用鼻镊夹取，以免将异物推至鼻腔深部，甚至坠入喉内或气管中，而发生窒息危险。需用弯钩或曲别针，自前鼻孔伸入，经异物上方达异物后面，然后向前钩出。对小儿患者需将全身固定，以防挣扎乱动，必要时可用全身麻醉。

（2）对不能钩出的较大异物，可用粗型鼻钳夹碎，然后分次取出。

（3）对过大的金属性或矿物性异物，可行唇龈沟切开经梨状孔取出，对一些在上颌窦或额窦的异物，需行上颌窦或额筛窦凿开术取出。

（4）对有生命的动物性鼻腔异物，需先用乙醛或氯仿棉球塞入鼻腔内，使之失去活动能力，然后用鼻钳取出。

（蔡玉兵）

第十四章

鼻部肿瘤

第一节 血 管 瘤

血管瘤(angioma,hemangioma)多发于身体血管分布较丰富处,鼻腔及鼻窦为其常发部位之一。柳端今等(1989)报告鼻及鼻窦良性肿瘤中,血管瘤占首位,上颌窦是首发部位。

一、病因

病因至今未明,有人认为属于真性肿瘤,但较多人认为由于很少发生恶变、无转移等特点,从而认为是血管发育过程中血管发育障碍或畸形所致的错构瘤,但与真性血管瘤区分困难。其病因可能与慢性炎症、外伤、内分泌有关。亦有人认为血管瘤为先天性良性肿瘤,与胚性残余有关,认为鼻中隔血管瘤系自胚性成血管细胞所产生。

二、病理

(一)毛细血管瘤(capillaryangiomas)

最为多见,常见于30~50岁,男性多于女性,多发生于鼻中隔前部、下鼻甲前端、外鼻皮肤等处,体积小,直径多在1.5 cm以下,常为有蒂的息肉样,表面光滑或形成溃疡,易出血。镜下见由多数成熟的薄壁毛细血管组成,紧密排列成丛状或分叶状,管壁内由单层内皮细胞覆盖,管外有多少不等的结缔组织基质,小管腔或无管腔,管腔内可见红细胞。发生于鼻中隔者,表现为出血性息肉样损害,曾称之为鼻中隔出血性息肉(bleeding polyp of nasal septum)或鼻中隔血管瘤样息肉,但其实非一真性肿瘤,病理表现为"富于血管的黏膜肉芽组织"。

(二)海绵状血管瘤(cavenousangiomas)

多发生于鼻腔侧壁、上鼻甲前部、鼻骨,有时可累及鼻窦,尤其是上颌窦、筛窦。瘤体大小不一,基底一般较广,色红,质软,常无包膜,可直接侵犯周围骨质。镜下见组织内充满均匀的相互沟通的血窦,窦壁间质甚薄,基本属于一种勃起组织(erectile tissue)。临床病理报告有时可能表现为"血块样坏死组织""血肿""陈旧性出血"、血管扩张及炎性细胞浸润等。

(三)静脉血管瘤

少见,肿瘤由小的厚壁静脉组成,多数含有平滑肌细胞,静脉之间为纤维组织,也可掺杂少量平滑肌细胞。

(四)良性血管内皮瘤

肿瘤一般较小,息肉样,紫红色、质软。病理见毛细血管密集,形成小叶,血管被覆数层内皮细胞,细胞相对均匀一致,呈圆形或短梭形,管腔常消失。网状纤维染色证明网状纤维膜位于内皮细胞巢外为本病的特征。部分肿瘤发展虽慢,但浸润性强,具有局部破坏力,并可侵入鼻窦、眼眶及颅底,但不发生转移。

(五)血管球瘤

在鼻腔极罕见,由高度特殊的外皮细胞组成,细胞大小不一致,呈圆形或梭形围绕血管。

妊娠期血管瘤是一种与妊娠有关的肿瘤,与妊娠期中体内激素不平衡有关。其病理特征为纤维黏液样基质将独特的毛细血管小叶分隔排列,肉眼可见肿瘤呈带蒂或广基浸润,大小一般为0.5～3 cm,一般不超过 3 cm,色淡红、暗红不定。

三、临床表现

鼻出血为其主要症状,可反复发作,亦可为血性鼻涕。肿瘤较大,可有鼻塞及压迫症状,如鼻塞严重、面部畸形、眼球移位、复视、头痛等症状。检查可见在鼻中隔前下部,间或可在鼻腔底及鼻甲处发现具一小蒂或属广基新生物,常呈暗红色,表面光滑或呈桑葚状,探针触之易引起严重出血。血管瘤发生在鼻窦时,有时可见中鼻道丰满或有息肉变性样物,中鼻道有血性分泌物等。若误以鼻息肉摘除,可引起严重出血。鼻窦 X 线拍片或 CT 扫描时,有时可见上颌窦扩大。上颌窦穿刺时,下鼻道骨壁可能变薄或缺损,抽出针芯,自针管内有回血。活检宜慎重,以免引起严重出血。

四、诊断

发生于鼻腔者,一般根据上述临床特点,多可做出诊断。发生于鼻窦者,诊断较为困难,容易与恶性肿瘤相混淆,如病史提示为良性,而临床检查疑似恶性,多次活检阴性时对该病有诊断意义。对于鼻腔检查未见肿物而反复发生鼻出血,而鼻腔检查无阳性发现者应疑及此病,可用棉片置于中鼻道后作体位引流,如见棉片染有血液,则对该病的诊断具有重要意义。活检易致严重出血,又可因鼻腔填塞而继发感染,导致血栓性静脉炎。诊断性穿刺抽出不凝血液有一定诊断意义;鼻窦拍片或 CT 扫描示窦腔扩大,密度增高,有一定提示意义,但须与上颌窦囊肿和上颌窦炎等鉴别。鼻窦内镜检查具有重要诊断作用;但确诊往往只能通过手术探查和术后病理检查证实。妊娠期的血管瘤可根据与妊娠有关、可出现于妊娠中任何时期、肿瘤迅速生长、妊娠终止后可自发消退等特点来诊断。

五、治疗

带蒂的血管瘤可用圈套器截除之,并于根部用电灼或激光治疗。根部较广者,可绕肿瘤作切口,用分离器分离后切除之,亦可用冷冻疗法治疗。对鼻窦血管瘤,可采用鼻窦探查根治术进行切除。肿瘤大,有侵及颅内倾向者,常可发生大出血,应及时治疗,术前最好行同侧颈外动脉结扎,有助于减少术中出血。方俭生等认为,广泛扩展到鼻窦和鼻腔的肿瘤,术前不一定要行颈外动脉结扎术。妊娠期肿瘤,一般在妊娠期后消退,少数不消退者,可行手术切除。

(王黎风)

第二节 乳 头 状 瘤

乳头状瘤(papilloma)是比较多见的鼻腔及鼻窦良性肿瘤,仅次于鼻部血管瘤,多发生于中年,男性较多,占鼻腔肿瘤的 0.4%~4.7%。肿瘤发生于鼻前庭者,其来源为鼻前庭皮肤的鳞状上皮,质较硬,呈桑葚状,多单发,其病理及性质与发源于其他处皮肤的乳头状瘤相似;肿瘤发生于鼻腔及鼻窦者,为一种黏膜上皮源性肿瘤,以鼻窦及鼻腔同时受侵犯为常见;其次为鼻腔外侧壁单发,鼻窦单发者居第三;发生于鼻窦者,以上颌窦为常见,筛窦次之,额窦极少见。本病曾有20 多个不同的名称,常用的是内翻性乳头状瘤、Schneider ain 乳头状瘤、鳞状细胞乳头状瘤及过渡性乳头状瘤等。世界卫生组织已对鼻腔及鼻窦区的良性乳头状新生物称为过渡性乳头状瘤。

一、病因

本病病因和发病机制尚不清楚,学说较多。多数学者认为是一种良性型的真性肿瘤,因为它容易复发和恶变成癌。少数认为与炎症刺激和上皮化生以及病毒感染有关,与变态反应及吸入毒性气体有一定关系。

二、病理

乳头状瘤的大小不一,呈红色或灰红色,表面呈颗粒状、乳头状、桑葚样或分叶状。一般较息肉为硬,色较浅,较易出血。其分类较多,可分为硬型和软型两类,前者多发生在鼻前庭和鼻中隔前部;后者多发生在鼻腔及鼻窦黏膜,具有破坏力,可侵入颅内。按照发生的部位、被覆上皮的性质和生长发展的形式,鼻腔和鼻窦乳头状瘤可分为三型。

(一)鳞状细胞乳头状瘤(squamouscell papilloma)

此型是最常见的一种良性肿瘤。发生于鼻前庭的鳞状上皮或由鼻腔和鼻窦柱状上皮化生而来。鼻前庭或鼻中隔黏膜与皮肤交接处有一种角化型乳头状瘤(keratotic papillo ma),亦称鼻前庭疣(vestibular wart)。

(二)外生性"移行细胞性"乳头状瘤(exophytic transitionalcell papilloma)

好发于鼻中隔,少数也可发生于鼻腔外侧壁或鼻窦。肿瘤发生于呼吸型的假复层纤毛柱状上皮,又称为柱状细胞乳头状瘤。

(三)内翻性"移行细胞性"乳头状瘤(invertedtran sitional cell papilloma)

此型较多见。发生于鼻窦或鼻腔侧壁。病理特点为:表层上皮过度增生,向基质内呈乳头状增生,可表现为鳞状上皮、变移上皮及纤毛柱状上皮同时存在。上皮向内翻转,形成实体性细胞巢或细胞团块。但基底膜完整,瘤细胞的异型性并不严重。

国外亦有人将鼻乳头状瘤分为如下三型者:①内翻性乳头状瘤(inverted papilloma),发生于鼻腔外侧壁。②蕈形乳头状瘤(fungiform papilloma),发生于鼻中隔。③圆柱细胞乳头状瘤(cylindrical cell papilloma),发生于上颌窦内。

外生性和内生性"变移上皮"乳头状瘤除生长方向不同外,被覆的上皮基本上相同,在一些病例中常常是既有外生性,又有内生性,只是以何种方式生长而已。

三、临床表现

该瘤多为一侧患病,双侧发病罕见,Chatterji(1982)曾报道了较为罕见的双侧鼻腔及鼻窦内翻性移行型乳头状瘤。患者可表现为鼻塞及鼻内肿块,可伴有流涕,有时带血,也可有头面部疼痛和嗅觉异常等;随着肿瘤扩大和累及部位不同,可出现相应的症状和体征。检查见肿瘤外观呈息肉样,表面不平,质较硬,触之易出血。其他特点为:①内翻性及柱状细胞型乳头状瘤发生于鼻腔外侧壁及鼻窦,蕈状乳头状瘤主要发生于鼻中隔。②本病极少发生于少年时期,常见于40岁以上的男性,50~70岁发病率最高。③本病未发生恶变者,一般无明显的窦壁骨质破坏,侵入颅内者较少见。因其外观酷似鼻息肉,容易误诊。④肿瘤切除后易复发;多次复发或老年患者有恶变之可能。

四、诊断及鉴别诊断

根据症状、体征以及反复、多部位活检,一般可做出诊断。X线鼻窦拍片或CT扫描对本病无特异性诊断价值,但有助于确定病变部位,了解病变范围及骨质破坏情况,以利手术方式的选择。

本病应与鼻息肉、乳头状腺瘤、乳头状纤维瘤、下鼻甲乳头样肥大等相鉴别。鼻息肉一般有变态反应及感染史,病变多为双侧,无性别差异,多为青年或中年发病,组织病理表现为:基底膜透明或增厚,有黏液分泌腺体,有嗜酸性粒细胞及炎性细胞。而本病则无变态反应史,多为单侧,男性较多见,老年居多,组织病理表现为基底膜正常,无腺体及嗜酸性粒细胞。凡遇40岁以上单侧鼻息肉患者,伴有血涕,术中易出血,术后易复发时,应进行X线拍片或CT扫描。对患有鼻息肉的成年人手术切除后,应将所有息肉样组织送病理检查,以防误诊。

五、治疗

此瘤对放疗不敏感,主要以手术治疗为主,手术务求彻底,切除不彻底是术后复发的根本因素。对其基底及浸润组织周围的正常组织应切除足够的安全界,有时辅以电凝或激光治疗。术式选择以暴露充分、操作方便、无碍面容以及尽量不影响鼻腔功能为原则。可采取鼻侧切开或上颌窦根治术的变通术式进行,对于局限性肿瘤,亦可在鼻内镜下切除。本病术后易复发及恶变,据报道该肿瘤有1%~13%的病例与癌症并存,因此术后应将全部病理组织送病检,以防漏诊,并应定期随访。有下列情况时,应考虑恶变可能:①全部切除后,迅速复发。②较快侵犯临近组织。③反复鼻出血。④头面部疼痛示有骨及神经受累。恶变患者的处理同鼻部恶性肿瘤。

(王黎风)

第三节　骨　　瘤

骨瘤(osteoma)为鼻部良性肿瘤中最常见者,发病率约为1%,常见于20~40岁成年人,以额窦最多见,其次为筛窦,上颌窦较少,蝶窦最少,原发于鼻腔的骨瘤极少见。肿瘤常开始于青年时期,部分患者到成年后停止增长,除非肿瘤继续增大导致畸形,一般无症状。

一、病因

近年来认为由骨膜之"胚性残余"所发生,故多发生于筛骨(软骨内成骨)和额骨(骨膜内成骨)交界处、蝶骨小翼与额骨眶板之间或上颌窦内。亦有学者认为外伤、炎症刺激引起这些残留组织活跃增生所致。

二、病理

骨瘤一般发生于鼻窦的骨壁,生长缓慢,其大小不一,可有蒂或广基,呈球形或结节形,色粉红,表面光滑,覆盖有正常黏膜,多为单发,少数为多发。鼻窦内骨瘤有时可自行从根部脱落,在窦腔内形成死骨,称之为"死骨瘤"。

根据镜下所见,可将骨瘤分为三型:①密质型(compact osteoma)又称硬型或象牙型,质坚硬,较小,多有蒂,生长缓慢,多发生于额窦内,亦可见于鼻骨。②松质型(spongy osteoma)又称软型或海绵型,质松软,由骨化的纤维组织形成,体积大,生长较慢,有时中心可液化成囊腔,表面有坚硬的骨囊,常见于上颌窦和筛窦。③混合型(mixed osteoma),外硬而内松,常发于额窦。除单纯性骨瘤外,还可有多种混合性骨瘤,如纤维骨瘤、血管骨瘤等。

三、临床表现

患者多为男性。肿瘤若局限于鼻窦内可无症状,常在鼻窦或头颅 X 线片或 CT 检查时偶然发现。若肿瘤继续增大,可出现患处隆起,引起压迫症状。额窦骨瘤阻塞额鼻管,可妨碍额窦通气引流,发生黏液囊肿;亦可引起额部神经痛、感觉过敏等;肿瘤向眼眶方向发展时,常将眼球向前、向外下方推移,以致发生眼球突出及复视等;若合并感染可致额窦炎症;若骨瘤经过额窦后壁或筛板向颅内发展,可引起颅内组织受压,出现头闷、头痛、恶心、呕吐等。筛窦骨瘤大者可占据大多数气房,并可延伸至额窦及蝶窦。鼻额管阻塞可引起额窦炎;向眼眶发展者,眼球向外、下方移位;向鼻腔发展者,可引起鼻塞。

四、诊断及鉴别诊断

主要依靠 X 线片检查。X 线片可见圆形高密度影,正侧位片有利于肿瘤定位。CT 扫描对明确诊断极有价值。临床上应与外生性骨疣、骨化性纤维瘤和骨纤维异常增殖症鉴别。外生性骨疣是骨质过度增生,生长缓慢,发生于鼻窦者少见,多发生于上颌窦骨壁上,日久可引起面部变形。

五、治疗

对成人较小的骨瘤而无自觉症状者,不需急于手术,但应定期观察,视其有无发展;肿瘤大,已引起颜面变形或症状明显者,宜行肿瘤摘除术。筛窦骨瘤,因筛窦骨质菲薄,易引起并发症,宜及时手术;额窦后壁骨瘤,多向颅内发展,宜早日手术切除;近颅腔之骨瘤,应谨慎处理,以免损伤窦壁而发生颅内感染。手术方式以尽量采取保护面容的术式为原则。手术彻底切除,一般不易复发。

(王黎风)

第十五章

咽部炎性疾病

第一节　急性鼻咽炎

急性鼻咽炎是鼻咽部黏膜、黏膜下和淋巴组织的急性炎症,好发于咽扁桃体。在婴幼儿较重,而成人与较大儿童的症状较轻,多表现为上呼吸道感染的前驱症状。

一、病因

致病菌主要为乙型溶血性链球菌、葡萄球菌,亦可见病毒与细菌混合感染病例。受凉、劳累等因素致使机体抵抗力下降是其诱因。

二、临床表现及检查

在婴幼儿,全身症状明显,且较重。常有高热、呕吐、腹痛、腹泻及脱水症状,有时可出现脑膜刺激症状。严重时可出现全身中毒症状。而局部症状为鼻塞及流鼻涕,且多在起病后数天出现。鼻塞严重时可出现张口呼吸及吸乳困难。鼻涕可为水样涕,亦可是黏脓性。成人及较大儿童,全身症状不明显,而以局部症状为主,如鼻塞及流水样涕或黏脓性涕。且常有鼻咽部干燥感或烧灼感症状,有时有头痛。

检查:颈部淋巴结可肿大并有压痛。口咽部检查可见咽后壁有黏脓自鼻咽部流下。鼻咽部检查显示黏膜弥漫性充血、水肿,多以咽扁桃体处为甚,并有黏脓性分泌物附着。婴幼儿因检查难以配合,鼻咽部不易窥见。

三、诊断

成人和较大儿童,由于局部症状明显,检查配合,在间接鼻咽镜及纤维鼻咽镜下较易看清鼻咽部病变情况,故诊断不难。而在婴幼儿,多表现为较重的全身症状,早期易误诊为急性传染病及其他疾病,待局部症状明显时才考虑到此病。故婴幼儿出现鼻塞、流鼻涕且伴有发热等全身症状时,应考虑到本病的可能。颈部淋巴结肿大和压痛有助于诊断。

四、并发症

急性鼻咽炎可引起上、下呼吸道的急性炎症、咽后壁脓肿及中耳炎症。在婴幼儿可并发肾脏疾病。

五、治疗

全身及局部治疗。根据药敏试验结果选用相应抗生素或选用广谱抗生素全身应用,对病情严重者,须采取静脉给药途径,足程足量,适当应用糖皮质激素,以及时控制病情,防止并发症的发生。另外支持疗法的应用:如婴幼儿须卧床休息,供给新鲜果汁和温热饮料、补充维生素以及退热剂的应用等。局部治疗多用 0.5%～1%麻黄碱或 0.05%羟甲唑啉及 3%链霉素滴鼻剂或其他抗生素滴鼻剂滴鼻,以便使鼻部分泌物易于排出,使鼻塞症状改善,抗生素药液易流到鼻咽部,达到治疗目的。另外局部涂以 10%弱蛋白银软膏亦可减轻症状。如本病反复发作,在已控制炎症的基础上可考虑行腺样体切除术。

六、预后

成人和较大儿童预后良好。婴幼儿患者可因其并发症或全身中毒症状过重而有生命危险。

(王黎风)

第二节　慢性鼻咽炎

一、病因

慢性鼻咽炎是一种病程发展缓慢的慢性炎症,常与邻近器官或全身的疾病并存。急性鼻咽炎反复发作或治疗不当,鼻腔及鼻旁窦炎症时分泌物刺激,鼻中隔偏曲,干燥及多粉尘的环境,内分泌功能紊乱,胃肠功能失调,饮食无节制等因素,均可能为其诱因。而腺样体残留或潴留脓肿、咽囊炎等可能使鼻咽部长期受到刺激而引起炎症。慢性鼻咽炎与很多原因不明的疾病和症状有密切关系:如头痛、眩晕、咽异物感、变应性鼻炎、风湿性心脏病及关节炎、长期低热、牙槽溢脓、口臭及嗅觉消失等。当慢性鼻咽炎治愈后,这些久治不愈的疾病或症状,有时也可获得痊愈或有明显改善。

二、症状与检查

鼻咽干燥感,鼻后部有黏稠分泌物,经常想将之咳出或吸涕,故可频繁咳痰或吸痰,还可有声嘶及头痛等,头痛多为枕部钝痛,为放射痛。检查可见鼻咽黏膜充血、增厚,且有稠厚黏液或有厚痂附着。咽侧索可红肿,特别在扁桃体已切除后的患者,是为代偿性增生肥厚。全身症状不明显。

三、诊断

因病程发展很慢，可长期存在而不被察觉，一般的检查方法难以确诊。而电子纤维鼻咽镜检查不难确诊。Horiguti(1966)建议用蘸有 1‰氯化锌液的棉签涂软腭的背面或鼻咽各壁，慢性鼻咽炎患者在涂抹时或涂抹后局部有剧烈的疼痛，并有少量出血，或可提示较固定的放射性头痛的部位，也可确诊。如软腭背面的疼痛向前额部放射；鼻咽后壁的疼痛向枕部放射；鼻咽顶部的疼痛向顶部放射；下鼻道后外侧壁的疼痛向颞部放射。

四、治疗

找出致病原因，予以病因治疗。而加强锻炼，增加营养，多饮水，提高机体抵抗力更为重要。局部可用 1‰氯化锌液涂擦，每天 1 次，连续 2～3 周。应用 5‰～10‰硝酸银涂抹鼻咽部，每周 2～3 次。还可使用 3‰链霉素滴鼻剂和油剂（如复方薄荷油滴鼻剂、清鱼肝油等）滴鼻，且可应用微波及超短波电疗等物理疗法，以改善其症状。

（王黎风）

第三节　急性扁桃体炎

急性扁桃体炎(acute tonsillitis)为腭扁桃体的急性非特异性炎症，常继发于上呼吸道感染，可伴有不同程度的咽部黏膜和淋巴组织的急性炎症。多见于 10～30 岁的青少年，一般以春秋两季气温变化时最多见，常由于劳累、受凉、潮湿、烟酒过度、营养不良而发病。主要致病菌为乙型溶血性链球菌。本病可通过飞沫、食物或直接接触传染，潜伏期为 2～4 天。

一、病理学分类

依据病理变化可分为 3 类。

(一)急性卡他性扁桃体炎

急性卡他性扁桃体炎多为病毒（腺病毒、流感或副流感病毒等）引起。病变较轻。扁桃体表面黏膜充血，无明显渗出物。

(二)急性滤泡性扁桃体炎炎症

侵入扁桃体实质内的淋巴滤泡，引起充血、肿胀，重者可出现多发性小脓肿，隐窝口之间的黏膜下可见较多大小一致的圆形的黄白色点状化脓滤泡。这些化脓的滤泡一般不隆起于扁桃体表面，但透过黏膜表面可以窥见。

(三)急性隐窝性扁桃体炎

扁桃体充血肿胀，隐窝内有由脱落上皮细胞、纤维蛋白、白细胞及细菌等组成的渗出物，且可逐渐增多，从隐窝口溢出，有时互相连成一片形似假膜，易于拭去。

临床上常将急性滤泡性扁桃体炎和急性隐窝性扁桃体炎合称为急性化脓性扁桃体炎。

二、诊断

(一)症状与体征

1.全身症状

多见于急性滤泡性和急性隐窝性扁桃体炎,起病较急,可有畏寒、高热、头痛、食欲缺乏、乏力、便秘等。一般持续 3～5 天。小儿可因高热而引起抽搐、呕吐及昏睡。

2.局部症状

剧烈咽痛,起初多为一侧痛,继而发展至对侧,也可放射至耳部。吞咽或咳嗽时咽痛加重。疼痛较剧者可致吞咽困难,说话时言语含糊不清。若炎症波及咽鼓管,则可出现耳闷、耳鸣及耳痛症状,有时还可引起听力下降。幼儿的扁桃体肿大还可引起呼吸困难。

3.体格检查

(1)患者呈急性病容,面色潮红,高热,不愿说话或畏痛而惧怕做吞咽动作。口臭,伸舌可见舌苔。

(2)咽部黏膜呈弥漫性充血,以扁桃体及两腭弓最严重。

(3)腭扁桃体肿大,在其表面可见黄白色点状脓泡,或在隐窝口处有黄白色或灰白色点状豆渣样渗出物,可连成一片形似假膜,易拭去。

(4)下颌角淋巴结肿大,且有明显压痛。有时因疼痛而感转头不便。

(二)特殊检查

实验室检查:急性扁桃体炎时,血常规检查白细胞总数和中性粒细胞常增多。可有红细胞沉降率(ESR)和 C 反应蛋白(CRP)增高。

三、鉴别诊断

急性扁桃体炎需与咽白喉、猩红热、樊尚咽峡炎及单核细胞增多症、粒细胞缺乏症、白血病引起的咽峡炎等相鉴别。白喉等传染性疾病通常具有传染源接触史、典型的全身表现及实验室检查结果,咽部分泌物或假膜涂片查找不同病原体可供鉴别。血液系统疾病可通过血常规等实验室检查以资鉴别,必要时可行骨髓穿刺细胞学。

四、治疗要点

(一)抗生素治疗

抗生素治疗为主要治疗方法。首选青霉素,根据有无化脓、体温、血常规异常等情况,决定给药途径(静脉或肌内)。对于部分中性粒细胞下降的患者可采用抗病毒药。

(二)局部治疗

局部治疗常用含漱液、含片或喷剂,如复方硼砂溶液、1：5 000 呋喃西林溶液、西地碘片、草珊瑚含片、西瓜霜喷剂等。

(三)一般治疗

卧床休息,多饮水,半流质或软食,加强营养及疏通大便。咽痛或高热时,可服用解热镇痛药。

(王黎风)

第四节　慢性扁桃体炎

慢性扁桃体炎(chronic tonsillitis)多由急性扁桃体炎反复发作或因腭扁桃体隐窝引流不畅,窝内细菌、病毒滋生感染而演变为慢性炎症,是临床上最常见的疾病之一。

一、病因

本病的发生机制尚不清楚,链球菌和葡萄球菌为本病的主要致病菌。

(1)急性扁桃体炎反复发作,使隐窝内上皮坏死,隐窝引流不畅,细菌与炎性渗出物聚集其中,导致本病。

(2)继发于急性传染病,如猩红热、白喉、流感、麻疹等。也可继发于鼻腔及鼻窦等邻近组织器官感染。

(3)近年来一些学者认为慢性扁桃体炎与自身变态反应有关。

二、病理

本病可分为 3 型。

(一)增生型

因炎症反复刺激,腺体淋巴组织与结缔组织增生,腺体肥大、质软,突出于腭弓之外,多见于儿童。扁桃体隐窝口宽大,可见有分泌物堆集或有脓点。镜检:腺体淋巴组织增生,生发中心扩大,丝状核分裂明显,吞噬活跃。

(二)纤维型

淋巴组织和滤泡变性萎缩,为广泛纤维组织所取代,因瘢痕收缩,腺体小而硬,常与腭弓及扁桃体周围组织粘连。病灶感染多为此型。

(三)隐窝型

腺体隐窝内有大量脱落上皮细胞、淋巴细胞、白细胞及细菌聚集而形成脓栓或隐窝口因炎症瘢痕粘连,内容物不能排出,形成脓栓或囊肿,成为感染灶。

三、临床表现

常有急性扁桃体炎反复发作病史,发作时常有咽痛;发作间歇期自觉症状少,可有咽干、发痒、异物感、刺激性咳嗽等轻微症状。若扁桃体隐窝内潴留干酪样腐败物或有大量厌氧菌感染,则出现口臭。小儿患者如扁桃体过度肥大,可能出现呼吸不畅、睡眠打鼾、吞咽或言语共鸣障碍。由于隐窝脓栓被咽下,刺激胃肠,或隐窝内细菌、毒素等被吸收引起全身反应,导致消化不良、头痛、乏力、低热等。

四、检查

扁桃体和腭舌弓呈慢性充血,黏膜呈暗红色。挤压腭舌弓时,隐窝口可见黄、白色干酪样点状物溢出。扁桃体大小不定,成人扁桃体多已缩小,但表面可见瘢痕,凹凸不平,常与周围组织粘连。患者下颌角淋巴结常肿大。

五、诊断及鉴别诊断

根据病史,结合局部检查进行诊断。患者有反复急性发作病史,为本病诊断的主要依据。局部检查时如发现扁桃体及腭舌弓慢性充血,扁桃体表面凹凸不平,有瘢痕或黄白色点状物,挤压腭舌弓有分泌物从隐窝口溢出,则可确诊。扁桃体的大小并不表明其炎症程度,故不能以此作出诊断。本病应与下列疾病相鉴别。

(一)扁桃体生理性肥大

扁桃体生理性肥大多见于小儿和青少年,无自觉症状,扁桃体光滑、色淡,隐窝口清晰,无分泌物潴留,与周围组织无粘连,触之柔软,无反复炎症发作病史。

(二)扁桃体角化症

扁桃体角化症常易误诊为慢性扁桃体炎。角化症为扁桃体隐窝口上皮过度角化,出现白色尖形砂粒样物,触之坚硬,附着牢固,不易擦拭掉。如用力擦除,则遗留出血创面。类似角化物也可见于咽后壁和舌根等处。

(三)扁桃体肿瘤

良性肿瘤多为单侧以乳头状瘤较多见,恶性肿瘤以鳞状细胞癌或淋巴肉瘤、非霍奇金氏淋巴瘤较常见,除单侧肿大外还伴有溃烂,并侵及软腭或腭弓,常伴有同侧颈淋巴结肿大,需病理切片确诊。

六、并发症

慢性扁桃体炎在身体受凉受潮、身体衰弱、内分泌紊乱、自主神经功能失调或生活及劳动环境不良的情况下,容易产生各种并发症,如风湿性关节炎、风湿热、心脏病、肾炎、长期低热等。因此,慢性扁桃体炎常被视为全身感染的"病灶"之一。如何把"病灶"和全身性疾病联系起来,学说甚多,较著名的为变态反应学说:认为存在于病灶器官(如腭扁桃体)中的病原体及其毒素代谢产物或腺病毒等,可作为异体抗原,使体内形成特异性抗体,使机体形成过敏状态。同时,病灶器官本身的实质细胞因感染而损伤,脱落离体,又可作为自体抗原,使体内产生自身抗体。此后,若与同样抗原接触、结合将发生变态反应,从而引起各种病灶性疾病。近年来就有人认为,病灶性疾病的发生,可能与腺病毒感染或腺病毒和链球菌的混合感染有关。其他学说有:感染及变态反应学说,即感染与变态反应并存并相互影响形成恶性循环;细菌与病毒感染说,原发灶细菌或毒素直接经血循环扩散作用全身引起相关脏器病变等。

慢性扁桃体炎是否成为全身其他部位感染的"病灶",应考虑下列几点。

(一)病史

慢性扁桃体炎引起全身性并发症时往往具有较明确的因果关系,即扁桃体炎是因,并发疾病是果,一般情况下就诊时已有多次急性发作病史。例如,肾炎患者,每当扁桃体发炎,间隔一段时间后尿检会出现明显异常变化。

(二)实验室检查

测定血沉、抗链球菌溶血素"O"、血清粘蛋白、心电图等,在"病灶"型病例中,将得到异常的结果。

(三)诊断试验

用下列方法激活扁桃体"病灶活动"。

1.扁桃体按摩法

每侧扁桃体按摩 5 分钟,3 小时后如白细胞增加到 12 000/mm^3 以上、血沉率增加 10 mm 以上为阳性。

2.透明质酸酶试验

在两侧扁桃体内各注射透明质酸酶 0.5 mL(200 U 溶于 1 mL 生理盐水)。1 小时后,体温增加 0.3 ℃、白细胞增加、血沉增快为阳性。

3.超短波照射

扁桃体用超短波照射 10 分钟,4 小时后白细胞增加、血沉率上升为阳性。

(四)阻消试验

用下述方法消除或阻断来自扁桃体内细菌、毒素、抗原等的"病灶"作用,观察并发症的症状变化,以判断二者之间的关联。

1.隐窝冲洗法

用生理盐水或 2% 硼酸水冲洗隐窝。数天后如见关节痛减轻、发热者体温降低、肾炎患者尿内有改善,即为阳性。隐窝吸引法原则相同。此法既可用于诊断,也可作为一种保守治疗。

2.Impletol 试验

将 Impletol 液(普鲁卡因 2 g、咖啡因 1.42 g,溶于 100 mL 生理盐水)1 mL,经腭舌弓注入扁桃体的上极黏膜下。3～5 次后关节疼痛消失或减轻,即为阳性。

七、治疗

(一)非手术疗法

可试用下列方法。

(1)基于慢性扁桃体炎是感染-变态反应的观点,本病治疗不应仅限于抗菌药物和手术,而应将免疫治疗考虑在内,包括使用有脱敏作用的细菌制品(如用链球菌变应原和疫苗进行脱敏),应用各种增强免疫力的药物,如注射胎盘球蛋白、转移因子等。

(2)局部涂药、隐窝灌洗、冷冻及激光疗法等均有人试用,远期疗效仍不理想。

(3)加强体育锻炼,增强体质和抗病能力。

(二)手术疗法

目前仍以手术摘除扁桃体为主要治疗方法。但要合理掌握其适应证,只有对那些不可逆性炎症性病变才考虑施行扁桃体切除术(tonsillectomy)。

(王黎风)

第五节 急性咽炎

急性咽炎可分为急性单纯性咽炎、急性坏死性咽炎和急性水肿性咽炎 3 种。以单纯性咽炎最常见,后两种均少见,但均凶险。

一、急性单纯性咽炎

急性单纯性咽炎(acute simple pharyngitis)为咽黏膜、黏膜下组织的急性炎症,常累及咽部淋巴组织。可单独发生,亦可继发于急性鼻炎、急性扁桃体炎等,常为上呼吸道急性感染的一部分。多见于冬、春季。

(一)病因

可有下列原因:①病毒感染以柯萨奇病毒(Cox sackie virus)、腺病毒多见,鼻病毒及流感病毒次之。病毒可通过飞沫和密切接触而传染。②细菌感染以链球菌、葡萄球菌及肺炎链球菌多见,且以 A 组乙型链球菌引起感染者症状较重。③物理及化学因素亦可引起本病,如高温、刺激性气体等。上述原因中,以病毒感染和细菌感染较多见。在幼儿,急性单纯性咽炎常为急性传染病的前驱症状或伴发症状,如麻疹、猩红热、流感、风疹等。在成人及较大儿童,则常继发于急性鼻炎、急性扁桃体炎之后。受凉、疲劳、烟酒过度及全身抵抗力下降,均为本病的诱因。

(二)病理

咽黏膜充血,血管扩张及浆液渗出,使黏膜上皮及黏膜下水肿、肿胀,并可有白细胞浸润。黏液腺分泌亢进,黏膜表层上皮脱落及白细胞渗出表面。黏膜下的淋巴组织受累,使淋巴滤泡肿大,严重时可突出咽壁表面。如病情进一步发展,则可化脓,有黄白色点状渗出物。常伴有颈淋巴结肿大。

(三)症状

一般起病较急,初觉咽部干燥、灼热、粗糙感、咳嗽,继有咽痛,多为灼痛,且空咽时咽痛较剧。咽侧索受累时,疼痛可放射至耳部。上述局部症状多见于成年人,而全身症状较轻或无。而幼儿及成人重症患者,除上述局部症状外,还可伴有较重的全身症状,如寒战、高热、头痛、全身不适、食欲缺乏、口渴及便秘等,甚至有恶心、呕吐等。其症状的轻重与年龄、抵抗力及病毒、细菌毒力有关。全身症状较轻,且无并发症者,一般 1 周内可愈。

(四)检查

口咽部黏膜呈急性弥漫性充血、肿胀。咽后壁淋巴滤泡隆起、充血。咽侧索受累时,可见口咽外侧壁有纵行条索状隆起,亦呈充血状。感染较重时,悬雍垂及软腭亦水肿。咽后壁淋巴滤泡中央可出现黄白色点状渗出物。下颌角淋巴结可肿大,且有压痛。鼻咽及喉咽部也可呈急性充血。

(五)诊断

根据病史、症状及局部检查所见,诊断不难。但应注意是否为急性传染病(如麻疹、猩红热,流感等)的前驱症状或伴发症状,在儿童尤为重要。还可行咽拭子培养和相关抗体测定,以明确病因。应与急性坏死性咽炎相鉴别,以免漏诊其原发病,如血液病等。

(六)并发症

可引起中耳炎、鼻窦炎及上下呼吸道的急性炎症。若致病菌或其毒素侵入血液循环,则可引起全身并发症,如急性肾炎、风湿热及败血症等。

(七)治疗

全身症状较轻或无时,可采取局部治疗:复方硼砂溶液(Dobell solution)含漱;应用抗病毒药,如利巴韦林、阿昔洛韦等;口服喉片,如西瓜霜润喉片、碘喉片及溶菌酶含片等,金嗓开音丸及泰乐奇含片均可采用;中成药如六神丸、喉痛解毒丸等。另外,还可用 1%～3% 碘甘油、2% 硝酸银涂抹咽后壁肿胀的淋巴滤泡,有消炎作用。另可采用抗生素加激素雾化吸入治疗,亦有较好的消炎止痛作用。若全身症状较重,如有高热,则应卧床休息,多饮水及进食流质饮食,在局部治疗的基础上加用抗生素治疗,抗病毒药可从静脉途径给药,如阿昔洛韦(无环鸟苷)注射液和板蓝根注射液等。

二、急性坏死性咽炎

急性坏死性咽炎(acute necrotic pharyngitis)是一种咽组织的坏死性急性炎症,发展迅速,病情险恶,死亡率较高。自抗生素应用以来,发病率明显下降,目前已极少见,预后也大为改观。

(一)病因

坏死性咽炎可分为症状性和原发性两类。症状性坏死性咽炎往往发生于全身严重疾病时或之后,如白血病、再生障碍性贫血、猩红热、麻疹、伤寒、流感、疟疾、糖尿病、维生素 C 缺乏症、恶病质、重金属(如汞、铋)药物中毒等。此与上述全身疾病所致抵抗力下降,咽部易受感染有关。故症状性坏死性咽炎的预后,取决于其原发病的严重程度及转归。而原发性坏死性咽炎原因不明,其中一部分可能由于营养不良引起。两类坏死性咽炎症状基本相同,故予合并讨论。致病菌多为混合感染,且以杆菌及厌氧菌为主,如大肠埃希菌、铜绿假单胞菌及梭状杆菌等。

(二)症状与体征

(1)全身症状:起病急,多有寒战、高热。体质极差者,可仅有低热或不发热,为反应性极差的表现。全身情况可迅速恶化,可早期出现中毒症状或循环衰竭。之后可出现肺炎及败血症症状。

(2)局部症状及体征:以坏死病变为主。初起于腭扁桃体及其邻近组织,渐渐可向口腔、软腭、口咽、鼻咽、喉或咽旁间隙侵犯。坏死常累及黏膜及黏膜下层,可深达肌层。坏死组织为暗黑色或棕褐色,上覆假膜,易出血。扁桃体常高度肿大,舌亦常被累及。颈淋巴结肿大并有压痛。患者咽痛剧烈,吞咽困难,口臭,可发生张口困难。

(3)若病情未得到控制,软腭可坏死穿孔;喉部受侵犯时可出现急性喉炎、声嘶及呼吸困难;若侵蚀较大血管可发生致死性大出血。还可致颈部蜂窝织炎,咽旁隙脓肿,中毒性心肌炎等,后者可引起生命危险,应提高警惕。若致病菌或毒素侵入血循环,可致脓毒血症。

(三)诊断

根据起病急、全身情况恶化迅速及咽部典型坏死性表现,即可诊断。对症状性坏死性咽炎找出其原发病甚为重要。以便对原发病能进行治疗。对其预后有重要意义。此病需与发生于咽部的 NK/T 细胞淋巴瘤(以往称为恶性肉芽肿)相鉴别;后者发病缓慢,咽痛不明显,全身情况较好(早期),坏死部位多在正中线附近,均可资鉴别。

(四)治疗

(1)以治疗原发病为主(症状性坏死性咽炎)。

(2)及时使用大剂量抗生素。必要时可联合用药。有条件时做咽培养加药敏试验,以指导用药。再生障碍性贫血患者不能使用氯霉素等。

(3)咽部宜用碱性溶液或 1:2 000 高锰酸钾冲洗。咽部坏死组织不宜清除或搔刮,以免引起大出血。局部禁用烧灼药物,如硝酸银等。

三、急性水肿性咽炎

急性水肿性咽炎(acute edematous pharyngitis)临床上较少见,通常是指发生于咽部的血管神经性水肿。实为变态反应,为一非炎性疾病。血管神经性水肿好发于面部、唇及喉部,而发生于喉部者,发展迅速,可速发喉阻塞而引起窒息。在临床上,急性水肿性咽炎常伴发或继发于喉血管神经性水肿;亦可单独发生,但较少见,且易向喉部发展,而引起窒息。故亦应提高警惕。

急性水肿性咽炎病变主要累及软腭、扁桃体区及喉入口处。咽部黏膜水肿发生迅速,呈灰白色,半透明隆起,无炎症表现。发病初期,患者觉咽部有异物感,然后迅速发生吞咽困难、呼吸困难,严重时喉入口被阻塞,发生窒息。根据发病迅速、口咽部黏膜呈水肿状,不难诊断。确诊后应立即皮下注射1‰肾上腺素、静脉注射地塞米松10mg及给予抗组胺药物,可获得缓解并需严密观察呼吸情况。若已累及喉部,则按喉血管神经性水肿处理。必要时需行气管切开术。对尚未侵犯喉部者,在咽部水肿黏膜上作多个切口,可使肿胀迅速消退。

四、咽结膜热

咽结膜热(pharyngoconjunctival fever)是一种以发热、咽炎与结膜炎为特征的急性传染病。因与咽炎有关,故归于咽部相关疾病描述。

(一)病因及流行病学

本病为腺病毒感染。从患者咽、眼分泌物中所分离出来的腺病毒,大多数为Ⅲ型,少数为Ⅶ型。国外也有Ⅳ型与Ⅷ型混合感染的报告。可散发或局限性流行,可发生于任何年龄,但多见于儿童。常流行于夏季,传染途径未明,或与接触传染有关,如游泳或共用洗脸洗澡用具等。对此病的免疫力随年龄而增长,年龄越大,发病率越低。本病传染期约10天,很少有复发或发生并发症,大多于2周后痊愈。未见死亡病例报告。

(二)症状及检查

潜伏期5～9天。典型者起病时有全身不适、眼痒,继而高热、头痛、鼻塞、咽痛、眼部刺痛,类似感冒。眼睑有不同程度的红肿,球结膜、咽黏膜均充血,咽后壁淋巴滤泡充血肿大。耳前及颈部有散在性淋巴结肿大,但无压痛。在非典型病例则发热、咽炎与结膜炎可单独发生。结膜炎常为单侧,持续1～3周。血常规检查,白细胞数大多正常或稍有减少,淋巴细胞相对增多。咽拭及眼分泌物细菌培养多为阴性。

(三)诊断

根据上述症状及检查所见,虽局部症状表现明显,但因腺病毒所引起的疾病种类甚多,有时难以鉴别。取结膜囊或咽部分泌物作病毒分离及血清补体结合试验,有助于诊断。

(四)鉴别诊断

1.流感

流感多在冬、春季流行,发病急骤,除高热外,尚有眶后痛,全身肌肉、关节酸痛,咳嗽、咳痰等上呼吸道症状。

2.流行性结膜炎

流行性结膜炎主要表现为结膜充血及眼睑、结膜水肿,有黏脓性分泌物,常为双侧性。全身症状轻微,无发热及咽、鼻症状。

3.钩端螺旋体病

钩端螺旋体病多发生在夏季。结膜、黏膜也有充血,但全身症状严重,如寒战、高热、头痛、呕吐、肌肉及关节痛等,并可出现颈强直及黄疸。

4.疱疹性咽峡炎

疱疹性咽峡炎多发生于夏季。软腭及腭弓上有小疱疹,无眼部症状。

5.史蒂文-约翰逊(Stevens-Johnson)综合征

史蒂文-约翰逊综合征是包括口腔、咽喉、眼、阴部及皮肤症状的一个综合征。全身可见皮疹。咽部、阴部有小疱疹,继有浅表溃疡。

(五)治疗

目前尚无特效疗法。宜注意休息,作一般对症处理及支持疗法等。抗生素治疗效果不大,但可预防及控制继发感染。眼部可用阿昔洛韦滴眼液、泰利必妥滴眼液及 0.5%金霉素溶液或软膏。应用皮质激素类药物点眼或口服,可缩短病程及减轻症状。

(王黎风)

第六节 慢 性 咽 炎

慢性咽炎(chronic pharyngitis)为咽部黏膜、黏膜下及其淋巴组织的慢性炎症。弥漫性炎症常为上呼吸道慢性炎症的一部分;而局限性炎症则多为咽淋巴组织的炎症。本病极为常见,多见于成年人。病程长,症状易反复发作,往往给人们不易治愈的印象。

一、病因

(1)急性咽炎反复发作所致,此为主要原因。

(2)上呼吸道慢性炎症刺激所致:如鼻腔、鼻窦的炎症,鼻咽部炎症及鼻中隔偏曲等,可因其炎性分泌物经后鼻孔至咽后壁刺激黏膜;亦可因其使患者长期张口呼吸,引起黏膜过度干燥而导致慢性咽炎。另外,慢性扁桃体炎可直接蔓延至咽后壁,引起慢性咽炎。

(3)烟酒过度、粉尘、有害气体等的刺激及喜食刺激性食物等,均可引起慢性咽炎。

(4)职业因素(如教师与歌唱者)及体质因素亦可引起本病。

(5)全身因素:如贫血,消化不良,心脏病(因血循环障碍引起咽部淤血),慢性支气管炎,支气管哮喘,风湿病,肝、肾疾病等,也可引发此病(特别是慢性肥厚性咽炎)。另外内分泌紊乱、自主神经失调,臭鼻杆菌及类白喉杆菌的感染、维生素缺乏以及免疫功能紊乱等均与萎缩性及干燥性咽炎有关。

(6)过敏因素 吸入性过敏原,如花粉、屋尘螨、动物皮毛、真菌孢子等,药物、工作环境中的化学刺激物及食物过敏原等都可引起变应性咽炎。

二、病理

从病理观点看,可分为 4 类。

(一)慢性单纯性咽炎(chronicsimple pharyngitis)

慢性单纯性咽炎较多见。病变主要在黏膜层,表现为咽部黏膜慢性充血,其血管周围有较多淋巴细胞浸润,也可见白细胞及浆细胞浸润。黏膜及黏膜下结缔组织增生。黏液腺可肥大,分泌功能亢进,黏液分泌增多。

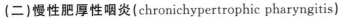

(二)慢性肥厚性咽炎(chronichypertrophic pharyngitis)

慢性肥厚性咽炎又称慢性颗粒性咽炎及咽侧炎。亦较多见。黏膜充血增厚,黏膜及黏膜下有较广泛的结缔组织及淋巴组织增生,在黏液腺周围的淋巴组织增生突起,在咽后壁上表现为多个颗粒状隆起,呈慢性充血状,有时甚至融合成一片。黏液腺内的炎性渗出物被封闭其中,在淋巴颗粒隆起的顶部形成囊状白点,破溃时可见黄白色渗出物。此型咽炎常累及咽侧索淋巴组织,使其增生肥厚,呈条索状。

(三)萎缩性及干燥性咽炎(atrophicpharyngitis and pharyngitis sicca)

萎缩性及干燥性咽炎常由萎缩性鼻炎蔓延而来。病因不明,较少见。初起为黏液腺分泌减少,分泌物稠厚而干燥,继因黏膜下层慢性炎症,逐渐发生机化与收缩,压迫腺体与血管,使腺体分泌减少和营养障碍,致使黏膜及黏膜下层逐渐萎缩变薄。咽后壁上可有干痂皮附着或有臭味。

(四)慢性变应性咽炎(chronic allergic pharyngitis)

慢性变应性咽炎又称慢性过敏性咽炎。为发生于咽部黏膜的由IgE介导的Ⅰ型变态反应。多伴发于全身变应性疾病或变应性鼻炎,亦可单独发病,其症状常有季节性变化。

变应原刺激咽部黏膜,使合成IgM的浆细胞转化成合成IgE的浆细胞,IgE又附着于肥大细胞、嗜碱性粒细胞(称介质细胞)表面,此时咽部黏膜处于致敏状态。当相同的变应原再次接触机体后,此变应原与介质细胞表面的IgE结合,导致介质细胞脱颗粒,释放组胺、合成前列腺素等炎性介质,可引起毛细血管扩张、血管通透性增加、腺体分泌增多,引起过敏反应。而食物性过敏原主要通过补体 C_3、C_4 途径引起过敏反应。

除上述4类外,有人认为还有一种慢性反流性咽炎。推测是由于胃食管反流性疾病时,胃酸直接损伤咽部黏膜引起咽部黏膜及黏膜下的慢性炎症。临床上多表现为咽部不适、异物感、咽干燥感及灼热感,偶有咽痛。检查可见咽后壁充血、淋巴滤泡增生,较多黏膜红斑。可合并有声带小结、息肉及接触性溃疡等。治疗上以原发病治疗为主,咽部症状对症治疗为辅。

三、症状

慢性咽炎全身症状均不明显,而以局部症状为主。各型慢性咽炎症状大致相似,且多种多样,如咽部不适感、异物感、痒感、灼热感、干燥感或刺激感,还可有微痛等。主要由于其分泌物及肥大的淋巴滤泡刺激所致。由于咽后壁常有较黏稠的分泌物刺激,常在晨起时出现较频繁的刺激性咳嗽、伴恶心。咳嗽时常无分泌物咳出(干咳),或仅有颗粒状藕粉样分泌物咳出。长期咳嗽,可使炎症加重。咽侧索肿胀的患者常伴吞咽疼痛感。有时黏膜可出血,咳出或吐出的分泌物血染,常使患者惊恐,并以此就诊。

上述症状常在用嗓过度、气候突变或吸入干热或寒冷空气时加重,尤以萎缩性咽炎及干燥性咽炎为甚。有些患者说话时间过长,可诱发急性咽炎。慢性咽炎可向上蔓延波及咽鼓管,出现耳鸣或听力减退症状;向下累及喉部可出现声嘶。在临床工作中,常可见到部分患者的咽部呈明显慢性咽炎变化,但无任何自觉症状,这可能与其耐受性有关。

四、检查

各型咽炎患者咽部均较敏感,张口压舌易作呕。以慢性单纯性和慢性肥厚性咽炎为甚。

慢性单纯性咽炎:黏膜呈斑点状或片状慢性充血,可呈水肿样肿胀,有时可见小静脉曲张。咽后壁常有少许黏稠分泌物附着。软腭和两腭弓也常慢性充血,悬雍垂可增粗,呈蚯蚓状下垂,有时与舌根接触。鼻咽顶部常有黏液与干痂附着。

慢性肥厚性咽炎：黏膜亦慢性充血，且有增厚。与单纯性咽炎的区别在于咽后壁上有较多颗粒状隆起的淋巴滤泡，可散在分布或融合成一大块，慢性充血，色如新鲜牛肉。咽侧索也可增生变粗，在咽侧（腭咽弓后）呈纵形条索状隆起。扁桃体切除术后，咽侧索增生往往更明显。

慢性萎缩性及干燥性咽炎：为一种疾病的两个不同的发展阶段，其间无明显界限。表现为咽黏膜干燥、萎缩变薄，色苍白且发亮，如涂漆状。咽后壁上颈椎椎体的轮廓显现较清楚，有时易被误认为是咽后壁脓肿或包块。咽后壁黏膜上常有黏稠黏液或有臭味的黄褐色痂皮。腭弓变薄，悬雍垂变短窄。萎缩性咽炎继续发展，可向下蔓延至喉及气管。常与血管运动性鼻炎同时存在，可能与变态反应有关。

慢性变应性咽炎：咽部黏膜苍白，呈水肿状，亦可为淡红色，咽部较多水样分泌物。有时可见悬雍垂水肿及舌体肿胀，因常伴发于变应性鼻炎，故常可见变应性鼻炎的鼻腔所见。

五、诊断

从病史及检查所见本病诊断不难，但应注意的是，许多全身性疾病（特别是肿瘤）的早期可能仅有与慢性咽炎相似的症状。故当主诉症状和检查所见不相吻合时或有其他疑点时，不应勉强诊断为慢性咽炎，而必须详细询问病史，全面仔细检查鼻、咽、喉、气管、食管、颈部甚至全身的隐匿性病变，特别是恶性肿瘤，以免漏诊。

而慢性变应性咽炎的诊断，除有相应变应原接触史、相应症状及体征外，还应做皮肤变应原试验，总 IgE 及血清特异性 IgE 检测。

六、鉴别诊断

早期食管癌患者在出现吞咽困难之前，常仅有咽部不适或胸骨后压迫感。较易与慢性咽炎混淆。对中年以上的患者，若以往无明显咽炎病史，在出现咽部不适时，应作详细检查。

茎突综合征、舌骨综合征或咽异感症等均可因有相同的咽部症状而不易区别。可通过茎突及舌骨 X 线拍片和颈椎 X 线拍片、CT 扫描或触诊等与咽炎鉴别。

肺结核患者，除可发生咽结核外，也常患有慢性咽炎。

丙种球蛋白缺乏症，好发于儿童及青年，有反复发生急性或慢性呼吸道炎症病史，其咽部变化为淋巴组织明显减少或消失。

还须与咽部特殊性传染病（如结核）及肿瘤相鉴别。咽部肿瘤（舌根部及扁桃体肿瘤）多有与咽炎相似的症状，或因继发感染而与咽炎并存。应予以详细检查，认真鉴别或排除之。

七、治疗

（一）去除病因
戒除烟酒，积极治疗急性咽炎及鼻和鼻咽部慢性炎症等。纠正便秘和消化不良，改善工作和生活环境（避免粉尘及有害气体）。治疗全身性疾病以增强身体抵抗力，甚为重要。

（二）局部治疗
1.慢性单纯性咽炎

常用复方硼砂溶液、呋喃西林溶液、2％硼酸液含漱，以保持口腔、口咽的清洁。或含服喉片：有碘喉片、薄荷喉片、泰乐奇含片、西瓜霜含片、健民咽喉片、达芬拉露喷雾剂及金嗓利咽丸、金嗓清音丸等可供选用;六神丸亦有一定疗效。

可用复方碘甘油、5％硝酸银溶液或 10％弱蛋白银溶液涂抹咽部,有收敛及消炎作用。对咽异物感症状较重者,可采用普鲁卡因穴位(廉泉、人迎)封闭,可使症状减轻。超声雾化也有助于减轻症状。一般不应用抗生素治疗。

2.慢性肥厚性咽炎

除可用上述方法处理外,还需对咽后壁隆起的淋巴滤泡进行治疗。有化学药物或电凝固法、冷冻或激光治疗法等。化学药物多选用 20％硝酸银溶液或铬酸,烧灼肥大的淋巴滤泡。电凝固法因不良反应较多,目前已很少采用。现在较常采用激光烧灼咽后壁淋巴滤泡,具有操作简单,痛苦少,无出血,疗效好的优点。应用射频治疗仪治疗增生的淋巴滤泡,效果亦佳。

超声雾化疗法、局部紫外线照射及透热疗法对肥厚性咽炎也有辅助作用。

3.萎缩性及干燥性咽炎

一般处理同上,但不可施行烧灼法。可内服小量碘剂(碘化钾 0.1～0.2 g,每天 2～3 次,多饮水),可促进分泌增加,改善干燥症状。超声雾化治疗亦能减轻干燥症状。服用维生素 A、维生素 B_2、维生素 C、维生素 E,可促进黏膜上皮生长。应注意萎缩性鼻炎的处理。

对干燥性咽炎患者,考虑行扁桃体摘除术时应慎重,以免术后病情加重。

4.慢性变应性咽炎

避免接触各种过敏原,应用抗组胺药及肥大细胞稳定剂等,局部或全身应用糖皮质激素及免疫调节剂等。

(王黎风)

第七节 樊尚咽峡炎

樊尚咽峡炎是一种由梭形杆菌与螺旋体引起的咽部特异性感染,表现为局部组织坏死、溃疡和假膜形成,常伴有全身症状的疾病。过去曾称为溃疡性咽峡炎、奋森咽峡炎。

一、病因

本病是由梭形杆菌和螺旋体大量繁殖所致。这两种病原体均为厌氧菌,易生长在酸性环境中,在口腔内可同时出现,多认为为"共生现象"可存在于正常人的口腔中,而不引起疾病,只有在机体抵抗力下降时(如营养不良、免疫抑制、糖尿病、血液病等)才能致病。感染可累及软腭、咽壁、牙龈袋或扁桃体。

二、病理

该病多好发于一侧扁桃体,其上皮及固有层破坏,形成溃疡,表面有灰白色或灰黄色的假膜覆盖,用绵球搽去后容易出血,溃疡可逐渐向周围和深处发展,累及咽壁、颊黏膜、软腭等。可从溃疡面取下假膜涂片寻找病原菌。

三、临床表现

临床症状与病变的轻重和范围相关。潜伏期为 6～7 天。

(一)全身症状

全身不适,畏寒,发热,体温可达 39 ℃。头痛、背部和四肢酸痛、乏力、食欲缺乏、腹泻或便秘等。

(二)局部症状

咽痛多以一侧为重,伴吞咽困难、口臭及唾液带血。

(三)检查

检查可见一侧的扁桃体和/或腭弓、牙龈、颊黏膜有溃疡,溃疡周围红肿,表面有灰白色或黄白色的假膜覆盖,可有同侧颌下淋巴结的肿大和压痛。

四、诊断及鉴别诊断

根据临床表现,病变局部涂片检查发现梭形杆菌及螺旋体,即可确诊。但咽部溃疡及假膜可以是一些全身疾病的局部表现,因此需与急性扁桃体炎、粒细胞缺乏性咽峡炎、白血病相鉴别。并进行全身全面的检查,以避免误诊。

五、治疗

治疗方法包括全身的治疗和局部的治疗。全身充分休息、进食富有营养和易消化的食物。给予丰富的维生素。适当地给予抗生素。首选青霉素类。局部保持口腔的清洁,可给予含氧的漱口液,杜绝厌氧菌的生长。咽部疼痛剧烈,可适当给予去痛药物。

六、预后

樊尚咽峡炎预后良好,1～7 周内可痊愈。如继发于全身性疾病,则预后与全身性疾病相关。因该病有传染性,应进行隔离,以免传染他人。

(王黎风)

第八节　腺样体肥大

咽扁桃体又称腺样体,正常情况下 6～7 岁时发育最大,但到 10 岁以后开始萎缩。由于鼻咽部炎症的反复刺激,咽扁桃体发生病理性增生,而引起相应的症状,称咽扁桃体肥大,习称腺样体肥大。

一、病因

鼻咽部及其毗邻部位或腺样体自身炎症的反复刺激,使腺样体发生病理性增生。

二、临床表现

腺样体肥大的主要症状为鼻塞。由于肥大的腺样体堵塞后鼻孔，患者长期张口呼吸，致使面骨发育发生障碍，上颌骨变长，腭骨高拱，牙列不齐，上切牙突出，咬合不良，上唇厚、翘起，鼻翼萎缩，鼻孔狭窄，鼻唇沟平展，精神萎靡，面容呆板，反应迟钝，出现所谓"腺样体面容"。腺样体肥大常并发鼻炎、鼻旁窦炎，有鼻塞及流鼻涕症状。说话时带闭塞性鼻音，睡觉时可发出鼾声。因分泌物向下流并刺激呼吸道黏膜，常引起咽、喉及下呼吸道黏膜炎症，并发气管炎。肥大的腺样体可阻塞咽鼓管咽口，或反复发炎而并发分泌性中耳炎，导致听力减退和耳鸣，是儿童患分泌性中耳炎的主要原因之一。腺样体肥大对儿童发育有不良影响，主要表现为全身发育及营养状况较差，并有睡眠不足、打鼾、夜惊、磨牙、遗尿、消瘦、低热、贫血、性情烦躁、记忆力减退、注意力不集中等症状。此外，长期呼吸道阻塞、肺换气不足，将引起患儿肺动脉高压和肺源性心脏病，重者可导致右心衰竭。对心理发育的影响除智力差外，还会产生自卑退缩等心理，性格倔强怪异。

三、检查

有上述"腺样体面容"患儿应考虑本病。患儿张口呼吸，口咽检查可见硬腭高而窄，常伴有腭扁桃体肥大。患儿有鼻阻塞症状，前鼻孔镜检查可见鼻腔内有黏性或黏脓性分泌物。对鼻甲大不易检查者，可充分收缩鼻黏膜后进行检查，可经前鼻孔看到鼻咽部红色块状隆起。对能合作的儿童可进行鼻咽镜检查，可见鼻咽顶部和后壁表面有纵行裂隙的分叶状淋巴组织团块，似半个剥去外皮的橘子，纵沟中常有分泌物，肥大显著的咽扁桃体可充满鼻咽腔。也可用纤维鼻咽镜、鼻内镜检查。对患儿可用手指触诊，可触及鼻咽顶部有柔软的块状增生物。鼻咽部侧位 X 线拍片、CT 扫描可协助诊断。

四、鉴别诊断

应与鼻咽部肿瘤相鉴别。如鼻咽血管纤维瘤、颅咽管瘤等。

五、治疗

(一)一般治疗
增强体质和抗病能力，预防感冒。
(二)手术治疗
若保守治疗无效，应尽早行腺样体切除术。

（王黎风）

第九节　咽角化症

咽角化症为咽部淋巴组织的异常角化，多发生于腭扁桃体和舌扁桃体，发乍于咽扁桃体、咽后壁及咽侧索者较少。

喉角化症为喉部黏膜淋巴组织异常角化堆积形成的病变，虽属于良性病变，但是具有恶变的倾向,被列为喉的癌前病变之一,文献报道恶变率为 19%。

一、病因

病因未明,多见于青中年女性。尤其在精神抑郁者多见,可能与精神因素有关。也有人认为可能与口腔、鼻窦及咽喉部慢性炎性刺激有关。正常情况下咽喉部黏膜可机械性阻挡异物、微生物进入深层组织,形成天然生理屏障,黏膜中存在免疫球蛋白,可特异性结合抗原形成免疫复合物,形成一层保护屏障。当上皮内的淋巴细胞反复受到抗原刺激时产生增殖反应,异常增生角化,衰老的表层细胞及黏附其上的细菌也不宜脱落,且与其底膜紧密粘连形成感染灶,并刺激咽喉部。也有人认为是一种纤毛菌感染。

二、病理

主要病理变化为局部鳞状上皮角化亢进,堆积成白色小的三角锥形或圆锥形突起,周围黏膜有炎症反应,而黏膜下层正常。可伴有异形上皮。

三、临床表现

无特殊症状,也可全无症状,主要表现为咽喉部有异物感、发痒、干燥、刺痛、不适感及声音嘶哑等症状,发生于舌扁桃体者常因会厌受刺激而觉喉中发痒或咽喉部刺痛感且精神因素可加重上述症状。

四、检查

常规口咽部检查见局部病变黏膜慢性充血,在扁桃体隐窝口有乳白色、尖头及一些碎片状角化物,呈笋样突出,角化物常较坚硬,与组织粘连较紧,不易拔除,其周围有一较红的充血区,若强行拔除角化物则常留一出血创面,但角化物易再生。喉部黏膜充血,表面有白色斑点状锥形隆起,周围有充血区,易脱落,易再生。治疗依病情而定。

五、诊断

本病诊断主要根据患者的症状及扁桃体咽喉检查所见,结合发病年龄和性别可做出诊断。病理活检确诊。

六、治疗

(1)视角化程度而定,轻者若无明显症状,不需治疗,可向患者解释清楚以清除其疑虑,嘱忌烟酒,避免对咽喉部黏膜的刺激,同时加强锻炼改善其全身健康。

(2)对角化较重或一般治疗见效者,可予激光、冷冻及微波治疗去除角化物。

(3)如患者自觉症状较重,病变又仅局限于腭扁桃体或扁桃体成为炎性病灶时则可行扁桃体切除。

(4)喉角化轻症者,可不处理。戒烟酒、避免慢性不良刺激。角化重者,可行支撑喉镜下喉显微手术,清除病变或采用激光等辅助手段。

(王黎凤)

第十节　咽囊炎、舌扁桃体肥大、腭垂过长

一、咽囊炎

咽囊炎亦称桑沃地(Thorn waldt)病,鼻咽脓肿及鼻咽中部瘘管。常表现为鼻后部流脓及枕部钝痛。多见于儿童,成年人非常少见。咽囊炎为咽囊的感染,多为腺样体中央隐窝阻塞性炎症所致。

(一)病理与病因

咽囊为胚胎期脊索顶端退化回缩时,咽上皮向内凹陷形成的囊性隐窝。位于鼻咽顶后壁,囊口开口于腺样体中央隐窝下端,囊的大小不一,囊壁为黏膜覆盖。囊的顶端附着于枕骨底部的骨膜上。囊的开口被阻塞时,囊内杯状细胞的分泌物不能排出而形成囊肿;继发感染则成为脓肿;脓肿进一步发展可破裂,则形成化脓性瘘管,前述的众多命名与此有关。咽囊炎多发生于腺样体切除术后,可能与手术后瘢痕封闭隐窝口有关。

(二)症状

主要症状为鼻后部流脓及枕部持续性疼痛。囊腔开放时患者常感鼻咽部有黏脓向下流至口咽部,有臭味,以清晨为多。有时后吸时,可有痂皮及豆渣样物从口咳出。常伴有恶心、咳嗽、易感冒等症状。囊腔闭锁时枕部可出现放射性疼痛,多为持续性钝痛,与蝶窦炎头痛相似,常伴有颈后肌肉发僵,酸痛症状,且头转动时加重。亦可有耳鸣和耳内闷胀感。少数患者可伴有发热。

(三)检查及诊断

对经常鼻后部流脓且伴枕部持续性钝痛的患者(特别是有腺样体切除术史),在排除了鼻腔及鼻旁窦炎症和鼻咽部肿瘤后,应考虑有咽囊炎的可能。

在间接鼻咽镜下(或电子纤维鼻咽镜)检查鼻咽部,见鼻咽顶部中央圆形隆起肿胀,或呈息肉样变,黏膜充血。在中线处上可见囊口,常有干痂附着,清除后挤压囊口上方有时见脓液流出,用探针很易探入囊内,并可有豆渣样物或干酪样物。

(四)治疗

彻底切除或破坏咽囊内壁黏膜,以防复发,是其治疗原则。方法:鼻咽部及口咽部用1%丁卡因表面麻醉,用鼻咽镜充分暴露咽囊,并用咬钳咬去囊口周围组织。可选择下列方法破坏囊壁:①25%～50%硝酸银或25%三氯醋酸烧灼法。每周1次,共3次。②用小刮匙刮除囊壁。③激光术破坏囊壁组织。④可采用鼻内镜下切除咽囊壁黏膜。术前还须鼻腔表面麻醉(鼻腔进路)。此法具有视野清晰,亮度高,可吸引,且损伤小,术后效果良好等特点。⑤若咽囊较大,还可切开软腭,在直视下彻底切除囊壁黏膜,但其损伤较大,目前已较少采用。

若有腺样体肥大,则应该切除腺样体,以利引流。

二、舌扁桃体肥大

舌扁桃体肥大又称慢性舌扁桃体炎。多见于20～40岁的青壮年,儿童少见。

（一）病因

舌扁桃体肥大常为舌扁桃体炎及腭扁桃体慢性炎症反复发作的结果。临床上可见腭扁桃体切除后，更易出现舌扁桃体肥大的现象，此被认为是舌扁桃体代偿性增生所致。舌扁桃体肥大还与过度烟酒、好用刺激性食物及发声过度有关。

（二）症状

舌扁桃体肥大主要为局部刺激症状，如咽异物感、阻塞感，且舌扁桃体较大时，症状明显。为缓解其症状，患者常做吞咽动作。还可有刺激性干咳、声嘶症状。且说话多时，上述症状可加重。若舌扁桃体肥大感染急性发作，可出现吞咽困难或并发舌根脓肿。舌扁桃体肥大有时可无任何症状，仅在检查口腔时发现舌扁桃体肥大。

（三）检查

可直接用压舌板压迫舌部，或在间接喉镜下检查，见舌根部有较多颗粒状淋巴组织隆起，分布于舌根及两侧，可一侧较大或两侧对称。肥大较重时，可占满会厌谷，并向两侧延伸，甚至可与腭扁桃体下极相连。

（四）鉴别诊断

舌扁桃体肥大诊断较易，但应与舌根部良性及恶性肿瘤相鉴别。良性肿瘤如舌根部腺瘤、涎腺混合瘤及舌甲状腺等；恶性肿瘤有淋巴肉瘤或淋巴上皮癌。

（五）治疗

1.病因治疗

积极治疗腭扁桃体炎及慢性咽炎等呼吸道疾病。禁烟酒、少吃或不吃刺激性食物。

2.药物治疗

在舌扁桃体局部涂抹 5％～10％硝酸银或 1％碘甘油，或用复方硼砂（Dobell）溶液含漱，口服抗生素等，均可缓解其症状。

3.手术治疗

舌扁桃体肥大较重并引起明显症状者，可施行舌扁桃体切除术。术前用 1％丁卡因口咽及舌根部表面麻醉，可用舌扁桃体切除刀、圈套器或长弯剪刀切除肥大的舌扁桃体。近来可采用低温等离子射频技术行舌扁桃体消融术，具有安全、痛苦小、出血少、疗效好等特点，值得推广。亦可用电凝固术、激光、微波及冷冻方法进行治疗。

三、腭垂过长

正常的腭垂与舌根部不接触，由于各种原因使腭垂变长，与舌根部接触，称为腭垂过长。

（一）病因

腭垂症状多系口咽及扁桃体的慢性炎症长期刺激所致；而鼻咽及鼻窦的慢性炎症，因其炎性分泌物由后鼻孔流下，刺激腭垂，亦可引起腭垂过长。上述原因可使腭垂发生慢性炎症，腭垂肌发生变性，黏膜可水肿并向下垂，致使腭垂变长或有增粗，长期刺激可使其纤维化。另外，可见先天发育异常者，但极少见。

（二）症状

腭垂症状多为咽部不适感或异物感，并常有恶心、呕吐，特别是在检查咽部及进食时明显。张大口腔并做深呼吸时（此时软腭上抬，咽峡扩大）异物感可消失，闭口后又出现。患者还常有阵发性咳嗽和声音改变，咳嗽于平卧时较易发生，多为腭垂刺激咽后壁所致。少数患者可无任何症状。

（三）检查

腭垂较松弛，细长，有时亦较粗，其末端肥大呈球形，与舌根部接触，较长时，软腭上举时也不离开舌根。咽部常有慢性炎症。

（四）治疗

禁烟酒及刺激性食物，在治疗咽部及鼻部慢性炎症的基础上，对于症状显著者可施行腭垂部分切除。但不可切除过多，以免术后瘢痕收缩，使其过短，又可影响软腭功能。手术方法：腭垂根部黏膜下浸润麻醉，用组织钳挟持腭垂下端并向前下牵引，在相当于切口处（横行切口）用血管钳夹出一印痕，沿此印痕剪去过长部分。切口斜面向后，以免术后进食时刺激创面引起疼痛。如需切除腭垂肌，则先切除多余的黏膜，然后钳住肌肉的顶端，向上分离黏膜，肌肉部分切除后。将黏膜切缘盖住肌肉残端缝合。

（王黎风）

第十六章

咽 部 脓 肿

第一节 咽后脓肿

咽后脓肿为咽后隙的化脓性炎症,因其发病机制不同,分为急性与慢性两型。

一、病因

(一)急性型

由于幼儿咽后隙内有散在的淋巴结,当口、咽、鼻腔及鼻窦发生感染时,可引起咽后隙淋巴结化脓性炎症,进而形成脓肿,因此急性咽后脓肿多发生于 3 岁以下幼儿。咽后壁损伤后感染,或邻近组织炎症扩散进入咽后隙,也可发生咽后脓肿。

(二)慢性型

慢性型咽后脓肿由颈椎结核引起,多见于青壮年。

二、临床表现

(一)急性型

起病较急,可有畏寒、发热、吞咽困难、拒食。吸奶时吐奶或奶汁反流入鼻腔,有时可吸入呼吸道引起呛咳。说话含糊不清,如口内含物;睡时打鼾,呼吸不畅。头常偏患侧以减少患侧咽壁张力。如炎症侵入喉部,则呼吸困难加重。检查可见咽后壁一侧隆起、充血,脓肿较大者可将患侧腭咽弓及软腭向前推移。检查时,应注意避免脓肿破裂;如破裂,应速将患儿头部倒置,防止脓液流入气管。一侧或双侧颈淋巴结肿大。

(二)慢性型

多数伴有结核病的全身表现,起病缓慢,无咽痛;随着脓肿的增大,可出现咽部阻塞感。检查见咽后壁隆起,黏膜色泽较淡。颈椎结核引起者,脓肿常居咽后中央。

三、诊断

根据病史及检查,诊断不难。颈部 X 线检查及 CT 检查可发现颈椎前软组织隆起;若为颈椎结核引起者,可发现有骨质破坏征象。

四、治疗

(一)急性咽后脓肿

一经确诊,应及早施行切开排脓。取仰卧头低位,用直接喉镜将舌根压向口底,暴露口咽后壁,看清脓肿部位后,以长粗穿刺针抽脓,然后于脓肿底部用尖刀作一纵切口(图 16-1),并用长血管钳撑大切口,吸尽脓液。术中应备好氧气、气管切开包、喉镜及插管等器械,以便在意外情况出现时使用。

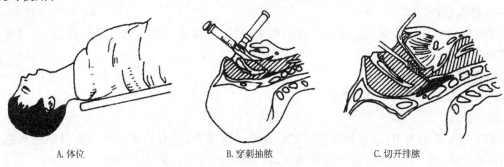

A.体位   B.穿刺抽脓   C.切开排脓

图 16-1 咽后脓肿的手术治疗

术后使用足量广谱抗生素控制感染。引流不畅者应每天撑开切口排脓,直至痊愈。

(二)慢性咽后脓肿

结合抗结核治疗,在口内穿刺抽脓,脓腔内注入 0.25 g 链霉素液,但不可在咽部切开。并发颈椎结核者,宜由骨科医师在治疗颈椎结核的同时,取颈外切口排脓。

(张　培)

第二节　咽旁脓肿

咽旁脓肿为咽旁隙的化脓性炎症,早期表现为蜂窝织炎,继而形成脓肿。

溶血性链球菌为主要致病菌,其次为金黄色葡萄球菌、肺炎双球菌等。咽旁脓肿的感染途径较多,如扁桃体、牙齿、鼻部及咽部所属淋巴结等处的急性炎症,均可蔓延至咽旁隙引起感染。

一、临床表现

患者精神萎靡,可有持续高热、畏寒、头痛及食欲缺乏等全身不适。局部主要表现为咽痛及颈侧剧烈的疼痛,吞咽障碍等。咽旁感染侵及翼内肌可出现牙关紧闭,张口困难。

二、体征

急性重病容,患侧颌下区及下颌角后方肿胀,局部坚硬,触痛明显,患者头部偏向患侧可减轻头痛。严重时肿胀范围可上达腮腺,下沿胸锁乳突肌而达锁骨上窝。脓肿形成后,局部变软并有波动感。患侧扁桃体及咽侧壁突向咽中线,而扁桃体本身无明显病变。

三、诊断和鉴别诊断

根据临床表现及有关检查,一般不难诊断,如从颈部肿胀处穿刺抽脓,B超或CT检查可发现脓肿形成。由于脓肿位于深部,从颈外触诊时不易摸到波动感,故不能以有无波动感为诊断咽旁脓肿的依据。

四、治疗

(一)感染初期

给予足量敏感的抗生素和适量的糖皮质激素,局部热敷或理疗。患者卧床休息,多饮水,必要时可给予镇静药。

(二)脓肿形成期

咽旁脓肿形成后必须切开排脓。

1.颈外径路

局麻下以下颌角为中心,在胸锁乳突肌前缘做一纵切口,用血管钳钝性分离组织进入脓腔。排脓后冲洗干净,置入引流条,缝合部分伤口,每天换药,用抗生素冲洗脓腔。

2.经口径路

脓肿明显突向咽侧壁时,可于最突出部分做一垂直切口,用血管钳钝性分离到脓腔,引流脓液。

(三)支持疗法

进食困难者应静脉补液,加强营养,注意水电解质平衡。

(张　培)

第十七章

咽部运动性及感觉性障碍

第一节　咽部运动性障碍

运动性障碍分为瘫痪和痉挛两种。前者又可分为软腭瘫痪和咽缩瘫痪。

一、软腭瘫痪

软腭瘫痪是咽部瘫痪中最常见的一种,可以单独或合并其他瘫痪出现。

末梢神经麻痹引起的瘫痪,一侧者可无临床症状,双侧者症状明显,常为多发性神经炎所致障碍,故多伴有感觉性障碍出现。多见于白喉之后,少数亦可发生于流感、猩红热、伤寒等病之后。

病变位于颈静脉孔附近引起的软腭瘫痪,常合并出现Ⅸ、Ⅹ、Ⅺ对等脑神经的麻痹(颈静脉孔综合征),多起因于原发性肿瘤、血肿、转移颈淋巴结的压迫或梅毒瘤。中枢性麻痹则见于肿瘤、炎性病变、血管硬化或梅毒,每伴有同侧的唇、舌和喉肌瘫痪。

(一)症状

开放性鼻音。吞咽时食物易逆流入鼻腔,偶尔可经咽鼓管流入中耳;患者不能作吸吮、吹哨或两颊鼓气等动作。检查时,若一侧软腭瘫痪则悬雍垂偏向健侧;发声时,软腭向健侧移动,患侧不能上举。若两侧瘫痪则软腭松弛下垂,不能动作。如咽鼓管开张能力受果,可导致咽鼓管闭塞,出现中耳症状和体征。如发生在白喉之后,每伴有下肢无力、眼调节障碍等症状。

(二)诊断

软腭瘫痪的治疗须与生理性的软腭两侧不对称以及因炎症或肿瘤浸润所致的癌相鉴别。

(三)治疗及预后

治疗及预后见咽缩肌瘫痪部分。

二、咽缩肌瘫痪

咽缩肌瘫痪常与食管入口、全部食管或其他肌肉群的瘫痪同时出现。除前述种种病因外,在流行性脊髓灰质炎后可迅速发生。

（一）症状

咽缩肌瘫痪一侧咽缩肌瘫痪表理为吞咽不畅，进流质饮易发呛，进固体食物较慢，患侧有明显的梗阻感。两侧咽缩肌肌瘫痪者，吞咽运动明显出现障碍，若伴有喉咽和软腭肌肉麻痹，则完全不能吞咽。此种吞咽障碍与喉咽部炎性或不完全机械性阻塞所引起者相反，即开始时流质食物喉咽困难，常常发生逆流，而固体食物则能吞咽。因在吞咽固体食物时，所需的咽肌收缩作用不及吞咽流质食物来得大，最后食物经常停留在喉咽。若并有喉部感觉或运动机能障碍，则食物易呛入下呼吸道，引起吸入性支气管炎或肺炎，甚至发生窒息。

（二）诊断

咽缩肌瘫痪诊断较易。若为一侧咽缩肌瘫痪，则见患侧咽后壁如幕布样下垂，被牵拉向健侧；若为双侧瘫痪，于触拭患者舌根或咽壁时，见恶心反射消失，咽后壁黏膜上不见有皱襞形成。在口咽及梨状窝有大量唾液潴留，还须通过 X 线检查和喉镜检查，排除喉咽器质性病变。

（三）治疗

应针对病因治疗。对末梢性麻痹患者，需应用改善微循环，增加末梢血管血流量，营养末梢神经的药物，如尼莫地平、吡乙酰胺、维生素 B_1、弥可保、银杏叶片等促进神经恢复。也可试用感应电刺激疗法和针刺疗法。预防下呼吸道并发症十分重要，需帮助吸出咽部潴留的分泌物。食物宜作成稠厚糊状，吞咽时头向前屈或偏向一侧，以利食物吞咽。严重病例以鼻饲法为宜，但在置放胃管时，务必不使胃管误入下呼吸道，必要时应在直接喉镜帮助下插入胃管。长期应用鼻饲，鼻腔或喉咽部易发生压迫性溃疡，若有必要，可作胃造口术供给营养。

（四）预后

咽缩肌瘫痪与病因有关。软腭瘫痪通常对健康无明显影响。因白喉引起者，可在数周后自愈。咽缩肌瘫痪而有吞咽障碍者，常因并发吸入性肺炎可发生生命危险。

三、咽肌痉挛

单纯的咽肌痉挛大多原因不明。慢性咽炎患者、烟酒过度者、鼻分泌物长期刺激咽部及外界物理化学因素的影响均有可能导致咽肌痉挛的发生。一切可以引起咽肌瘫痪的疾病亦可导致咽肌痉挛，且痉挛可为瘫痪的先兆。

咽肌的阵发性强直性痉挛较少见，癌肿的疼痛可引起，狂犬病、破伤风和脑膜炎以及颅内疾患皆可能发生咽肌强直性阵挛。

（一）症状

不明原因的单纯咽肌阵挛性痉挛常在患者不知不觉中出现。软腭和咽肌发生规律的或不规律的收缩运动，甚者每分钟可达 60～100 次，与脉搏、呼吸无关；入睡后、局部或全身麻醉时，也不停止，但在发声和吞咽时每能暂时抑制阵挛性收缩。

阵挛发作时，患者及旁人常可听到明显的肌肉收缩声。患者自诉可听见自己有耳鸣声，即所谓他觉性耳鸣；耳鸣声与脉搏不一致，压迫颈动脉时不消失，故为肌性他觉性耳鸣，此乃为不同于血管性他觉性耳鸣之处。因腭帆提肌收缩致咽鼓管功能不正常，患者常有自听过响之感。咽后壁及喉均可同时发生节律性震颤。

患者常有吞咽障碍，咽喉不适，反复作呕和局部痛感，常因精神恐惧和紧张而导致咽肌痉挛发作或加重。

（二）诊断

单凭咽、喉部视诊,颇难判断有无咽缩肌痉挛,大多需结合病史和临床症状方能诊断本病。喉咽和食管的 X 线吞钡剂透视或拍片可见痉挛引起的吞咽障碍。痉挛发作时,钡剂不能顺利咽下,可从咽腔呛入鼻腔或有较多钡剂滞留在会厌谷、梨状窝等处。在诊断中,必须注意与器质性阻塞如肿瘤、异物、瘢痕形成等相鉴别,可行纤维喉镜或纤维食管镜检查。

（三）治疗

对患者耐心地讲明病情,以解除其思想顾虑。缓慢而安静地进食可以减轻痉挛,饮食应无刺激性,多加咀嚼后再咽下。劝告患者改正生活上的不良习惯和改善其周围环境。若为器质性病变引起的痉挛,必须针对病因进行治疗。

可根据不同的病因和病情选用以下药物治疗。

(1)镇静剂如溴化物、艾司唑仑(舒乐安定)等。

(2)氯美扎酮,又名芬那露,为抗焦虑药,具有弱安定及松弛肌肉作用,成人剂量为0.2 g,3 次/天。

(3)自主神经调节药物,如谷维素 10 mg,3 次/天。

(4)强壮剂和维生素类药物等。

（刘　林）

第二节　咽部感觉性障碍

一、感觉减退或感觉缺乏

咽部感觉减退或感觉缺乏多为全身其他疾患引起;若单独出现,每为功能性疾病或癔病引起,临床上以感觉减退较多见。全身其他疾患可由中枢性病变或末梢神经麻痹引起。中枢性病变,常起因于脑干中的疾患,如:肿瘤、出血、血栓形成、多数性脑脊髓硬化、脑底脑膜炎、延髓麻痹、假延髓性麻痹、延髓空洞症和梅毒等。末梢神经麻痹可由颈静脉孔周围病变累及Ⅸ、Ⅹ和Ⅺ对脑神经而引起,或由于白喉、梅毒等引起末梢神经炎所致。

咽部感觉减退或缺乏,常与运动性障碍合并出现,亦常与喉部的感觉、运动性障碍同时出现。

（一）症状

若病情仅局限在口咽部,患者多无明显自觉不适。若累及喉咽部或喉部时,进食或饮水常被误呛入下呼吸道,引起反呛和咳嗽,久之可发生吸入性气管、支气管炎或肺炎。

（二）诊断

检查咽部时,可见软腭和咽的生理性防御反射功能明显丧失。若喉部受累,触诊喉部时,喉的反射性痉挛消失;故根据症状和检查较易诊断。病因诊断,往往须请神经科医师协同检查、分析。

（三）治疗

功能性疾病或癔病引起者,可酌情应用钙剂、维生素类药物,颈部穴位药物注射(山莨菪碱、维生素 B$_1$ 等),喉部理疗等。全身其他疾病引起者应针对病因治疗。

二、感觉过敏或感觉异常

感觉过敏或感觉异常又称咽异感症,常泛指除疼痛以外的各种咽部异常感觉。中医称之为"梅核气"。

(一)病因

产生咽异感症的病因极为复杂,许多有关的生理和病理变化还有待进一步探讨,通常认为与下列因素有关。

1.咽部疾病

各种类型的炎症、扁桃体及会厌病变等。

2.咽邻近器官的疾病

茎突过长、甲状软骨上角过长、咽侧间隙和颈部肿块、喉部疾病(如慢性喉炎、喉部良性肿瘤和恶性肿瘤)、口腔疾病等。

3.远处器官的疾病

消化道疾病、心血管系统疾病、肺部疾病、膈疝等。

4.全身因素

严重的缺铁性贫血、自主神经功能失调、长期慢性刺激(如烟、酒、粉尘和化学药物)、更年期内分泌失调等。

5.精神因素和功能性疾病

咽喉、气管、食管无器质性疾病,主要由大脑功能失调所引起的咽部功能障碍。

(二)临床表现

本症临床常见,30～40岁女性较多。患者感到咽部或颈部中线有团块阻塞感、烧灼感、痒感、紧迫感、黏着感等。位置常在咽中线上或偏于一侧,多在环状软骨或甲状软骨水平,其次在胸骨上区,较少在舌骨水平,吞咽饮食无碍。病程较长的患者,常常伴有焦虑、急躁和紧张等精神症状,其中以恐癌症较多见。

(三)检查

(1)排除器质性病变:对咽异感患者,首先应考虑器质性因素,以免误诊和漏诊。

(2)仔细检查咽部:观察有无黏膜充血、肿胀、萎缩、淋巴组织增生、瘢痕或肿瘤等,还应注意咽黏膜皱褶之间的微小黏膜糜烂、鼻咽顶部的咽囊开口、咽隐窝内的粘连、黏膜下型鼻咽癌、扁桃体实质内的病变等。除视诊外,触诊亦很重要。可采用下列方法进行:①咽部触诊。②颈部触诊。③咽-颈部联合触诊。

(3)邻近器官及全身检查。

(四)诊断

根据症状和检查的全部资料进行综合分析后方可做出诊断。诊断中注意区分器质性因素和功能性因素,区分全身因素和局部因素。

(五)治疗

1.病因治疗

针对各种病因进行治疗。

2.心理治疗

排除器质性病变后,针对患者的精神因素如"恐癌症"等,耐心解释,消除其心理负担。

3.对症治疗

(1)避免烟、酒、粉尘等,服用镇静剂。

(2)颈部穴位封闭法,可取穴廉泉、双侧人迎,或加取阿是穴进行封闭。

(3)中医中药治疗。

三、自发性舌咽神经痛

(一)症状

发作性一侧咽部、扁桃体区及舌根部针刺样剧痛,突然开始,持续数秒至数十秒,发作期短,但不能忍受,可放射至同侧舌面或外耳道深部。说话过多、反复吞咽、触摸患侧咽壁时,扁桃体、舌根及下颌角均可引起发作。以 2%丁卡因麻醉咽部,可减轻或止住疼痛。

(二)诊断

须排除舌咽神经分布区的炎症或包块压迫,茎突过长等引起的继发性舌咽神经痛,咽、喉结核,鼻咽和喉咽恶性肿瘤。

(三)治疗

应用镇静剂、镇痛荆、表面麻醉剂喷雾均可减轻疼痛和缓解发作。常用静脉滴注激素、低分子葡萄糖,口服卡马西平、苯妥英钠等。局部普鲁卡因封闭有较快的疗效。坚持口服苯妥英钠3～4个月,可获疗效,甚至有报道称不再发作。

对于发作频繁或症状剧烈者,保守治疗无效,可行颅内段舌咽神经切断术或扁桃体窝和高位颈侧进路于颈静脉孔处切断舌咽神经。有学者从下颌下进路切除大部颈段舌咽神经及其末梢细支,该手术术野大,解剖标志清楚,可在局麻下进行。

（刘　林）

第十八章

咽 部 肿 瘤

第一节　鼻咽部血管纤维瘤

　　鼻咽部血管纤维瘤是鼻咽部良性肿瘤中之较常见者,好发于10～25岁的男性患者。由于肿瘤增长扩大,压迫邻近骨部,久之使其破坏吸收,可侵及鼻腔、鼻旁窦、眼眶、翼腭窝、颞窝及颅内等处,且常易出血,故可发生恶劣后果。依据鼻咽部血管纤维瘤生长扩散方式,可将其分为以下几种。

　　Ⅰ型:肿瘤位于鼻咽部和鼻腔,无明显骨破坏或骨破坏仅限蝶腭孔处。

　　Ⅱ型:肿瘤伴有骨破坏侵入翼腭窝或上颌窦或筛窦或蝶窦。

　　Ⅲa型:肿瘤侵入颞下窝或眼眶区,无颅骨破坏。

　　Ⅲb型:肿瘤侵入颞下窝或眼眶区,入颅内,位于硬脑膜外。

　　Ⅳa型:肿瘤位于硬脑膜内,未累及海绵窦,垂体窝或视交叉。

　　Ⅳb型:肿瘤位于硬脑膜内,累及海绵窦,垂体窝或视交叉。

一、病理

　　本病发病原因不明,可能与性激素失调有关。瘤体组织主要为丰富的血管及纤维组织,血管壁薄,缺乏弹性,易因感染、损伤而致大出血。瘤体组织有很强向周围邻近器官扩散的能力,可侵入鼻窦、眼眶、翼腭窝及颅底等部。

二、临床

　　临床上以反复鼻出血及鼻阻塞为主要症状。早期肿块小可无症状,或仅有反复不易自止的鼻出血。肿块增大,鼻出血加重,侵犯邻近组织产生相应症状。局部(鼻或鼻咽部)可见红色肿物,表面光滑圆形或结节状肿瘤,表面可有显著的血管纹,感染时可见表面有伪膜。

三、诊断

　　鼻阻塞及常发鼻出血为此病之早期症状,如肿瘤压迫耳咽管口,则可发生耳痛、耳鸣、耳聋等症等。鼻阻塞较重者,患者用口腔呼吸,语言鼻音,睡发鼾声,咽部常感干燥,如肿瘤压迫颅底或侵及鼻旁窦,则患者常感头痛及分泌物增多等症,如眼眶被侵及,则兼有眼部各症状。较大之肿瘤可突入口咽部及颞下窝,患者出现饮食困难,太阳穴和面部畸形,常有出血者,则显贫血现象。

鼻咽部检查可发现圆形,红色肿瘤,表面显现舒张之静脉,肿瘤大小不一,大者可将软腭向下推移。鼻腔检查有时可见部分瘤体伸入鼻腔,常将鼻中隔推向一侧,肿瘤深红色,触之极易出血。如用手指探查鼻咽部,可触及坚而有弹性之肿瘤,不易移动,检查后常易出血,活体组织检查应谨慎。

利用 X 线或 CT 扫描或磁共振成像及颈动脉血管造影,确定肿瘤生长部位,侵及范围和肿瘤血管供应及与颈内动脉关系,对于选择治疗方式,估计治疗效果,提供可靠根据。

四、治疗

鼻咽部血管纤维瘤,除一般疗法如贫血治疗,改进营养外,可分为硬化剂、电灼、手术和放疗法。

除 I 型鼻咽部血管纤维瘤,其余各型在治疗前均要栓塞瘤体供给血管,以减少治疗中出血。I 型鼻咽部血管纤维瘤,可用硬化剂和电灼,硬化剂如鱼肝油酸钠,其剂量和注射次数,由瘤体大小决定,注射数次和数天后,再行瘤体电灼术,一般治疗 3~4 周,肿瘤根治,无复发,此法避免软腭或面部切口,无须输血。II 型和 III a 鼻咽部血管纤维瘤,硬化剂,手术和电灼并用,先行硬化剂注射数次和数天,然后行上颌窦 Denker 扩大手术,即切除其内侧壁,后壁和大部分外侧壁,此时鼻窦,翼腭窝和颞下窝大部分肿瘤可见,瘤体切除和电灼同时进行,手术后一旦肿瘤复发,可通过先前手术腔,再进行硬化剂和电灼治疗。

III b 和 IV a 鼻咽部血管纤维瘤,硬化剂,Denker 扩大手术,电灼和开颅手术,以分别治疗颅外和颅内部分肿瘤。

IV b 鼻咽部血管纤维瘤,除 III b 和 IV a 所用治疗方法外,再加放射治疗海绵窦的部分肿瘤。

(刘　林)

第二节　咽部淋巴瘤

淋巴瘤是源于淋巴结或和结外部位淋巴组织的免疫细胞的恶性肿瘤,故也称恶性淋巴瘤。咽部淋巴瘤是原发于咽部的结外淋巴瘤,占全身淋巴瘤的 9% 左右。

恶性淋巴瘤可以分为霍奇金淋巴瘤或霍奇金病(Hodgkin lymphoma,HL,HD)与非霍奇金淋巴瘤(nonHodgkin lymphoma,NHL)两大类。传统的网状细胞肉瘤、淋巴肉瘤及 Burkitt 淋巴瘤都属于非霍奇金病。咽部淋巴瘤组织学类型多为非霍奇金淋巴瘤(NHL)。恶性淋巴瘤男性多于女性,30~50 岁多见,NHL 发生率多于 HL。

近年来证实,中线恶组(中线恶性组织细胞增生病,旧称恶性肉芽肿、坏死性肉芽肿或致死性中线肉芽肿)绝大多数为外周 T 细胞淋巴瘤,故又称中线 T 细胞淋巴瘤,是淋巴瘤的特殊类型。此病虽然比较罕见,但由于临床、病理较复杂,容易误诊为炎症或其他类型未分化癌,应引起重视。

一、病因

恶性淋巴瘤的病因及发病机制还未明确,一般认为多种因素相互作用产生,并不取决于某个单一因素。目前认为与遗传、病毒感染、免疫抑制、放射性物质等因素有关。

二、病理

恶性淋巴瘤组织来源为 B 细胞或 T 细胞。在 NHL,淋巴结正常结构破坏完全消失,充满淋巴瘤细胞,NHL 大多为 B 细胞。NHL 病理分型比较复杂,按 1982 年提出的国际工作分类为以下几种。

(一)低度恶性

低度恶性又分成:①小淋巴细胞性。②滤泡性小裂细胞为主型。③滤泡性、小裂和与大细胞混合型。

(二)中度恶性

中度恶性又分成:①滤泡性大细胞为主型。②弥漫性小裂细胞型。③弥漫性大小细胞混合型。④弥漫性大细胞型、裂细胞型、无裂细胞型。

(三)高度恶性

高度恶性又分成:①大细胞、免疫母细胞型。②淋巴母细胞型、曲核细胞型、非曲核细胞型。③小无裂细胞型、Burkitt 淋巴瘤、滤泡性。

(四)杂类

复合型,组织细胞型,髓外浆细胞瘤。

(五)不能分类

其他:HL(或 HD)的病理标志细胞为 Reed-Stenberg(R-S 细胞),又称"镜印细胞"或"鹰眼细胞",其来源报道不一。

可按淋巴细胞多少分成 4 种类型:①淋巴细胞为主型。②结节硬化型。③混合细胞型。④淋巴细胞消减型。

三、临床表现

咽部淋巴瘤的临床表现并不典型。初期常表现为类似"感冒"的症状,如鼻塞、流涕、腭垂、咽痛、咽部不适、咽痛、恶臭等。邻近结构受侵症状,如耳鸣、耳痛、听力下降;声嘶、吞咽困难;头晕、头痛;头颈部包块、眼球突出、面部麻木等。

全身症状有淋巴结肿大、发热、盗汗、体重下降、乏力易倦等。

由于咽部淋巴瘤以 NHL 居多,NHL 又易出现组织坏死溃疡。所以,病变组织的坏死和溃疡成为部分咽淋巴瘤的特征。

四、检查

咽部淋巴瘤为淋巴组织恶性肿瘤,多发生在咽淋巴环(Waldeyer ring,韦氏环,包括咽腭弓、舌腭弓、扁桃体、软腭、舌根部、鼻咽部、口咽部)周围组织。查体可见:咽和鼻腔黏膜充血、扁桃体肿大、分泌物增多、出血,逐渐发展可见咽部溃疡、鼻中隔坏死、腭垂坏死脱落甚至骨质破坏等。

局部病损以形成结节样或息肉样新生物为特征,可呈结节型或黏膜下隆起型,多见为菜花状,色苍白或紫红,表面湿润并可伴有坏死、溃疡。颈部可见无痛性肿块。

五、诊断

详细询问病史及体格检查。询问发热及盗汗情况,有无体重减轻及皮肤瘙痒等不适。

除耳鼻咽喉专科检查(尤其应注意扁桃体有无肿块)外,还要做细致的全身检查,尤其是前边淋巴结肿大情况,包括颌下、枕后、耳前、颈部、锁骨上、腋下、滑车上、腘窝、腹股沟、腋窝淋巴结。

(1)早期临床难鉴别,确诊依据组织病理学检查,需取咽部肿物送检。可用免疫组化方法确定淋巴瘤的组织类型。对于怀疑病例,应警惕本病可能,及时做组织活检。

(2)有意义的检查有血沉增快、血清铜锌比升高、乳酸脱氢酶升高等。

(3)影像学诊断包括 X 线、CT、防渗性核素骨扫描等,可见异常组织密度影或异常信号,少数有骨质破坏,黏膜增厚影,骨质破坏与软组织肿块影不符;咽外组织受累时可见淋巴结肿大甚至骨髓淋巴瘤组织浸润影。

六、鉴别诊断

咽部淋巴瘤与咽部其他肿瘤的鉴别,主要根据淋巴瘤的原发部位与该部位其他肿瘤进行鉴别。鉴别的主要依据为组织病理学的结果,必要时须行免疫组化进行确诊。

(1)形态学方面:需与咽部其他肿瘤相鉴别,尤其是较易组织破坏和出血的肿瘤,如血管瘤、乳头状瘤等。

(2)组织学方面:需与癌、肉瘤、恶性黑色素瘤等鉴别。

七、治疗

依据病变种类、范围、分化程度确定治疗方案。

(一)放疗

放疗及化疗是目前治疗淋巴瘤的主要方法,早期放疗可获较好疗效。

(二)化疗

化疗一般采用联合化疗方案,早期亦可获得较好疗效。常用的早期化疗方案:为含多柔比星的 CHOP,BACOP,m-BACOP 等方案;肿瘤复发后的补救化疗方案有 HOAP-B,IMVP-16,DHAP 等。

(三)手术治疗

手术在淋巴瘤治疗中仅占次要地位,常用于切取组织做活检;按常规方法取活检不理想者,可行手术探查;原发病灶局限者,可手术切除配合放化疗。有资料表明手术、化疗和综合治疗的近期疗效相似,而远期疗效以放疗最佳,主张首选放疗,其次综合治疗,不主张单用手术或化疗。Aviles 等曾报道,韦氏环 NHL 综合治疗疗效优于单纯放疗或单纯化疗。

八、预后

原发于咽部的淋巴瘤预后比原发于淋巴结的淋巴瘤差。有报道原发于咽部的恶性淋巴瘤5 年生存率为 49.2%,其中 B 细胞型淋巴瘤 5 年生存率为 75%,T 细胞型淋巴瘤 5 年生存率为12.5%,霍奇金病的 5 年生存率约 55%,非霍奇金病约为 26%。

（刘　林）

第十九章

喉部先天性疾病

第一节　先天性喉蹼

喉腔内有一先天性膜状物,称为先天性喉蹼。其发生与喉发育异常有关,喉发生经历了喉的上皮增生、融合致喉腔关闭到封闭上皮溶解、吸收,喉腔重新建立的过程,若溶解、吸收过程受阻,则在喉腔内遗留一层上皮膜,是为喉蹼。本病可伴有其他先天性畸形,亦有一家中数人发生的报告。喉蹼按发生的部位分为声门上蹼、声门间蹼、声门下蹼 3 型(图 19-1),以声门间蹼最为常见。绝大多数在喉前部,仅 $1\%\sim2\%$ 为杓间蹼。Gerson(1983)报道一种新的畸形称为喉咽蹼,此蹼起自会厌侧后缘,伸向咽侧壁、后壁,构成钥匙孔样声门。

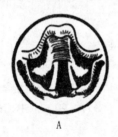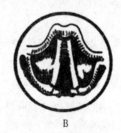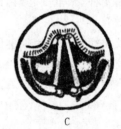

图 19-1　喉　蹼
A.声门上喉蹼;B.声门间喉蹼;C.声门下喉蹼

喉蹼为一层结缔组织,上面覆有鳞状上皮,下面为喉黏膜和黏膜下组织。厚薄不一,薄者半透明,呈蛛网状,厚者坚实多纤维组织。一般前部较厚,后部游离缘较薄。大小不一,有的甚小,仅在前联合处,有的甚大成一隔膜,将喉腔大部分封闭,称为喉隔(图 19-2)。若隔膜将喉腔完全封闭,称为先天性喉闭锁。

一、临床表现

婴幼儿喉蹼与儿童或成人喉蹼症状不全相同,亦随喉蹼大小而异。婴幼儿喉蹼:喉蹼较小者可无症状或出现哭声低哑,但无呼吸困难。喉蹼较大者可出现:①先天性喉鸣,通常为吸气性或双重性。②呼吸困难,程度不等,吸气、呼气均有困难,夜间及运动时加剧。③声嘶或无哭声,吮乳困难。上述症状常在哭闹或发生呼吸道感染时加重。喉闭锁患儿生下时无呼吸和哭声，但有呼吸动作，可见四凹征，结扎脐带前患儿颜色正常，结扎不久后出现新生儿窒息，常因抢救不及时而致死亡。

较大儿童或成人喉蹼一般无明显症状，有时有声嘶或发声易感疲倦，活动时有呼吸不畅感。

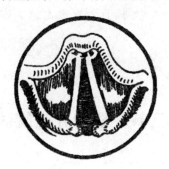

图 19-2　喉　隔

二、诊断

根据上述症状，行喉镜检查可明确诊断。婴幼儿或新生儿必须用直接喉镜检查，检查时需准备支气管镜和行气管切开术。喉镜下见喉腔有灰白色或淡红色膜样蹼或隔，后缘整齐，多呈弧形，少数呈三角形。吸气时膜扯平，在哭或发音声门关闭时，蹼向下隐藏或向上突起如声门肿物。喉部完全闭锁较为罕见。

三、鉴别诊断

婴幼儿先天性喉蹼应与其他先天性喉发育异常，如先天性声门下狭窄、喉软骨软化等鉴别。喉蹼患儿哭声弱而发声嘶，后两者正常，直接喉镜检查可鉴别。

先天性喉蹼还应与产钳引起的杓状软骨脱位或声带麻痹相鉴别，除根据病史外，喉镜检查时应仔细检查杓状软骨的位置及声带运动情况。

较大儿童或成人喉蹼应根据病史鉴别是先天性还是后天性。后天性喉蹼多因患白喉、结核、狼疮、喉软骨膜炎等病或喉外伤、喉手术、气管插管引起。

四、治疗

婴幼儿喉蹼属结缔组织，治疗后多不再形成，而且早日治疗对喉腔正常发育有裨益，并可减少呼吸道感染，因此，不论有无症状，均宜尽早治疗。此种患儿喉蹼可在喉镜下剪开，或用 CO_2 激光切除；喉闭锁患儿应立即在直接喉镜下插入支气管镜将隔膜穿破，吸除气管、支气管内分泌物，人工呼吸，可救活患儿。据报道，隔膜有时可为骨性，此时应立即行气管切开术。

较大儿童或成人喉蹼因炎症反应多较厚，并已发生纤维化，治疗不易成功，易于复发，无明显症状者可不予治疗，声嘶明显或影响呼吸者须行手术治疗。手术治疗有下述几种方法。

(1)喉显微镜下切除或激光切除喉蹼：有时需置扩张管。

(2)沿一侧声带边缘将喉蹼切开，切开的蹼修剪后将游离缘缝于对侧，以免重新粘连。

(3)喉裂开术切除喉蹼：主要适用于完全性喉蹼和靠后部的喉蹼。为防止粘连，可取下唇黏膜移植于声带两侧之黏膜缺损区，若术前有呼吸困难，须放置扩张管。

杓间蹼目前尚无公认的好的治疗方案,治疗包括长期插管、切除或激光切除喉蹼、气管切开、杓状软骨切除等。

因呼吸困难行气管切开术,但未处理喉蹼,经戴管数年,患儿喉发育不良,气管上端梗阻,应按喉和气管梗阻处理。可用硅胶喉内模扩张法。模塞大小、位置要合适,使喉和气管扩张,但不可太紧。每2周换一次模塞,共3~4个月,直到形成足够大喉腔后,再换小一号模塞,再维持2~3个月,以促进上皮生长。

(刘声印)

第二节　婴幼儿喉喘鸣

婴幼儿喉喘鸣是指从新生儿到幼小儿童的喉部喘鸣性疾病而言的。成人喉部疾病突出的症状为声嘶,婴幼儿喉部病变突出的症状为喘鸣。喘鸣是一种刺耳的高声调呼吸声,喉部病变常引起吸气性喘鸣;其机制可从流体物理学的伯努利原理得到解释。该原理指明:气体(或液体)压力随着流速增加而减小。这种流体动力学现象最常见到的例子就是机翼(图19-3),其上面的弯曲度即曲率较下面大,沿翼顶流过的气流速度快而压力较小,沿翼底流过的气流流速较慢而压力较大,由于上下面的压力差,机翼得以上升。

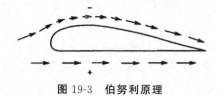

图19-3　伯努利原理

一、喘鸣发生的部位及其特征

喘鸣可以是从声门上、喉或气管发出的呼吸声。喘鸣的特征随着阻塞部位和程度的不同而有异,在呼吸周期中喘鸣的时相和特点有助于确定阻塞的部位。

(一)声门上病变引起的喘鸣

声门上病变引起的喘鸣,可称为声门上喘鸣,因其常发生在吸气期,故又称吸气性喘鸣。究其原因,可从上述的伯努利原理中得知:当气体在呼吸道流动时施加于气道壁的压力随气流速度的加快而减小,如图19-4所示,若阻塞的部位是在无坚实组织固定或支撑的声门上或喉部(婴幼儿喉部组织更柔软),当吸入的空气流速加大通过喉腔时,就会产生相应的负压,牵拽杓会厌襞和楔状软骨凹陷入气道,因而造成气道变窄或关闭,产生吸气性喘鸣或吸气性呼吸困难。患儿呼吸越费力,吸入气流速度就越快,产生的负压也就愈大,其净效应就是气道进一步减少,呼吸困难加重。在吸气期产生的负压还引起锁骨上窝、胸骨上窝和肋间隙凹陷以及鼻翼翕动。

(二)声门病变引起的喘鸣

声门病变引起的喘鸣称声门性喘鸣,可为吸气性或呼气性,视具体病变而定。喉蹼原发于声门前部,而且较为固定,喘鸣一般呈双相性,但吸气性喘鸣较显著,因为吸气期气流速度较大。而喉膨出或喉囊肿所引起的阻塞可能是间歇性的,主要表现为吸气期喘鸣。

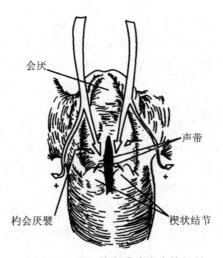

图 19-4　吸入性喉喘鸣产生的机制

(三)声门下病变引起的喘鸣

声门下的病变常常是固定的,出现双相性喘鸣。但吸气性喘鸣常较明显,因为吸气相的气流速度较大。由于呼气相气流速度较小,呼气性喘鸣不够响亮;若以听诊器置于喉部进行听诊,便可听到并证实呼气性喘鸣声。

(四)胸段气管管腔内病变引起的喘鸣

胸段气管管腔内的病变,则以呼气性喘鸣为主,因为在呼气期产生的正压可使气道变窄。

二、引起婴幼儿喘鸣的相关性疾病

引起婴幼儿喘鸣的疾病较多,且大多都在有关章节中分别作了阐述,此处仅按先天性和后天性两类疾病陈述病名。引起婴幼儿喘鸣者则以先天性疾病为主因。

(一)先天性疾病

可按喘鸣发生于喉部的内在性喘鸣性疾病和喘鸣发生于喉以外部位的外在性喘鸣性疾病分为两类。

1.内在性喘鸣性疾病

喉软骨软化、喉蹼、两歧会厌、会厌过度发育、喉膨出、喉囊肿、声带麻痹、喉裂、声门下狭窄如声门下血管瘤等。

2.外在性喘鸣性疾病

先天性甲状腺肿、气管软骨软化、气管食管瘘、食管受压性咽下困难(降主动脉发出的异常右锁骨下动脉在食管后方通过,压迫食管,引起咽下困难,亦可影响气道)、小颌、舌下垂、舌肌软弱、巨舌及甲状舌管囊肿等。

(二)后天性疾病

亦可分为内在性喘鸣性疾病和外在性喘鸣性疾病两类。

1.内在性喘鸣性疾病

内在性喘鸣性疾病主要有喉乳头状瘤、急性喉炎、急性喉气管支气管炎、喉痉挛、急性会厌炎、血管神经性水肿、白喉、假膜性声门下喉炎、喉结核、疹热病(麻疹、百日咳)、声门下或气管活动性异物、分娩引起的喉外伤、产后外伤(如气管插管引起的声带水肿或肉芽肿)等。

2.外在性喘鸣性疾病

外在性喘鸣性疾病主要有咽后脓肿、咽侧脓肿、食管上段异物、胸腺肥大、水囊瘤、舌甲状腺、甲状腺肿所引起的喉和气管外部受压、气管狭窄或痂皮、分泌物堵塞及阻塞性睡眠呼吸暂停综合征等。

三、婴幼儿喘鸣性疾病的检查和诊断要点

(一)病史采集

首先要了解患儿发病年龄,如出生后立即发生喘鸣,大多可能为声带麻痹或后鼻孔闭锁;而出生后最初的4~6周发生的喘鸣,则可能为喉软化所致。在1~3个月出现的呼吸困难或喘鸣可能为声门下良性病变,如血管瘤。在半岁以内未必会发生假膜性喉炎。异物所致的气道阻塞大都发生于1~3岁,应注意询问有无吸入或咽下异物的病史。腺样体、扁桃体肥大一般多在3~8岁出现。

喘鸣程度的变化对阻塞部位的探寻提供了很好的线索。如当哭叫、激动或喂养等增加气道的需要量时喘鸣就加重,这可能是喉软化或声门下血管瘤引起的。若在睡眠时喘鸣加重,大多可能为腺样体、扁桃体肥大或喉软化。如在张口或哭叫时喘鸣减轻,阻塞部位大多可能为腺样体肥大、后鼻孔闭锁或鼻旁窦炎。

母亲妊娠、分娩的情况亦应询问了解。是否为早产婴儿,分娩时有无出现呼吸困难,若有插管抢救的历史尤为重要。拔管后出现的喘鸣可能为声门下水肿或黏液性分泌物阻塞所致。若在拔管后2~3周出现喘鸣与呼吸困难,则可能为声带肉芽肿形成或声门下狭窄的早期表现。出生后头3周内的气道阻塞就要想到喉软化或先天性声门下狭窄。

(二)体格检查

注意喘鸣声在呼吸周期出现的时相,以确定为吸气性喘鸣亦为呼气性喘鸣,或双相性喘鸣。必要时可在喉部进行听诊,以检查声音较弱小的呼气性喘鸣声或气管内活动性异物对喉部的撞击声。患儿若有烦躁不安,是低氧症的表现,应注意及时给氧和设法改善气道通气状况。发绀一般出现较晚,若等待发绀发生后才作处理,将会贻误抢救时机。

在患儿安静状态下测量呼吸频率。小儿呼吸频率的特点是年龄愈小,频率愈快。据中国医科大学(1964)对1 579名健康小儿检查的结果,我国新生儿(1个月以内者)的呼吸频率一般为40~44次/分,1个月~1岁(婴儿)呼吸频率平均为30次/分,1~3岁(幼儿)为24次/分,3~6岁(学龄前期)为22次/分。如患儿的呼吸频率比上述相应年龄组明显增快,即为呼吸急促。这可见于烦躁不安、高热、严重贫血、代谢性酸中毒或呼吸性碱中毒等情况;亦可见于肺炎、胸膜积液、哮喘或肺水肿等病变。若患儿的呼吸频率与相应年龄组正常儿童者相比明显减慢,即为呼吸徐缓,可发生于代谢性碱中毒、呼吸性酸中毒及某些中枢神经系统疾病。患有喘鸣性疾病的婴幼儿若出现或伴有以上某些症征或病变,必须注意检查与鉴别。

胸部听诊,以了解两侧呼吸音是否对称,有无增强或减弱区域,有无喘鸣声,并确定最大强度的部位。

如患儿能合作,可将其下颌骨轻轻地向前推移,此时若喘鸣声减轻,则可能表明病变是在口腔或喉咽部。将患儿置于俯卧位,使咽喉部松软组织向前坠移,有助于减轻喉软化的喘鸣。

用棉花纤维分别置于左右前鼻孔,观察有无空气出入,以排除后鼻孔闭锁或鼻腔病变。用压舌板压舌根以检查口咽部,但对怀疑为会厌水肿或有明显呼吸困难的患儿应特别小心或避免作

此检查。

(三)辅助检查

对病情比较稳定的患儿可考虑作进一步的检查,以较全面地掌握病情,明确诊断。

1.影像学检查

颈部正、侧位 X 线透视和拍片。如会厌和杓状软骨突处水肿是声门上炎的特征,在颈部侧位 X 线片上,可显示水肿性肿胀的会厌及杓状软骨突向后肿起。声门下狭窄在颈部正位和侧位 X 线片上均可显示出来。一侧声带麻痹在颈部前、后位 X 线片上的显示,如同该侧声门下肿块。喉膨出、气管管腔内增生性病变、咽后脓肿或肿物等均可经 X 线拍片显示出来。CT 扫描可更清晰显现上述病变。

2.实验室检查

如血液常规分析包括红细胞计数、血红蛋白测定、白细胞计数及分类计数和血细胞比容等检测,血气分析及血氧饱和率测定等,以了解有无贫血、感染、酸碱平衡状态或呼吸性酸碱平衡失常以及低氧血症等。

3.喉镜检查

必要时可采用坐位(即让家长或助手抱着)或仰卧位行小儿直接喉镜检查,察看喉咽和喉部情况,以利于明确诊断。但必须作好充分准备,谨慎操作;对适应证亦应从严掌握,不可麻痹大意,匆忙行事,以免加重呼吸困难,危及生命。

四、婴幼儿喉喘鸣的治疗

前已述及,引起婴幼儿喉喘鸣的疾病较多,症征不尽相同,但轻重不一的喘鸣声与程度不等的呼吸困难则是共有的症状,也是必须处理的主要问题。

一般而言,患儿若症状较轻,无明显呼吸困难者,可不必急于处理,但需密切观察病情,给予充足而合理的营养,待其逐步发育成长达 2 岁左右,症状多可自行消除而自愈。

若患儿症状明显,呼吸困难较重,首先应设法减少患儿哭闹,适当给氧,情况允许时,应作相关部位的影像学检查,或立即进行直接喉境(包括纤维喉镜或电子喉镜)检查,以探寻和发现病因,以便治疗。如发现为喉囊肿,即应穿刺抽液后,咬去部分囊壁。如为会厌过大或过软,可行会厌部分切除术。如为喉蹼,可在直接喉镜下予以剪开或切除。严重喉软骨软化者,可在喉内镜下切除杓会厌襞,以缓解呼吸困难和吞咽困难。

个别患儿呼吸困难严重,而病因一时难以明确,或病因虽已明确,但短期内难以解除者,应考虑施行气管切开术,以避免发生窒息,挽救患儿生命。随后积极诊治病因。

(刘声印)

第二十章

喉部炎性疾病

第一节　急性喉气管支气管炎

急性喉气管支气管炎为喉、气管、支气管黏膜的急性弥漫性炎症。多见于 5 岁以下儿童，2 岁左右发病率最高。男性多于女性，男性约占 70%。冬、春季发病较多，病情发展急骤，病死率较高。按其主要病理变化，分为急性阻塞性喉气管炎和急性纤维蛋白性喉气管支气管炎，二者之间的过渡形式较为常见。

一、急性阻塞性喉气管炎

急性阻塞性喉气管炎，又名假性哮吼，流感性哮吼，传染性急性喉气管支气管炎。

(一)病因

急性阻塞性喉气管炎病因尚不清楚，有以下几种学说。

(1)感染：病毒感染是最主要的病因。本病多发生于流感流行期，故许多学者认为与流感病毒有关，与甲型、乙型和亚洲甲型流感病毒以及 V 型腺病毒关系较密切。除流感外，本病也可发生于麻疹、猩红热、百日咳及天花流行之时。病变的继续发展，与继发性细菌感染有密切关系。常见细菌为溶血性链球菌、金黄色葡萄球菌、肺炎双球菌、流感嗜血杆菌等。

(2)气候变化：本病多发生于干冷季节，尤其是气候发生突变时，故有些学者认为与气候变化有关。因呼吸道纤毛的运动和肺泡的气体交换均须在一定的湿度和温度下进行，干冷空气不利于保持喉气管和支气管正常生理功能，易罹患呼吸道感染。

(3)胃食管咽反流：胃食管咽胃酸反流也是常见的病因。检测全时相咽部 pH 常低于 6。

(4)局部抵抗力降低：呼吸道异物取出术、支气管镜检查术以及呼吸道腐蚀伤后也易发生急性喉气管支气管炎。

(5)体质状况：体质较差者，如患有胸肺疾病(如肺门或气管旁淋巴结肿大)，即所谓渗出性淋巴性体质的儿童易患本病。

(6)C_1-酯酶抑制剂(C_1-INH)缺乏或功能缺陷，为染色体显性遗传性疾病。

(二)病理

本病炎症常开始于声门下区的疏松组织，由此向下呼吸道发展。自声带起始，喉、气管、支气管黏膜呈急性弥漫性充血、肿胀,重症病例黏膜上皮糜烂,或大面积脱落而形成溃疡。黏膜下层发生蜂窝织炎性或坏死性变。初起时分泌物为浆液性,量多,以后转为黏液性、黏脓性甚至脓性,有时为血性,由稀而稠,如糊状或黏胶状,极难咳出或吸出。

基于小儿喉部及下呼吸道的解剖学特点,当喉、气管及支气管同时罹病时,症状较成人更为严重。气管的直径在新生儿为 4~5.5 mm(成人为 15~20 mm),幼儿每公斤体重的呼吸区面积仅为成人的 1/3,当气管、支气管黏膜稍有肿胀,管腔为炎性渗出物或肿胀的黏膜所阻塞时,即可发生严重的呼吸困难。

(三)临床表现

一般将其分为三型。

(1)轻型:多为喉气管黏膜的一般炎性水肿性病变。起病较缓,常在夜间熟睡中突然惊醒,出现吸气性呼吸困难及喘鸣,伴有发绀、烦躁不安等喉痉挛症状,经安慰或拍背等一般处理后,症状逐渐消失,每至夜间又再发。此型若及时治疗,易获痊愈。

(2)重型:可由轻型发展而来,也可以起病为重型,表现为高热,咳嗽不畅,有时如犬吠声,声音稍嘶哑,持续性渐进的吸气性呼吸困难及喘鸣,可出现发绀。病变向下发展,呼吸困难及喘鸣逐渐呈现为吸气与呼气均困难的混合型呼吸困难及喘鸣。呼吸由慢深渐至浅快。病儿因缺氧烦躁不安。病情发展,可出现明显全身中毒症状及循环系统受损症状,肺部并发症也多见。

(3)暴发型:少见,发展极快,除呼吸困难外,早期出现中毒症状,如面色灰白,咳嗽反射消失,失水,虚脱以及呼吸循环衰竭或中枢神经系统症状,可于数小时或 1 天内死亡。

局部纤维喉镜或纤维支气管镜检查,可见自声门以下,黏膜弥漫性充血、肿胀,以声门下腔最明显,正常的气管软骨环显示不清楚。气管支气管内可见黏稠分泌物。喉内镜检查不仅可使呼吸困难加重,还有反射性引起呼吸心搏骤停的危险,因此,最好在诊断确有困难并做好抢救准备时使用。对反复发作的急性喉气管炎可行 pH 计监测胃食管咽反流。肺部 CR 片或 CT 扫描有时可见因下呼吸道阻塞引起的肺不张或肺气肿,易误诊为支气管肺炎。

(四)诊断和鉴别诊断

根据上述症状,尤其当患儿高热后又出现喉梗阻症状,结合检查可明确诊断。须与气管支气管异物、急性细支气管炎、支气管哮喘、百日咳、流行性腮腺炎、猩红热等相鉴别,与喉白喉、急性感染性会厌炎的鉴别参见表 20-1。

表 20-1 急性喉气管支气管炎与急性会厌炎和喉白喉的鉴别

	急性喉气管支气管炎	急性感染性会厌炎	喉白喉
发病率	较常见	稀少	非常稀少
发病年龄	6 个月~3 岁	2~6 岁	6 个月~10 岁
起病	较急,1~2 天	突然,6~12 小时	较缓,2~4 天
病因	病毒,尤其是副流感病毒Ⅰ型	B 型流感嗜血杆菌	白喉杆菌
病理	声门下肿胀为主,黏膜的渗出物阻塞气管树	声门上区严重肿胀可发生菌血症	喉假膜形成可发生毒血症
发热	中度发热	高热	发热不明显

续表

	急性喉气管支气管炎	急性感染性会厌炎	喉白喉
临床主要特点	慢性进行上呼吸道梗阻、喉鸣、哮吼性咳嗽	严重的喉痛、吞咽困难声音低沉、迅速进行性喉梗阻	慢性发作性头痛、喉痛、哮吼性咳嗽、声嘶、喘鸣
预后	如果呼吸能维持数天内可自行消退	如不及时建立人工气道可发生严重的呼吸循环衰竭	可发生窒息、中毒性心肌炎循环衰竭

(五)治疗

对轻型者,治疗同小儿急性喉炎,但须密切观察。对重症病例,治疗重点为保持呼吸道通畅。

(1)给氧、解痉、化痰、解除呼吸道阻塞,对喉梗阻或下呼吸道阻塞严重者须行气管切开术,并通过气管切开口滴药及吸引,清除下呼吸道黏稠的分泌物。中毒症状明显者,须考虑早行气管切开术。

(2)立即静脉滴注足量敏感的抗生素及糖皮质激素。开始剂量宜大,呼吸困难改善后逐渐减量,至症状消失后停药。

(3)抗病毒治疗。

(4)室内保持一定湿度和温度(湿度 70% 以上,温度 18～20 ℃ 为宜)。

(5)忌用呼吸中枢抑制剂(如吗啡)和阿托品类药物,以免分泌物更干燥,加重呼吸道阻塞。

(6)胃食管咽反流在新生儿和婴幼儿时期是一种生理现象,出生 1 年后随括约肌功能及胃-食管角的发育成熟,食物由稀变稠而逐渐消退。治疗措施有:①睡眠时可抬高床头,减少胃酸反流。②低脂饮食,避免睡前进食。③必要时加用降低壁细胞酸分泌的药物、H_2 受体阻滞剂(西咪替丁)、氢离子泵抑制剂(奥美拉唑)、胃肠蠕动促进剂(西沙必利)。④重者甚至可手术治疗。

二、急性纤维蛋白性喉气管支气管炎

急性纤维蛋白性喉气管支气管炎,也称纤维蛋白样-出血性气管支气管炎,纤维蛋白性化脓性气管支气管炎,流感性(或恶性,超急性)纤维蛋白性喉气管支气管炎,急性膜性喉气管支气管炎,急性假膜性坏死性喉气管支气管炎等。多见于幼儿,与急性阻塞性喉气管炎虽同为喉以下呼吸道的化脓性感染,但病情更为险恶,病死率很高。

(一)病因

(1)阻塞性喉气管炎的进一步发展。

(2)流感病毒感染后继发细菌感染。

(3)其他:创伤、异物致局部抵抗力下降,长时间气管内插管,呼吸道烧伤后等。

(二)病理

与急性阻塞性喉气管炎相似,但病变更深。主要特点是喉、气管、支气管内有大块或筒状痂皮、黏液脓栓和假膜。呼吸道黏膜有严重炎性病变,但无水肿,黏膜层及黏膜下层大片脱落或深度溃疡,甚至软骨暴露或发生软化。因黏膜损伤严重,自组织中逸出的血浆、纤维蛋白与细胞成分凝聚成干痂及假膜,大多易于剥离。

(三)症状

类似急性阻塞性喉气管炎,但发病更急,呼吸困难及全身中毒症状更为明显。

（1）突发严重的混合性呼吸困难。呼吸时呈干性阻塞性噪响，可伴有严重的双重性喘鸣。咳嗽有痰声，但痰液无法咳出。如假膜脱落，可出现阵发性呼吸困难加重，气管内有异物拍击声，哭闹时加剧。

（2）高热，烦躁不安，面色发绀或灰白，可迅速出现循环衰竭或中枢神经系统症状，如抽搐、惊厥、呕吐。发生酸中毒及水电解质失衡者也多见。

（四）检查及诊断

检查参见急性阻塞性喉气管炎，常有混合性呼吸困难，胸骨上窝、肋间隙、上腹部等处有吸气性凹陷，伴以锁骨上窝处呼气性膨出。呼吸音减弱或有笛音，甚至可闻及异物拍击声。用力可咳出大量黏稠的纤维蛋白性脓痰及痂皮，咳出后呼吸困难可明显改善。如行支气管镜检查，可见杓状软骨间切迹、气管及支气管内有硬性痂皮及假膜。结合症状可确定诊断。

（五）治疗

同急性阻塞性喉气管炎，应及早进行血氧饱和度监测和心电监护。较严重者，需行气管切开术，但术后通过气管套管口滴药消炎稀释，必要时须反复施行支气管镜检查，将痂皮及假膜钳出和吸出，以缓解呼吸困难。

（六）并发症

常见的并发症为败血症或菌血症，其次是心包炎、弥漫性支气管肺炎、脑膜炎、脑炎等。

（七）预后

一般预后良好，如并发麻疹和支气管肺炎者预后较差。

（刘声印）

第二节　环杓关节炎

喉关节炎中因环甲关节炎发生较少，且症状不明显，以下主要介绍常见的环杓关节炎。

一、病因

（1）全身性关节疾病的局部表现，如风湿性或类风湿性关节炎、痛风、强直性脊柱炎、系统性红斑狼疮和其他胶原病，甚至可能是青少年风湿性关节炎早期唯一的表现，临床25%～33%的类风湿关节炎累及环杓关节。

（2）喉炎、喉软骨炎等喉部急性或慢性炎性疾病直接侵及关节，多见于链球菌感染，也可发生于特殊性传染病，如结核或梅毒性溃疡等。

（3）喉内及喉外部创伤可引起一侧或双侧关节炎，如内镜、麻醉插管、置管时间过长、管径过粗、长期鼻饲等。受到颈前部钝性撞击、挤压时，常易损伤环杓关节。

（4）继发于急性传染病，如伤寒、流感之后。

（5）放射治疗后。

二、病理

喉关节炎的病理为炎性改变过程。对于风湿性及类风湿性环杓关节炎病理改变：初期关节滑液层及软骨炎症,包括关节渗出、滑膜增生及炎性细胞浸润。后期滑膜增厚,血管翳形成,并沿关节面蔓延,释放酶及其他软骨破坏介质,关节软骨发生破坏、吸收,纤维组织增生可代替消融的软骨,产生关节腔纤维强直,最终发生骨强直及关节变形。

三、临床表现

(一)急性期

常见声嘶和喉痛,早期在吞咽和发声时喉部异物感,以后喉痛可逐渐加重,并常向耳部放射。声嘶及呼吸困难视炎症、红肿程度和声带固定的位置而定。声带固定于外展位可出现声嘶或失声,红肿较剧或声带固定于内收位者,可出现呼吸困难、喘鸣。原发病的症状,如伴有风湿性或类风湿性关节炎症状等。喉镜检查可见杓状软骨处黏膜充血、肿胀,可累及杓间区、杓会厌襞的后段及室带。声带可固定于内收或外展位。在喉结两侧或一侧甲状软骨后缘中央或环状软骨后部有压痛。

(二)慢性期

或称僵直期。多见于反复急性发作后,一次急性发作也可转为慢性。其症状决定于关节固定的位置,可出现声嘶或呼吸困难,喉部症状多不明显。若为一侧病变,患侧声带较健侧高,发声时健侧杓状软骨可接近患侧杓状软骨。有时可见环杓关节区黏膜增厚、溃疡,形成肉芽瘢痕等。

四、诊断与鉴别诊断

急性环杓关节炎较易诊断,喉痛、声嘶、杓状软骨区充血肿胀,发声时声门呈三角形裂缝是急性环杓关节炎诊断的主要依据,尤其是杓状软骨区的充血肿胀。要识别是否为风湿性,应注意其他关节酸痛史,行血沉,抗"O"检测以及抗风湿治疗是否有效。慢性环杓关节炎极似喉返神经麻痹,可根据病史、频闪内镜、拨动杓状软骨是否活动及喉肌电图等与喉返神经麻痹鉴别。

五、治疗

针对病因积极治疗,外伤或一般炎症引起者,可予局部理疗如透热疗法,药物离子(水杨酸)透入。急性发作期以声带休息为主,全身使用糖皮质激素及抗生素,亦可关节腔内注射。风湿或类风湿性患者,可口服水杨酸制剂。待炎症消退后行喉镜检查,可在支撑喉镜下用喉钳推动患侧杓状软骨,试行杓状软骨拨动术,术后适时发声和深呼吸,以防关节僵硬。

(刘声印)

第三节　喉软骨膜炎

喉软骨膜炎为喉软骨膜及其下隙的炎性病变。急性及原发性者较少,慢性及继发性者居多,常使软骨坏死形成脓肿。

一、病因

喉软骨膜炎的原因很多,可概括为如下 3 类。

（一）喉部外伤

喉部各种外伤如切伤、刺伤、裂伤、烧伤和挫伤等均极易伤及喉软骨膜和软骨。喉裂开术或其他喉部手术，如过多分离甲状软骨膜时，可发生甲状软骨膜炎；高位气管切开术常损伤环状软骨，麻醉插管及喉部内镜检查，如损伤杓状软骨，或插管时间太久，压迫杓状软骨，均可引起杓状软骨膜炎；喉部吸入较大而硬的异物直接损伤喉软骨亦可引起本病。

（二）放射线损伤

喉部软骨对各种放射线的耐受性极低，在颈部用深度 X 线、镭锭、放射性核素或其他高能量放射治疗和进行治疗时，常出现一些放射性喉软骨反应，引起喉软骨膜炎及软骨坏死等并发症。并发症发生的时间与放射剂量的关系，并非完全一致。有些患者在放疗期间或结束时发生反应，多数患者为延迟反应，常在放疗后 3～6 个月，甚至 1 年至数年之后才发生，故应详细追问病史。

（三）全身疾病

罹患上呼吸道感染、伤寒、白喉、猩红热、麻疹、天花、结核、梅毒以及糖尿病等疾病时，病菌或毒素可累及喉部各软骨，引起喉软骨膜炎；或因病菌感染，损害喉黏膜形成溃疡，溃疡深达喉软骨膜而致病。

（四）喉部恶性肿瘤

喉部恶性肿瘤晚期发生深部溃疡，继发感染，也可引起喉软骨膜炎及软骨坏死。

二、病理

喉软骨膜炎多发生于杓状软骨，环状软骨及甲状软骨次之，会厌软骨膜感染者最少。外伤性喉软骨膜炎，常累及多个喉软骨。软骨膜发生炎症后，渗出液积留于软骨膜下隙，渐成脓液，使软骨膜与软骨分离，软骨缺血而坏死。病变之初，喉内部显现水肿或红肿，有时喉外部亦有肿胀。喉软骨膜炎亦有不化脓者，愈后瘢痕生成较多，明显增厚。喉结核最易侵及杓状软骨，并常波及环状软骨，使其强直。喉部梅毒病变，则多侵及甲状软骨。

三、症状

（一）疼痛

吞咽痛及喉部压痛为此病的主要症状。当颈部运动或压迫喉部时均发生疼痛或钝痛，吞咽时疼痛加剧，有时疼痛放射到耳部或肩部。

（二）声嘶

早期发声易疲劳，进一步发展，声调变低变粗，言语厚涩，渐至声音嘶哑。

（三）吞咽困难

杓状软骨及环状软骨发生软骨膜炎时，杓状软骨高度肿胀，梨状窝亦肿胀，引起吞咽困难。

（四）呼吸困难

如喉内黏膜高度充血水肿，使声门窄小，严重者发生吸入性呼吸困难，并可发生窒息。

（五）全身症状

体温多正常或低热，急性病例及混合感染，其体温可高达 40 ℃，少数患者有乏力、畏寒等不适。如因全身疾病引起者，则有明显的全身原发病症状。

四、检查

(一)颈部检查

甲状软骨膜炎患者,颈前部多有肿胀发硬,并有明显的压痛,有时颈部出现红肿,淋巴结也常肿大。

(二)喉镜检查

检查所见视病变位置和范围不同而异。如病变限于一侧杓状软骨,则患侧杓状突明显肿胀,表面光滑发亮。甲状软骨喉腔面软骨膜发炎时,喉室带、声带、杓状突均发生肿胀。如病变在环状软骨板时,常于梨状窝处发生肿胀,环杓关节多被侵及发生强直,致患侧声带固定。

五、诊断

根据病史及检查所见,一般诊断较易,但宜查出其原因,以便确定治疗方法。喉软骨膜炎与喉脓肿有时不易辨别。喉软骨膜炎极易演变为喉脓肿,必要时可进行穿刺检查,以便确诊。

六、治疗

治疗原则:防止炎症的扩散及喉软骨坏死化脓。因为喉部软骨为各自的软骨膜所包绕,互相分隔。如果病变蔓延发展,或处理不当(如切开或穿刺),可使炎症迅速扩散。如没有明显的喉脓肿形成,一般不主张施行探查性穿刺或切开。

(1)早期应用足量的抗生素及激素治疗。

(2)局部理疗或热敷,有减轻疼痛,促使感染局限化之功效。

(3)患者尽量少说话,进流质饮食。

(4)针对病因,积极治疗,如有异物,应尽早取出。

(5)严密观察病员的呼吸情况,如有明显的呼吸困难,应行气管切开术。

(6)喉软骨坏死化脓,则按喉脓肿治疗。

(刘声印)

第四节 喉部脓肿

喉部脓肿较咽部脓肿少见,男性较女性多,多发于 20～60 岁。

一、病因

(一)继发于喉部疾病

(1)急性会厌炎,急性喉炎,喉部水肿等。病菌可侵及喉黏膜下层,形成局部脓肿。

(2)喉结核、梅毒等,如继发感染形成溃疡,喉软骨也容易坏死化脓而形成喉脓肿。

(3)喉软骨膜炎,可演变为脓肿。

(二)外伤

任何机械性、物理性和化学性刺激都可以伤及喉黏膜及喉软骨,感染后可形成脓肿。手术外伤如喉裂开术、气管切开术、喉内插管及喉内镜检查等，可损伤喉黏膜，继发感染，则可形成脓肿。

（三）邻近器官疾病的蔓延

（1）口腔龋齿、牙槽脓肿、急性化脓性扁桃体炎，咽部脓肿等，炎症均可直接向下扩散和蔓延至喉部，或经淋巴和血行播散至喉部引起喉脓肿。

（2）颈部急性蜂窝织炎，炎症局限形成脓肿，脓液直接腐蚀甲状软骨而继发喉脓肿。

（四）放射线损伤

喉部放射治疗如照射野太广，短期内所用剂量较大，可并发喉软骨膜炎，软骨坏死及化脓。

（五）深部真菌感染

深部真菌感染原发者少见。常在喉部慢性特种传染病及喉部恶性肿瘤等长期应用广谱抗生素、肾上腺皮质激素及抗肿瘤药物或放射治疗之后发生。致病真菌多为隐球菌、念珠菌、放线菌等。

喉脓肿常为混合性感染，致病菌为溶血性链球菌、葡萄球菌、肺炎链球菌、铜绿假单胞菌、大肠埃希菌等。由烧伤、放射线所引起的喉脓肿则以铜绿假单胞菌、金黄色葡萄球菌多见。

二、症状

（一）全身中毒症状

大多数患者起病急骤，常有寒战、发烧、全身不适、食欲缺乏，脉搏、呼吸快速。

（二）局部症状

视脓肿的位置，范围及性质，有不同程度的喉痛、吞咽痛、声嘶及呼吸困难等症状。脓肿未形成前，局部充血水肿较明显，常有声嘶，呼吸困难，喘鸣。如脓肿已形成，因疼痛较局限而明显，有时可发生反射性耳痛，体温下降正常或为低热。

喉脓肿如发生在喉后部，则有吞咽疼痛及吞咽困难，或至少有喉部梗阻感。喉脓肿如发生在杓状软骨，可早期引起杓状软骨坏死，继而发生环杓关节固定。喉脓肿如发生在环状软骨，常致一侧或双侧环杓关节固定，呼吸困难，吞咽困难较明显。喉脓肿如发生在甲状软骨，常引起声带、室带、喉室、声门下区同时肿胀。喉脓肿向颈部穿破，或喉脓肿由颈部感染引起者，在颈部有时可出现坚硬木板样浸润块。如脓肿较大，可压迫整个喉体向一侧移位，并可压迫颈交感神经节，出现 Horner 综合征。

三、检查

（一）喉外部及颈部检查

颈部常有压痛，活动喉体则疼痛加剧。脓肿可引起甲状软骨坏死，炎症扩散蔓延至颈部，使颈部红肿发硬，以后逐渐软化有波动感，穿刺可抽出脓液。脓肿穿破颈前皮肤，可形成瘘管，瘘口周围有肉芽组织增生。颈部及颌下可触及肿大的淋巴结。

（二）喉镜检查

应注意观察喉腔黏膜有无充血、水肿，环杓关节是否固定，梨状窝有无积液及瘘管形成等。

浅而小的脓肿多局限于会厌舌面、杓会厌襞及杓状突等处；范围较大的脓肿，表示喉深部已受感染。

（三）X 线检查

应常规行胸部透视检查，注意有无纵隔影增宽及肺结核。摄颈部侧位片，以检查有无异物存留及喉软骨软化或骨化等;亦可观察会厌,喉室及梨状窝有无变形。CT 扫描、MRI 更有助于诊断。

四、诊断

一般诊断喉脓肿不困难。但在早期,喉黏膜常呈弥漫性充血、水肿,喉部压痛亦不明显,易误诊、漏诊。必须严密观察病情之发展。必要时可行穿刺抽脓,以便确诊。

五、并发症

(一)窒息
喉脓肿破裂或喉内黏膜高度肿胀均可引起窒息,需立即进行气管切开术。

(二)炎症
向下蔓延扩展可致喉气管支气管炎,炎症向下直接侵入纵隔,可引起纵隔炎及纵隔脓肿,脓液如被吸入肺部可发生肺脓肿。

(三)感染
可向上循颈动脉鞘传入颅内发生脑膜炎、脑脓肿或引起颈内静脉栓塞及颅内血栓性静脉炎。

(四)喉狭窄
脓肿如破坏喉软骨及喉内组织,治愈后常有瘢痕收缩及粘连,引起喉狭窄。

六、治疗

(1)切开引流术:喉内脓肿多在直接喉镜下进行切开排脓。脓肿切开前,先用无菌技术穿刺抽取脓液,留作细菌培养及药物敏感试验。在脓肿最突出处切开,脓液排除后,用吸引器头或用闭合之异物钳细心探触脓腔,注意有无异物存留或坏死软骨,如有发现,应立即取除。

喉外部肿胀者,可于颈部施行手术引流脓液。要注意保护颈部重要血管、神经、喉部肌肉及正常的喉软骨膜,以防止后遗瘢痕狭窄。切口置橡皮引流条,每天检查伤口引流情况。喉脓肿消退后,如有喉狭窄可能时,应及时行喉扩张术。

(2)应用足量的抗生素:脓肿切开引流后,仍需应用足量的抗生素治疗。

(3)全身支持疗法:对体温较高者,可应用药物或物理降温;有呼吸困难者,应予输氧,及时纠正酸中毒,并作好气管切开术的准备,必要时进行气管切开术。病情较重者,应进食高热量易消化的饮食,及时输液,必要时可少量输血。

(4)因放射线引起的喉软骨广泛坏死,并形成多发性喉脓肿者,还须考虑施行喉全切除术;但术后并发症较多,医师、患者及其家属都必须有充分的思想准备,相互配合,以期取得最佳的疗效。

(刘声印)

第二十一章

咽喉部外伤性疾病

第一节 开放性喉外伤

开放性喉外伤指颈部皮肤、软组织有伤口与喉腔相通的喉外伤。累及喉软骨、软骨间筋膜及喉黏膜。常见的原因有切伤和刺伤、爆炸裂伤、勒伤及撞击伤等。受伤部位常发生于甲状软骨、甲状舌骨膜、环甲膜及气管,而环状软骨则较少见,伴有甲状腺损伤亦不少。严重者可多处同时受伤(图 21-1)。

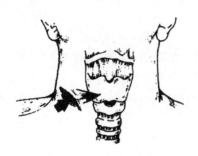

图 21-1　喉穿破伤

一、临床表现

开放性喉外伤的临床表现因创口的深浅、范围而异。

(一)出血

严重的出血常是损伤喉动脉、面动脉舌下支、甲状腺动脉或甲状腺组织。如颈部动脉受伤大出血易出现休克、死亡。若静脉被切断、破裂,出血较多,且可形成气栓。无大血管损伤者,常有血痰伴呼吸而喷出。

(二)皮下气肿

皮肤伤口与喉伤口不在同一位置,咳嗽时空气由喉裂口进入颈部软组织,而造成皮下气肿,可扩展到面、胸、腹部。

267

(三)呼吸困难

由于喉软骨骨折、喉腔变形、伤口组织塌陷或黏膜肿胀;血液流入下呼吸道内;气管外伤或气胸等而引起呼吸困难。

(四)声嘶或失声

声带损伤或喉返神经、环杓关节脱位或喉腔开放引起声嘶或失声。

(五)吞咽困难

因外伤后咽、喉痛使吞咽障碍;喉咽、梨状窝或食管受累而出现吞咽困难。

(六)颈部伤口

伤口形态与致伤原因有关,刀伤时伤口大,整齐,常为单一伤口。尖锐器伤皮肤伤口小,伤口深及常有多个。有严重皮下气肿。铁丝、电线等勒伤,伤口细小,仅有皮肤少许渗血。枪伤一般为贯通伤,颈部伤口小局限。爆炸伤伤口边缘不整,常有异物停留于组织内。

二、检查

(一)出血量及活动性出血的来源

应诊时首先用有效的方法止住活动性出血,并根据血液的性状、出血的动态和预计出血量等初步判断可能损伤的组织。只有做好良好的照明及抢救准备,才能探测伤口。一般说来,颈部大动脉受伤,多在现场死亡。患者能送来院急诊,说明还有抢救机会。

(二)伤口的位置及范围

明确伤口的位置及喉气管的关系,检查伤口与气道相通是否顺畅,如有组织层覆盖或不完全覆盖,会加重皮下气肿。

(三)全身状况

全身状况包括患者的生命体征,如呼吸、脉搏、血压等。

(四)辅助检查

在病情许可下,喉 CT 检查,内镜检查,确定有无合并食管损伤、喉咽损伤、甲状腺及颈部大血管等损伤。

三、治疗

(一)保持呼吸道通畅

自伤口处插入气管插管或带气囊的 Y 形气管套管,并打胀气囊,防止血液流入下呼吸道。必要时应行环甲膜切开或气管切开。在野外,可在原开放的瘘道或稍加扩大后放入气管套管或中空导管应急。然后才进一步检查。

(二)止血及抗休克

颈部外伤时大出血有原发性及继发性两种,危害性极大,因此在建立呼吸道通路时应同时行止血措施。急救时,颈部用环行绷带紧包扎止血会影响脑部供血;结扎血管止血需具备一定的条件。填塞压迫是简单有效的止血方法,待患者情况好转或在有条件的地方再行血管结扎手术。在无条件行进一步抢救时,切勿取填塞物,以免引起大出血。

出血剧烈,填塞物无效时,应用于压迫止血及防止气栓形成,同时行颈部血管探查术。将皮肤伤口向下扩大,在近心端将受伤之颈内静脉结扎。动脉裂口可用细丝线缝合,或行血管吻合术。而结扎颈总动脉、颈内动脉只在最后为挽救患者生命时才采用。

（三）喉损伤的处理

根据受伤部位及范围，采取不同的处理方法。

1.舌骨上损伤

伤口切断舌骨上肌群，直到咽腔，或切断会厌游离缘。手术时应将伤口拉开，间断缝合修复咽腔黏膜，再逐层缝合舌骨上肌群。注意舌下神经及舌动脉有否受伤。缝合后不需要放置喉模。

2.甲状舌骨膜

受伤机会较多。切口经过会厌前间隙，可横断会厌，如小块会厌游离可切除。如会厌根部断离，应将会厌根部拉向前缝合，以免引起呼吸困难。缝合原则是分层对位缝合，以恢复原有功能，不需留置喉模。注意保护未断离的喉上神经。

3.甲状软骨中上部

常损伤喉内的声带、杓会厌襞和室带。缝合时应尽量保留喉腔黏膜，并复位缝合。将会厌拉向前缝合，留置喉模3个月左右。

4.甲状软骨中下部

在该处除损伤声带外，易损伤喉内肌、杓状软骨和环状软骨，可导致环杓关节脱位，严重影响声带活动。严重外伤者，可伤及下咽，甚至咽后壁。缝合时应注意声带黏膜复位及将两侧声带尽量恢复到同一平面。尽量保留软骨，如为小块已游离无软骨膜附着的软骨，估计难以成活者，应及时取出。对位缝合甲状软骨板，喉腔内放置喉模3～6个月。

5.环甲膜

如损伤仅及环甲膜，气管切开后单纯缝合即可。如伤口深可伤及环杓关节、环状软骨，甚至喉咽、气管入口及椎前筋膜等。应行低位气管切开后，分层缝合，留置喉模3～6个月。

6.气管

由于伤及颈部气管时，常累及甲状腺、食管及喉返神经。如伤及气管旁的大血管，患者常来不及就诊已死亡。手术时可用丝线将气管对位缝合，食管伤口分层缝合。如能找到离断喉返神经断端可即行吻合或后期处理。缝合后可放置T形管或镍钛记忆合金支架支撑3～6个月，以防狭窄。食管损伤者术后应停留胃饲管。

7.喉大范围缺损

应尽量按其解剖结构修复，以恢复其呼吸及发声功能。临床常用于修复的材料和方法有以下几点。

（1）会厌组织：将会厌自前间隙处分离后，向下牵拉，修复喉腔前面或左右前外侧面，留置喉模2周左右。该方法取材容易，方法简便，会厌的支架作用好，修复效果好。患者呼吸功能良好，大多数均能拔管。但患者在短期内有呛咳，特别是进食流质时，一般在3个月左右好转。

（2）颈前带状肌：可用单侧单蒂或双蒂、双侧单蒂或双蒂胸骨舌骨肌瓣翻转缝合，修复喉前外侧壁。此法除取材容易、简便外，可同时修复喉的侧壁及前壁，但支架作用稍差，术后发声较差，需留置喉模1～3个月，如仍有狭窄，需再次置入喉模。

（3）舌骨肌瓣：取适当长度的舌骨，保留骨膜及附着的胸骨舌骨肌，将舌骨缝于缺损的喉前壁或外侧壁，并放置喉模3～6个月。此法的支架作用好，适用于损伤范围小的病例。术中应注意保留舌骨膜，同时舌骨及附着肌肉不能短于1.5 cm，否则舌骨易缺血坏死，令修复失败。

（4）全喉重建术：严重喉外伤，尽管喉体碎裂也要灵活运用各种重建技巧，重建呼吸通道。以期达到患者伤愈后能经口呼吸和保持语言能力。不能因为伤后喉解剖结构紊乱，自己能力所不能及,而草率地将残余喉组织剪除。如因爆炸全喉缺失,应急处理可形成颈前气管造口,日后才行Ⅱ期发音重建术。

(5)联合修复:常用于并有喉外器官严重损伤,如颈前皮肤大范围缺损、下咽部或颈段食管损伤等。常用的有胸大肌皮瓣、颈阔肌皮瓣及胸锁乳突肌皮瓣,吻合血管的肱桡肌皮瓣、股外侧肌皮瓣等游离皮瓣和肌皮瓣联合修复。

四、喉模的类型和放置方法

喉模是喉气管成形术必用品,使用时应因地制宜,因人选用。现将常用的喉模种类和放置方法介绍如下。

(一)硅胶管

1.放置方法

取 2 cm 长、外径约为 1.3 cm 的硅胶管将上端缝合(减少误吸),选择可起固定作用的双侧甲状软骨板,以粗针头为引导将细不锈钢丝依次穿过一侧皮肤-甲状软骨-硅胶管-对侧甲状软骨板-皮肤,同法在上方处再穿过细钢丝一条。手术结束时将钢丝拉紧,判断管上缘水平略超过损伤区域后,分别用纽扣穿钢丝固定于双侧颈部皮肤外(图 21-2)。

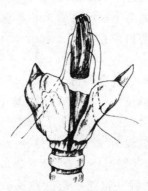

图 21-2 硅胶管喉模固定法

2.取出方法

喉腔黏膜表麻或全麻下进行。切记先夹住喉模顶端,再剪断颈部固定钢丝,经口腔取出喉模。

(二)T 型硅胶管(图 21-3)

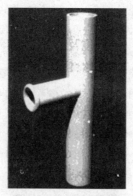

图 21-3 T 型硅胶管

硅胶管无毒性、对组织刺激轻微,长期佩带无不适感;支撑力较好,不易变形。堵塞 T 型硅胶管的支管,不影响患者呼吸,自我护理也方便。

1.放置方法

根据患者年龄和身材大小、病变部位和范围,选择合适的规格及裁剪合适的形状和长短(表 21-1),管端修剪圆滑平整。放置时支管自气管造瘘口处伸出,上端可达披裂上缘或向前与会厌根部平齐(图 21-4)。

表 21-1　T 型硅腔管规格

规格编号	主管外径/cm	支管外径/cm	适用年龄
1	0.8	0.6	幼儿
2	1.0	0.8	儿童
3	1.1	0.9	儿童
4	1.2	1.0	青少年
5	1.3	1.1	青少年
6	1.4	1.2	成年女性
7	1.6	1.4	成年男性

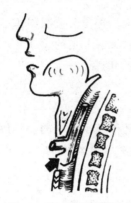

图 21-4　T 型硅胶管安放图

2.T 型硅胶管与气管套管联合应用

临床经验表明,T 型硅胶管安放后,支管不能长期作为通气道。因为 T 型硅胶管不配有内套,一旦 T 型硅胶管的近心端形成痂皮,会影响管腔通畅,出现“活瓣样”的呼吸困难。解决这个问题的方法是,支管适当剪短,以较小号气管套管自支管内放入,使气管套管口突出,T 型硅胶管垂直管下缘。按常规气管套管的清洁方法清理内套,我科在临床上常将气管套管和 T 型硅胶管联合使用,效果颇佳(图 21-5)。

3.拔管方法

沿气管瘘口下缘与 T 型支管间隙深入细长血管钳,夹住 T 主管与支管连接之下部,向上推压支管再向外拉,即可取出。放置气管套管,并堵管观察 1 周,无呼吸困难可拔管。

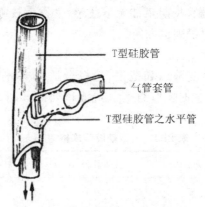

图 21-5　T 型硅胶管与气管套管联合应用

T型硅胶管
气管套管
T型硅胶管之水平管

4.T 形管拔除的时机

(1)Ⅰ型喉外伤有广泛黏膜损伤,戴管 2 个月左右。

(2)Ⅱ型喉外伤,戴管 3～6 个月。

(3)Ⅲ型喉外伤,喉软骨破碎内陷者,戴管 6～12 个月。

(4)重的Ⅲ型及Ⅳ型喉外伤戴管 1.5～2 年。

(三)乳胶指套喉模

1.特点

(1)制作方便,可根据患者的年龄、损伤部位及范围制作不同规格的喉模。

(2)喉模柔软,具有一定的支撑作用,又有一定的柔软性。

(3)对创面的摩擦及压迫小,不易生长肉芽。

(4)缺点是不宜长期停放。

2.制作

剪取消毒手套的示指套,在套内装剪碎或小块状的碘仿纱或海绵,在两端用丝线扎紧,在扎紧处的外端分别缝扎 10 号丝线两条,指尖端处丝线约 30 cm 长,另一端长约 20 cm。制作后的喉模(适用于成人男性)长 5 cm,宽 1.5 cm 左右(图 21-6A)。

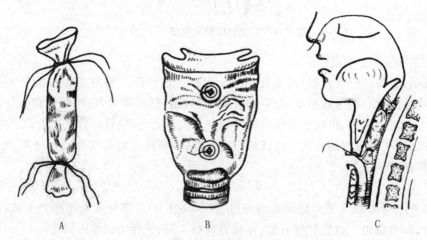

A　　　　　　　　B　　　　　　　　C

图 21-6　指套喉模固定法

A.指套喉模;B.指套喉模喉前上下固定法示意图;C.指套喉模鼻腔—颈部固定法示意

3.放置固定

在喉内黏膜复位缝合、软骨复位后,根据患者的年龄、损伤的范围和部位制作合适的喉模。放置固定方法有两种:颈外固定如图 21-6B 所示。鼻腔-颈外固定法:将喉模放入喉腔(指端向上,自一侧鼻腔放入导尿管到喉腔将喉模上端丝线自前鼻孔引出并固定,注意丝线不宜牵拉过紧,以防损伤软腭。下端丝线自气管切开处引出并固定(图 21-6C)。

4.取出方法及时机

口及喉咽黏膜表麻,将下端固定丝线剪断,在口腔用血管钳夹住上端丝线,在前鼻孔处剪断固定丝线,然后自口腔取出喉模。

一般指套喉模放置时间为 2 周,因口内有丝线,放置时间长患者感到不适。同时丝线对软腭、鼻腔可造成一定的损伤,因此指套喉模一般用于喉内黏膜外伤。

(四)镍钛形状记忆合金支架

1.特点

镍钛形状记忆合金作为一种新型材料,已广泛应用于临床各领域。镍钛形状记忆合金在相变区具有形状记忆特性和超弹性,在低温下(0 ℃左右,处于马氏状态)比较柔软,可以变形。将其加热到人体温度时(高温相状态)立即恢复到原来形态,产生持续柔和的支撑力,起到矫形或持续支撑作用。其优良的生物相容性、形态记忆功能、超弹性、耐腐性、耐磨性、无毒性等特征,被称为 21 世纪的新型材料。

记忆合金支架有附膜支架和裸支架。附膜支架可阻止喉黏膜肉芽向支架内生长,放置一段时间后可经直接喉镜下取出。裸支架放置后,喉黏膜可长入网格内,支架与组织相容,起到支撑作用。

2.放置方法

根据患者情况,选择合适大小、形状的记忆合金支架。将记忆合金放入冰中,冷却缩小后,置入喉腔内,受体温作用金属立刻恢复原状,固定并支撑喉腔。由于裸支架不能取出,放置时不能高于声带水平。所以,受伤部位高于声门水平者不适宜放置裸支架。常规的圆筒网状支架常用于声门下、气管的支撑。声门区的支撑最好用特制的喉模。

3.取出时间及方法

附膜支架根据患者的受伤程度和范围决定,一般放置 3 个月左右。表麻或气管内麻下,在直接喉镜或支气管镜下取出。

(蔡玉兵)

第二节　闭合性喉外伤

闭合性喉外伤是指颈部皮肤无伤口与喉腔贯通的外伤。

一、喉黏膜挫伤、撕裂伤

(一)临床表现

1.症状

喉部疼痛,以吞咽时更明显,可放射到耳部。由于喉黏膜水肿、黏膜下出血、黏膜撕裂、常有声嘶及咯血现象。如并有环杓关节脱位,声嘶更明显及持续。一般说来,此种类型损伤较少立刻发生呼吸困难,但要注意的是受伤后数小时,才是喉内组织肿胀的明显期。临床医师有此预见性,会减少患者过早脱离医疗监护、突发呼吸困难的危险。

2.检查

(1)颈部检查:颈部软组织肿胀、淤血。如喉黏膜撕裂伤严重者可发生局限性皮下气肿,严重者气肿可波及颜面、颏下、胸部等部位。

(2)间接喉镜或光纤喉镜检查:喉黏膜水肿、黏膜下水肿或黏膜撕裂;杓会厌襞移位,声门狭窄或变形等;声带活动受限或固定,喉腔变形或结构欠清等。

(3)喉部 X 照片、CT 检查:对排除喉支架骨折、环杓关节脱位、手术方案的制定等有较大的价值。

(二)治疗

1.一般处理

一般处理适用于无呼吸困难的喉外伤。

(1)严密观察病情,作好气管切开准备,一旦出现呼吸困难成立即行气管切开。

(2)令患者安静,少言,进食流质、禁食或鼻饲流质。

(3)早期应用抗生素和皮质激素可减轻黏膜水肿。

2.外科处理

外科处理包括气管切开及手术探查。

(1)气管切开:对有以下情况者应行气管切开,以策安全。①伤后即出现呼吸困难或呼吸困难呈进行性加重;②喉黏膜较大范围撕裂伤、持续性咯血者;③就诊时虽无呼吸困难,但有咳血、皮下气肿者,可以作预防性的气管切开。

(2)手术探查:喉裂开后,将撕裂的黏膜缝合(图 21-7)或将黏膜下血肿刮除,尽量保留黏膜完整,内置喉横 2 周,以防止喉狭窄。

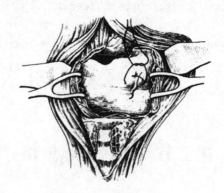

图 21-7　喉内黏膜缝合

二、喉软骨支架骨折

喉软骨支架骨折所受的外来暴力较喉黏膜挫伤及裂伤要大得多,是严重的喉外伤。闭合性喉外伤以甲状软骨、环状软骨骨折多见,而顿挫挤压伤引起喉气管断裂分离常见于多发性的损伤中。这些损伤难免地伴有喉黏膜撕裂伤。

（一）临床表现

1.皮下气肿

喉内黏膜撕裂,气体进入颈部皮下,可扩展到全颈、颏下、面颊或纵隔等。

2.咯血

轻者可痰中带血,重者出现较大量的咯血,频频咳嗽使皮下气肿加重。

3.呼吸困难

喉软骨骨折,特别是环状软骨骨折,使喉腔失去正常的支撑而变形,加上喉黏膜水肿、血肿及出血等因素,而出现喉阻塞。

4.声嘶

喉软骨骨折或关节脱位使声带位置发生改变;喉黏膜水肿或血肿、黏膜撕裂致声带形态改变;喉返神经麻痹或环杓关节脱位使声带活动受限或固定,而出现声音质量改变。

5.疼痛

说话或吞咽时疼痛明显,疼痛有的向耳部放射。

6.吞咽困难

患者可因疼痛而产生吞咽困难,但应注意并发食管损伤。

（二）检查

（1）颈部肿痛、皮下淤血及皮下气肿。皮下气肿的始发位置可为损伤的部位提供参考依据;闭合性喉气管损伤时,皮下气肿进展很快。

（2）喉体正常轮廓不清,甲状软骨扁平,环状软骨弓消失,可扪及错位的软骨。在气管离断时。由于舌骨上肌群的牵拉,可使喉体上移。

（3）喉腔形态的观察:对检查合作的患者,间接喉镜观察下咽、喉部常是确诊的一项重要手段。纤维喉镜有视野清楚、光线明亮,对损伤范围和程度判断较准确及对病者损伤小等优点,特别对检查不合作、张口受限或特殊体位者更为适合。直接喉镜检查有加重损伤的可能,不宜作为首选,但对已建立有效气道,又无颈椎及颈部并发症者,应不属禁忌。随着纤维镜的普及应用,它的损伤小、观察全面等优点已被广泛接受。为此,传统的直接喉镜检查临床逐渐少用。外伤时喉腔形态有黏膜暗红、水肿,黏膜下血肿、黏膜裂伤。声门变形、声带活动受限或固定,喉软骨暴露等征象。

（4）喉部 CT 是一种非损伤性检查,其结果是选择治疗方法的重要依据。它有助于查明喉软骨的破坏程度、环杓关节运动情况以及内镜难以发现的喉内软组织改变。尽管如此,传统的喉部 X 线正侧位片、体层照片等临床仍有采用价值。但必须指出,喉部的影像学检查应在呼吸道通畅及病情许可时进行。

（5）注意并发颈部钝挫伤或颌面部骨折、颈椎骨折及胸部损伤等。

（三）治疗

（1）迅速建立有效呼吸通道,防止窒息。

（2）软骨骨折复位及修复喉软骨骨折的整复应尽早进行,在致伤后 2 小时内采取妥善的治疗措施,对预防并发症,保存喉功能甚为重要。

扩张法软骨复位:指单纯骨折,喉腔声门轻度变形,但无呼吸困难,但当喉内血肿及黏膜水肿消退后,发现骨折移位对发声和呼吸有一定影响。对此型病例主张早用扩张法复位治疗,可取得了很好治疗效果。复位可在直接喉镜下、气管镜下进行。方法:气管切开后,全麻下在直接喉镜或气管镜下进行手法复位。复位后可经喉放入喉模,1周后取出。亦可不放喉模,3天后再复位一次。

喉裂开软骨复位:Cherian总结了30例喉外伤病例,提出喉外伤患者在7天内行外科手术治疗者94%预后良好,而7天以后者治疗效果差,预后不良。适应证:①喉黏膜撕裂、软骨暴露、明显移位的骨折;声带固定。②伤后不久即出现呼吸困难。③伤后持续咯血,颈部广泛皮下气肿呈进行性。④直接喉镜或气管镜下复位不成功者。方法:喉裂开后,将折断的软骨片整复,软骨膜完整者,对位缝合软骨膜(图21-8);软骨膜缺损者,可直接缝合软骨断缘固定。喉内软组织复位,将黏膜缝合。如黏膜缺损大,不能缝合,可用会厌黏膜、鼻腔游离黏膜修复,或将杓会厌皱襞黏膜向内拉拢修复,具体应根据损伤范围及部位而定。然后放置喉模3~6个月。如喉支架破坏或缺失严重,实在难以完整修复,在手术时亦应围绕恢复、发音和防止误咽等功能设计手术方案,以期保持患者的生活质量。

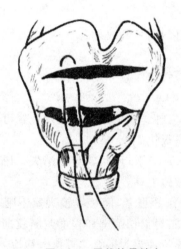

图 21-8　甲状软骨缝合

喉气管断裂者,其皮肤可有或无伤口,远端可缩回至胸腔,患者立即有咯血、呼吸困难、皮下气肿。此时应立即颈部切开,将远端牵拉向上与近端吻合固定,并放置支撑喉模。因此类损伤常累及双侧喉返神经,出现声带麻痹。术中应做低位气管切开,有条件可同时行神经吻合。如效果不佳或术时因特殊情况不能行神经吻合时,术后观察声带运动半年内未恢复,再按声带麻痹处理,如抢救现场无条件进行喉、气管吻合时,应将远端固定于颈部,非放置气管套管或气管插管。

(蔡玉兵)

第三节　喉部与呼吸道烧伤

喉、气管、支气管黏膜受到强的物理因素刺激或接触化学物质后,引起局部组织充血、水肿,以至坏死等病变,称为喉部与呼吸道烧伤。它包括物理因素所致的喉烧灼伤、喉烫伤、放射损伤及化学物质腐蚀伤。呼吸道烧伤占全身烧伤之2%~3%。由于声门在热气、有毒烟雾或化学物质刺激下反射性关闭因而上呼吸道烧灼伤较下呼吸道者多见且伤情较重。

一、病因

(1)咽、喉与气管直接吸入或喷入高温液体、蒸汽或化学气体。

(2)火灾时吸入火焰、烟尘及氧化不全的刺激物等。

(3)误吞或误吸化学腐蚀剂,如强酸、强碱、酚类等。

(4)遭受战用毒剂如芥子气、氯气等侵袭。

(5)放射线损伤,包括深度 X 线、^{60}Co、直线加速器等放射治疗时损伤及战时核武器辐射损伤。

二、发病机制

上呼吸道黏膜具有自然冷却能力,可吸收热气中的热能。当上呼吸道受热力损害时,声门可反射性关闭,保护支气管和肺。蒸气在声门反射未出现前即进入下呼吸道,故下呼吸道受损害较重。烧伤后表现为鼻、口、咽、喉及下呼吸道黏膜充血、水肿及坏死,可累及黏膜下层、软骨,引起窒息、肺不张、肺感染。放射性损伤早期有炎症反应,数月后可发生纤维化、放射性软骨炎、软骨坏死。

三、临床表现

(一)轻度

损伤在声门及声门以上。有声音嘶哑、喉痛、唾液增多、咽干、咳嗽多痰、吞咽困难等。检查可见头面部皮肤烧伤,鼻、口、咽、喉黏膜充血、肿胀、水泡、溃疡、出血及假膜形成等。吞食腐蚀剂及热液者可见口周皮肤烫伤,食管、胃黏膜烧灼伤及全身中毒症状。

(二)中度

损伤在隆突以上。除上述症状外,有吸气性呼吸困难或窒息,检查除轻度烧灼伤所见外,还可有喉黏膜水肿和糜烂,听诊肺呼吸音粗糙,闻及干啰音及哮鸣音。常伴有下呼吸道黏膜烧伤,易遗留喉瘢痕狭窄。

(三)重度

损伤至支气管,甚至达肺泡。除有上述喉烧伤的表现外,有下呼吸道黏膜水肿、糜烂及溃疡,甚至坏死。患者呼吸急促、咳嗽剧烈,可并发肺炎或膜性喉气管炎,可咳出脓血痰和坏死脱落的气管黏膜。误吞腐蚀剂者可致喉、气管、食管瘘。若烧伤范围广泛,可导致严重而广泛的阻塞性肺不张、支气管肺炎、肺水肿,进而出现呼吸功能衰竭。

四、治疗

(一)急救措施

1.早期处理

热液烫伤可口含冰块或冷开水漱口、颈部冷敷。强酸、强碱烧伤者应立即用清水冲洗口腔、咽部并采用中和疗法。强酸烧伤者可给予牛奶、蛋清或 2%～5%碳酸氢钠溶液;强碱烧伤者可给予食醋、1%稀盐酸或 5%氯化铵等涂布伤处或吞服、用中和药物雾化吸入。

2.全身治疗

充分补液,维持水、电解质平衡,吸氧。重度者需行紧急气管插管,也可给予高压氧治疗。纠正休克、保护心肺功能。全身应用抗生素预防感染,糖皮质激素防止呼吸道黏膜水肿。

(二)保持呼吸道通畅

(1)上呼吸道阻塞、分泌物多而咳出困难者,为防止窒息,可行气管内插管或气管切开。Ⅲ度以上呼吸困难必须行气管切开,因为这种病例多有会厌或喉入口处高度水肿,可形成急性喉梗阻或有喉梗阻的趋势。

(2)会厌高度水肿者切开排液减压,杓间区水肿行点状穿刺或点状切开黏膜为宜,因为杓间区过长的切口可能影响术后功能。

(3)应用解痉药物,以解除支气管痉挛。

(4)每天雾化吸入,气管内滴入抗生素生理盐水,以防气道被干痂阻塞。

(三)营养支持

早期以静脉营养为主。能否放置胃管及放置时间取决于并存的下咽、食管烧份情况。严重烧伤时,早期放置胃管有引起穿孔、感染之危险,故不建议使用,但2~4周后又可因为下咽、食管的粘连、闭锁而不能实施,而被迫行胃造瘘术。

(刘　林)

第四节　气管内插管喉损伤

气管内插管麻醉术是各类外科手术常用的,其对气道管理方便、安全性高等优点,使得它成为临床应用最广的麻醉方法。为此,气管内插管时的喉损伤的发生率也随之增加。损伤表现有:喉气管黏膜擦伤、裂伤;环杓关节损伤脱位及造成喉内溃疡、肉芽形成及日后形成瘢痕狭窄等。其中喉气管黏膜擦伤、裂伤较为常见,喉溃疡、肉芽及瘢痕较为少见,而环杓关节脱位是较罕见的并发症。

一、发生原因

(1)选择导管过粗,声门裂被导管撑大。咽后壁、喉腔后部及气管前壁内表面三处受压点,易受伤处首先是声带突部位,其次是气管前壁,因此,临床上发现较常见该两处有溃疡或肉芽。

(2)患者体胖,颈粗短,喉腔暴露不良,插管时麻醉喉镜深入过深,上提者喉镜用力不当。损伤环后区及强力推动环杓关节。

(3)患者清醒状态或喉痉挛时强行插管。

(4)插管停留时间过长。

(5)术中频繁改变患者头位或患者常有吞咽、呕吐、咳嗽,增加导管与黏膜的摩擦,引起喉黏膜损伤。

二、常见的损伤及治疗

(一)环杓关节脱位

1.病因

全身麻醉或急救的气管插管较易造成环杓关节脱位,原因有以下几点。

(1)操作者插管动作不熟练、带盲目性，或在患者清醒、尚未用肌松剂时就进行插管，患者剧烈咳嗽或声门痉挛，操作者在半盲目状态下插入麻醉导管，易造成环杓关节脱位。插管时将患者颈部过度后仰，也可能是造成环杓关节脱位的原因之一。据报道，插管过程中所造成的环杓关节脱位多见于左侧，这是因为插管者习惯用左手持喉镜挑起舌根及会厌以暴露喉部，杓会厌襞被拉紧，并将杓状软骨向上、外牵引，此时用右手插入麻醉导管，如果在声门闭合时强行用力插入，则易推压左侧声带，可将该侧杓状软骨向前牵引导致脱位，或直接推压左侧杓状软骨而致其脱位。此外，麻醉导管下 1/3 的凸面主力作用于左杓状软骨上，使其向后推移。

(2)麻醉时间过长，使环杓关节长时间受麻醉导管压迫。特别是在麻醉导管留置过程中，如果患者头部偏向一侧，则导管的重力集中压在该侧环杓关节上，易致其脱位。有个别报道环杓关节因长期受压而发生坏死。

(3)麻醉清醒前由于患者出现刺激性剧烈咳嗽及吞咽动作易致环杓关节脱位。

2.治疗

(1)环杓关节复位术：环杓关节脱位的治疗原则是尽早恢复杓状软骨的正常位置，若杓状软骨区及杓会厌襞充血、肿胀较严重，可待肿胀基本消退后再行复位。复位需早期进行，超过 2 周则可因关节纤维化而效果不佳，如果迟于 1～2 个月之后，则无法复位。复位的方法有以下几点。

间接喉镜下杓状软骨拨动法复位术：此方法简单易行，最多被采用。①术前准备：术前 2～3 小时禁食，术前半小时皮下注射阿托品（0.5 mg，向患者说明手术的目的及注意事项，取得患者的合作；有活动义齿者应取下。②麻醉：用 0.5%～2% 丁卡因咽部、喉部喷雾 3～4 次，必要时声门及梨状窝滴入 1～2 次，丁卡因总量不超过 60 mg。③复位拨动方法：受试者取坐位，头位应摆正，颈部放松，嘱患者自己将舌头拉出口外，术者左手持大号间接喉镜，右手持裹以棉片的弯头喉钳，置入间接喉镜后，将喉钳徐徐放入患侧梨状窝，并移至杓状软骨处作与其脱位反方向的拨动。即：如为前脱位，则将喉钳置于杓状软骨前内方，在患者发"依"音时，向后向外轻轻拨动杓状软骨；如为后脱位者，则喉钳置于杓状软骨后外方，在患者吸气时，向前向内拨动。拨动时注意，如系左侧杓状软骨前脱位，要使杓状软骨从前、下、内向后、外、上复位时，必须同时作顺时针方向旋转，否则，其尖端顶着喉腔外侧壁，不利于复位；如系右侧杓状软骨前脱位，则相反。拨动 4～5 下后进行观察，如复位成功，则杓状软骨及声带的活动度明显增加，发声好转。如未成功，隔天可重复拨动一次。

纤维喉镜下杓状软骨拨动法复位术：适用于间接喉镜下喉部暴露不理想，或咽反射较敏感，间接喉镜下拨动不成功者。有人主张试用此法。但纤维喉镜及纤细组织钳的活动力度不大，要避免用力过度，而损坏高值纤维喉镜。患者取平卧位，置入纤维喉镜，如果患者咽反射敏感，可通过喉镜的负压孔再滴入少许 1%～2% 丁卡因，将纤维喉镜缓缓推至声门区，并紧贴环杓关节，根据杓状软骨脱位方向（前脱位或后脱位），转动喉镜手柄使镜头向后向外或向前向内撬动，直视下观察杓状软骨复位成功与否。

直达喉镜下杓状软骨拨动法复位术：术前准备及麻醉方法同上，个别咽反射特别敏感或精神特别紧张者需行全身麻醉。患者取仰卧垂头位或头后仰抬高位，全身放松，平静呼吸，术者左手持喉镜，将喉镜导入咽腔，挑起会厌，暴露喉部，右手持裹以棉片的直接喉钳拨动杓状软骨，拨动方法同间接喉镜下操作。

喉外推拿复位法：朱利相(1998)报道一种环杓关节脱位喉外推拿复位方法：患者取坐位、平视，头略转向健侧，术者站在患者患侧，用同侧手中、示指将患者喉头轻推向患侧，此时拇指指尖及侧缘慢慢滑入该侧甲状软骨板后缘及深处，即喉咽腔。自上而下移动拇指，当触及硬物感（为杓状软骨）时即嘱患者发"依"音，同时用拇指将硬物向前、内推数次。一般连续治疗 2～3 次即愈。

（2）急性期黏膜充血、肿胀、损伤者，可口服或静脉使用抗生素及雾化吸入治疗。

（3）病程较长而出现关节纤维化的患者，经尝试拨动杓状软骨不成功，如果声带固定于旁中位，且对侧声带运动无法代偿者，可行患侧声带注射、填充或杓状软骨内收术以改善发音。

（4）双侧杓状软骨发生前脱位，双声带外展受限，出现喉阻塞，则需气管切开术。

（二）喉接触性溃疡

喉溃疡是喉科少见疾病，病因非单一。常与炎症和声带过度活动或局部损伤有关。气管插管损伤是本病的原因之一，此外，野外或噪声环境下作业、感冒时烟酒或用声过度也容易产生喉内黏膜受损，继而形成与插管后发生病变一样的喉溃疡或肉芽肿。病变常位于一侧或双侧声带中后 1/3 交界处，即声带突。声带黏膜损伤后，形成浅表溃疡，再继发感染而引起软骨膜炎并形成肉芽肿，习称为接触性溃疡。患者在术后出现喉痛不适和声嘶，逐渐出现持续性发声易疲劳、声嘶、刺激性咳嗽等。偶有咳嗽致肉芽肿表面血管破裂而少量痰中带血，双侧大块肉芽可引起呼吸不畅。

间接喉镜或纤维喉镜下可见声带及杓状软骨黏膜、声带中后 1/3 杓状软骨声带突上可见白色、淡红、大小不定的小溃疡或肉芽肿，直径大小不定，直径可达 5～9 mm。其外观具有炎性病变的特征。但有时确难与乳头状瘤或恶性肿瘤鉴别。喉接触性溃疡的治疗方法有一般治疗和手术治疗。①一般治疗：去除损伤因素，适当声休、止咳，并辅以含抗生素和肾上腺皮质激素的蒸气或超生雾化吸入治疗。浅层损伤较易治愈，但如肉芽生长应手术治疗配合。②手术治疗：除去肉芽组织，减少声带的重量，促进逐步伤口愈合是手术的目的。

（刘　林）

第二十二章

瘢痕性喉气管狭窄及喉梗阻

第一节 瘢痕性喉气管狭窄

瘢痕性喉气管狭窄一般为后天性,系多种原因损害喉气管后未得到及时或正确的早期处理而后遗此症。喉和颈段气管瘢痕性狭窄常同时存在,故又称瘢痕性喉颈段气管狭窄。

一、病因和分类

主要有以下三方面原因产生的后遗症瘢痕引起。

(一)创伤

最常见,为各种致伤因素引起的喉气管开放或闭合性创伤,导致喉气管软骨或软组织损伤,外源性致伤可来自颈的正面和侧面,严重的损伤为喉环状软骨粉碎性骨折以及易发生于驾驶员方向盘撞伤的气管与环状软骨分离伤。

(二)医源性损伤

如喉肿瘤部分切除喉软骨支架缺损过多,手术创面大未能完全修复;长期插管造成喉气管黏膜严重损伤。

(三)其他

有误吸入高热气体灼伤和强酸、强碱化学腐蚀剂。

分类常采用的为按狭窄的部位和范围分为声门上、声门、声门下、颈段气管和混合性狭窄。

二、临床表现

喉气管狭窄常见的症状为声嘶或失声,后者狭窄部位常位于声门下。除此,常有进行性的呼吸困难,狭窄主要位于喉部者,多已进行气管切开,故呼吸困难于堵管时才呈现。喉气管均有瘢痕狭窄者以呼吸困难、喉喘鸣、咳嗽伴黏稠痰、进食咳呛等为常见症状,严重者可出现明显的全身缺氧症状。创伤性瘢痕性喉气管狭窄出现于伤后瘢痕形成期,因气管插管引起的狭窄,其气道梗阻症状可发生于拔管后数月甚至数年。

三、诊断

根据病史,临床表现,间接喉镜、纤维或电子喉镜等检查可做出初步诊断,X线摄片对了解气管狭窄有帮助,CT 扫描能准确地显示狭窄病变的部位,范围及程度得出确定诊断。如怀疑特异性感染等产生的瘢痕可进行活检以明确。对于来就诊时即有较重的阻塞性呼吸困难,如胸片未显示有肺部和支气管病变,应先行低位气管切开待呼吸改善后再做进一步检查。

四、治疗

较为棘手,至今尚无十分满意的治疗方法。药物疗法有应用糖皮质激素、硫酸锌等降低瘢痕的生长和硬度,但效果较差。物理疗法有内镜下冷冻,激光除去瘢痕,但治疗后易于长出新的瘢痕,故单独使用者较少。扩张疗法在成人已很少有人应用,仅见小儿轻度喉气管瘢痕狭窄还有采用者。

对于中度以上狭窄者,较为常采用的手术治疗有以下几种。

(一)喉气管整复术

喉气管整复术适于比较严重的喉气管瘢痕狭窄。对于无喉腔软骨支架损毁仅有瘢痕者,可行喉裂开术,黏膜下切除瘢痕,黏膜的缺损区可转瓣邻近的黏膜或带肌蒂皮瓣覆盖,也可切取自身的颊黏膜、筋膜、软骨膜、骨膜覆盖。术毕喉腔内放置硅胶扩张管。如同时有颈段气管狭窄,在切除瘢痕后宜放置 T 型硅胶扩张管。对伴有喉软骨支架损毁者,如是大块软骨骨折,可将其用复位钢丝固定。如软骨部分缺损,可用自体带肌蒂的舌骨或锁骨修复支架软骨。

(二)喉气管腔再造术

喉软骨支架完全损毁可行喉腔再造术。其方法为在喉裂开切除瘢痕后,切取肋软骨做 V 形喉支架植入,暂不关闭喉腔,待成活后覆盖黏膜再关闭形成新喉。颈段气管的严重狭窄或闭锁,可按 Montgomery 法再造,即于闭锁处作皮肤"]"切口,做成带蒂皮瓣,取大腿游离皮瓣植入成新气管后壁,取肋软骨做成半环状并植入翻转的"]"带蒂皮瓣中,放入硅胶管使之成为新管腔。约 6 周后行二期手术,将双折边缘剖开缝合造成新的颈段气管腔。

(三)横行切除端端吻合术

对于环状软骨缺损、声门下腔狭窄或闭锁者,可将此段切除行气管-甲状软骨吻合术。如闭锁位于颈段气管不超过 5 cm,可横行切除行气管-气管端端吻合术。此术成功后,由于恢复了正常喉气管黏膜上皮结构,其功能良好。术中游离须充分。

(四)喉气管腔扩大术

此类手术为恢复气道通畅,将部分结构切除以增大气道。如声门上狭窄则行相应部分切除术。声门或声门下狭窄也可将甲状软骨前端突出部切开植入带肌蒂舌骨,后方将环状软骨板纵行切开松解后,植入自体软骨或嵌入钛钢片以增大喉腔。对于颈段气管狭窄,可将气管进行城垛状切开,然后稍错位将其突出部缝合以增大气管腔。

(刘　林)

第二节　喉　梗　阻

喉梗阻是由于喉部或其邻近组织的病变,使喉部通道狭窄或阻塞,引起严重的吸气性呼吸困难,亦称喉阻塞,是耳鼻喉科急重症之一。它是许多疾病所引起的一个严重症状,如不速治,可引起窒息死亡。喉阻塞临床上以吸气性呼吸困难伴喉鸣、声嘶,甚至发绀为特点。由于幼儿声门狭小,喉黏膜下组织松弛,喉部神经易受刺激而引起痉挛,喉部气流途径弯曲,故发生喉阻塞之机会较成人为多。

一、病因病机

现代医学认为喉阻塞主要由喉部急性炎性疾病、喉外伤、异物、喉肿瘤、畸形等引起。

(一)喉部急性炎性疾病

喉部急性炎性疾病是引起喉阻塞常见的原因。小儿急性喉炎,急性会厌炎,急性喉气管支气管炎等引起喉阻塞者较常见,邻近组织的急性炎症如咽后脓肿,下颌下淋巴结炎,下颌下脓肿及口底蜂窝组织炎等,向里蔓延,也可发生喉阻塞。喉部特种感染,如喉梅毒、结核、麻风等,如发生肉芽肿或继发感染,亦常出现急性喉阻塞症状。

(二)喉外伤

包括来自喉外和喉内部的外伤,如挫伤、挤压伤、切割伤或烧灼伤等。

(三)喉水肿

如血管神经性水肿、药物变态反应、支气管镜检查或麻醉插管时间过长、或手术操作不当,损伤喉部黏膜,可使喉黏膜水肿,声门狭窄。

(四)喉痉挛

喉异物或下呼吸道非嵌顿性异物随呼气气流冲至声门下腔时,或破伤风感染、儿童佝偻病时血钙过低引起的手足搐搦症均可引起阵发性喉痉挛。

(五)喉肿瘤

以喉癌、喉乳头状瘤等较为常见。早期,肿瘤虽小,因易引起反射性喉痉挛,也能产生喉阻塞;肿瘤长至一定大小,阻塞喉腔或继发感染,将引起持续性喉阻塞。

(六)先天性喉畸形

较少见。如巨大喉蹼、先天性喉喘鸣等可致喉阻塞。

(七)声带麻痹

各种原因引起的双侧声带外展麻痹,声带固定于中线,不能外展,可发生严重的喉阻塞。

二、临床表现与诊断

根据病史,临床表现,体征及咽喉、胸部情况,不难诊断。呼吸困难Ⅰ度、Ⅱ度,可作喉镜或X线片检查,以寻找病因,明确诊断,Ⅲ度和Ⅳ度则应解除呼吸困难症状或行气管切开术后,再查找病因。

(一)症状

1.吸气性呼吸困难

吸气性呼吸困难是喉阻塞的主要特征,客观表现为吸气运动加强,时间延长,吸气深而慢,费力。

2.吸气性喘鸣

吸气性喘鸣是喉阻塞的一个重要症状,此时触诊喉或气管,可有颤动感。患者在咳嗽时有哮吼声。喘鸣声之大小与阻塞程度有关,阻塞愈重,喘鸣声愈响。

3.吸气性软组织凹陷

因吸气时空气不易通过声门进入肺部,出现胸骨上窝,锁骨上、下窝,胸骨剑突下或上腹部,肋间隙的吸气性凹陷,常称为"三凹征"或"四凹征"。凹陷的程度常随呼吸困难的程度而异,儿童的肌张力较弱,凹陷征象更为明显。

4.声音嘶哑

为一常见而非必有的症状。视病变的部位和程度不同而轻重不一,如病变发生于室带或声门下腔者,声嘶出现较晚或不出现,但在呼吸时可能发生哮吼音或笛鸣音;病变首先侵犯声门裂或其附近者,则声嘶常为首发症状。

5.缺氧症状

呼吸困难为时稍久,患者因缺氧而坐卧不安,烦躁,吸气时头后仰,以便加强呼吸辅助肌的运动,希望能多吸入一些空气。倦极则转而思睡,但片刻后又因缺氧窒息感而突然惊醒。尚可出现四肢发冷,面色苍白或发绀,额部出冷汗,血压升高等。

6.心力衰竭

喉阻塞时虽有呼吸困难,但呼吸频率一般不加快,有时反而变慢至 10～15 次/分,脉搏有力而疾速。若发现脉搏微弱,快速或不规则,呼吸快而浅表,口唇及指甲发绀,或口、鼻附近出现青紫色,肝大(小儿),则为心力衰竭、循环不良的表现,重者迅速昏迷死亡,在死亡前呼吸频率变慢,则已入晚期。

为了区别病情的轻重,准确地掌握治疗原则及手术时机,徐荫祥(1956)将喉阻塞引起的呼吸困难分为四度。此种分度方法,目前国内尚在普遍应用。

Ⅰ度:安静时无呼吸困难表现,活动或哭闹时,有轻度呼吸困难。稍有吸气性喘鸣及吸气性胸廓周围软组织凹陷。

Ⅱ度:安静时也有轻度吸气性呼吸困难,吸气性喘鸣和吸气性胸廓周围组织凹陷。活动时上述症状加重,但饮食、睡眠好,无烦躁不安表现。脉搏尚正常。

Ⅲ度:吸气性呼吸困难明显,喘鸣声较响,胸骨上窝、锁骨上窝等处软组织凹陷显著。出现烦躁不安、汗湿满身、不易入睡、不愿进食等现象。

Ⅳ度:患者有更为严重的Ⅲ度呼吸困难的各种症状。出现坐卧不安。手足乱动,出冷汗,面色苍白或发绀等明显缺氧征象,最后昏迷,大小便失禁,窒息从而呼吸心跳停止。

(二)体征

患者出现吸气延长,吸气时有"三凹征"或"四凹征",局部检查可见咽喉红肿剧烈,或咽部不红肿,但喉部、声带红肿胀明显,喉腔变窄,并有痰涎或腐物。

(三)实验室和其他检查

1.纤维喉镜检查

可见喉部充血肿胀明显,病变在会厌时可见会厌红肿如球状,喉腔变窄;病变在声门区,可见室带、声带充血肿胀,吸气时声门裂明显狭窄,呼气时声门裂变宽。

2.血气分析

当出现缺氧时,动脉血氧分压(PaO_2)下降,二氧化碳分压($PaCO_2$)增高。

(四)鉴别诊断

临床上需要与以下疾病鉴别。

(1)支气管哮喘:有反复发作史,以阵发性、呼气性呼吸困难为主,肺部可听到哮鸣音,无吸气性三凹征,应用支气管扩张剂可缓解症状。

(2)肺炎:高热,重者有呼吸困难,并非吸气性,鼻翼翕动,呼吸频率增快,肺部可听到湿啰音,胸透易与之鉴别。

(3)此外要注意阻塞性呼吸困难的呼气性、吸气性和混合性呼吸困难三种相鉴别。

喉阻塞常见并发症为心力衰竭、昏迷甚至死亡。

三、治疗

对急性喉阻塞患者必须尽快设法解除其呼吸困难,严重者须争分夺秒使患者尽早脱离缺氧状态,以挽救其生命。治疗方法须根据病因,呼吸困难程度,患者一般情况,耐受缺氧的能力(儿童、老人、孕妇一般耐缺氧的耐受能力较差)和客观条件等全面考虑,当机立断。

Ⅰ度:明确病因,积极治疗。如由炎症引起者,应积极使用足量抗生素和肾上腺激素,控制炎性肿胀,解除喉阻塞,一般可不作气管切开术。

Ⅱ度:积极治疗病因,炎症引起者,及时使用抗生素和肾上腺激素等药物治疗,大多可避免作气管切开术,但应酌情做好气管切开术的准备。若为呼吸道异物,应立即予手术取出。若为喉部肿瘤时,可考虑做气管切开术。

Ⅲ度:较短时间的炎性病变,可做好气管切开的准备,在严密观察下,先用足量抗生素和激素、给氧治疗,若经保守治疗2~4小时仍无缓解,患者情况较差者,应及时行气管切开术,以免造成窒息或心力衰竭。

Ⅳ度:立即行气管切开术,若情况十分紧急时,可立即先行环甲膜切开术或行喉插管术。

具体治疗方法如下。

(一)病因治疗

(1)因炎症所致,及时使用抗生素和激素治疗。可选用青霉素、地塞米松静脉滴注,并用庆大霉素、地塞米松雾化吸入。

(2)喉水肿者,静脉点滴氢化可的松或地塞米松;因变态反应或血管神经性水肿,可皮下注射肾上腺素,并以1∶2 000肾上腺素喉头喷雾,1次/小时。

(3)咽后脓肿者,应切开排脓后,予大量抗生素及激素静脉滴注。

(4)喉异物者,立即行手术取除。

(二)氧气吸入

一般对喉阻塞,先给予氧气吸入是完全必要的,但只能作为辅助治疗措施。在喉阻塞较重,特别是已出现发绀时,单纯给氧宜慎重。

(三)手术治疗

经上述处理后,症状仍不能缓解,呼吸困难进入第Ⅲ度、第Ⅳ度者,可行喉插管术或气管切开术。特别应警惕小儿喉源性呼吸困难发展甚速,安全和危险的分界极小,若在观察中出现烦躁不安,身出大汗,脉搏加快,血压升高等,应立即施行气管切开术。

(李媛媛)

第二十三章

误吸及吞咽功能障碍

第一节 误 吸

误吸是指进食(或非进食)时在吞咽过程中有数量不一的液体或固体食物(甚至还可包括分泌物或血液等)进入到声门以下的气道,而不是像通常一样的全部食团随着吞咽动作顺利地进入到食管。由于误吸的程度各异,吸入到下呼吸道的饮食物质(或分泌物、血液等)的数量多少差异较大,因而引发的症状和后果各不相同。轻者仅一阵呛咳而已,重者可引起致命性的下呼吸道感染或气道堵塞,甚至严重窒息而死亡。

一、病因

误吸发生的病因与吞咽功能障碍的病因基本相同,详见上节。唯老年人由于机体组织结构的衰老和生理功能的减退,以及疾病增多等缘故,误吸的发生率较高。

另外,呼吸道慢性感染也是发生误吸的重要原因之一。喉腔黏膜长期受到炎症刺激,必将影响喉的呼吸、发声和吞咽保护功能;而年老体弱者肺活量下降,肺的顺应性降低,以及肺表面活性物质减少,较易发生误吸而引起吸入性肺炎。又因年老体弱患者的免疫功能低下,咳嗽反射减退,排除异物的能力较弱,误吸入少量分泌物或食物,就容易引起肺部感染;而肺部感染又可增加误吸的发生率,因而形成恶性循环。较重的吸入性肺炎常引起慢性缺氧,日久可导致患者衰竭甚至死亡。

二、临床表现

(一)误吸发生的时间

有吞咽功能障碍者在吞咽过程中发生误吸时,误吸可发生在吞咽反射之前或吞咽反射期间,或吞咽反射之后。

1.误吸发生在吞咽反射之前

这是由于舌的调控作用减少或延迟,或是吞咽反射延迟或缺如所致。在吞咽的口腔准备期和口腔期,气道通常是开放的;由于舌的调控作用减少或延迟,咀嚼时的食物残渣或碎屑就可能落入咽腔和气道。另外,食团从口腔被舌推入到咽腔时,由于吞咽反射延迟或缺如,不能及时咽下,食团就会散落到会厌谷、梨状窝或气道。

2.误吸发生在吞咽反射期间

这是由于喉肌张力减弱或喉肌麻痹,吞咽时喉的保护性反射作用减弱或丧失,喉腔气道关闭不够严密所致。

3.误吸发生在吞咽反射之后

这是由于吞咽时喉上升不够,咽蠕动减少,一侧咽麻痹或环咽肌功能障碍等缘故。在以上诸多因素影响下,吞咽之后仍有食物残渣滞留在咽腔;而当其像通常一样在吞咽之后张开声门进行吸气时,有些滞留在咽腔的食物残渣就被吸进或落入到声门以下的气道。

(二)误吸轻重的分度

由于误吸轻重程度不同,一般可将其分为4度。

Ⅰ度:偶尔有误吸,无并发症。

Ⅱ度:对液体有误吸,但对自身的分泌物或进食时能控制,临床上无肺部炎症和慢性缺氧症状。

Ⅲ度:经口进食流质或固体食物时均有误吸,间歇性发生肺炎或缺氧症状。

Ⅳ度:对液体、固体食物或口腔、咽腔分泌物有严重危及生命的误吸,并有慢性肺炎或低氧血症。

(三)常见症状

由于误吸程度的不同,出现的症状差异很大。

(1)饮食物质误吸入声门以下气道时,一般都会引起咳嗽反射即呛咳,但在某些神经受损的患者或头颈部癌肿患者,由于反射的传入径路受到损害,误吸时仅有不适感或难受感,而并不引起明显咳嗽,此可谓进食呛。轻者呛咳片刻后即可恢复正常,重者可致连续剧烈的呛咳,导致患者呼吸急促而出现面色青紫等缺氧症状,甚至引起危及生命的窒息,个别严重者或原有肺心病等疾病的患者可因之而死亡。

(2)已经行气管切开术的患者,可从气管切开处咳出大量的分泌物及食物;每次进食时或进食后即可出现此种征象。

(3)慢性误吸的患者可有持续咳嗽,不断清嗓,多量气管支气管分泌物外溢,以及慢性支气管炎,复发性肺炎,食欲缺失,体重下降,日渐衰竭等症征。

三、诊断

根据病史、症状和检查所见,就可做出诊断。

(一)详细询问病史

询问的内容如有无进食时呛咳,长期慢性咳嗽,呼吸道分泌物增多,以及有无上述相关疾病的病史等。已行气管切开术者有无唾液和食物从气管切开处咳出;必要时可用唾液或食物的颜色标记以明确诊断。

(二)咽喉、头颈及神经系统检查

咽喉、头颈及神经系统检查特别要注意咽、喉等部位的功能检查。可用间接喉镜、纤维喉镜、电子喉镜及纤维食管镜和支气管镜等以观察咽、喉、声带等的活动情况,以及食管或支气管等处的功能状况。应用电视内镜检查有关吞咽的解剖和功能的方法,可以观察和分析吞咽功能障碍,亦有助于误吸的诊断。

(三)影像学检查

X线吞钡检查有助于了解误吸的情况。Logemann等应用改良吞钡法以评估患者的误吸情况,并用于随访观察。患者取站立位,吞下不同稠度的食团和钡剂,可以清晰观察造影剂吸入喉和气管的情况,并记录患者的反应。通过电视录像以详细观察和分析食物或唾液淤积和进入气管、支气管的情况。胸部X线拍片或CT扫描等可以确定有无因误吸而引起的肺炎和肺不张等病变。

四、治疗

可根据误吸的轻重程度选用保守治疗和手术治疗。

(一)保守治疗

偶有误吸者或轻度误吸患者,每次仅在一阵呛咳之后就能很快恢复正常,无任何后遗症,这类误吸是无须特殊治疗的。但进食时应将注意力集中,细嚼慢咽,避免边吃边谈,思想分散,以减少误吸的发生率。

对于Ⅰ度和Ⅱ度误吸患者,因能自行清除分泌物,言语和吞咽功能无明显障碍,无复发性肺炎,故首应采用保守治疗。必要时避免经口进食,置入鼻饲管,卧位时抬高床头位置约20 cm,应用抗酸和氢离子受体拮抗剂,调节食物的稠度,进行吞咽训练治疗等。

(二)手术治疗

对于Ⅲ度和Ⅳ度误吸患者,因其不能安全经口进食,反复发生肺炎和低氧血症等并发症,威胁着患者的生命,首先采用手术治疗。

手术的方法较多,应根据误吸的病因和程度,结合患者的身体情况予以选用。具体的手术方法如下。①气管切开术:置放带气囊的气管套管。②颈食管造瘘术。③胃造瘘术。④空肠造瘘术。⑤环咽肌切断术。⑥喉悬吊术:在下颌骨与甲状软骨之间用不可吸收缝线缝合,牵拉使喉前倾和上提,以控制和减轻误吸。⑦咽食管憩室切除术。⑧声带内移术:在麻痹声带的外侧注射吸收性明胶海绵、液体石蜡、特氟隆等。⑨声门闭合术或声门上闭合术(如会厌瓣缝合术)。⑩防误吸固定模(anti-aspiration stents):先行气管切开,置放喉扩张模。⑪喉转向术或分离术。⑫狭野喉切除术:仅切除甲状软骨、环状软骨和其内的组织,保留带状肌和舌骨,尽量保留喉咽部黏膜。

严重误吸的患者常合并有吸入性肺炎,故应注意选用足量敏感的抗生素治疗,以控制感染。加强对患者的监测和护理工作是极为重要的。

(蔡玉兵)

第二节　吞咽功能障碍

吞咽是一种复杂的神经肌肉反射性协调运动,包括口、咽、喉和食管,它使食团从口腔进入胃。

吞咽功能障碍又称吞咽困难或咽下困难,它是指饮食摄入和进入到胃的过程中发生障碍。食管前性的吞咽功能障碍与耳鼻咽喉科的关系尤为密切。

吞咽功能障碍的程度不一,轻者仅感吞咽不畅或固体食物不易吞下,必须加用汤水才可吞咽下去；重者吞咽梗阻，滴水难下，口涎外溢。轻度或短期的吞咽障碍对身体不一定有明显的影响，但程度较重，时间较久的吞咽障碍，可致患者营养缺乏、身体消瘦，甚至衰竭，对年老体弱者或幼小儿童更易造成严重后果。

一、吞咽功能

正常的吞咽功能以往分为 3 期，即口腔期、咽期和食管期。随着观察的深入和研究的进展，现多分为 4 期（Logemam JA，1993），即口腔准备期、口腔期、咽期、食管期。前二期属随意性运动，后二期则为不随意的反射活动。

(一)口腔准备期

主要包括：①嘴唇关闭，食物停留于口腔前部。②唇肌和颊肌收缩，促使口腔前部的唇龈沟和两侧的颊龈沟闭合。③下颌骨转动，进行咀嚼。④舌向侧转，驱使食物位于上下牙之间，以便嚼碎。⑤软腭向前突起，封闭口腔后部，扩展鼻咽气道，准备吞咽食团。此时，经过咀嚼和唾液混合而成的食团聚积于舌体中央。

此期最重要的神经肌肉功能是舌的外侧转动，以促使食物经过咀嚼。无牙的患者还可利用有限的下颌运动，减少颊部张力或唇的关闭进行咀嚼，但无舌的转动，咀嚼是无法进行的。

(二)口腔期

舌尖上举，触抵硬腭，挤压食团沿着硬腭与舌背之间移向舌根，食团即从口腔前中部抵达吞咽反射扳机点所在的腭舌弓。此时下颌舌骨肌和茎突舌骨肌等收缩，舌根向后下方运动，便把食团推向口咽，甚至直达喉咽。正常人口腔期不超过 1 秒，且与年龄、性别或吞咽食团的黏稠度无明显关系。

当食团触及腭舌弓、刺激舌咽神经时，口腔期即告结束，随即进入吞咽反射的咽期。食团进入咽部前，称为吞咽的自控阶段，是在大脑皮质冲动的影响下随意进行的；此时对于食物中不愿咽下的成分如骨片、鱼刺、碎石、杂物等，尚可随意吐出。

动物实验表明，吞咽反射不仅刺激舌咽神经，而且还可激惹喉入口处的喉上神经。但正常人并不激惹喉上神经来启动吞咽反射，因为当此反射机制被利用时，食物差不多将进入气道。应用电视 X 线透视检查患者时发现，此一反射启动较晚，当食物差不多将进入气道或食团到达会厌谷或梨状窝之后，才出现反射，故称此为延迟性吞咽反射。

(三)咽期

食团经过口咽和喉咽而至食管入口，此乃通过一系列神经肌肉的反射性活动而实现的。①软腭向上向后提升，封闭鼻咽通道，防止食物反流至鼻腔。②咽部蠕动即咽缩肌自上而下依次收缩，压迫食团向下移动，通过咽腔。③喉部上提，声门关闭，暂停呼吸，以保护气道。此时甲状会厌肌、杓会厌肌和甲状舌骨肌收缩以及舌根后倒，致使会厌覆盖喉入口，两侧杓会厌襞向中线靠拢；同时喉内收肌群收缩，声带和假声带内收，声门裂紧闭。在喉上提时，喉咽及梨状窝开放，驱使食团越过会厌到达食管入口处。④由于喉的上升和向前移动，环咽肌（食管上端括约肌）松弛，食管上口张开，此时咽缩肌收缩，将食团挤入食管，并且食团的压力还可使食管上口扩大，以利于其通过。咽期持续时间短，最多不超过 1 秒，一般为0.2～0.5 秒，并与食物黏稠度、个体的年龄和性别差异无明显关系。

虽然上述 4 个步骤往往被认为几乎是同时发生的，而且时间很短，但从电视 X 线透视检查的资料表明，它们是快速有序地按步骤连续进行的。吞咽的咽期主要是食团通过咽腔进入食管，并保护气道,可能是吞咽过程的最重要阶段,是不随意性的。

环咽肌与咽缩肌张缩的时相正好相反,当咽缩肌松弛、让空气经过咽腔进行呼吸时,环咽肌则收缩,食管口关闭,以防空气进入食管及食管反流物进入咽腔;吞咽期间当咽缩肌收缩时,环咽肌则松弛,食管口张开,让食团进入食管,并立即再关闭以防反流。

(四)食管期

食团进入食管入口后,通过食管蠕动经贲门而入胃。此期为不随意的反射动作,变异性较大。正常情况下食团通过食管可有 8~20 秒的差异。食管壁肌肉的有序收缩称为食管蠕动,它是连续向前推进的一种波形运动。在食团的上方为一收缩波,下方为一舒张波,食团被食管蠕动的推动力和吸气时胸腔负压的吸引力所影响而不断推向下方,且以前者为主力。蠕动波到达食管下端时,贲门括约肌还可能发生强力收缩,需连续数次蠕动波下达后括约肌才松弛,食团方得以通过贲门而入胃。

参与吞咽反射的神经有第 V、Ⅶ、Ⅸ、Ⅹ、Ⅻ 对脑神经及颈丛,吞咽反射弧的传入神经来自第 V、Ⅸ、Ⅹ 对脑神经,其感受器分布于舌根、咽峡及咽后壁等处黏膜中:传出神经为第 V、Ⅶ、Ⅹ、Ⅻ 对脑神经。吞咽调控中枢在脑干的网状结构、位于延髓迷走神经疑核附近,紧靠呼吸中枢上方。吞咽中枢与呼吸中枢之间存在着密切协调关系,在反射性吞咽期间,呼吸即受抑制暂停几分之一秒。

二、病因

从口腔前部到贲门的吞咽通道中的某一部分发生病变,吞咽反射径路的某一部分受损或受到邻近病变的影响,皆可导致不同程度的吞咽障碍,出现吞咽不畅、食管内食物积留、饮食向鼻腔反流或部分进入气管等症状。引起吞咽功能障碍的原因较多、且较复杂,可大致归纳如下。

(一)咽部疼痛

各种原因引起的咽痛都可出现不同程度的吞咽障碍;咽痛愈甚,吞咽障碍愈严重。由于疼痛皆可抑制皮质中枢而产生吞咽障碍,故亦可将此称为功能性吞咽障碍。咽部的急性炎症、脓肿或黏膜溃疡,如急性扁桃体炎、扁桃体周脓肿、咽旁脓肿、咽后脓肿、急性会厌炎、疱疹性咽炎、血液病性咽峡炎、溃疡性口炎、牙周炎、冠周炎及口底蜂窝织炎、咽部结核等,其咽痛程度常与病变轻重成正比,且吞咽时咽痛加剧。如病变累及咽部的肌肉组织,则可引起严重的吞咽障碍。咽部非感染性疾病如咽壁外伤、异物、舌咽神经痛等,都可引起咽痛而导致吞咽障碍。

(二)神经系统疾病

鼻咽癌经破裂孔或直接破坏颅底骨质扩展到颅内,侵犯第 Ⅸ、Ⅹ 对脑神经,或因转移至近颅底颈椎旁淋巴结而压迫第 Ⅸ、Ⅹ 对脑神经,均可导致软腭和咽肌麻痹,引起吞咽障碍;进食液体时,症状更为明显。传染性多发性神经炎、急性和进行性神经病变如卒中、颅脑外伤、延髓瘫痪、进行性痴呆、帕金森综合征(表情呆板、动作迟缓、肌肉震颤)、脑膜中动脉和椎基底动脉环硬化等,均可出现吞咽障碍和相关症状。

(三)肌肉病变和神经肌肉结合处病损

肌肉病变和神经肌肉结合处病损如多发性肌炎、多发性皮肌炎、特发性重症肌无力,甲状腺功能亢进引起的肌肉萎缩、软弱和营养不良性肌强直,以及甲状旁腺功能减退性缺钙所引起的肌肉强直性痉挛等,皆可导致吞咽障碍。

（四）梗阻性病变

咽、喉、食管腔内的炎性肿胀、较大异物、灼伤、瘢痕狭窄、先天性畸形、咽及食管憩室、环咽肌失弛缓症、颈椎骨性赘生物等；以及吞咽通道周围的肿块等压迫亦可引起吞咽障碍。咽喉肿瘤或食管癌在手术或放疗后均可导致程度不一的吞咽功能障碍。

（五）老年的退行性改变

老年人口腔、咽、喉及食管等部位的组织发生退行性变化，黏膜萎缩变形，腺体分泌功能减退，神经末梢感受器的感觉功能渐趋迟钝，肌肉变性、咽及食管的蠕动能力减弱；加上老年人的牙多有损坏、脱落、牙龈萎缩，咀嚼功能较差，食物未经细嚼或食团中的杂物不能及时觉察吐出，均易导致吞咽障碍。

另外，有学者报道，国人吞咽功能障碍患者环咽肌切迹的出现率约为14.4%。一般认为环咽肌切迹是由于环咽肌痉挛或舒张不完全造成的，是一种功能性切迹，虽然中青年患者的出现率也不太低，但有学者认为吞咽功能障碍和环咽肌切迹与老龄化有关。

（六）药物对吞咽功能的影响

吩噻嗪类精神疗法药物如氯丙嗪（冬眠灵），为强力肾上腺能阻滞剂，有抑制中枢神经系统、延长和加强麻醉药和催眠药的作用，为临床较常用的抗精神失常药。但其不良反应中可出现锥体外系反应，如肌张力障碍可致说话、吞咽功能失调；亦可因并发帕金森综合征出现肌肉震颤，导致吞咽困难。这些症状多出现在用药初期的2～3个月之内，减量或停药可减轻或消除之，亦可用苯海索、东莨菪碱等抗胆碱药对抗。

（七）精神心理因素

精神心理因素如癔症、咽异感症等，亦可出现吞咽功能障碍，在临床工作中不时可以见及，但必须认真排除器质性病变后，方可考虑精神心理因素的影响。

三、症状和检查

现就症状和检查分述如下。

（一）症状

随着病变的性质、程度和部位的不同，其所引起吞咽障碍的症状亦有较大差异，常常可见下列症状。

1.吞咽梗阻感

患者自觉在吞咽通道的某一部位（如咽部或食管）食团通过不畅，有梗阻感；但仍能不太费力地咽下食物。

2.吞咽速度减慢

食团经过病变部位时部分受阻，均可出现吞咽速度减慢。此时吞咽时间虽延长，但食物仍可逐渐咽下。

3.阻塞感明显，食团通过困难、口涎外溢

在一些咽部或食管晚期癌肿患者，或吞咽通道有严重瘢痕性狭窄者，可出现此种现象。患者身体消瘦，出现营养不良状况。

4.误吸

误吸是指饮食等物质进入到声门以下的气道。有吞咽功能障碍者往往发生误吸，老年人尤其较多见。

5.食物向鼻腔反流

软腭运动失调和软腭麻痹的患者,进食时食物向鼻腔反流,尤其是流汁饮食更为明显,可向前鼻孔溢出,并可伴有开放性鼻音。

6.引起吞咽障碍的有关疾病的其他症状

相关症状如急性咽后脓肿的患儿还伴有呼吸困难。急性会厌炎引起咽痛而导致吞咽障碍者,还可能有全身发热、呼吸不畅等症状。鼻咽癌转移侵犯脑神经而致咽肌麻痹出现吞咽障碍时,还会有头痛、鼻咽部原发灶及转移灶的一系列相关症状。

(二)检查

常用检查法有下列几种。

1.详询病史及口、鼻、咽、喉等的常规检查和颈部触诊

病史中须注意吞咽障碍时间的久暂、梗阻的程度和部位、有无伴发症状等。如患者骤感咽痛而致吞咽不便,即需查明是否急性炎症、异物或外伤等。老年人长期吞咽不畅,检查仅见咽部等处黏膜萎缩、干燥,多为黏膜、腺体等组织老化、萎缩所致。如在吞咽通道或其周围发现占位性病变,则需进一步行细胞学检查及取活体组织作病理切片检查。对于卧床重症患者可进行简易的吞咽功能测试,如饮水测试,反复吞咽唾液测试和进食过程观察,以了解吞咽障碍的概况。

2.神经系统检查

中老年人脑血管疾病和肿瘤等的发生率增多,因中枢性病变和外周性肿块压迫,引起和吞咽功能有关的诸脑神经等受损的可能性亦相应增大,故对于有吞咽功能障碍的中、老年人必须注意进行神经系统检查,必要时请神经科会诊,以明确病因,便于有针对性的治疗。如舌咽神经的中枢性受损,就会导致软腭麻痹,出现吞咽障碍,食物向鼻腔反流。

3.影像学检查

X 线透视检查是有效的方法,可观察吞咽各期上呼吸道和消化道的动态变化过程。对于有明显吞咽障碍的患者吞钡检查时,钡剂浓度宜与食物的密度相接近,且患者应取站立位或坐位,以避免误吸,亦有利于较真实地察看食管的形态学特征、传送功能和胃食管反流现象。采用电视录像设备可更细致地进行动态观察。如吞咽动态造影录像检查,即通过钡剂造影将瞬间的吞咽过程记录在录像带或以视频文件格式存于电脑,以便反复慢速回放,观察评估吞咽的每个环节。还可用掺有造影剂的不同性状食物摄入和体位变化比较,指导吞咽康复训练,找出最佳的摄入食物性状和吞咽方式。

必要时亦可进行头、颈、胸等有关部位的 CT 扫描或 MRI 检查,以进一步明确诊断。

4.内镜检查

用硬管直接喉镜和食管镜或纤维(电子)鼻咽喉镜和食管镜,可详细检查鼻咽及喉咽、食管各部位,包括环后区及食管上、下括约肌等的形态和运动情况,有无新生物或管壁受挤压现象以及其他异常。

5.食管测压法

一般采用 3～6 个小塑料管,其管口分别于环咽肌、食管体部和食管下括约肌等不同高度,外接压力传感器,以测量食管不同部位的压力。通过食管测压可定量地评估食管的蠕动功能,辨认食管的正常或病变情况。

6.食管闪烁描记术

将标有核素的物质摄入后,使用食管闪烁扫描仪,可以定性和定量地观察食管的传送、蠕动功能、清除胃酸的能力、胃食管反流及误吸情况。

四、诊断

吞咽障碍是难以或不能吞咽饮食的一种症状,从患者的主诉中便可明确其存在。诊断主要是弄清吞咽障碍的程度和性质,确定引起器质性吞咽障碍的有关疾病。根据病史、症状和检查所见,一般多可查明其病因,做出诊断。

五、治疗

可分为对症治疗和去因治疗;前者为当务之急,以解决急需的营养供给问题,然后积极抓紧去因治疗。根据病因和症状程度的不同及时间的久暂,一般采用下列治疗措施。

(1)有吞咽障碍者进食时注意力应集中,细嚼慢咽,期使吞咽反射协调地进行,避免进食呛咳。切忌边吃边谈,思想分散,囫囵吞枣,匆忙进餐。

(2)进食的饮食应较软烂,必要时可给半流质或烂糊状食物,菜肴中不宜含有坚硬骨、刺、枣核之类,以利咀嚼和吞咽。牙疾患者应及时补牙、镶牙或安装义齿,以增强咀嚼功能,使食团易于咽下。

(3)针对病因积极治疗:如咽部急性感染性炎症,应给予足量的广谱抗生素治疗,必要时经静脉输液补充营养。咽结核须给予抗结核治疗。头颈癌肿或食管癌等有手术适应证者,宜尽早采用手术切除,再加放疗或化学治疗,否则可采用非手术治疗。神经系统疾病必要时须与神经科共同商讨治疗方案等。

(4)对于某些引起吞咽障碍的疾病确系难以治疗者,可用鼻饲饮食或经胃造瘘维持营养。

（蔡玉兵）

第二十四章

头颈部疾病

第一节 先天性甲状舌管囊肿及瘘管

先天性甲状舌管囊肿及瘘管(congenital thyroglossal cyst and fistula)是颈部最常见的一种先天畸形,因其常位于舌盲孔至胸骨上切迹之间的颈中线上,故又称颈中线囊肿及瘘管。本病多在青少年期发病,也有到中年才发觉的(图24-1),少数病例可癌变。囊肿较瘘管多见。

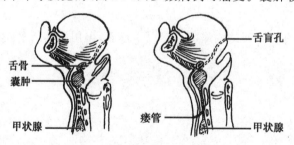

图 24-1 甲状舌管囊肿及瘘管示意图

胚胎期甲状腺始基在向尾侧下移过程中,形成一条与始基相连的细管,叫甲状舌管,在胚胎第6周时,甲状舌管开始退化,第8周时甲状舌管完全消失,若甲状舌管未消失或未完全消失,则可形成甲状舌管囊肿或瘘管,由于甲状舌管退化时,左右两侧软骨性舌骨开始在中线融合,因此,未萎缩的甲状舌管可位于舌骨腹侧或背侧,也可能被包围在舌骨之中。

一、病理

囊肿和瘘管皆覆有柱状纤毛上皮或鳞状上皮,有时其内可见甲状腺组织;有的甚至可代替整个甲状腺,误切除后会导致严重的甲状腺功能减退。在舌骨中部或其骨膜内,常有不规则、覆有上皮的管束。

二、临床表现及诊断

(一)甲状舌管囊肿

可发生从舌盲孔至胸骨上切迹之间颈中线的任何部位,但85％囊肿位于甲状舌骨膜处。常无明显症状,囊肿较大时可有舌内或颈内紧迫感或胀感。检查见颈部皮下呈半圆形隆起,边缘清楚,质韧或软而有弹性,与皮肤无粘连,囊肿较固定,但可随吞咽上下移动。有的在伸舌时,于囊肿上方可触到硬条索状物。穿刺抽吸多可得黄色液体,CT、MRI 检查能提示肿块的大小及其与周围的关系,对定性、定位有较高的价值。

囊肿发展较慢,继发感染时增大迅速,且伴有局部疼痛及压痛,控制感染后迅速缩小。囊肿溃破或切开引流后,常形成反复发生溢液的瘘管。

甲状舌管囊肿应与异位甲状腺、皮样囊肿、皮脂腺囊肿、颏下淋巴结炎等相鉴别。异位甲状腺一般位于舌根部,少数位于喉前正中者易误诊为甲状舌管囊肿,超声波检查、甲状腺核素扫描可做出鉴别,应作为术前常规检查;皮样囊肿、皮脂腺囊肿位置较浅,多与皮肤粘连,不随吞咽及伸舌而运动;颏下淋巴结炎肿块位置较高,一般位于下颌骨下缘的后方,质地较硬,不随吞咽及伸舌运动,有时可在口腔或下唇找到感染病灶,细胞穿刺有助于鉴别。

(二)甲状舌管瘘管

为先天性或为继发于囊肿溃破或切开引流后。瘘管分完全性和不完全性 2 种,前者多见。完全性瘘管外口多位于舌骨与胸骨上切迹之间的颈中线上或稍偏向一侧,吞咽、挤压时可有分泌物外溢,继发感染时分泌物变为脓液,瘘口周围红肿。瘘管内口为舌盲孔。不完全性瘘管无内瘘口。检查颈部有时可触到条索状物向颈部上方走行,随吞咽上下移动。自瘘管外口注入亚甲蓝,如为完全性瘘管,可见舌盲孔处亚甲蓝溢出。也可用弯形钝注射针头,在间接喉镜下深入舌盲孔,缓慢注入亚甲蓝,可见其从瘘管外口溢出。上述两法有助于诊断,用于术前,对术中追踪瘘管及其分支较有帮助。用碘油作瘘管 X 线拍片,有助于明确诊断。

三、治疗

无论囊肿或瘘管,一经确诊,除感染期外,均应尽早手术切除。小儿可推迟到 4 岁以后进行。

手术方法:术前 1 天将亚甲蓝自瘘管外口或舌盲孔处注入瘘管内。术时平卧垫肩,头后仰,儿童一律采用全身麻醉,成人可用局麻,如术前曾发生感染,可能有粘连者,最好采用全麻。

(一)切口

在囊肿最隆起部位作一与舌骨平行的横切口,两端稍超过囊肿范围;如为瘘管,可在瘘管周围作一梭形切口,两侧适当延长(图 24-2),切开颈阔肌,将切口皮瓣上、下适度翻转。

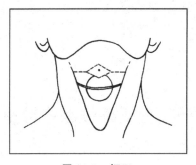

图 24-2　切口

(二)分离囊肿或瘘管

向上、下牵开肌肉瓣,即可暴露囊肿或瘘管。如有粘连,可用小剪或血管钳,在已被染为蓝色的囊壁或瘘管周围,连带少许结缔组织,加以解剖剥离,牵拉病变组织时不得过分用力。剥离应自下而上,直达舌骨下缘。

(三)舌骨的处理

将舌骨体中部与附丽肌及舌甲膜分离后,将舌骨体中部连同骨膜一并切断(图 24-3)。

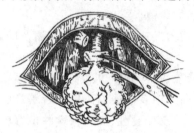

图 24-3　切断舌骨

(四)切断囊肿或瘘管

钳挟舌骨体中部向外牵拉,继续向舌盲孔方向分离瘘管,直至舌体内。此时瘘管很细,操作须特别细致,以免将瘘管撕断。即使是囊肿,亦可有瘘管与舌盲孔相通。将达舌盲孔时,由助手经口向前顶压舌盲孔处(图 24-4),在剥离至见白色膜时,表示已至黏膜下,在此处结扎、切断瘘管。若在切除过程中与咽腔相通,可用细肠线内翻缝合,封闭咽腔。

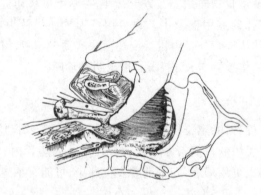

图 24-4　用手指经口腔,向前顶压舌盲孔

(五)缝合

生理盐水冲洗术腔,彻底止血,分层缝合,不留空腔。舌骨断端不必缝合。如果术中术腔与咽腔曾有相通,或术腔有污染,或术腔较大时,可于舌骨下置负压引流管。

（韦新法）

第二节　先天性颈侧瘘管及囊肿

人胚鳃器在通常发育的情况下,鳃沟与咽囊永不相通,故与鱼类、鸟类等不同,实无鳃裂形成,故应以"鳃沟"或"咽囊"替代"鳃裂",较为名副其实。但考虑到通常已习惯应用"鳃裂"一词,故本节仍以"鳃裂"替代"鳃沟"或"咽囊"。唯在本节"四、病因"的探讨中仍用"鳃沟""咽囊"替代"鳃裂",以反映发生学的真相,有利于了解致病机制。

先天性颈侧瘘管及囊肿（congenital lateral cervical fistula and cyst）包括来源于第 1 鳃裂的耳颈瘘管及囊肿（auriculocervical fistula and cyst）和第 2、3、4 鳃裂的瘘管及囊肿。鳃源性瘘管及囊肿（branchial fistula and cyst）起源于各鳃裂（鳃沟或咽囊），外瘘口及绝大多数的全程皆位于颈侧，故又称颈侧瘘管及囊肿。恶变者称鳃源性癌（branchiogenic carcinoma）罕见。

凡在咽内及颈侧皮肤均有开口者称瘘管（fistula）；仅在咽内或颈侧皮肤一端有开口者称不完全瘘管或窦道（sinus）；若两端均无开口，仅为残留于组织内的上皮腔隙，则因分泌物潴留而发展成为囊肿（cyst）。有时三者可以互相转变；例如，因屡发炎症，导致肉芽、瘢痕形成，使瘘管的一端或两端封闭，则可转变为窦道或囊肿；反之，囊肿也可向咽内或颈侧皮肤穿破，形成窦道或瘘管。

颈侧部的先天性瘘管及囊肿，绝大部分起源于第 2 鳃裂，属第 1 鳃裂的耳颈瘘管及囊肿较少见，第 3 鳃裂的瘘管及囊肿极少见，第 4 鳃裂的瘘管及囊肿在文献中仅见个案报道（Shingh 等，1981；Shugar，1984），有的尚难确诊。

19 世纪上叶开始出现颈侧囊肿及瘘管的报告。As cherson（1832）第 1 次报道鳃裂病变时即将颈侧的鳃器病变与颈中线者加以鉴别。Hensanger（1864）提出"鳃瘘管"的名称。Neel 等（1945）关于 239 例颈侧囊肿与瘘管的报告中表明，囊肿与瘘管及窦道（sinus），为数之比为 2：1。Proctor 等（1970）统计第 2 鳃裂囊肿为第 2 鳃裂瘘管及窦道的 3 倍。Simpson（1969）报告颈侧囊肿及瘘管共 12 例，其中囊肿 6 例，性别及侧别均相等，就诊时平均年龄为 17 岁；瘘管 6 例，男 4 例，女 2 例，左侧 2 例，双侧者 4 例，就诊年龄自出生后 2 月到 30 岁，平均为 8 岁。Proctor（1955）报道的男女发病率相近，年龄可从婴幼儿到老年。一般瘘管的发病年龄较早，多在 10 岁以下，有的出生后就有症状；囊肿起病较晚，多见于 10～30 岁；Maran 等（1978）报告的发病高峰期在 30～40 岁。洪锦科等（2005）报告先天性第 2 鳃裂瘘管 41 例，其中男 30 例，女 11 例，年龄 6～49 岁，以 21～30 岁居多，完全型瘘管 33 例，不完全型瘘管 8 例，全部病例均经手术切除后痊愈。

先天性耳颈瘘管即第 1 鳃裂瘘管，临床上较少见。Olsen 等（1980）报告 Mayo Clinic 自 1950 年到 1978 年诊断的鳃裂畸形 460 例，属第 1 鳃裂畸形者 38 例，占 8%，包括囊肿、瘘管及窦道；其中第 1 鳃裂瘘管仅 6 例，占所有鳃裂畸形的 1.3%，占第 1 鳃裂畸形的 16%。Trail 等（1972）报告第 1 鳃裂畸形占所有鳃器畸形的 1%～2%。Ramkow 等（1953）统计第 1 鳃裂瘘管占各种鳃裂畸形的 2%。Singh 等（1976）复习过去 110 年的世界文献，仅见耳颈瘘管 37 例。截止至 1987 年，我科共收治有较详记载资料的（第 1 鳃裂的）耳颈瘘管 5 例，第 2 鳃裂瘘管 6 例，第 3 鳃裂瘘管 1 例。先天性颈侧鳃源性囊肿因为分散就诊于耳鼻咽喉科、口腔科、颌面外科及普外科，虽然病例较多，但因资料不全，未予统计。

一、临床分型

鳃源性瘘管按临床所见形式，一般分为 3 型：①不完全性外瘘管或外窦道，只有与皮外相通的外瘘口，而无与咽内相通的内瘘口。此型最常见；②不完全性内瘘管或内窦道，有内瘘口而无外瘘口。此型最少见；③完全性瘘管，有内、外瘘口。较常见。

亦可按照瘘管与囊肿的临床形式分为 5 型：①完全性瘘管；②不完全性外瘘管；③不完全性内瘘管；④合并囊肿的不完全性瘘管；⑤孤立性囊肿。按发病频率看，孤立性囊肿最多见，不完全性外瘘管次之，完全性瘘管居第 3 位，不完全性内瘘管最少见。

关于第 1 鳃裂畸形，Arnot（1971）以解剖部位为主要依据分为 I 型及 II 型。Work（1972）则以组织学为依据，分为 2 型。Olsen 等（1980）提出将第 1 鳃裂畸形简单地分为囊肿、窦道及瘘管。Belenky 等(1980)认为以解剖学为基础的临床分型要比单独依靠组织学的分型更为合理。一般可按照瘘口部位分为下列 2 型(图 24-5)。

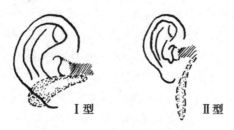

Ⅰ型   Ⅱ型

图 24-5　第 1 鳃裂畸形的第Ⅰ、Ⅱ型

Ⅰ型:瘘管开口位于乳突尖前下方,少数在耳后或下颌骨升支后方,瘘管管道行经面神经主干的外侧,与外耳道相通或以盲端终止于外耳道附近。

Ⅱ型:瘘管开口于下颌角附近,部分位于下颌下缘与舌骨之间或终止于相应范围的上颈深部,管道向上经过面神经主干的外侧或内侧,或穿行于面神经的主要分支之间,大多与外耳道相通。

无论Ⅰ型或Ⅱ型的瘘管及窦道,其管道既可大多呈长条状,亦可部分膨大呈囊肿状;视其与面神经的关系,瘘管及窦道的管道或通过腮腺实体,或与腮腺无关。

二、与先天性颈侧瘘管有关的临床解剖

Frazer(1923)指出,鳃裂瘘管的位置是在胚胎发育过程中决定的,常有恒定的解剖关系。由于颈部鳃源性组织的分布及其相互关系比较复杂,因而颈侧瘘管的位置或走行过程与周围器官或组织的毗邻关系亦较复杂。

(一)第 1 鳃裂瘘管

瘘管的位置常在外耳道或深及咽鼓管的下面、腭帆张肌的后面、颈动脉和茎突咽肌的前面,邻近腮腺后方、内侧或通过腮腺实质,行经面神经主干或其较大分支的外侧或内侧,向下可至二腹肌后腹的浅侧而达舌骨水平以上部位,即下颌下三角区、下颌角之前或其后上、后下方;有的瘘管可从颈侧到达中耳(图 24-6)。

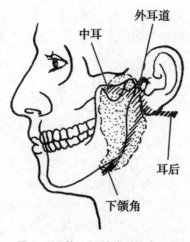

中耳　　外耳道

耳后

下颌角

图 24-6　第 1 鳃裂畸形的常见部位

（二）第 2 鳃裂瘘管

完全性瘘管的外口位于胸锁乳突肌前缘的中、下 1/3 相交处，瘘管经过颈阔肌（第 2 鳃弓）深侧，沿颈动脉（第 3 鳃弓）鞘上行，穿过颈内、外动脉之间，经舌下神经、舌咽神经和茎突咽肌的浅面，在茎突舌骨韧带与二腹肌后腹之下、舌骨后缘之上，向内终止于扁桃体窝之内口处。第 2 鳃裂囊肿可发生于瘘管走行的任何部位（图 24-7）。

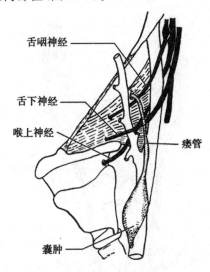

图 24-7　第 2 鳃裂瘘管伴囊肿

（三）第 3 鳃裂瘘管

临床上罕见。瘘管外口的位置与第 2 鳃裂瘘管外口的部位大致相同，即在胸锁乳突肌前缘的下部。瘘管经颈阔肌深侧、顺颈动脉鞘上行、沿迷走神经（第 4 鳃弓）行走、越过舌下神经、在舌咽神经或茎突咽肌之下、绕过颈内动脉之后侧与深侧、穿过舌骨与喉上神经之间的甲状舌骨膜，终止于位于梨状窝之内口处（图 24-8）。

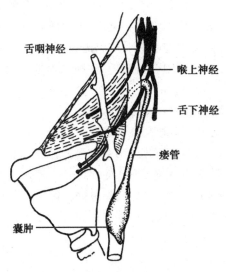

图 24-8　第 3 鳃裂瘘管伴囊肿

(四)第 4 鳃裂瘘管

从理论上讲,第 4 鳃裂瘘管是存在的,文献中虽有个案报告,但有的尚属可疑。其外口位置与第 2、3 鳃裂瘘管相同或在胸前部,经颈阔肌深部、沿颈动脉鞘下降到胸部,绕过右侧锁骨下动脉(第 4 鳃弓)或左侧主动脉弓(第 4 鳃弓),再上升到颈部,顺沿颈总动脉浅侧上行,跨过舌下神经,然后绕颈内动脉之后、内侧下行,至喉上神经内支下方穿过甲状舌骨膜,到达上段食管处(图 24-9)。

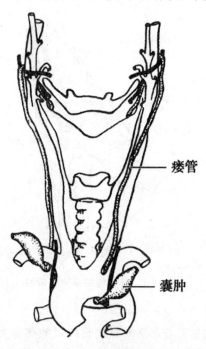

瘘管

囊肿

图 24-9　第 4 鳃裂瘘管伴囊肿

三、病因

关于先天性颈侧瘘管及囊肿的病因学仍有争论,大多赞同下列鳃源性学说:①鳃器上皮细胞的残留;②鳃沟闭合不全;③分隔鳃沟与咽囊的闭膜破裂;④鳃器的异常发育;⑤颈窦存留。一般认为瘘管是鳃沟或咽囊或两者不完全闭合引起的,囊肿则为遗迹性上皮细胞残留所致。几种常见的病因学说有以下 4 种。

(一)鳃沟闭合不全及闭膜破裂

Ascherson(1832)首先提出颈侧囊肿及瘘管是鳃沟闭合不全引起的。Kostanek 等(1890)鉴于大多数颈侧瘘管的内口常位于扁桃体上窝(第 2 咽囊),故认为此乃第 2 鳃沟形成的完全性瘘管。因为第 2 鳃沟较深,且在胚胎期持续时间较长,故介于鳃沟与咽囊之间的闭膜破裂机会较多。鳃沟的外胚层上皮形成颈鳃瘘管通向皮外,咽囊的内胚层上皮形成咽鳃瘘管通向咽内;两者相通则为完全性瘘管;也可形成不完全性外瘘管或内瘘管;如内、外不通则成囊肿。此说为多数人所赞同。

(二)颈窦存留或未闭

在人胚鳃器发育过程中,若颈窦未闭锁消失或鳃盖和颈窦口边缘的愈合在个别部位不完全,即可形成颈侧瘘管或囊肿。囊肿或瘘管的类型视颈窦闭合不全情况而定:①若颈窦表面闭合不全,则形成向颈部皮外开口的不完全性外瘘口;②若颈窦表面闭合,闭膜破裂,则在第 2(或第 3)咽囊部位遗留永久性内口,形成不完全性内瘘管;③若颈窦闭合不全与闭膜破裂同时存在,则形成完全性瘘管;若颈窦闭锁消失,窦腔持续存在,则于颈部深处形成鳃囊肿(图 24-10)。

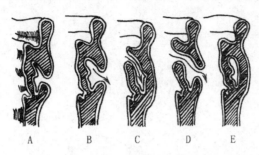

图 24-10　颈窦及其闭合不全示意图

A.正常颈窦;B.不完全性外瘘管(颈窦表面闭合不全所致);C.不完全性内瘘

管(颈窦表面闭合,闭膜破裂所致);D.完全性瘘管(颈窦闭合不全与闭膜破

裂同时存在所致);E.鳃囊肿(颈窦闭锁消失、窦腔存留所致)

(三)胸腺咽管残留

颈侧瘘管常位于胸锁乳突肌前缘,有的外口在胸锁关节附近,内口在相当于第 3 咽囊衍化之器官处,其位置与第 3 咽囊形成的胸腺咽管之移行路线一致,故认为残留的胸腺咽管是颈侧囊肿及瘘管的成因。此说由于过分强调了瘘管皮肤开口位置的重要性,已为多数人所反对。

(四)遗传因素

Anand(1980)报告一个家族 4 代人有 7 例鳃源性囊肿及窦道,并指出颈侧鳃源性畸形属于正染色体显性特征的遗传。Huppler(1958)发现一个家族 3 代 49 人中有 18 人患有鳃裂瘘管,并认为男、女性均可遗传。Simpson(1969)报道一父亲及其两个子女均见有颈侧瘘管,3 人中有 2 人为双侧性。Bailey(1923)认为有些鳃源性畸形可通过母亲遗传,男性患者为女性的 3 倍,单侧性者以右侧为多见。

四、症状与诊断

本病虽为一先天性异常,但常于儿童时期或成年后始被发现。

(一)症状

Neel 等将 319 例颈侧囊肿或瘘管的症状按其出现频率的多少依次排列如下:①颈部肿块逐渐肿大;②症状出现之前曾患上感或伴有上感;③瘘口或窦道分泌物溢出;④局部疼痛;⑤间歇性肿胀;⑥囊肿迅速扩大;⑦吞咽困难;⑧向咽腔引流(有特殊味道);⑨发热;⑩沙哑声;⑪病变部位有压迫感;⑫吞咽时牵拉感;⑬咽部突起或饱满。

Procino(1977)报告 1 例 69 岁男患者,左扁桃体上方反复自发性流脓,自 5 岁到 67 岁期间曾先后 3 次施行扁桃体切除术,其后又多次施行切开排脓术。最后 1 次切开排脓后发现一囊性瘢痕,病检证实为鳃源性囊肿。作者认为此乃起源于第 2 咽囊的残余。

Gold(1980)报告 1 例 19 岁的女患者,左颈侧为(第 2 鳃裂)囊肿,右颈侧为(第 2 鳃裂)瘘管,并患有两侧感音神经性聋、后缩颌(retrognathic mandible)和高弓腭(high arched palate)。鳃源性颈侧瘘管有时合并招风耳、先天性耳前瘘管、耳前副耳等多种畸形。

(二)瘘口或囊肿的部位及表现

见图 24-11。

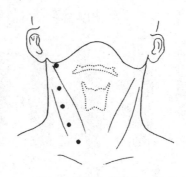

图 24-11　先天性颈侧瘘管外瘘口的发生部位

1.第 1 鳃裂(耳颈)瘘管

瘘管开口一般于出生时即已存在,多位于下颌角附近,耳郭后下方或乳突尖前下方,有约针眼大的皮肤凹陷或小口,不易引起注意,位于外耳道壁的瘘口尤难察觉,多数在出生数月或数年、甚至出现症状后始被发现。Belenky 等报告的 9 例第 1 鳃裂畸形(大多为囊肿及窦道)分别于出生后第 7 周到 19 年开始出现症状。我科 5 例耳颈瘘管出现症状的时间从出生数周到 18 年,平均为 7 年余。瘘口溢出(或挤出)浆液性、黏液性或脓性液体;感染时瘘口周围皮肤发红、肿胀、疼痛;反复感染者可出现糜烂、结痂、肉芽或瘢痕组织;个别病例可因感染波及面神经主干或分支,出现部分性或完全性面瘫。Byars 等(1951)指出,颈上部(舌骨以上)的持久性瘘管伴有耳溢液者应考虑第 1 鳃裂畸形。

囊肿表现为颈侧上方逐渐肿大的肿块,或可时大时小,并发感染时可有发热、疼痛。无论囊肿或瘘管,一般均为单侧性,双侧性者极少见(约 2%)。

2.第 2、3、4 鳃裂瘘管

出生时亦已存在,常在胸锁关节稍上方、沿胸锁乳突肌前缘至其中、下 1/3 交界处有瘘管外口。因其仅约针眼大小的浅凹,常被忽视,当有分泌物溢出或出现红肿疼痛等感染症状时才被发觉。

完全性瘘管或内瘘管的内口,只在一部分病例可以发现。如瘘管伴有囊肿,当吞咽时囊肿内可以充满气体、液体或食物;感染时还可充满脓液。此时如挤压囊肿,其内容物可向咽部溢出,患者或可自觉有气味,并可在间接喉镜或纤维喉镜、电子喉镜下注意观察其内口的位置。

Becker 等(1994)指出:第 2 鳃裂瘘管皮外开口位于颈动脉三角水平,第 3 鳃裂瘘管开口于环状软骨水平,第 4 鳃裂瘘管开口于胸骨上切迹底部。双侧性颈侧瘘管占 5%。

(三)经瘘口插入探针、注入染料或造影剂进行喉镜检查和影像学检查

经皮外瘘口插入探针探查,对于较浅而较短的瘘管较为适用。注入生理盐水或亚甲蓝溶液,观察外耳道内有无液体或亚甲蓝溢出;经瘘口注入 40% 碘油或其他造影剂造影,拍摄 X 线片或 CT 扫描,可能显示瘘管的走行部位及内口位置。

对于内口在咽部的完全性瘘管可在喉镜观察下,经外口注入生理盐水或染料,以窥视其内口;注入味觉刺激剂(如糖水、盐水或醋液)时,患者口内有相应的味觉感。完全性瘘管或外瘘管亦可注入造影剂行 X 线拍片或 CT 扫描,以查知瘘管的行径并确诊。

用探针探查瘘管时,有的可引起面色苍白、脉搏变慢、出汗、心悸、咳嗽、声嘶、呕吐或晕厥等迷走神经刺激症状(Hyndman 等,1929;Carp,1926)。咳嗽可能是其中的一个突出症状;Core(1926)报告 1 例 5 岁男孩在施行鳃瘘管摘除术后,其持续性咳嗽痊愈了。Lilienthal(1922)亦有类似的报告。内瘘管可开口于喉部或气管,出现所谓"甲状腺气囊肿"或气管黏膜疝样突起(Ward 等,1950;Hyndman 等,1929)。但与第 2、3 鳃裂(咽囊)有关而发生于咽喉腔内的内瘘管或内囊肿,却常因无明显症状而被忽略;一旦伴发感染时可有分泌物流入咽腔,甚至造成喉咽部阻塞,易被误诊为咽旁感染或扁桃体术后残体感染(Boysen 等,1979)。Singh 等(1981)报告一例由鳃源性喉囊肿引起先天性喉鸣的病儿,其右侧喉室突出达中线,内有大量稠厚液体,囊壁衬以鳞状上皮,被认为来自第 4 鳃裂(咽囊)。

囊肿穿刺检查:可抽出黄白色浆液或黏液,必要时还可注入造影剂进行影像学检查,但液体黏稠者不易抽出。

囊肿尚可通过超声检查协助诊断。

(四)病理检查

瘘管壁或囊肿壁衬有复层鳞状上皮〔源自鳃裂(鳃沟)的外胚层〕或假复层纤毛柱状上皮〔源自鳃裂(咽囊)的内胚层〕。Olsen 等指出:囊肿内上述两型上皮单独出现概率相等,少数囊壁可同时见到两型上皮。上皮下富有淋巴样组织、淋巴滤泡及其生发中心的形成。发生感染者,上皮结构可破坏或混乱。

上述之复层鳞状上皮,有的高度角化。真皮内含有皮脂腺、汗腺及毛囊等皮肤附件。瘘管与窦道常伴有炎症,上皮层可遭破坏,管壁可与周围组织粘连。有的瘘管与窦道还可含有软骨(中胚层)。

根据 Rudberg(1954)的资料,90%的瘘管为鳞状上皮,8%为纤毛柱状上皮,2%则两者兼有。衬有柱状上皮的瘘管,常有令人厌烦的黏液性分泌物。如完全性瘘管的内径较大,吞咽时可有液体漏出。

Krogdahl 等(1979)报道 154 例鳃源性囊肿有 5 例为鳃源性原发癌。Martin 等(1950)认为原发性鳃源性癌的诊断必须具备 4 条:①肿瘤必须位于耳屏前向下经胸锁乳突肌前缘至锁骨的一条线上;②组织切片必须含有鳃裂等残余组织;③患者必须有 5 年以上未见其他处原发肿瘤;④肿物来自颈侧有上皮衬里的囊壁上。但实际上完全符合 4 条标准者甚少。

五、鉴别诊断

先天性鳃源性颈侧瘘管及囊肿均须注意与有关疾病鉴别。

(1)第 1 鳃裂瘘管上口继发感染时可有外耳道流脓史,易误诊为外耳道炎或中耳炎。囊肿常位于颈上 1/3 胸锁乳突肌前缘之深部,与颈上深淋巴结相近,个别的可位于腮腺内;如因继发感染,溃破成瘘,易被误诊为淋巴结核或慢性中耳乳突炎,甚至有因误诊而行乳突根治术者。第1 鳃裂囊肿还应注意与皮脂腺囊肿、涎腺肿瘤、鳃源性癌或转移癌等鉴别。

(2)第 2、3、4 鳃裂瘘管位于颈侧中下部位,应与结核性瘘管鉴别。第 2 鳃裂瘘管与胸腺咽管瘘的鉴别要点有:①大部分的第 2 鳃裂完全性瘘管必须通过颈内、外动脉之间;而胸腺咽管瘘则否,它位于颈动脉鞘之前并很接近颈动脉鞘;②第 2 鳃裂瘘管的内口在扁桃体窝内;胸腺咽管瘘的内口进入梨状窝,但极少见;而两者的外口都可位于胸锁乳突肌前缘处,无鉴别意义;③管壁或囊壁若含有典型的胸腺组织且有 Hassall 小体,可诊断为胸腺咽管源性的,但这种情况少见;囊壁或管壁不含胸腺组织者可能是鳃源性的;④大多数瘘管或囊肿含有鳞状上皮,有的含有柱状上皮或柱状纤毛上皮;而胸腺咽管瘘不含鳞状上皮;⑤如有胸腺导管残留,则胸腺最后所在位置至其起源部位之间的任何处都可发生囊性病变。

（3）颈侧囊肿须与下列颈部或咽旁疾病鉴别：①结核性淋巴结炎或冷性脓肿；②血管瘤或淋巴管瘤；③孤立性淋巴囊肿（solitarylymph cysts）；④水囊瘤；⑤表皮样囊肿；⑥恶性肿瘤囊性变；⑦颈动脉体瘤；⑧迷走甲状腺；⑨神经纤维瘤；⑩动脉瘤；⑪脂肪瘤；⑫副胸腺。

只要注意到上列诸多疾病存在的可能性，认真询问病史，细心地从临床表现与病理学检查方面予以探究，都是可以鉴别的。

六、治疗

（一）非手术疗法

采用各种腐蚀药物如碘酒、发烟硝酸、高浓度三氯醋酸等烧灼甚至电灼瘘管，试图使之封闭。或反复灌注造影剂，注入盐酸奎宁、25％水杨酸钠溶液等以冲洗瘘管。这些方法的疗效并不稳定，有的尚有腐蚀损伤瘘管周围的血管、神经之虞，故只应作为不宜手术或暂缓手术患者的姑息疗法。

（二）手术疗法

手术彻底切除瘘管或囊肿是唯一有效的根治方法。已有感染者应在炎症控制后施行手术。对于无症状的幼儿甚至成年患者可先注意观察，不必急于手术。关于第1鳃裂瘘管或窦道应该遵循的主要治疗原则：①反复出现感染的病例，应在下次感染出现之前或瘢痕形成之前尽快地予以切除，否则手术时将会遇到困难与危险，如损伤面神经等；②手术切口应考虑到既利于全部切除病变，又便于暴露与辨认面神经主干或其有关的主要分支；若能应用神经刺激器，更有助于面神经的辨认与定位；③儿童的鳃裂囊肿常伴有瘘管或窦道，应予一并切除；④如瘘管或窦道伸展到外耳道时，邻近的外耳道皮肤与软骨也需相应切除；⑤必须注意到第1鳃裂畸形有侵及中耳的可能，手术医师应熟悉中耳解剖，掌握中耳成形技术。以上有些治疗原则可参照应用于第2、3、4鳃裂瘘管及囊肿的手术治疗。先天性颈侧囊肿的切除和一般颈侧良性肿瘤的手术方法相同，通常分离较易，但因其可能具有残余窦道，有时通向扁桃体区，必须一并去掉，方能取得根治效果。常用的颈侧瘘管及窦道手术切除步骤如下。

1.麻醉

全身麻醉或局部浸润麻醉均可，但以气管内插管静脉复合麻醉为佳。

2.注入染料等标记溶液或标记物（图24-12）示踪瘘管

一般可在手术开始前（或在术前1小时左右）用钝针头插入外瘘口，注入少量的亚甲蓝液或甲紫液，便于术中追踪瘘管。亦可注入特种液状石蜡，使瘘管较为实硬，以便分离解剖。还可应用快速硬化聚合物（guick hardening polymers）注入瘘管内，有利于追踪与解剖瘘管。此种聚合物是由粉剂与硬化液按比例临时配制而成，在稍高于体温的条件下注入瘘管或囊肿3～4分钟即变硬，呈蓝色，不粘住管壁或囊壁，对组织无刺激性；注入前应以生理盐水冲洗瘘管或抽出囊肿内液体。

3.切口

表浅而较短的耳颈瘘管可沿其行程作纵切口。对于较深而较长的颈侧瘘管，可视瘘管外口高低，在同侧颈部采用2～3个阶梯式横切口（transverse ladder incision）（图24-13）。在瘘管外口周围皮肤处作一横向的梭形、菱形或椭圆形短切口，以便切除瘘口。第2横切口约位于舌骨与外瘘口联线中点的高度，便于暴露分离瘘管中段。第3横切口位于舌骨上方，由此分离瘘管上段直达咽壁（扁桃体窝处）。如外瘘口位置较高，亦可只作两个横切口。这种分段横切口符合颈部皮纹走向，愈合后不致因瘢痕形成过度影响美观或引起牵拉不适感；术中可在直视下暴露、分离与追踪瘘管,有利于防止损伤颈部的大血管和神经。

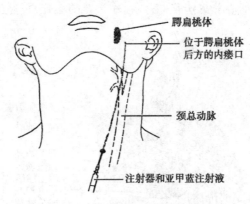

图 24-12　瘘管内亚甲蓝注入法

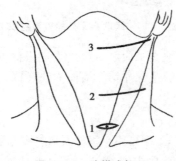

图 24-13　阶梯式切口

4.逐段分离瘘管

(1)在第 1 切口处横向环切外瘘口皮肤,稍加分离后即以组织钳挟住瘘管下端(包括环切的周围组织)。

(2)轻轻提起下端,自第 1 切口紧贴瘘管向上追踪分离;外瘘口至胸锁乳突肌前缘一段分离通常较易。

(3)在瘘管中部作第 2 横向皮肤切口(或自第 1 切口处追踪分离瘘管直至难以再向上分离时,即于该处作第 2 皮肤横切口),将已分离的瘘管下段自第 2 切口处牵拉出来(图 24-14)。

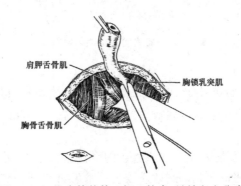

图 24-14　将瘘管从第 2 切口拉出,继续向上分离

(4)经第 2 切口继续向上分离瘘管达颈动脉分叉处,瘘管常在颈内动脉与颈外动脉之间穿

过,并与这些大血管可有轻重不一的粘连,邻近还有颈内静脉、迷走神经及舌下神经等;故须在明亮的直视下认清解剖关系,细心分离瘘管,避免损伤重要的血管、神经组织(图24-15)。

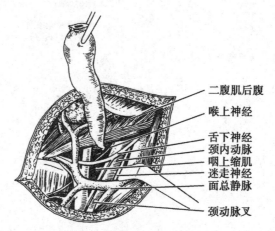

二腹肌后腹
喉上神经
舌下神经
颈内动脉
咽上缩肌
迷走神经
面总静脉
颈动脉叉

图24-15　颈动脉叉处的重要组织

(5)较常见的第2鳃裂瘘管一般在二腹肌后腹之下进入深处,穿过口咽侧壁到达扁桃体窝。此时如追踪瘘管遇到困难,可在瘘管上部作第3横向皮肤切口,以便较直接地观察分离瘘管上端直达咽壁内口处。

5.切除瘘管末端及处理内瘘口

当分离瘘管接近咽腔内口处时,助手可用手指伸入咽腔将扁桃体窝或内口处的咽壁向外顶起,以便追踪分离与切除紧靠内口处的瘘管末端,并以丝线或肠线在距咽壁2~3 mm处加以结扎、切断瘘管,缝合咽口。有时可将瘘管经扁桃体窝牵入口内,自口腔内予以结扎、切断(图24-16)。扁桃体切除有利于根治颈侧(第2鳃裂)瘘管,可于瘘管切除术前、术后或同期施行手术。

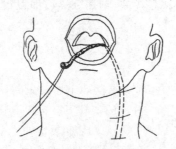

图24-16　将瘘管从扁桃体窝拉出

6.清理术腔、缝合切口

可用消毒生理盐水彻底冲洗术腔,清除所有可疑的上皮组织,以肠线分层间断缝合皮下组织,皮肤切口以丝线间断缝合。创口内置放一细长引流管,自第1切口引出。

7.术后处理

术后使用足量抗生素以预防感染。伤口置放的引流管可于24小时后拔除。同时施行扁桃体切除术者,应用漱口剂清洁口咽腔。进软质饮食。术后第7~8天拆线。

此外,有时可沿胸锁乳突肌前缘作切口,追踪分离瘘管。尤其对瘘管反复感染或多次手术,颈部已有瘢痕形成者,可于瘘管外口环切,找到瘘管管道后,根据瘘管走向,沿胸锁乳突肌前缘向上延长切口,探查瘘管,寻找内口。术中必须看清瘘管标志,避开重要的血管和神经,细心分离,切忌盲目从事。

(韦新法)

第三节　头颈部动脉瘤

动脉瘤(aneurysm)是指动脉局部异常扩张,可表现为囊形、梭形和混合形,以囊形最为常见,是头颈部常见的血管性疾病。头颈部动脉瘤约95%分布于颈内动脉系统,大多位于颈内动脉发出后交通动脉处、前交通动脉和大脑中动脉的交界部位或基底动脉的远端,以及两侧大脑后动脉的分叉处。颅外颈动脉瘤(carotid arter y aneurysm,CAA)较少见,其中颈总动脉瘤尤其是分叉处动脉瘤常见,其次为颈内动脉瘤,颈外动脉瘤最少见。临床上分为真性动脉瘤和假性动脉瘤两种。真性动脉瘤的动脉壁内弹性纤维过度伸展、断裂,使动脉壁失去弹性,并呈进行性扩张。囊壁非均匀性扩张可导致瘤壁局部强度不等,薄弱部分可致破裂出血,瘤体内部常有附壁血栓产生,血栓脱落可导致脑梗死。假性动脉瘤瘤壁无全层的动脉壁组织,而由纤维组织所构成,故容易发生破裂出血。辛世杰等(1998)报告的67例颅外颈动脉瘤中真性动脉瘤49例,假性动脉瘤18例。

一、病因

在抗生素问世以前,颅外颈动脉瘤的最常见病因是梅毒和局部感染,目前已被动脉粥样硬化、创伤及颈动脉手术史所取代,少见的病因有动脉中层囊性坏死、马方综合征、特发性动脉炎和颈部放射治疗等。史振宇等(1999)报告40例颅外颈动脉瘤中,动脉粥样硬化22例(55%),创伤8例(20%),局部和全身感染4例(10%),动脉中层坏死5例,先天畸形1例。

二、临床表现

因动脉瘤发生的部位不同,临床表现有差异。典型颈动脉瘤一般临床表现为颈部肿块,肿块触诊质较软,有明显的搏动感,可触及震颤,听诊可闻及血管杂音,压迫颈动脉近心端则搏动及杂音消失,瘤体可缩小。

动脉瘤体增大可产生压迫症状,瘤体位于鼻咽部可引起鼻塞、耳鸣及听力改变;瘤体位于咽喉部可表现为咽喉部异物感,吞咽困难,呼吸不畅或困难。

瘤体累及颈部交感神经干或颈上交感神经节则出现 Horner 综合征,表现为眼球内陷、眼睑下垂、下睑轻度抬高、瞳孔缩小、眼裂变小及受累侧面部无汗和潮红。Ⅶ、Ⅸ～Ⅻ对脑神经受累可出现周围性面瘫、咽喉疼痛、声嘶或发声障碍等。

若动脉瘤内有血栓形成,血栓脱落可出现脑梗死症状;若动脉瘤破裂则可直接威胁生命。

三、诊断

根据病史、典型临床表现及辅助检查可做出诊断。

(一)病史

注意有无头颈部外伤及手术史,有无全身及局部感染史及动脉粥样硬化病史。有无头痛、咽喉疼痛、声嘶、吞咽困难和有关神经症状等。

(二)一般检查

颈部及咽侧有无搏动性肿块以及血管性杂音,有无眼部症状及其他脑神经损害表现。若高度怀疑颈动脉瘤,不主张作肿块穿刺检查。

(三)颈动脉造影

颈动脉造影是诊断颈动脉瘤的重要手段,它能明确颈动脉瘤的部位、大小、形状、性质、侧支循环情况及受累颅内动脉情况,对选择术式极为重要。数字减影血管造影(DSA)对颈动脉瘤诊断更具价值,因造影剂从静脉注入,可减少动脉内壁损伤。因血管造影检查为创伤性检查,不可避免地发生一定的并发症,如局部血肿、动脉壁分离、假性动脉瘤或动脉出血、血栓形成等。还可能发生造影剂过敏反应。

(四)CT 和 MRI 检查

CT 检查对颈部解剖结构显示清楚,可提供颈部不同平面的图像,有利于鉴别诊断。CTA (CT Angiograghy)进一步提高了发现颈动脉瘤的敏感性。MRI 对夹层动脉瘤较敏感。MR 血管成像(MRA)进一步提高了颈动脉瘤的诊断,但 MRA 在配戴心脏起搏器、金属夹的患者中受到限制。

(五)其他检查

B 型超声或彩色超声可判断肿块大小及血流状况,具有无创及操作简单,对诊断颈动脉瘤有重要辅助价值。

四、鉴别诊断

颈动脉瘤首先应与颈动脉弯曲形成的颈部搏动性肿块鉴别,动脉瘤为膨胀性搏动,搏动方向与动脉长轴垂直。动脉弯曲肿块的搏动方向与动脉长轴平行。颈动脉体瘤为实质性肿块,膨胀性搏动不明显,压迫颈总动脉后不缩小。此外还应与颈部肿瘤或淋巴结病、咽部脓肿等鉴别。

五、治疗

因颈动脉瘤部位特殊,随时可能发生脑动脉栓塞或瘤体破裂出血等严重并发症,一经确诊,原则上应尽早手术治疗。但对于伴有严重心、肝、肾功能不全或颅内供血不足为手术禁忌。对于无症状小的颅外颈动脉瘤也可随访观察。选择手术方法的基本原则为恢复脑部供血和减少脑部并发症。手术方法有以下几种。

(一)动脉瘤切除,近远端动脉结扎术

结扎动脉瘤近、远侧端动脉,切除动脉瘤。该方法主要用于颈外动脉瘤,也可用于颈总和颈内动脉瘤。用于颈总或颈内动脉结扎时,若患者条件许可,手术前必须进行颈部压迫训练,促使大脑 Willis 环前后交通动脉开放,患侧能产生代偿性脑供血。

(二)颈动脉瘤切除,血管吻合或移植术

本术式是较为理想的术式,即切除动脉瘤后,对颈动脉行对端吻合或血管移植,移植血管可来自自体大隐静脉或人造血管。

（三）动脉瘤近端动脉结扎术

适用于动脉瘤体靠近颅底、显露困难、压颈训练显示颅内交通支已开放、患侧能代偿性脑供血的患者；也适用于瘤体较小难显露且颈内动脉已闭塞者。

（四）动脉瘤内缝合术

此法为 Matas 首先应用，适用于已延伸至颅底的较大的瘤体，切除困难者。在中断血流后，打开瘤体，清除血块与积血，于瘤内迅速缝合与动脉相通的裂口，缝合瘤壁。

（五）动脉瘤外包裹术

外包裹材料可选用自体组织或人造材料。主要适用于全身情况不佳或已有一侧颈动脉阻塞伴脑缺血患者，该方法的缺点是不能防止血栓和栓塞的发展。

（六）动脉瘤腔内治疗

主要为血管介入治疗。从股动脉插管，释放硅气囊或铂线圈治疗高位颈动脉瘤；安装血管内支架；放置支架型人造血管等。

六、脑部并发症预防

手术前后应注意如下几点，减少并发症的发生。

(1)术前尽可能行双侧颈动脉及全脑造影，了解对侧颈动脉供血情况。

(2)进行颈内动脉超声血流流速描记。

(3)术前行压颈训练(Matas 试验)，每次加压时间 20～30 分钟，共半个月以上。

(4)选择合适的手术方式。

(5)尽可能在低温、全麻下手术。

(6)阻断颈总动脉时间不宜过长。

(7)阻断颈内动脉或介入治疗前及术中作肝素化治疗，防止脑动脉继发血栓形成。

(8)术后保持血压稳定，为防止脑动脉和移植血管继发血栓形成，应酌情使用低分子葡萄糖酐或肝素治疗。

（韦新法）

第二十五章

常见耳鼻咽喉疾病的中西医结合治疗

第一节　耳郭假性囊肿

耳郭假性囊肿是指耳郭上半部外侧前面的局限性肿胀。内有浆液性渗出液,形成囊肿样隆起。本病又名耳郭浆液性软骨膜炎、耳郭非化脓性软骨膜炎、耳郭软骨膜间积液等。

发病年龄以 30～40 岁者为多。男性多于女性,多发生于一侧耳郭。

耳郭假性囊肿相当于中医学"耳壳流痰"范畴。

一、中医病因病机

本病因风邪兼挟痰湿上窜耳壳而致。多因脾胃虚弱,痰湿内生,加之风邪外犯,挟痰湿上窜耳壳,痰浊凝滞而成。

二、病因和发病机制

病因尚未明确,可能与外伤有关。也可能是耳郭受到某些机械刺激如硬枕压迫,无意触摸等,引起局部循环障碍所致。

三、病理

在显微镜下可见从皮肤到囊壁的组织层次为皮肤、皮下组织、软骨膜及与其密切相连的软骨层,该软骨层的厚薄依囊肿大小而定,软骨层的内面覆有一层纤维素。其表面无上皮细胞结构,故与真囊肿不同。由此可知,积液似在软骨内,而非软骨膜与软骨之间。

四、临床表现

(一)症状

发病突然,常常偶然发现耳郭前面上方局限性隆起,由小逐渐增大,肤色不变,常无痛感,可有胀感、灼热感或痒感。

(二)体征

耳郭隆起处多位于舟状窝、三角窝,或可波及耳甲腔,但不侵犯耳郭后面。肿胀范围清楚,有弹性及波动感,穿刺抽吸,可得淡黄色液体,抽吸后虽可使肿块缩小或暂时消失,但可复肿如前。

五、诊断与鉴别诊断

根据病史及症状可明确诊断。在暗室中透照时透光度良好,可与血肿区别。穿刺抽吸时,可抽出淡黄色清液,培养无细菌生长。但不久又复渗出。

六、治疗

(一)中医治疗

1.辨证治疗

(1)局部症状:本病起病突然,常于夜间睡醒偶然发现。无明显疼痛及触压痛,可有胀感、灼热感或痒感。

(2)全身症状:一般无明显全身症状。舌苔微腻,脉弦或带滑。

(3)局部检查:多发于耳壳凹面上半部。局部肿起,肤色不变,按之柔软有波动感,无明显触压痛。穿刺可抽出淡黄色黏液,但不经多时,又复肿起。

(4)治法:祛痰散结,疏风通络。

(5)代表方:二陈汤。

(6)基本处方:橘皮 6 g,法半夏 15 g,茯苓 15 g,甘草 6 g。

(7)加减:若局部麻痒、胀感者,加僵蚕 10 g、地龙 10 g、丝瓜络 12 g、当归尾 6 g、丹参 20 g、郁金 12 g 以疏风活血通络;若见食欲欠佳,可加砂仁 9 g、白术 12 g、神曲 10 g、山楂 12 g 以健脾行气消食。

2.其他中医治疗

抽出囊肿内的液体,并加压包扎或配合选用下列方法,再加压包扎:①用艾条灸。②用磁铁异极相对贴敷。③用玄明粉溶液湿敷。④如意金黄散调敷。

(二)西医治疗

(1)常于无菌操作下多次穿刺抽液,或于抽液后注入硬化剂于腔内促使囊壁机化,加压包扎,亦可于抽液后注入 15％高渗盐水(或 50％葡萄糖液)约 0.5 mL,不加压包扎。24 小时后抽出注入液体,若为血红色,即不再注药,否则可重复注射。

(2)较为省时而有效的疗法,在严格无菌操作下,在隆起突出部位切除全层囊壁,开一小窗,清除积液,通畅引流,轻压包扎,以促进囊壁塌陷,紧贴,直至伤口愈合。

(3)其他西医外治法:轻者可行紫外线照射或超短波等物理治疗,以制止渗液与促进吸收。亦有于抽液后局部应用冷冻或磁疗者。

(陈思法)

第二节　外耳道异物

外耳道异物是指外来物体误入耳道。本病属于中医学"异物入耳"范畴。亦称"诸物入耳""百虫入耳""飞蛾入耳"等。多见于儿童。

一、病因和发病机制

小儿喜将小物体塞入耳内。成人亦可发生,多为挖耳或外伤时遗留小物体或小虫侵入等。常见的异物有:①动物类异物,如蚊、蝇、蚂蚁、水蛭等,偶尔飞入或爬入耳道,引起症状。②植物类异物,如豆类、果核、稻谷等。多因儿童无知,当嬉戏时将异物塞入耳内或因其他事故,以致异物进入。③非生物类异物,如石子、铁屑、玻璃珠类。

若为吸水性异物(豆类、纸团等),因吸水而体积膨胀,或异物损伤耳道肌肤,邪毒乘虚外侵,可致皮肤红肿、掀痛、糜烂。

二、临床表现

根据异物形态、性质、大小和所在部位的不同,而有不同的症状。体小无胀痛尤刺激性的异物,进入耳中,可长期存留于外耳道,无明显症状。

形体较大异物阻塞于耳道内,可引起耳鸣,听力障碍和反射性咳嗽等。

吸水性异物,遇水则膨胀,刺激和压迫耳道,阻塞外耳道,可引起耳闷胀感,常可引起耳道红肿、糜烂,耳痛及听力减退,并可继发外耳道炎。

动物性异物,由于在耳内爬行、骚动,使患者躁扰不安,引起剧烈耳痛和噪声,如在鼓膜处活动,或可引起眩晕及耳鸣,甚至出血或损伤耳膜,引起耳膜穿孔。

异物嵌顿于耳道峡部,疼痛较剧;接近耳膜之异物,如果压迫耳膜,可发生耳鸣、眩晕。

三、诊断与鉴别诊断

根据病史及局部检查,发现耳道的异物,可以明确诊断。应注意与耵聍栓塞相鉴别。

四、治疗

通过各种方法,将异物取出为原则。异物位置未越过外耳道峡部、未塞紧外耳道者可用耵聍钩直接钩出,或用外耳道冲洗法冲出。细小能移动的异物,可用冲洗法将其冲出。冲洗时不要正对异物冲洗,以免将异物引向深入。

(1)植物性及非生物性异物:用耳钩或耳镊取出。耳钩应顺耳道与异物的空隙或耳道前下方进入,将异物钩出,操作时必须轻巧试探,以免损伤耳道或鼓膜;圆球形异物如玻璃球、小珠子等,可用刮匙钩出,切勿用镊子或钳子夹取,以防异物滑入耳道深处损伤鼓膜;质轻而细小异物,可用凡士林或胶黏物质涂于棉签头,将其黏出。

(2)活动性昆虫类异物:用植物油、姜汁、丁卡因滴入耳内,或用氯仿、乙醇或杀虫剂等滴入耳内,或用浸有乙醚的棉球塞置于外耳道数分钟,将昆虫麻醉或杀死后用镊子取出或冲洗排出。

(3)遇水膨胀或易起化学变化的异物,以及耳膜有穿孔者禁用冲洗法。被水泡胀的豆类异物,可搅成小块分次取出,或用95%乙醇溶液,滴耳,使其脱水收缩后,再行取出。

(4)如异物较大,且于外耳道深部嵌顿较紧者:须于局麻或全身麻醉下行耳内或耳后切口,必要时还须凿除部分骨性外耳道后壁,以取出异物。幼儿患者宜在短暂全麻下取出异物,以免术中不合作造成损伤或将异物推向深处。

(5)外耳道有继发感染者:应先行抗感染治疗,待炎症消退后再取异物;或取出异物后积极治疗外耳道炎。

(陈思法)

第三节　外 耳 湿 疹

外耳湿疹是指由多种内外因素引起的发生于外耳皮肤的变态反应性炎症。好发于外耳道、耳甲腔、耳后沟或耳周皮肤。临床上分为急性、慢性两型。中医称"旋耳疮"，或称"黄水疮""月蚀疮"。

一、中医病因病机

(一)风热湿邪犯耳

急性期多因脓耳的脓液浸渍，或邻近部位之黄水疮漫延至耳部，或因接触某些刺激性物而致风湿热邪毒侵袭，并引动肝胆之湿热循经上犯耳窍肌肤而为病。

(二)血虚生风化燥

慢性期多为发病日久，湿热缠绵，致伤脾胃，脾胃虚弱，气血生化不足，或病久伤阴，阴血耗损，导致血虚生风，风盛化燥，耳部肌肤失于滋润而致。

二、病因和发病机制

因摄取致敏食物，如鱼、虾、牛奶等，或外耳道脓液刺激，外用药物、纺织品、化妆品、喷发剂刺激或过敏等，引起外耳皮肤的变态反应。

三、病理

外耳湿疹为变态反应性炎症，其病理变化为组织变态反应、充血水肿、渗出、结痂。

四、临床表现

(一)症状

急性期患处瘙痒、烧灼感或有黄水流出。严重者全身可有发热或全身不适，睡眠欠佳，胃纳差，大便干结。慢性湿疹为外耳剧痒不适。

(二)体征

急性期检查见局部皮肤颜色加深、红斑或粟粒状小丘疹、水泡。溃破后流出黄水。表皮糜烂、痂皮覆盖，可导致外耳道狭窄。慢性湿疹主要表现为患处皮肤增厚、粗糙、脱屑、皲裂、结痂、苔藓样变。

五、诊断与鉴别诊断

(一)诊断

依据局部症状、体征及病原体接触、过敏史可做出准确诊断。

(二)鉴别诊断

1.外耳道疖

主要表现为耳部疼痛，牵拉耳郭耳痛加剧，检查见外耳道软骨部皮肤有局限性红肿或有黄白色脓点,破溃后有黄稠脓液流出,或带血。

2.外耳道炎

主要表现为耳道内疼痛,或有少量黏脓性分泌物流出,外耳道皮肤弥漫性红肿或增厚、粗糙、结痂。但外耳道湿疹表现有明显的丘疹和水疱,这是本病与外耳道炎鉴别的要点。

六、治疗

(一)中医治疗

1.辨证治疗

外耳湿疹的发生多与气血亏虚、脏腑功能失调和外感风热湿毒之邪有关,要注重辨其虚实,进行分型分类治疗。

(1)风热湿毒蒸耳:①局部症状:外耳道或耳郭周围瘙痒、灼痛明显。②全身症状:可有发热、烦躁、睡眠不安等。舌红,苔黄腻,脉弦数或滑数。③局部检查:外耳道或耳郭周围肤色潮红,丘疹或水疱,溃后流黄水,皮肤糜烂,或结皮痂。④治法:祛风止痒、清热利湿。⑤代表方:消风散。⑥基本处方:荆芥 12 g,防风12 g,牛蒡子 12 g,蝉衣 6 g,苍耳子 10 g,苦参 12 g,木通 10 g,石膏 15 g,知母 12 g,生地黄 15 g,当归9 g,胡麻仁 15 g。偏湿热壅盛者,宜清泻肝胆湿热。代表方:龙胆泻肝汤。基本处方:柴胡 6 g,龙胆草10 g,车前子 10 g,黄芩 10 g,泽泻 10 g,山栀子 10g,木通 6 g,当归 6 g,生地黄 15 g,甘草 6 g。加减:湿重者,加川草薢10 g 以加强利湿之功。

(2)血虚生风化燥:①局部症状:病程较长,反复发作,耳部痒痛甚,抓搔后有小血点或结痂。②全身症状:全身可伴有脸色萎黄,食少,身倦乏力。舌质淡红,苔白,脉细缓。③局部检查:耳道、耳壳及周围之皮肤增厚、粗糙、皲裂、上覆皮痂。④治法:养血熄风,滋阴润燥。⑤代表方:地黄饮。⑥基本处方:熟地黄15 g,当归 10 g,首乌 15 g,生地黄 15 g,牡丹皮 15 g,玄参 10 g,红花 9 g,白蒺藜 10 g,僵蚕 9 g,甘草 10 g。⑦加减:若虚火盛,局部痛明显,去当归,加黄柏 10 g、知母 10 g 以降虚火。

2.中成药

(1)十味龙胆花颗粒:适合于湿热型湿疹。

(2)乌蛇止痒丸:适合于血虚风燥型湿疹。

3.其他中医治疗

外耳湿疹的治疗除了全身治疗外,局部治疗也是十分重要的,局部用药可以使药物直接作用于病变部位,增强疗效。

(1)外洗及湿敷:用金银花,苦参,白鲜皮,黄柏各 15 g,煎水外洗或湿敷患处。

(2)滴耳:选用黄连滴耳液滴耳。

(3)涂耳:脓多者可用金银花煎水清洗后用黄连膏涂患处。

(4)烟熏疗法:苍术、黄柏、苦参、防风各 9 g,白鲜皮 30 g,五倍子 15 g。将上述药末放在较厚草纸内制成纸卷,或将药末置于特制熏炉内,点燃,使烟雾直蒸患处,每天 1～2 次,每次 15 分钟。

(5)针刺疗法:选曲池、足三里、三阴交、血海、委中等穴,用清法,留针 20 分钟,每天或隔天 1 次。

(二)西医治疗

主要是针对病因,首先了解和消除致病因素,避免接触过敏物或刺激因素。局部忌用热水或肥皂清洗,或擦涂有刺激性的药物;禁止抓痒、挖耳;若疑是用药引起,应即停用有关的药物;如是中耳流出的脓液刺激引起的,应积极治疗中耳炎。治以抗过敏,止痒收敛为原则,保持局部清洁,避免引起继发感染。可分局部治疗和全身治疗。

1.全身治疗

全身治疗可选用抗组胺药或皮质类固醇,以减轻症状,促进湿疹好转。有继发感染者,可内服或注射抗生素。抗组胺类药有以下几种。

(1)苯海拉明 25 mg,每天 2 次。

(2)氯雷他定 10 mg,每天 1 次。

(3)西替利嗪 10 mg,每天 1 次。皮质类固醇类:①泼尼松 10 mg,每天 3 次。②严重者,可用地塞米松 10 mg 加入 5％葡萄糖液 250 mL,静脉滴注,每天 1 次。

2.局部治疗

耳部患处保持清洁、干燥,消炎为主,避免继发性感染。

(1)渗液较多时,可用 3％过氧化氢清洗患处,或用 15％氧化锌溶液湿敷。

(2)渗液较少或仅有红斑、丘疹时,可涂用氧化锌糊剂及各种类固醇软膏或霜剂。

(3)有脓性分泌物,则可配合应用抗生素软膏涂患处。

(4)若局部皮肤增厚明显,可用 3％水杨酸软膏涂。

(陈思法)

第四节　外耳道疖及外耳道炎

外耳道疖又名局限性外耳道炎,发生于外耳道软骨部,为该部皮肤毛囊、皮脂腺的急性化脓性感染。中医称"耳疖"。外耳道炎又称弥散性外耳道炎,是外耳道皮肤及皮下组织的弥散性感染性炎症。中医称"耳疮"。

一、中医病因病机

中医认为,本病急性期多为风热邪毒侵袭耳道,或肝胆湿热蒸灼耳窍所致。

(一)风热邪毒侵袭

多因挖耳恶习,损伤耳道,风热邪毒乘机侵袭,或因污水入耳,或因脓耳之脓液浸渍外耳道而染毒发病。《诸病源候论》卷二十九说:"耳疮候……风热乘之,随脉入于耳,与血气相搏,故耳生疮。"《外科正宗》卷四亦说:"浴洗水灌于耳中,亦致耳窍做痛生脓。"

(二)肝胆湿热上蒸

热毒壅盛,兼挟湿热,引动肝胆火热循经上乘,蒸灼耳道,壅遏经脉,逆于肌肤而致耳道漫肿、赤红。

二、病因和发病机制

外耳道疖多发生于外耳道软骨部皮肤的皮脂腺、毛囊和耵聍腺处,外耳道炎是发生在外耳道皮肤或皮下组织。常见致病菌大多数为金黄色葡萄球菌,少数为白色葡萄球菌和链球菌、铜绿假单胞菌、变形杆菌等。

发生感染的病因常为以下几点。

(1)耳道皮肤局部损伤或刺激所致,如挖耳、异物损伤、细菌感染。

(2)药物刺激、脓性分泌物刺激、污水液浸渍、不正确的外耳道冲洗等,致外耳道皮肤损伤,病菌直接感染而发病。

(3)全身性疾病使全身或局部抵抗力下降,是引起本病的诱因,糖尿病、长期便秘、身体衰弱者尤易患病和复发。

三、病理

外耳道炎、外耳道疖为非特异性炎症。其主要的病理变化为皮肤真皮浅层血管充血、水肿和多形核白细胞浸润,急性炎症细胞浸润,毛囊小脓肿形成。

四、临床表现

(一)外耳道疖

1.症状

主要表现为耳部较剧烈的跳动性疼痛,常放射至同侧头部,张口、咀嚼或打呵欠时疼痛加剧;夜间常因剧烈耳痛而难以入睡;牵拉耳郭及压迫耳屏可使耳部疼痛加剧;由于耳道内肿疖堵塞,可有阻塞感或影响听力。

2.体征

(1)发病早期:局部检查见外耳道软骨部皮肤有局限性红肿;有耳屏压痛和耳郭牵引痛明显。体温可有升高。

(2)成熟期:局限性红肿其顶部可有黄白色脓点,破溃后有稠厚脓液流出,或带血;耳前耳后淋巴结肿大、压痛;耳屏压痛和耳郭牵引痛稍减轻。

(二)外耳道炎

1.症状

耳道内有灼热感、疼痛或胀痛,逐渐加剧,咀嚼及说话时加重。

2.体征

外耳道皮肤充血、肿胀,有分泌物流出,初期稀薄,渐变为脓性;甚者外耳道明显肿胀,外耳道狭窄甚至完全闭塞。可有耳前耳后淋巴结肿大;体温可有升高。

五、实验室和其他辅助检查

(1)细菌培养:外耳道分泌物细菌培养可发现致病菌,可做药物敏感试验。

(2)血常规检查结果:可能白细胞增高。

(3)严重者听力检查:可呈轻度传导性耳聋。

六、诊断与鉴别诊断

(一)诊断

根据病史、临床表现及各项检查结果,不难做出诊断。外耳道疖为局限性红肿性病变,外耳道炎是弥漫性病变,两者也不难鉴别。

（二）鉴别诊断

1.化脓性中耳炎

耳内流脓,检查见外耳道皮肤多正常或潮红,或有脓液停留,鼓膜有穿孔、充血。没有耳屏压痛和耳郭牵引痛。可有轻度听力下降。X线片示乳突炎等体征可资鉴别。

2.耳后骨膜下脓肿

耳后骨膜下脓肿表现为耳后乳突部肿胀压痛,耳壳被推向前外方,脓肿形成后有波动感,外耳道无红肿,有化脓性中耳炎病史。X线片示乳突气房模糊或有乳突骨质破坏等。

七、治疗

局部治疗与全身治疗相结合,也可以中医、西医结合治疗。

（一）中医治疗

1.辨证治疗

(1)风热邪毒犯耳:①局部症状:耳部灼热疼痛,张口、咀嚼或牵拉耳郭、压迫耳屏时疼痛加剧。②全身症状:伴恶风发热,头痛,周身不适。舌质红,苔白,脉浮数。③局部检查:外耳道局限性红肿,隆起如椒目,表面有黄白色分泌物;或为弥漫性红肿,表面有黄白色分泌物。④治法:疏风清热,解毒消肿。⑤代表方:五味消毒饮。⑥基本处方:金银花 10 g,野菊花 15 g,蒲公英 15 g,紫背天葵 15 g,紫花地丁 15 g。⑦加减:若疖肿成脓或疮脓较多,应加强排脓之品,加皂角刺 12 g,露蜂房 10 g。

(2)肝胆湿热熏耳:①局部症状:耳部疼痛较剧,痛引腮脑,耳前或耳后臖核肿大疼痛。②全身症状:可有发热,口苦咽干,小便短黄,大便秘结。舌红,苔黄腻,脉弦数。③局部检查:外耳道见局限性红肿,高突如半球状,顶部可见黄色脓点,周围肌肤红赤,或溢少许稠厚脓血;或为耳道皮肤漫肿红赤,或为弥漫性红肿,有黄黏渗液。④治法:清泻肝胆,解毒消肿。⑤代表方:银花解毒汤。⑥基本处方:金银花 15 g,紫花地丁 15 g,连翘 10 g,黄连 10 g,夏枯草 15 g,丹皮 15 g,水牛角 15 g,赤芍 12 g。⑦加减:肝胆湿热较盛者可用龙胆泻肝汤;脓成未破加皂角刺 12 g,穿山甲 15 g(先煎)以解毒排脓,促其脓出,邪热得以外泄。

2.中成药

牛黄解毒片:适合用于风热邪毒侵袭型。龙胆泻肝颗粒、十味龙胆花颗粒:用于肝胆湿热型。

3.其他中医治疗

外耳道清洗:选用虎杖、金银花煎水清洗患耳,每天 1～2 次;黄连滴耳液滴患耳,每天 3 次。

（二）西医治疗

1.全身治疗

可根据细菌培养的药物敏感试验结果选用抗生素,或未做药敏试验前,首选青霉素或大环内酯类抗生素。①青霉素 8×10^5 U 肌内注射,每天 2 次。②红霉素 250 mg 口服,每天 3～4 次。

2.局部治疗

(1)在 3% 过氧化氢溶液清洗外耳道后,用浸有抗生素及激素的小纱条,松松地塞入外耳道内进行湿敷,并每隔 2～3 小时滴该药液 1 次,保持纱条湿润,每天更换纱条 1 次。

(2)局部可用 5% 鱼石脂软膏、红霉素软膏涂布。

(3)若已成脓,可切开排脓。应注意切熟不切生、切软不切硬、切直不切横的外耳道疖切排原则。

3.病因治疗

积极治疗化脓性中耳炎。积极治疗各种相关的全身性疾病。

（陈思法）

第五节　外耳道真菌病

外耳道真菌病是外耳道真菌感染性疾病。真菌易在温暖潮湿的环境生长繁殖。我国南方气候湿热的省份多见。患者以中青年居多。中医称"耳痒"或"外耳道霉痒症"。

一、中医病因病机

外耳道真菌的发病原因主要有外因和内因。外因多为风火痰湿结聚耳窍；内因多为肝肾不足，湿毒上攻耳窍。

二、病因和发病机制

致病菌为真菌，以曲霉菌、青霉菌及念珠菌、芽生菌、毛霉菌、放射菌、卵生菌等较为常见。当外耳道进水或积存分泌物、长期滥用抗生素液滴耳等情况下较易受真菌感染。发生感染的病因常为：①正常人外耳道处于略偏酸性的环境，外耳道不适当用药，使外耳道 pH 发生改变，有利于真菌的滋生。②耳道皮肤局部损伤，如挖耳、异物损伤，可引起真菌感染。③耳炎脓性分泌物、污水液浸渍、外耳道分泌物堆积和刺激等，真菌直接感染或滋生而发病。④全身慢性疾病，使全身或局部抵抗力下降，是引起本病的诱因，身体衰弱者尤易患病和复发。或长期大量应用、滥用抗生素，都有利于真菌滋生。

三、病理

外耳道真菌感染的病理变化是真菌感染皮肤，致皮肤浅层组织细胞浸润、血管充血、表皮结痂、脱落。感染不同的真菌，引起的局部组织病理改变也不同。如曲菌感染一般不侵犯骨质，无组织破坏。白色念珠菌感染早期以渗出为主，晚期为肉芽肿性炎症。芽生菌、放线菌引起化脓和肉芽肿性改变。毛霉菌侵入血管可引起血栓、组织梗死、白细胞浸润。

四、临床表现

(一)症状

(1)早期轻者可无症状或有轻微痒感，进一步发展，有耳内发痒及闷胀感，有时奇痒，以夜间为甚。

(2)合并感染时可引起外耳道肿胀、疼痛和流脓。

(3)耳道阻塞，鼓膜受侵犯时，可有听力下降，耳鸣，甚至眩晕。

(二)体征

外耳道有状如薄膜或呈筒状痂皮，除去后见患处略充血潮湿，或见外耳道糜烂、表皮覆盖白色或奶油样沉积物，或有丘疹、脓疱、脓液。鼓膜覆盖有黄黑色或白色粉末状或绒毛状真菌。

(三)常见并发症

严重的真菌感染可引起坏死性外耳道炎,如以化脓和肉芽为主的,可能会发生面瘫。

五、实验室和其他辅助检查

取外耳道分泌物作细菌培养可发现病菌。皮痂涂片时,加 1～2 滴 10% 氢氧化钠(钾)液,在显微镜下可见菌丝和孢子。

六、诊断与鉴别诊断

(一)诊断

根据病史、临床表现及各项检查结果,不难做出诊断。

(二)鉴别诊断

1.外耳湿疹

主要是耳郭、外耳道及其周围皮肤呈红斑或粟粒状小丘疹,破溃后流黄水,表面糜烂、结痂、脱屑。而外耳真菌表现为耳道奇痒,外耳道覆盖有黄黑色或白色粉末状或绒毛状真菌。

2.外耳道炎

主要表现为耳痛、灼热感,检查见外耳道弥漫性红肿,少量黏性分泌物停留,但无黄黑色或白色粉末或绒毛状物停留。

七、治疗

(一)中医治疗

1.风火痰湿袭耳

(1)局部症状:一侧或双侧耳奇痒或痒痛,伴耳胀闷不适或低音调耳鸣。

(2)全身症状:可有头痛发热,睡眠差。舌红,苔白或腻,脉弦。

(3)局部检查:检查见外耳道有灰褐色痂皮附着或堵塞,上有黄白色霉点,去除痂皮后见外耳道皮肤潮红、肿胀、渗液。

(4)治法:祛风解毒,清热化痰。

(5)代表方:玄参贝母汤。

(6)基本处方:防风 12 g,白芷 6 g,蔓荆子 10 g,天麻 10 g,川贝母 10 g,茯苓 15 g,法半夏 12 g,花粉 15 g,玄参 12 g,甘草 6 g。

(7)加减:湿邪偏重可加地肤子 10 g、苦参 12 g 以祛湿止痒。

2.肝肾不足,耳窍失濡

(1)局部症状:耳内奇痒难忍,耳胀闷或耳内蝉鸣。

(2)全身症状:神疲,腰酸痛,睡眠差。舌淡红,苔薄,脉弦细。

(3)局部检查:外耳道有灰褐色或黄白色霉点,去除后见外耳道皮肤潮红、脱屑、粗糙。

(4)治法:滋补肝肾,祛风解毒。

(5)代表方:一贯煎。

(6)基本处方:沙参 12 g,生地黄 15 g,麦冬 10 g,枸杞 15 g,当归 10 g,川楝子 12 g。

(7)加减:若湿热偏重,可加土茯苓 15 g 以加强清热利湿。若偏风重可加蔓荆子 12 g、白鲜皮 12 g 以加强祛风止痒。

（二）西医治疗

尽量保持外耳道干燥。局部用药为主，一般不需要全身应用抗真菌药。

1.局部治疗

外耳道清洁：用3％过氧化氢溶液清除外耳道内的污物后，保持皮肤干燥。外耳道涂药：用1％益康唑霜、克霉唑霜、咪康唑霜等作外耳道涂搽。

2.全身治疗

病情严重者，静脉滴用抗真菌药物治疗。

3.病因治疗

积极治疗外耳道炎症及化脓性中耳炎，正确使用抗生素和激素。

（陈思法）

第六节　耵聍栓塞

外耳道软骨部皮肤具有耵聍腺，分泌淡黄色黏稠液体，称耵聍。若外耳道耵聍积聚过多，形成团块，阻塞外耳道，称耵聍栓塞。

本病属于祖国医学"耵耳"范畴，亦称"耵聍栓塞"。

一、中医病因病机

耳中津液结聚，形成耵聍。风热邪毒外侵，与耵聍搏结成核，堵塞耳窍，清窍被堵，压迫耳道肌肤，妨碍血脉流通，邪毒乘隙入侵，湿热郁蒸耳窍，以致耳窍不通而为病。《诸病源候论》卷二十九说："耳耵聍者，耳里津液结聚所成，人耳皆有之，轻者不能为患，若加以风热乘之，则结聚成丸核，塞耳也令暴聋。"亦有因耳道狭窄，或有肿物等影响耵聍排出，阻塞耳道。正常时，耵聍随下颌关节运动，向外排除脱落。

二、病因

耵聍栓塞的主要病因是耵聍分泌过多或排出受阻。如果外耳道狭窄、异物存留、下颌运动无力等，可致耵聍排出受阻；耵聍分泌过多，多由外耳道炎症、尘土等刺激外耳道。

三、临床表现

（一）症状

可出现听力减退、耳鸣、耳痛，甚至眩晕。也可因刺激外耳道迷走神经耳支引起反射性咳嗽。遇水后耵聍膨胀。完全阻塞外耳道，可使听力减退。还可刺激外耳道引起外耳道炎。

（二）体征

体征可见棕黑色或黄褐色块状物堵塞外耳道内。耵聍团块质地不等，有松软如泥，有坚硬如石。

四、诊断与鉴别诊断

局部检查发现耵聍堵塞是本病的主要诊断依据。

五、治疗

耵核如不完全阻塞耳道者,无明显症状。若耵核较大或当耵核遇水膨胀而致完全阻塞耳道者,则有耳窍阻塞感,听力减退。若压迫耳膜,可引起耳鸣、眩晕等症状。耵聍压迫损伤耳道肌肤,可引起耳道肿胀、疼痛、糜烂。检查耳道,可见黑褐色耵核,堵塞耳道,有的质软如蜡,也有坚硬如石者。

(一)外治

外治主要为将耵聍取出。耵聍取出后,则诸症亦随之而愈。

对可活动、未完全阻塞外耳道的耵聍可用膝状镊或耵聍钩取出耵聍团块。较软的耵聍可将其与外耳道壁分离后用膝状镊分次取出;较硬者用耵聍钩从外耳道后上壁将耵聍与外耳道壁分离出缝隙后,将耵聍钩扎入耵聍团块中间,慢慢钩出,尽量完整取出。

若耵核大而坚硬,难于取出者,先用无刺激性的香油或白酒或其他植物油、3%皂角液、饱和碳酸氢钠溶液等,每天滴 4~6 次,滴入耳内,1~2 天后待其软化再行取出;或用冲洗法,将其冲出,或用吸引器吸出。冲洗方向必须斜对外耳道后上壁,若直对鼓膜,可引起损伤;若直对耵聍或异物,则可将其冲入外耳道深部,更不利于取出。

外耳道肿胀、疼痛、糜烂者,应先控制炎症,再取耵聍。

(二)内治

1.中医治疗

外耳道皮肤损伤,红肿、糜烂、疼痛,可内服栀子清肝汤,或龙胆泻肝汤,以清热消肿止痛。

2.西医治疗

症状严重者,应用足量抗生素或其他合成抗菌药物控制感染,一般可用青霉素类、头孢菌素类等药物。

(谢国梁)

第七节　急性化脓性中耳炎

急性化脓性中耳炎是细菌感染引起的中耳黏膜的急性化脓性炎症,病变主要位于鼓室,但中耳其他各部亦常受累。好发于幼儿及儿童。临床上以耳痛、耳流脓、鼓膜充血、穿孔为主要特点。本病属于中医学的"急性脓耳"范畴。

一、病因病机

中医认为本病多为风热湿邪外袭,也有因污水入耳,外邪之气内侵,湿蕴于中,郁而化热,湿热郁蒸耳窍,化生脓汁形成脓耳;或肝胆之火内蒸,邪热结聚于耳窍,蒸灼耳膜,搏于气血,血肉腐败,脓汁则生,而成脓耳。

现代医学认为本病主要的致病菌有肺炎链球菌、流感嗜血杆菌、乙型溶血性链球菌、葡萄球菌、铜绿假单胞菌等。通过以下三种感染途径：①咽鼓管途径：急性上呼吸道感染、传染病或跳水、擤鼻不当等，引起咽鼓管黏膜充血、肿胀、纤毛运动障碍，致病菌循咽鼓管侵入中耳；另外婴幼儿基于其解剖生理特点，哺乳位置不当也可引起本病。②外耳道鼓膜途径：鼓膜外伤、不正规的鼓膜穿刺或鼓室置管，致病菌由外耳道直接侵入中耳。③血行感染途径，较少见。

二、病理

急性化脓性中耳炎早期，中耳黏膜充血，血浆、纤维蛋白、红细胞及多形白细胞渗出，鼓室黏膜增厚，纤毛脱落，杯状细胞增多。鼓室内有炎性渗出物聚集，并变为脓性，室内的压力随鼓室积脓的增多而增加，鼓膜受压而贫血，因血栓静脉炎，终致局部坏死溃破，出现穿孔，脓液外泄。若治疗得当，局部引流通畅，炎症可迅速消退，黏膜恢复正常，部分穿孔可自行修复。

三、临床表现与诊断

根据病史、临床症状及专科检查，结合纯音听阈测定等实验室检查，一般诊断不难。

(一)症状

1.全身症状

轻重不一，可有畏寒、发热、怠倦。小儿全身症状较重，常伴呕吐、腹泻等消化道症状。鼓膜一旦穿孔，体温逐渐下降，全身症状明显减轻。

2.局部症状

耳痛、听力减退及耳鸣、耳漏。患者耳深部痛，表现为搏动性跳痛或刺痛，疼痛可向同侧头部或牙齿放射，咳嗽时耳痛加重，严重者夜不成眠，烦躁不安，伴耳闷，听力渐降，可有耳鸣。耳痛剧者，耳聋可被忽略。鼓膜穿破流脓后，耳痛顿减，耳闷、耳聋减轻。若病变侵及内耳，则伴眩晕，鼓膜穿孔后耳内有液体流出，初为血水样，以后变为黏脓或纯脓。

(二)体征

1.鼓膜检查

早期鼓膜松弛部充血，锤骨柄及紧张部周边可见放射状扩张的血管。继之鼓膜弥漫性充血，肿胀，向外膨出，正常标志难以辨识，鼓膜穿孔前，在隆起最明显部位出现小黄点，然后从此处出现穿孔。开始穿孔一般甚小，不易看清，彻底清洁外耳道后方见穿孔处之鼓膜有闪烁搏动之亮点，或见脓液从该处涌出。坏死型者鼓膜迅速融溃，形成大穿孔。

2.耳部触诊

局部可有轻微压痛，鼓窦区较明显。

(三)实验室和其他辅助检查

1.听力检查

呈传导性聋。

2.血象

白细胞总数增多，多形核白细胞增加，穿孔后血象渐趋正常。

3.X线检查

乳突呈云雾状，但无骨质破坏。

4.分泌物培养

常见肺炎链球菌、乙型溶血性链球菌、葡萄球菌、铜绿假单胞菌等。

四、鉴别诊断

临床上需要与以下疾病鉴别。

(一)急性分泌性中耳炎

儿童的急性化脓性中耳炎与急性分泌性中耳炎由于病因及症状相似,又可以相互转化,故现代学者常统称急性中耳炎。成人急性分泌性中耳炎一般自觉耳内胀痛、堵塞感、耳鸣、听力下降、自声增强。耳科常规检查:鼓膜完整、早期充血、内陷,光锥消失,如鼓室渗液较多,鼓膜可外凸,常于鼓膜表面隐约可见液平,其中杂以圆形或椭圆形气泡。鼓膜活动性差。听力检查:呈传导性耳聋;声阻抗检查:B型或C型鼓室压力曲线,镫骨肌反射消失。

(二)急性外耳道炎

耳痛剧烈,多有挖耳史,外耳道红肿,牵拉耳郭痛,鼓膜完整,听力一般正常。

本病常见并发症有急性乳突炎、内耳及颅内并发症。

五、治疗

原则为控制感染,通畅引流及病因治疗。中医及西药治疗效果都较好。一般可以中医辨证治疗,以祛邪为治则,疏风清热或清肝泻火、解毒排脓为治法,配合局部应用抗生素滴耳液。

(一)辨证论治

1.风热外袭

起病较急,耳内疼痛、听力下降、耳鸣,闭塞感,耳痛加剧,疼痛连及患侧头部,呈刺痛或跳痛,流出脓液后耳痛随之减轻。全身症状可有头痛,全身不适,恶寒发热。舌质红,苔薄黄,脉浮数。小儿患者的全身症状一般较成人重,多见高热,啼闹不安,甚则神昏,抽搐,项强等症状。局部检查见鼓膜充血,表面标志消失。鼓膜穿孔后流出脓液,若穿孔较小,可呈闪光搏动现象。治宜疏风清热、宣肺通窍。方选蔓荆子散加减。发热恶寒者,加荆芥、防风以祛风散寒,口苦咽干者,加黄芩、夏枯草以清热解毒。

2.肝胆火盛

本证起病较急,耳内剧痛如锥刺,疼痛牵连至头部,并见耳鸣,听力障碍,耳内胀闷感。常于剧痛之后,耳膜穿孔,流出脓液,流脓之后,耳痛及其他症状,也随之减缓。全身症状可见发热恶寒、面部潮红,口苦咽干,小便黄赤,大便秘结。舌质红,苔黄厚,脉弦数。局部检查初期见鼓膜红肿外突,血络显露,正常标志消失。鼓膜穿孔后,有脓液流出,若穿孔处较小,多见闪光搏动,耳道积脓黄稠,量较多或带红色。治宜清肝泻火、解毒排脓。方选龙胆泻肝汤加减。

小儿脓耳,易因邪毒内陷或引动肝风,故要倍加注意,一般可在上述方剂内加入钩藤、蝉衣以平肝息风,若见烦躁、神昏、项强、呕吐等症,则宜清营凉血,解毒开窍,参考"脓耳变证"。

(二)西医治疗

1.全身治疗

(1)抗生素治疗:早期应用足量抗菌药物控制感染,务求彻底治愈。一般可用青霉素类、头孢菌素类等药物,鼓膜穿孔有脓者可取脓液作细菌培养及药敏试验,可参考其结果改用适当的抗生素。

(2)注意休息,调节饮食,疏通大便。全身症状重者注意支持疗法。

2.局部治疗

用1%麻黄碱溶液滴鼻,其目的是使咽鼓管通畅,有利于鼓室引流;鼓膜穿孔前用2%酚甘油滴耳,可消炎止痛。鼓膜穿孔后应立即停药。因该药遇到脓液后释放苯酚,可腐蚀鼓室黏膜及鼓膜;鼓膜穿孔后可用3%过氧化氢清洗外耳道,并拭净外耳道的脓液,脓量多时可用吸引器吸出脓液。局部用药以抗生素水溶液为主,鼓膜穿孔或鼓膜切开后可用0.3%氧氟沙星滴耳液及0.25%氯霉素眼药水滴耳。脓液减少、炎症逐渐消退时,可用甘油或酒精制剂滴耳,如3%硼酸甘油,3%硼酸酒精等。感染完全控制、炎症完全消退后,穿孔多可自行愈合。流脓确已停止而鼓膜穿孔长期不愈者,可作鼓膜修补术。

3.病因治疗

积极治疗鼻部及咽部慢性疾病,如腺样体肥大、慢性鼻窦炎、慢性扁桃体炎等。

4.单纯乳突凿开术

对于重症急性化脓性中耳炎并发乳突化脓性炎症,乳突有积脓,应作单纯乳突凿开术。此术目的是通过切开鼓窦,清除鼓窦、鼓窦入口及乳突气房的病变组织,使中耳脓液得到充分引流。

(三)其他中医治疗

1.外治法

(1)滴耳:用具有清热解毒、消肿止痛、敛湿去脓作用的药液滴耳,如黄连滴耳液,或用新鲜虎耳草捣汁或入地金牛根磨醋滴耳,每天6次。滴药前应先清除耳道内脓液,并注意采用正确的滴耳方法。

(2)吹药:用具有清热解毒、敛湿去脓作用的药物吹耳,如烂耳散等,吹药前应先清洗耳道内脓液及积存药物,吹药时用喷粉器将药物轻轻吹入,形成薄薄的一层,不可喷入过多,更不可将药物倒入塞满外耳道,妨碍脓汁引流而引起不良效果。本法对穿孔小者不宜用。

(3)涂敷:如脓液刺激,引起耳郭或耳后有红肿疼痛者,可用紫金锭磨水涂敷。或用如意金黄散调敷。

2.体针

以局部取穴为主,配合全身辨证远端取穴。可针刺听宫、听会、耳门、外关、曲池、合谷、阳陵泉、侠溪等穴,每次选2～3穴,用捻转泻法,不留针。

3.滴鼻法

鼻塞流涕者,用滴鼻灵滴鼻,也有助于脓耳的治疗。

六、预后与转归

预后一般良好,治疗不当者,可转化成慢性或分泌性中耳炎,或隐形乳突炎。

七、古籍精选

《医宗金鉴·外科心法要诀·耳疳》:"此证耳内闷肿出脓,因脓色不一,而名亦各殊。如出黑色臭脓者,名耳疳;出青脓者,名得震耳;出白脓者,名缠耳;出黄脓者,聤耳,俱由胃湿与肝火相兼而成。宜柴胡清肝汤主之,气实火盛者,以龙胆泻肝汤服之。唯风耳则出红脓,偏于肝经血热,宜用四物汤加丹皮、石菖蒲服之。外俱用酱茄内自然油滴之,俟脓净换滴耳油,时时滴入,肿消生肌自愈。

《续名医类案·卷十七》："一妇人因怒发热,每经行两耳出脓,两太阳作痛,胸胁乳房路清,或寒热往来,或小便频数,或小腹胀闷,皆属肝火血虚,先用栀子清肝散二剂,又用加味逍遥散数剂,诸症悉退,乃以补中益气汤而愈。"

(陈思法)

第八节　慢性化脓性中耳炎

慢性化脓性中耳炎是中耳黏膜、黏骨膜或深达骨质的慢性化脓性炎症。临床上以耳内长期持续或间歇性流脓、鼓膜穿孔及听力下降为特点,可引起严重的颅内、颅外并发症而危及生命。慢性化脓性中耳炎的发病率为 $0.5\% \sim 4.3\%$,其中以儿童的发病率最高。慢性化脓性中耳炎属于中医学"慢性脓耳"范畴。

一、病因病机

中医认为慢性化脓性中耳炎主要是由于脾胃虚弱,运化失健,水湿停留,泛溢耳窍,导致耳内脓水日久不干;或肾元亏虚,耳窍失健,湿热邪毒久稽于耳,日久腐蚀骨质;甚致邪毒内陷,成脓耳变证。现代医学认为本病多因急性化脓性中耳炎延误未治,或处理不当,以至迁延为慢性;鼻部及咽部疾病如慢性鼻窦炎、慢性扁桃体炎、增殖体增生等,为慢性化脓性中耳炎长期不愈的重要原因之一。慢性化脓性中耳炎的致病菌为各种化脓性细菌的混合感染;并常变换不定,而合并有厌氧菌的混合感染近年逐渐受到关注。

二、临床表现与诊断

根据耳内长期持续或间歇性流脓,鼓膜穿孔,以及不同程度的听力损失,慢性化脓性中耳炎的诊断不难。

现代医学根据慢性化脓性中耳炎病理和临床表现分为单纯型、骨疡型和胆脂瘤型三种。

(一)单纯型

最常见,病变较轻,预后较好。炎症仅在黏膜。病变主要在中鼓室。鼓膜穿孔表现在紧张部中央穿孔。炎症急性发作时,鼓室黏膜充血或呈粉红色,或水肿。听力损失与穿孔大小、部位及相关的听骨损害有关。多数治疗后可干耳。

(二)骨疡型

又名坏死型或肉芽型。病变深达骨质,常破坏骨壁和听骨,最后形成死骨。局部可有肉芽组织或息肉增生。

(三)胆脂瘤型

若中耳内鳞状上皮过度增生与化生,则由于上皮细胞持续脱落与堆积,便形成胆脂瘤。从病理组织学来看,胆脂瘤是一种囊性结构;其囊的内壁为鳞状上皮,上皮外侧为一厚薄不一的纤维组织,与邻近的骨质或所在部位的组织密切相连;囊内充满脱落坏死的上皮、角化物质和胆固醇结晶,故称为胆脂瘤,实非真性肿瘤。胆脂瘤的体积因上皮不断脱落和堆积,将不断增大。由于胆脂瘤包囊内充满了脱落上皮屑及角化物质,容易反复感染,特别是厌氧菌的感染。如囊壁的上皮组织因感染而发生破溃,其下方的骨质出现坏死,上述两种因素共同作用造成邻近组织的破坏和感染,故可导致各种严重的并发症而危及生命。

三型慢性化脓性中耳炎的预后及处理原则不同,故须对病变的类型做明确的诊断,详见表 25-1。

表 25-1 三型慢性化脓性中耳炎的鉴别

	单纯型	骨疡型	胆脂瘤型
分泌物	黏液性或黏液脓性,不臭	黏液脓性,量少,有活动性骨质破坏者,脓多而臭	脓稠,量少,可含有豆腐渣样物,有特殊腥臭
鼓膜	中央型穿孔,前下方者多见	边缘性或大穿孔,锤骨柄破坏,鼓室内肉芽或息肉填充外耳道	松弛部穿孔或后上缘穿孔
耳聋	传导性耳聋,较轻	早期传导性耳聋,晚期为混合性耳聋	可为混合性耳聋,听力损失或轻或重
X 线摄片或颞骨 CT	乳突气房减少,密度增加	鼓室鼓窦和乳突内有软组织影	骨质破坏,边缘浓密,整齐
并发症	一般无	可有	常有
治疗原则	药物治疗或鼓室成形术	药物治疗或手术治疗	手术治疗

慢性化脓性中耳炎需要与下列疾病鉴别:①慢性肉芽型鼓膜炎:鼓膜紧张部有肉芽,呈细颗粒状,侵犯部分鼓膜或整个鼓膜紧张部,但鼓膜无穿孔。②结核性中耳炎:脓液稀薄,听力损害明显,早期出现面瘫。脓液培养或涂片可找到结核杆菌。肉芽组织活检可显示典型的结核病变。常伴有肺部或其他部位的结核病灶。③中耳癌:好发于中年以上患者。长期流脓病史,近期耳内出血。可见外耳道肉芽,分泌物污秽,触之易出血。颞骨 CT 扫描及病理学检查可确诊。

慢性化脓性中耳炎常见并发症分颅内并发症与颅外并发症两大类。主要有耳后骨膜下脓肿、迷路炎、面神经麻痹、硬脑膜外脓肿、乙状窦血栓性静脉炎、脑膜炎、脑脓肿等。

三、治疗

慢性化脓性中耳炎单纯型以中医治疗为主,可配合局部使用抗生素或激素类滴耳液。骨疡型引流通畅者可先予保守治疗,定期复查,如引流不畅及用药治疗无效,应手术治疗;胆脂瘤型应及早进行手术治疗。

(一)辨证论治

1.脾虚湿困,上泛耳窍

耳内流脓,呈间歇性或持续性,脓液黏白或水样清稀,量多少不一,无臭味。全身症状可见面色无华,头晕头重,倦怠乏力,腹胀,纳差,便溏,唇舌淡白,苔白湿润,脉缓细弱。局部检查见鼓膜紧张部中央性穿孔,鼓室黏膜肿胀色淡,听力轻度减退。治宜健脾渗湿,补托排脓。方选托里消毒散加减。中成药用参苓白术散。

2.肾元亏损,邪毒停聚

耳内流脓量少,污秽而臭,日久不愈,听力减退明显。全身症状可见头昏神疲,腰膝酸软,遗精早泄,脉细弱。局部检查见鼓膜紧张部后上方或松弛部边缘性穿孔,脓稠粘成块状,如豆腐渣样腐物,或见有暗红色肉芽长出。治宜补肾培元,去湿化浊。方选知柏地黄汤加减。若偏肾阳虚

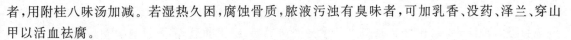

者,用附桂八味汤加减。若湿热久困,腐蚀骨质,脓液污浊有臭味者,可加乳香、没药、泽兰、穿山甲以活血祛腐。

(二)西医治疗

原则为通畅引流,控制感染,清除病变组织,提高听力,病因治疗。根据不同类型采用不同的治疗方法。

1.单纯型

局部用药为主。选用抗生素水溶液或抗生素与糖皮质激素混合液:如 0.3%氧氟沙星(泰利必妥)滴耳液,0.25%氯霉素液。适用于鼓室黏膜充血、水肿,分泌物呈脓性或黏液脓性。酒精或甘油制剂:3%硼酸酒精,3%硼酸甘油等,适用于炎症逐渐消退,中耳潮湿者,粉剂宜少用,仅用于穿孔大,分泌物很少者,以助干耳。应选择颗粒细,可溶解者,一次用量不宜过多,喷薄薄一层即可,以免药粉入耳后与中耳分泌物胶合成团,阻碍引流,甚至引发危重并发症。常用粉剂:硼酸粉,磺胺噻唑与氯霉素粉(等量混合)等。局部用药时应注意忌用有耳毒性的抗生素滴耳液,忌用腐蚀剂。选用抗生素滴耳液时宜参照中耳脓液的细菌培养及药物敏感试验的结果。静止期可行鼓膜修补术或鼓室成形术。急性发作时可全身应用抗生素。

2.骨疡型

引流通畅者,可先予局部用药,但应注意定期复查。引流不畅及局部用药无效者应手术治疗。

3.胆脂瘤型

一旦确诊,及时手术。手术治疗的目的:彻底清除病变组织,重建传音结构,防止并发症。

四、预防与调整

经常清洁外耳道的脓液,以免脓液刺激引起外耳道炎或外耳湿疹;正确使用滴耳及吹耳药物;饮食上注意少食蛋类、豆类及其他引发邪毒的食物;鼓膜穿孔未愈者,禁忌游泳,洗澡时防止污水流入耳内;注意宣传正确的哺乳姿势;彻底治疗急性化脓性中耳炎,降低慢性化脓性中耳炎的发病率;积极治疗上呼吸道的慢性疾病。密切观察病情,特别注意流脓、发热头痛、神志等症状的变化,预防或及时发现脓耳变症。

五、预后与转归

慢性化脓性中耳炎单纯型一般预后良好,较少数单纯型可转为骨疡型及胆脂瘤型,部分骨疡型及胆脂瘤型失治误治可引起颅内外并发症。

六、古籍精选

《外科大成·耳部》:"耳疳者,为耳内流出脓水臭秽也。"

《续名医类案·耳》:"赵养葵治一小儿,患耳脓,医以药治之,经年累月不效,殊不知此肾疳也,用六味地黄丸加桑螵蛸服之愈。"

(陈思法)

第九节　分泌性中耳炎

分泌性中耳炎是以中耳积液及听力下降为主要特征的中耳非化脓性炎症性疾病。国内外文献对此病的命名还有渗出性中耳炎、卡他性中耳炎、非化脓性中耳炎、浆液性中耳炎、中耳积水以及胶耳等。此病多发生于儿童,根据不同作者报道其发病率在 14%～62%,发病年龄多在10 岁以前。3～10 岁儿童中 20%～50%有过中耳积液史。本病如果治疗不当或予忽视,可导致严重听力损害,影响儿童的语言和智力发育。本病属于中医学的"耳胀""耳闭""气闭耳聋"等的范畴。

一、病因病机

中医认为本病由于风热或风寒侵袭,肺失宣肃,以致耳窍经气不宣,而出现耳胀之症;或素有肝胆湿热之人,复感湿热之邪,湿热交蒸,循经上扰,停聚耳窍;或脾胃虚弱,运化失职,水湿内停,聚湿成痰,痰浊困结耳窍;或耳胀失治,或反复发作,以致邪毒滞留,气血瘀滞,脉络受阻,耳窍为之闭塞不通;或脾肾虚损,精气不足,不能上注,耳窍失养,以致闭塞失用,均可引起耳闭之症。

现代医学认为分泌性中耳炎病因尚未完全明了。主要与以下因素有关:①咽鼓管功能障碍:包括各种原因如上呼吸道感染,增殖体肥大,慢性鼻窦炎分泌物、鼻息肉、鼻咽肿瘤等导致咽鼓管阻塞或由于咽鼓管表面活性物质减少,提高了管内的表面张力,影响管腔的正常开放;以及急性中耳炎细菌外毒素或咽鼓管管腔内的分泌物影响咽鼓管纤毛的输送功能导致咽鼓管的清洁和防御功能障碍。②感染:目前认为是中耳的一种轻型的或低毒性的细菌感染。③免疫反应:慢性分泌性中耳炎可能是一种由抗感染免疫介导的病理过程。④气压伤:高空飞行,潜水等引起的气压损伤。

二、病理

咽鼓管阻塞、通气功能障碍,中耳气体中的氧被黏膜吸收而致中耳腔形成负压,促使中耳黏膜血管扩张,通透性增加,浆液渗出而产生中耳积液,伴上皮下组织水肿,黏膜增厚,病变进一步发展则黏膜内腺体组织化生,黏液分泌增多。恢复期,腺体逐渐退化,分泌物减少,黏膜可逐渐恢复。

三、临床表现与诊断

根据病史、临床症状及对鼓膜的仔细观察,结合纯音测试、声阻抗检查结果,一般诊断不难。如鼓膜穿刺抽出积液,即可确诊。

(一)症状

1.耳聋

急性分泌性中耳炎患者在起病之前多患有上呼吸道感染病史,以后听力逐渐下降,常伴有自听增强。如仅有部分鼓室积液,低头或躺下时听力有改善。慢性分泌性中耳炎起病隐袭,听力逐渐下降而患者说不出发病的时间。小儿多无听力下降的主诉,婴幼儿可表现为语言发育迟缓,儿童则常表现为对父母的呼唤不理睬,看电视时要求过大的音量等。如果单耳患病,则长期听力下降而不易被发现。

2.耳痛

急性分泌性中耳炎起病时常有耳痛或耳胀痛,也常常是儿童患者早期唯一主诉。慢性患者多无耳痛或有轻微耳内隐痛。

3.耳胀闷感

耳内胀闷感、堵塞感是成人常见症状,常用手按压耳门可获暂时的缓解。

4.耳鸣

耳鸣多为低音调、间歇性。头部运动时,中耳积液流动也可感觉耳内有水流声。

(二)体征

鼓膜完整,早期鼓膜充血、失去正常光泽,紧张部或整个鼓膜内陷,光锥消失或变形,锤骨柄向后、上方移位,锤骨短突凸出。鼓室积液时,鼓膜失去正常光泽,呈琥珀色或黄色,常可看到液平面或水泡,液平面中部稍凹,形如发丝,与地面平行,且随头位而变动。慢性期鼓膜呈内陷位,增厚,失去光泽,颜色暗淡,表面显现乳白色斑块,活动性差。

(三)实验室和其他检查

1.听力检查

音叉试验及纯音听力测试一般为传导性耳聋,晚期可为混合性耳聋。

2.声阻抗检查

鼓室图对本病的诊断具有重要价值。特别在无法检查听力的儿童中有较大的诊断价值。表现为平坦型(B型)或负压型(C型)。平坦型(B型)为分泌性中耳炎的典型曲线。镫骨肌反射均消失。

3.诊断性鼓膜穿刺术

对于不典型病例,可行鼓膜穿刺以明确诊断。

4.鼻咽部检查

成人应做详细的鼻咽部检查,了解鼻咽部病变,特别注意排除鼻咽癌。

(四)鉴别诊断

1.鼻咽肿瘤

分泌性中耳炎常为鼻咽癌的唯一临床表现或早期症状。因此对患分泌性中耳炎的成年患者,特别是一侧分泌性中耳炎,应注意鼻咽部有无肿瘤。

2.突发性耳聋

纯音听阈测定为神经性耳聋,重振试验阳性。声阻抗检查鼓室图为正常型(A型)。此外需注意与脑脊液耳漏,颞骨骨折,胆固醇肉芽肿,外淋巴瘘等疾病相鉴别。分泌性中耳炎晚期并发症有粘连性中耳炎、胆固醇肉芽肿、鼓室硬化等。

四、治疗

分泌性中耳炎的治疗,以中医治疗为主,如积液明显,或耳胀闷感较重,可配合鼓膜穿刺抽液,或抽液后注入类固醇激素等药物。积液顽固者,可配合鼓膜置管术并积极治疗病因。

(一)辨证论治

1.风邪侵袭、经气痞塞

耳内作胀,不适或耳内胀痛,耳鸣如闻风声,耳内有回声感,听力下降。全身症状可伴有风热或风寒感冒的症状。舌淡红,苔薄白或薄黄,脉浮。局部检查见外耳道干净,耳膜微红,或轻度内陷,鼻窍肌膜红肿。治宜疏风宣肺,散邪通窍。方选银翘散加减。偏于风寒者,荆防败毒散加减。

2.肝胆湿热、上犯耳窍

耳内胀闷堵塞,耳鸣如机器声,听力减退。全身症状可伴口苦咽干、鼻塞、涕黄稠、大便秘结、小便黄。舌红,苔黄腻,脉滑数。局部检查见耳膜红或外凸,或见耳膜后有一水平暗影,随头位改变而移动。治宜清肝胆湿热,行气通窍。方选龙胆泻肝汤合通气散加减。鼻塞、流涕黄稠者,加辛夷、白芷以通鼻窍。中成药用龙胆泻肝丸。

3.脾胃虚弱、痰浊困结

耳内胀闷堵塞,耳鸣鸣声低沉,听力减退。全身症状伴倦怠乏力,纳少,食后腹胀,面色萎黄,唇色淡,大便时溏。舌淡齿印,苔白腻或滑润,脉细弱。局部检查见耳膜微黄或油黄色,或见耳膜后有一水平暗影,随头位改变而移动。治宜健脾益气,燥湿化痰。方选陈夏六君汤加味。如积液黏稠,加胆南星,枳实加强涤痰行气之力。中成药用参苓白术散。

4.邪毒滞留、气滞血瘀

耳内胀闷堵塞感,日久不愈,甚者如物阻隔,听力减退,逐渐下降。耳鸣如蝉或嘈杂声。全身症状一般不明显,可兼有脾虚、肾虚的症状。局部检查见耳膜凹陷明显,甚至粘连,或耳膜增厚,有灰白色沉积斑。耳膜活动度较差。治宜行气活血通窍。方选通气散合通窍活血汤加减。兼肺脾气虚,加党参、黄芪健脾益气,或用益气聪明汤或补中益气汤。兼肾阳虚,配附桂八味汤温补肾阳;兼肾阴虚者,加服六味地黄汤滋补肾阴。

(二)西医治疗

原则是清除中耳积液,改善中耳通气引流,积极治疗病因及预防感染。

1.药物治疗

急性分泌性中耳炎可选用青霉素类、红霉素、头孢拉定等抗生素以控制感染,顽固病例可短期应用糖皮质激素,如泼尼松或地塞米松等。

2.解除咽鼓管功能障碍及鼓室负压

可应用血管收缩剂滴鼻,如1%麻黄碱盐水、盐酸羟甲唑啉等。上呼吸道急性炎症消退后可行咽鼓管吹张。还可行理疗如鼓膜按摩、红外线、超短波、氦氖激光照射等。

3.清除鼓室积液

常用鼓膜穿刺抽液,必要时可重复穿刺,亦可于抽液后注入类固醇激素药物,或注入 α-糜蛋白酶,使积液稀化易于排出;积液较稠者,可行鼓膜开术,然后用负压将鼓室内液体全部吸尽。反复穿刺不愈,病情迁延,胶耳者,可行鼓室置管术以利鼓室通气引流。

4.病因治疗

积极治疗鼻咽或鼻腔疾病,如腺样体切除术,鼻中隔矫正术,下鼻甲手术,鼻息肉摘除术等。

5.鼓室探查术或乳突手术

慢性分泌性中耳炎者上述各种治疗无效或疑演变为胆固醇肉芽肿性中耳乳突炎、粘连性中耳炎,应行鼓室探查术或单纯乳突开放术,并根据术中所见,再进行适当的手术。

6.咽鼓管球囊扩张术

(1)手术适应证:大多用于以下情况:①慢性咽鼓管功能障碍(病程超过3个月);②难治性复发性分泌性中耳炎(病程迁延2年以上,置管次数不少于3次);③以咽鼓管测压TMM为基础的ETS-7得分等于或低于7分;④咽鼓管功能障碍引起的后遗疾病:上鼓室胆脂瘤、粘连性中耳炎及中耳胆固醇肉芽肿等,处理中耳疾病的同时做咽鼓管球囊扩张;⑤以耳闷为主的症状性咽鼓管功能障碍患者;⑥鼓室成形术后患者咽鼓管功能不良,耳闷,鼓膜内陷,甚至再穿孔者。

(2)手术方法:在鼻内镜引导下,由特制推进器将咽鼓管球囊导丝从鼻腔插入咽鼓管咽口2~2.5 cm,然后注水加压至10个大气压并维持2~3分钟,泄压后撤出球囊导管。如果患侧鼻腔过度狭窄,则可以从口腔以70°鼻内镜插入球囊导丝。咽鼓管球囊扩张手术多联合鼓膜切开置管同时进行。

(3)术后注意事项:①药物治疗:咽鼓管球囊扩张术术后常规需要应用鼻喷激素及黏液促排剂6周,以减轻鼻腔黏膜及咽鼓管黏膜水肿、炎性程度,减轻中耳及咽鼓管黏液负担。②咽鼓管功能锻炼:术后咽鼓管功能锻炼越来越得到耳科医师的重视。因为球囊扩张的真正作用机制并不明确。管腔扩张、软骨微骨折、黏膜重塑、表面活性物质重新分布等学说都未得到证实。术后坚持采用捏鼻吞咽鼓气,或者借助仪器进行咽鼓管吹张,对于恢复咽鼓管通气、改善咽鼓管功能紊乱,有极其重要的作用,也是对咽鼓管球囊扩张术的一个有效补充。

(三)其他中医治疗

1.针灸

以局部取穴与远端取穴相结合的方法。耳周取听宫、听会、耳门、翳风,远端可取合谷、内关。每次选2~3穴,中强度刺激,留针10~20分钟。脾虚者,加刺足三里、脾俞等穴;肾虚者,加刺三阴交、关元、肾俞,用补法。

2.穴位注射

取耳周穴如耳门、听宫、翳风等,选用丹参注射液、当归注射液、毛冬青注射液等,每次每穴注入0.3~0.5 mL。隔天1次。

五、预防与调护

注意适当使用滴鼻药物,使鼻腔通气,保持咽鼓管通畅,对本病的治疗非常重要;清除鼻腔涕液时,切忌用力,以免将鼻涕逆行擤入咽鼓管。

六、预后与转归

急性分泌性中耳炎预后良好。部分慢性分泌性中耳炎可影响听力,后遗粘连性中耳炎,鼓室硬化,胆固醇肉芽肿。

(陈思法)

第十节　血管运动性鼻炎

血管运动性鼻炎又称血管舒缩性鼻炎。其发病机制复杂,许多环节尚不清楚,确诊困难。因发现与自主神经功能紊乱有关,亦有人称其为自主神经性鼻炎;又因对某些刺激因子的反应过于强烈,也有人称其为高反应性鼻病。其症状与变应性鼻炎以及非变应性鼻炎伴嗜酸性粒细胞增多综合征相似,治疗亦大致相同。

一、病因及发病机制

可能与下列因素有关。

(一)副交感神经兴奋性增高

乙酰胆碱释放,导致腺体分泌;血管活性肠肽(VIP)释放,则引起血管扩张。经常反复过度焦虑、烦躁或精神紧张,以及服用抗高血压药等均可使交感神经兴奋性降低而副交感神经兴奋性增高。

(二)内分泌失调

某些女性患者在妊娠期或经前期有鼻部高反应性症状,可能与此有关。

(三)非免疫性组胺释放

在一些物理性(如急剧的温度变化、阳光照射)、化学性(如挥发性刺激性气体)及精神性(如情绪变化)等因素的作用下,可引起肥大细胞释放介质。但这些因素均不属免疫性的。

二、诊断

(一)鼻腔检查

(1)鼻黏膜色泽无特征性改变,或呈慢性充血状,或为浅蓝色,或类似变应性鼻炎而表现苍白、水肿,或两侧表现不一致。

(2)大多有鼻中隔偏曲和/或鼻甲肥厚。

(二)实验室检查

(1)免疫学检查 变应原皮肤试验及血清特异性 IgE 检测均为阴性。

(2)鼻分泌物中找不到或找到极少嗜酸性粒细胞。

(三)结合病史

三、治疗

(1)除去病因。

(2)药物:鼻塞适当应用鼻减充血剂。抗组胺药,抗胆碱药(如异丙托溴铵)。鼻用糖皮质激素抗炎消肿。

(3)手术:鼻中隔矫正、筛前神经切断等。

(4)激光、射频:对筛前神经鼻中隔支、鼻丘及下鼻甲内侧面等处进行电灼或凝固。

(陈思法)

第十一节　扁桃体周围脓肿

扁桃体周围脓肿为扁桃体周围间隙内所发生的化脓性炎症。早期发生的蜂窝织炎称为扁桃体周围炎;稍后因炎症进一步发展可形成脓肿。本病约占咽喉疾病的 4%,多发生于青壮年,老人及儿童少见,男女无明显差异,夏、秋季节发病较多。本病属于中医学"喉痈"范畴,由于该病发生于中医所称的喉关部位,故又称为"喉关痈"或"骑关痈"。

一、病因病机

中医学认为扁桃体周围脓肿多由肺胃素有积热，复因风热邪毒侵犯；或因过食辛辣炙，醇酒厚味；或因风热乳蛾之热毒壅盛，侵犯喉核周围而致。其发病机制为外邪侵袭，引动肺胃积热，外邪内热循经搏结于喉关及喉核周围，以致气血凝滞，热毒困结，壅聚作肿，熏灼血肉，终至化腐成脓而为病。本病初期多为外邪侵袭，热毒搏结；继之热毒困结，肉腐酿脓；后期多痈溃脓出，热毒外泄而愈，亦有热入营血者。

现代医学认为扁桃体周围脓肿多继发于急性扁桃体炎，尤其多见于慢性扁桃体炎屡次急性发作者。由于扁桃体隐窝，特别是扁桃体上隐窝被堵塞，引流不畅，导致感染进一步向深层浸润，最终穿过扁桃体被膜，进入扁桃体周围间隙形成蜂窝织炎，继之组织坏死液化，形成脓肿。常见致病菌有乙型溶血性链球菌、甲型草绿色链球菌、金黄色葡萄球菌等，厌氧菌感染也可致本病发生，混合感染亦有之。

二、病理

本病多发生于一侧，双侧极少见。扁桃体感染向外扩散至周围疏松结缔组织中，形成扁桃体周围炎，大量炎性细胞浸润，使组织细胞坏死液化，融合而形成脓肿。临床上常根据其发病部位的差异而分为前上型和后上型两种。前者脓肿位于扁桃体上极与舌腭弓之间，较常见；后者脓肿位于扁桃体上极与咽腭弓之间，较少见。

三、临床表现与诊断

根据病史、临床症状及局部检查，结合血液分析检查结果，可做出诊断。如在扁桃体周围穿刺抽出脓液，即可确诊为扁桃体周围脓肿。

（一）症状

初起为扁桃体急性感染，3～4天后，症状不但未减轻反而加重，表现为一侧咽痛加剧，吞咽时尤甚，疼痛常向同侧耳部或头部放射，常伴发热或加重。再过2～3天，疼痛进一步加剧，因病变部位红肿影响口腔、咽部及周围组织的运动，且因疼痛而不敢吞咽，故患者表情痛苦，颈部僵直，头部偏向病侧，且常以手托病侧面颊，不敢转头，口微张开，口角流涎，说话含糊不清，如口中含物；若勉强进食，常呛入鼻腔；若翼内肌受累，则有张口困难。

（二）体征

1.扁桃体周围炎期

一侧舌腭弓或咽腭弓充血肿胀明显。

2.脓肿形成期

局部明显隆起、触痛明显，甚至张口困难。若前上型者，病侧软腭及腭垂红肿，并被推向对侧，舌腭弓上方隆起，扁桃体被遮盖且被推向内下方；后上型者，则咽腭弓处红肿隆起，扁桃体被推向前下方。同侧颌下淋巴结常肿大触痛。

（三）实验室和其他辅助检查

血液分析可发现白细胞总数明显增高，核左移现象。亦可行血液或脓液细菌培养加药物敏感试验，特别是出现严重并发症者。必要时可行口外或口内超声检查。

(四)鉴别诊断

临床上需要与以下一些疾病鉴别。

1.咽旁脓肿

咽旁脓肿为咽旁间隙的化脓性炎症,脓肿部位在咽侧至一侧颈外下颌角部,伴有颈侧上部压痛,也可出现牙关紧闭及咽部炎症,病侧扁桃体和咽侧壁被推向中线,但扁桃体本身无病变。

2.智齿冠周炎

智齿冠周炎常发生于阻生的下颌智齿周围,检查可见牙冠上覆盖肿胀组织,牙龈红肿、触痛,可发生溃疡或化脓,炎症可扩展到舌腭弓,但扁桃体及腭垂一般不受影响。

3.扁桃体脓肿

扁桃体脓肿为扁桃体本身的脓肿,可在扁桃体内抽出脓液,患者扁桃体肿大,扁桃体上隐窝中可见脓液流出,患者多无张口困难。

4.脓性颌下炎

脓性颌下炎为口底的急性炎症,形成弥漫性蜂窝织炎。在口底及颏下有痛性硬块,舌被抬高。压舌或伸舌时感到疼痛和困难,张口受限但非牙关紧闭。感染可扩散至喉部,引起呼吸困难。扁桃体无病变,软腭及舌腭弓无充血隆起。

炎症若经咽侧侵入咽旁间隙,可发生咽旁脓肿;向下蔓延可引起喉炎及喉头水肿等。少数病例可发生颈内静脉血栓、化脓性颈淋巴结炎、败血症或脓毒血症。

四、治疗

(一)辨证治疗

临床上本病多为实热之证,按其病程发展和临床表现,常分为未成脓期、成脓期、溃脓期3个时期。

1.未成脓期

本病初起,患者咽喉疼痛,吞咽时加重,多伴有发热、恶寒、头痛、口干、咳嗽等症,局部检查见一侧咽峡、扁桃体周围充血肿胀。舌质红,苔薄白或薄黄,脉浮数。治宜疏风清热,解毒消肿。方选疏风清热汤合五味消毒饮。可加牛蒡子、桔梗以利咽止痛;若有咳嗽、痰多,可加前胡、枇杷叶以止咳化痰。中成药用双黄连胶囊。

2.成脓期

起病多日,一侧咽痛剧烈,呈跳痛感,吞咽困难,可伴高热不退,头痛剧烈,口干喜饮,口气秽臭,痰涎壅盛黄稠,大便秘结,小便黄。局部检查见一侧咽峡、扁桃体周围极度红肿,光亮高突,触之有波动感,扁桃体被推向前下方或内下方,腭垂亦被推向对侧。舌质红,苔黄厚或黄腻,脉洪数。治宜清热解毒,利膈消肿。方选清咽利膈汤。若痰涎多,可加天竺黄、胆南星、僵蚕以清热祛痰;若脓肿高突明显,可加白芷、牡丹皮、冬瓜仁以促进排脓。中成药用牛黄解毒片。

3.溃脓期

扁桃体周围脓肿自行穿溃,或经切开排脓,或穿刺抽脓后,咽喉疼痛即逐渐减轻乃至消失,发热、头痛等症迅速消失。此时常觉倦怠乏力,纳呆,口干渴欲饮。局部检查:一侧咽峡、扁桃体周围红肿消退。舌淡红,苔黄而干,脉细数,治宜清热解毒,益气养阴。方选银花解毒汤合养阴清肺汤。若大便秘结,可加火麻仁、郁李仁以润肠通便;若脓溃未尽者,可加皂角刺、生薏仁以托脓外出。

(二)西医治疗

扁桃体周围脓肿是较严重的急性感染性疾病。所以,使用足量抗生素控制感染是第一治则;脓肿形成后穿刺或切开排脓很重要,能迅速减轻症状,加速痊愈;脓肿消退后,宜切除扁桃体,以防复发。

1.脓肿形成前

脓肿形成前按急性扁桃体炎治疗。给予足量广谱抗生素药物,常用青霉素钠$(4\sim8)\times10^6$ U,皮试后静脉滴注;或加适量的糖皮质激素,如地塞米松 10 mg 静脉滴注。同时,注意休息,饮食宜清淡易消化。

2.脓肿形成后

(1)穿刺抽脓:既是治疗,也是诊断手段,可了解脓肿是否形成。2%丁卡因表面麻醉后,以16~18 号粗针头于脓肿最高处刺入抽脓,每天 1 次,一般 2~3 次后可痊愈。

(2)切开排脓:在穿刺获脓处,或选择最隆起和最软处切开,如定位不准,可在腭垂根部作一假想水平线,从舌腭弓游离缘下端作一假想垂直线,两线交点稍外即为适宜切口。切开后,以长弯血管钳撑开软组织,充分暴露脓腔以便引流。

(3)扁桃体切除术:适宜于脓肿引流不畅,虽经多次抽脓或切开排脓仍未愈者。好处是扁桃体被膜与扁桃体窝已被脓肿大部分分离,故剥离扁桃体较易;且切除扁桃体后,引流彻底,恢复快;也起到一次性根治本病的目的。不足之处是张口受限,操作不便。由于抗生素的使用,一般可在穿刺确诊后,即切除扁桃体;也有主张先排脓,3~4 天后再作扁桃体切除,这时局部炎症多已消退,充血肿胀减轻,张口改善,手术较易。

3.脓肿消退后

为了预防扁桃体周围脓肿反复发作,宜在脓肿消退 2 周后,切除扁桃体。这时扁桃体周围瘢痕尚未形成,剥离容易。

(三)外治法

1.吹药

用药散吹患处,有清热解毒,去腐消肿作用,适用于各型之患者。每次少许,每天 6~7 次。可用以下药物:双料喉风散、冰麝散、复方西瓜霜喷粉剂等。

2.含漱

用薄荷、防风、金银花、连翘、土牛膝、山豆根、甘草,水煎 2 次,混匀含漱,每天次数不拘,具有疏风清热,止痛消肿功效,适用于各型患者。

3.外敷

颌下或颈部有淋巴结肿痛者,可用有清热散结的药物外敷,每天 1~2 次。如如意金黄散。

(四)其他中医治疗

1.针灸

针灸有泄热解毒,消肿止痛作用,多用于脓肿未成之时。

(1)用针速刺少商、商阳穴,使之出血以泄热毒,若出血不多需用手挤压之。

(2)针刺颊车、内关及合谷穴,用泻法,每天 1 次,能疏导气血,清泄热毒。

(3)本病未成脓时,用三棱针于患处黏膜浅刺 5~6 次,使少许血出,能泄热、消肿、止痛。

2.放脓

在痈肿形成后,应立即放脓,使热毒外泄,以减轻症状,促进痊愈,同时也可防止引起咽旁脓肿等并发症的发生。一般用注射器接长穿刺针头,从痈肿高突处刺入,抽吸脓液,务必吸尽,可根据情况翌日再行穿刺抽脓。也可用三棱针刺破痈肿或用小刀切开排脓。

五、预防与调护

平素注意避免过食煎炒辛辣之品,戒烟戒酒,劳逸结合,注意锻炼身体提高抵抗力,若经常发作扁桃体炎,则应尽快摘除扁桃体。发作期宜清淡饮食,注意勤漱口,保持口腔卫生。

六、预后与转归

本病经及时及适当的治疗,预后良好。若失治误治,可导致咽旁脓肿、颈深部脓肿等严重并发症。

七、古籍精选

《灵枢·痈疽》:"痈发于嗌中,名曰猛疽。猛疽不治,化为脓,脓不泻,塞咽,半日死。"《类证治裁·喉症》:"因过食辛辣炙厚味而发,症属胃大肠二经。"

《圣济总录·咽喉生痈》:"若脾肺壅热,熏发上焦,攻于咽喉,结聚肿痛,不得消散,热气炽盛,致结成痈,妨碍吐纳。……若用针者,辨其可刺,宜速破之,仍施以点饵之剂。"

(陈思法)

第十二节　急性会厌炎

急性会厌炎是由细菌或病毒引起急性会厌感染,亦称急性声门上喉炎。主要表现为会厌黏膜水肿、充血,重者可形成脓肿或溃疡;有时发病甚急,短时间内发生窒息,如不及时治疗,可危及生命。此病全年都可以发生,但以秋天多见;成人儿童都可发生。本病属于中医学"急喉风""紧喉风"或"缠喉风"的范畴。

一、病因病机

中医认为本病的发生多因外感风热之邪,风热传里,引动内热,或因饮食不节,肺胃积热,循经上扰,邪热搏结于会厌,致气滞血瘀,壅聚作肿;若热毒较甚,熏灼血肉,终致肉腐成痈。临床上,病之初期为外邪侵袭,热毒搏结;中期则热毒困结,肉腐成脓或热入营血;后期多为疽溃脓出,热毒外泄的病机。

现代医学认为本病的发生与病毒、细菌或细菌病毒联合感染有关。多数学者倾向于病毒性原发感染和细菌性续发感染的理论。细菌感染多由乙型流行性感冒杆菌致病,也可为链球菌、葡萄球菌、肺炎链球菌、卡他球菌混合感染。亦有人认为以局部的变态反应为基础,会厌易受吞咽食物的摩擦创伤,因而容易引起继发感染而骤然发病。受凉、过劳、咽外伤、吸入热气或化学药品、会厌囊肿或新生物继发感染、邻近组织的急性感染等,可能为其诱因。

二、病理

炎症始发于会厌,渐延及杓状软骨、喉室带。声带及声门下区则少有侵及者。因会厌的静脉血流均通过会厌根部,故会厌根部如受到炎性浸润的压迫,使静脉回流受阻,会厌将迅速发生剧烈水肿,且不易消退。会厌软骨舌面黏膜下组织疏松,因此该处肿胀最明显,会厌部可增厚至正常五六倍左右,黏膜充血水肿,并有白细胞浸润。炎症剧烈者局部可形成水肿。

三、临床表现与诊断

对急性喉痛、吞咽时疼痛加重,口咽部检查无特殊病变,或口咽部虽有炎症但不足以解释其症状者,应考虑到急性会厌炎,并做间接喉镜检查。

(一)症状

1.局部症状

突然咽痛,吞咽时咽痛更甚,吞咽困难和呼吸困难,说话语言含糊不清,犹如口中含物,但无声嘶。

2.全身症状

多有发热、畏寒、体温可高达40 ℃,儿童及老年患者,症状多较严重。病情进展迅速,甚至很快衰竭,四肢发凉,面色苍白,脉细弱,血压下降,发生昏厥休克。

(二)体征

患者呈急性病容,常有呼吸困难表现。唾液不能下咽,多向外溢。咽部检查可无病变。间接喉镜下见会厌明显充血、水肿,或水肿如球状,多以一侧为重。有时可伴有溃疡,如已形成会厌脓肿,则见局部隆起,其上有黄色脓点。炎症累及构会厌襞和杓状软骨,可见该处充血、肿胀,加上会厌肿胀不能上举,往往不易窥清声带。双颌下淋巴结肿大并有压痛。

(三)实验室和其他检查

(1)为细菌感染,血常规检查血白细胞总数升高,核左移。

(2)喉部侧位 X 线片或 CT 扫描检查可见肿大的会厌和喉腔变窄,有一定诊断价值。

(3)自咽部或会厌部做拭子细菌培养及血培养检查可为阳性,其药物敏感试验可指导用药。

(四)鉴别诊断

临床上需要与以下疾病鉴别。

1.喉水肿

由于某种刺激而至喉水肿,可见声音嘶哑,呼吸困难。但咽喉疼痛,全身症状较轻。

2.儿童急性喉炎

发热、呼吸困难、声音嘶哑、"空空"样咳嗽,喉部检查会厌正常。

3.喉白喉

发病缓慢,体温不高,全身症状重。喉假膜涂片或培养可发现白喉杆菌。

急性会厌炎病情严重发展迅速者,可引起急性喉梗阻,危及生命。

四、治疗

急性会厌炎较危险,可迅速发生急性喉梗阻,应密切观察和治疗,必要时行气管切开或气管插管。治疗以抗感染及保持呼吸道通畅为原则。

(一)西医治疗

1.一般治疗

密切观察呼吸及支持疗法。保持患者安静,吸入氧气,补充液体,注意口腔清洁。

2.药物治疗

静脉滴注有效足量的抗生素。如青霉素类、头孢菌素类静脉滴注,应用糖皮质激素静脉滴注,如地塞米松、甲强龙。

3.局部治疗

目的是保持气道湿润,稀化痰液及抗炎消肿。常用药物组合有:庆大霉素 $8×10^4$ U,地塞米松 2 mg,加生理盐水 10 mL,或再加糜蛋白酶 4 000 U,用喷雾器或超声雾化吸入,每天 2～4 次,或加布地奈德悬浮液,1～2 U 雾化吸入。

4.切开排脓

如急性会厌炎已演变成脓肿,可采用平卧头低位,在直接喉镜下用活检钳将脓肿咬破,并用吸引器吸除,使脓肿得到充分引流。

5.气管切开术

起病急骤,进展迅速,且有Ⅱ度以上吸气性呼吸困难者应考虑行气管切开术,以防止窒息;出现烦躁不安,发绀,三凹征、肺呼吸音消失,发生昏厥、休克等严重并发症者应立即进行紧急气管切开术。

(二)辨证论治

本病为实热之证,临床上,按病情发展分为三期。初期风热在表,宜疏风清热,解毒消肿;中期热毒壅盛,应泻火解毒,散结消肿;后期脓毒外泄,予清热排脓,养阴解毒。本病辨别痈肿有无成脓,对指导治疗有重要意义。

1.风热在表

突然咽痛,进食吞咽加重,喉部堵塞感,发音含糊。伴发热、恶寒、鼻塞流涕,口干欲饮,咳嗽痰黏。舌边尖红,苔薄黄,脉浮数。局部检查见咽部正常或黏膜稍充血,间接喉镜下见会厌充血,轻度肿胀。治宜疏风清热,解毒消肿。方选银翘瓜蒌散加减。

2.热毒壅盛

咽喉疼痛剧烈,吞咽困难,汤水难下,语言含糊不清,喉部堵塞感,甚则呼吸困难。伴有高热,时流口涎,或烦躁大汗出,四肢厥冷,唇甲发绀等。舌质红,苔黄腻,脉洪大或细数无力。局部检查见咽部黏膜正常或稍充血,会厌充血肿胀明显或会厌呈半球形,红里透白,表面有黄色脓点。治宜泻火解毒,散结消肿。方选仙方活命饮合清咽利膈汤加减。

3.脓毒外泄

咽喉疼痛减轻,吞咽困难好转,发热减轻或消失,呼吸转顺,语言较清晰。伴体倦乏力,汗出,口干欲饮,胃纳差,舌质红,苔少,脉细数。局部检查见会厌脓肿已溃破,见脓液渗出,可带血丝,会厌仍充血稍肿。治宜清热排脓,养阴解毒。方选银花解毒汤合养阴清肺汤加减。

五、预防与调护

积极锻炼身体,增强体质,防治外感;饮食清淡,忌辛辣燥热之品;密切观察病情变化,做好充分准备,随时进行抢救;戒烟酒,避免刺激咽喉,加重病情。

六、预后与转归

本病病情较急重,变化迅速,严重可瞬间引起窒息死亡。若治疗恰当,抢救及时,则可转危为安。

七、古籍精选

《诸病源候论·卷三十》:"马喉痹者,谓热毒之气结于喉间,肿连颊而壮热,烦满而数吐气,呼之为马喉痹。"

《外科正宗·卷二》:"咽喉肿闭,牙关紧急,语言不清,痰壅气急,声小者险,预后骤闭,痰涎壅塞,口噤不开,探吐不出,声喘者死。"

(陈思法)

第十三节 急 性 喉 炎

急性喉炎是病毒和细菌感染所致的喉黏膜急性炎症,常为急性上呼吸道感染的一部分,占耳鼻喉科疾病的1‰~2‰。此病常继发于急性鼻炎及急性咽炎。男性发病率较高。发生于儿童则病情较严重。此病多发于冬春二季。根据其起病较急,卒然声嘶失声的特点,属于中医"急喉喑""暴喑""卒喑"等症的范畴。

一、病因病机

中医认为本病多由风寒外袭,肺气壅遏,气机不利,风寒之邪凝聚于喉,或风热邪毒由口鼻而入,内伤于肺,肺气不宣,邪热上蒸,壅结于喉,声门开合不利而致。若邪热较盛,灼津为痰,或素有痰热,邪毒结聚于喉咙,气道壅塞,可演变成"急喉风"。

现代医学认为本病发病主要与以下因素有关:①感染:多发于感冒后,先有病毒入侵,继发细菌感染。常见细菌有乙型流行性感冒杆菌、金黄色葡萄球菌、溶血性链球菌、肺炎链球菌、奈瑟卡他球菌等。②职业因素:过多吸入生产性粉尘,有害气体(如氯、氨、硫酸、硝酸、一氧化氮、二氧化硫、毒气、烟熏)等。使用嗓音较多的教师、演员、售票员等,如发声不当或用声过度,发病率较高。③外伤异物、检查器械等损伤喉部黏膜,剧烈咳嗽和呕吐等,均可继发本病。④烟酒过多、受凉、疲劳致机体抵抗力降低时,易诱发本病。此外,本病也常为麻疹、百日咳、流感、猩红热等急性传染病的并发症。

二、病理

初期为喉黏膜血管充血,有多形核白细胞及淋巴细胞浸润,组织内渗出液积聚形成水肿。晚期由于炎症继续发展,渗出液可变成脓性分泌物或结成伪膜。上皮有损伤和脱落,也可形成溃疡。若未得到及时治疗,则有圆形细胞浸润,逐渐形成纤维样变性,成为永久性病变,且其范围不仅限于黏膜层,也能侵及喉内肌层。

三、临床表现与诊断

(一)症状

急性喉炎多继发于上呼吸道感染,也可为急性鼻炎或急性咽炎的下行感染,故多有鼻部及咽部的炎性症状。起病时有发热、畏寒及全身不适等。

1.声嘶

声嘶是急性喉炎的主要症状,轻者发音时音质失去圆润、清亮,音调变低、变粗,重者发音嘶哑,严重者只能耳语,甚至完全失声。

2.喉痛

患者感喉部发痒不适、干燥、灼热、异物感,喉部及气管前有疼痛,发声时喉痛加重,但不妨碍吞咽。

3.咳嗽多痰

因喉黏膜炎症时分泌物增多,常有咳嗽,初起干咳无痰,至晚期则有黏脓性分泌物,因较稠厚,常不易咳出,黏附于声带表面而加重声嘶。

(二)体征

喉镜检查可见喉部黏膜急性弥漫性充血肿胀,声带呈粉红或深红,间或可见有点状或条状出血,其上可有黏稠分泌物附着。声带边缘肿胀,发音时声带闭合不全,声门下黏膜亦可充血肿胀,鼻及咽部黏膜亦常有急性充血表现。

根据患者症状结合喉镜所见,诊断不难。但诊断时须注意与特异性感染如梅毒、喉结核、喉白喉、喉异物及恶性肿瘤初起相鉴别。

四、治疗

急性喉炎的治疗以中医治疗为主,若病情严重,可配合西医抗生素治疗。

(一)辨证治疗

1.风寒袭肺

受凉后,卒然声音不扬,甚至嘶哑失声,咽喉微痛、微痒,吞咽不利,咳嗽声重。全身可伴低热,恶寒,头痛,鼻塞流涕,无汗,口不渴。舌淡红,苔薄白,脉浮紧。局部检查见声带淡红而肿胀,喉部黏膜微红肿,声门闭合不全。治宜疏风散寒,宣肺开音。方选六味汤加减。若咳嗽痰多者,可加北杏仁、法半夏以宣肺化痰止咳;伴鼻塞流涕者,可加苍耳子、辛夷以疏风通窍散邪。

2.风热犯肺

声音嘶哑,甚或失声,喉部灼热感,干咳无痰,或痰少难咯,咽喉干燥微痛。全身可伴有发热、微恶寒、头痛、鼻塞等症。舌边微红,苔薄白或薄黄,脉浮数。局部检查可见喉部及声带充血水肿,表面或有黄白色痰涎,声带活动尚好,但发音时声带闭合不全。治宜疏风清热、利喉开音。方选疏风清热汤加减。若痰多难咯者,可加北杏仁、瓜蒌皮、天竺黄以清化痰热,宣肺止咳;若咽干明显者,可加天花粉、玄参以生津利喉。中成药用金嗓清音丸、黄氏响声丸。亦可含服健民咽喉片、草珊瑚含片、西瓜霜含片、六神丸、铁笛丸等。

(二)西医治疗

原则是禁声休息,可使用抗生素控制感染。禁烟酒及祛除致病因素。

1.抗生素治疗

可选用如青霉素类、红霉素、头孢拉定等以控制感染。声带红肿显著者加用类固醇激素,如泼尼松或地塞米松等。

2.局部治疗

布地奈德悬浮液,1~2 U雾化吸入。

(三)其他中医治疗

1.蒸气或雾化吸入

风热者,用野菊花、金银花、薄荷、蝉衣水煎,行蒸气吸入。或用鱼腥草注射液加生理盐水以超声雾化吸入。风寒者,用苏叶、佩兰、藿香、葱白适量,水煎,行蒸气吸入。

2.针刺

取合谷(手阳明所过为原,主治喉痹、喉暗等症)、尺泽(手太阴所入为合,肺实泻之,主治喉痹)、天突(主治喉痹、咽喉暴暗等症),用泻法,以泻肺利喉开音。取少商穴,进行放血治疗。

3.耳针

以神门、咽喉、肺为主穴,耳屏下部外侧缘为配穴,每次取穴 2~3 穴,针刺留针 15~20 分钟。

五、预防与调护

由于急性喉炎的发病与各种因素有关,因而要增强身体抗病能力,避免各种致病因素对身体的侵袭,注意饮食调理,勿过食辛辣厚味,戒除烟酒等不良嗜好。勿滥用嗓音,注意声带的休息,并采用正确的发声方法。

六、预后与转归

急性喉炎预后良好。但若治疗不当,可以转变为慢性,缠绵难愈,甚而形成声带小结或息肉。体质虚弱或过敏者,邪毒易于壅盛而发展为急喉风,故临证应注意。

七、古籍精选

《素问玄机原病式》:"暴瘖,猝哑也,金,肺之声,故五行唯金响。所谓物寒则能鸣者,水实制火,火不克金也;其或火旺水衰,热乘肺金,而神浊气郁,则暴瘖无声也。"

《诸病源候论》:"风冷失音者,由风冷之气客于会厌,伤于悬雍垂之所为也。声之通发,事因关户,会厌是音声之户,悬雍垂是音声之关。风冷客于关户之间,所以失声也。"

《医学入门》:"风寒失音者,甘桔汤(桔梗、甘草、荆芥、生姜)加诃子,木通,或诃子散。"

(陈思法)

第十四节　慢 性 喉 炎

慢性喉炎是指喉部黏膜的慢性非特异性炎症,临床常见,多发于成人。因病变程度的不同,可分为慢性单纯性喉炎、肥厚性喉炎和萎缩性喉炎 3 种。根据其反复难愈的声嘶特点,本病属于中医学"慢喉喑""久喑"的范畴。

一、病因病机

中医认为本病常由急喉喑迁延不愈或反复发作而成。素体虚弱，或劳累太过，或久病失养，以致肺肾阴亏，肺金清肃不行，肾阴无以上乘，又因阴虚生内热，虚火上炎，蒸灼于喉，声门失健而成喑；或咽喉病后余邪未清，结聚于喉；或过度发声，耗伤气阴，喉咙脉络受损，皆可致气滞血瘀痰凝，致声带肿胀不消，或形成小结、息肉，妨碍发音而致；或过度发音，耗伤肺气，或久病失调，肺脾气虚，气虚则无以鼓动声门，以致少气而成；或饮食不节或劳损伤脾，脾失健运，聚湿成痰，久蕴化热，或邪热犯肺，肺失宣肃，痰热困结，声门开合不利而喑声嘶哑。

现代医学认为本病病因甚为复杂，未完全明确，多认为是由持续性喉部受刺激所致：①急性喉炎反复发作或迁延不愈的结果。②用声过度，发声不当，常见于教师、演员、歌唱家、售货员，或过强或过多用声，长期持续演讲，过高、过长时间的演唱。③吸入有害气体如工业气体、吸烟、化学粉尘或烟酒过度，均可使声带增厚。④鼻炎、鼻窦炎、慢性扁桃体炎、慢性咽炎的感染也是喉部慢性刺激的来源。⑤下呼吸道感染的脓性分泌物与喉长期接触，亦易发生慢性喉炎。⑥全身疾病，如糖尿病、肝硬化、心脏病、内分泌紊乱等波及喉部，并使全身抵抗力下降。

二、病理

喉黏膜慢性充血和血管扩张，淋巴细胞浸润，间质性水肿及炎性渗出物，黏膜上皮部分脱落，黏液腺的分泌增多。日久病变部位有成纤维细胞侵入，致有纤维组织增生和黏膜肥厚，黏液腺的分泌变为稠厚，长期病变可呈萎缩。

三、临床表现与诊断

(一)症状

1.声音嘶哑

声音嘶哑是最主要的症状。声音变低沉、粗糙，晨起症状较重，以后随活动增加，咳出喉部分泌物而逐渐好转，次晨又变差；噤声后声嘶减轻，多讲话又使症状加重，呈间歇性。日久演变为持续性。

2.喉部分泌物增加

喉部常觉有痰液黏附，异物感。每当说话，须咳嗽以清除黏稠痰液。

3.喉部干燥

说话时喉痛感、紧缩感。

(二)体征

喉镜检查，按病变的程度，有以下3种类型的改变。

1.慢性单纯性喉炎

喉黏膜弥漫性充血、红肿，声带失去原有的珠白色，呈粉红色。边缘变钝、黏膜表面可见有稠厚黏液，常在声门间连成黏液丝。

2.肥厚性喉炎

喉黏膜肥厚，以杓间区较明显。声带也肥厚，不能向中线靠紧而闭合不良。室带常肥厚而遮盖部分声带。杓状会厌襞亦可增厚。

3.萎缩性喉炎

喉黏膜干燥、变薄而发亮。杓间区、声门下常有黄绿色或黑褐色干痂,如将痂皮咳清,可见黏膜表面有少量渗血,声带变薄,其张力减弱。

(三)实验室和其他辅助检查

1.电声门图(electroglottography,简称 EGG)

声带慢性充血时可见闭相延长,开相缩短。

2.动态喉镜

在声带水肿时振幅、黏膜波、振动关闭相可增强,对称性和周期性不定。根据患者除声音嘶哑外,无其他全身症状,病程缓慢,声带的病变常两侧对称,不难做出诊断。但临床上可引起声嘶的病种较多,可参见表 25-2 予以鉴别。

表 25-2　声嘶的鉴别诊断

病名	病史特点	检查
急性喉炎	起病较急,常有上感症状。声嘶,喉痛,咳嗽,痰多	喉黏膜、声带弥漫性充血、肿胀,常附有黏痰
小儿急性喉炎、急性喉气管支气管炎	起病急,发热,声嘶,"空空"样咳嗽,呼吸困难	有喉阻塞感,肺部呼吸音粗糙,有啰音
喉异物	有异物吸入史,声嘶,剧咳,呼吸困难	颈侧位 X 线片,直接喉镜检查可见异物
喉白喉	起病较缓,发热不高,常有脸色苍白,精神萎靡等全身中毒症状	咽、喉部黏膜表面有灰白色假膜,分泌物涂片、培养找到白喉杆菌
慢性喉炎	起病缓慢,声嘶初为间歇性,后呈持续性,有黏痰	声带慢性充血、肥厚或萎缩,有时闭合不全
声带小结	声嘶,持续性	双侧声带前、中 1/3 边缘处有对称的小突起
声带息肉	声嘶,持续性	声带边缘有带蒂的淡红色、表面光滑的息肉样组织,多为单侧性
癔症性失声	突然失声,但咳嗽,哭笑声仍正常	声带的形态、色泽并无异常,发"衣"声时不能向中线合拢
喉外伤	有外伤受。声嘶,出血,皮下气肿,呼吸困难,喉痛	早期喉黏膜充血肿胀,喉腔变形,后期狭窄,声带运动障碍
喉返神经麻痹	单侧:声嘶,后因健侧代偿,发声接近正常;双侧不完全性:有吸气期呼吸困难;完全性:食物易误吞	单侧不完全性:病侧声带居近正中位。完全性者属于旁中位;双侧不完全性:双侧声带居于近正中位。完全性者居于旁中位
喉结核	低热,咳嗽,咽喉疼痛,吞咽时加剧,声嘶无力	喉黏膜苍白水肿,有边缘不整齐的浅溃疡,或 X 线肺部检查有结核灶
喉梅毒	声嘶粗而有力	喉黏膜暗红色,边缘锐利的溃疡,有会厌缺损和瘢痕收缩,血清学反应阳性
喉乳头状瘤	病程缓慢,声嘶逐渐加重	可见灰白色乳头样肿瘤,常见于声带或室带处
喉癌	进行性声嘶,喉痛,血痰,有时引起呼吸困难	菜花样或结节状肿物,多发生于声带、室带或会厌处,有时声带固定,可有转移性颈淋巴结肿大

四、治疗

本病以中医治疗为主;但对声带局限性肥厚病变、小结及息肉经保守治疗无效时,可行西医手术切除并积极治疗病因。

(一)辨证论治

1.肺肾阴虚

声音嘶哑,时轻时重,低沉费力,讲话不能持久,每因劳累或多言后声嘶加重。常有清嗓习惯,干咳少痰,喉部微痛或干痒不适。全身症状可伴腰膝酸软,头晕耳鸣,心烦少寐,口渴咽干,午后颧红。舌红,少苔,脉细数。局部检查见声带微红或暗红,边缘增厚,常有黏痰黏附,或声带干燥变薄,声门闭合不全。治宜滋养肺肾,降火开音。方选百合固金汤加减。若虚火明显者,可加黄柏、知母以滋阴降火;若声嘶明显,可加人参叶、胖大海以利喉开音。中成药可含服铁笛丸、金嗓子喉宝,或口服金嗓清音丸、黄氏响声丸等。

2.气滞血瘀痰凝

声嘶日重,持续无减,讲话费力,喉内不适,有异物感,喉中有痰,常"吭喀"以清嗓。全身症状可伴胸闷不舒,咽干不欲多饮。舌暗红或有瘀点,苔薄白,脉涩。局部检查见喉部黏膜暗红肿胀,声带暗红肿胀如棒状,常有痰液黏附,或可见有小结或息肉,声门闭合不全。治宜行气活血,化痰开音。方选会厌逐瘀汤加减。若血瘀明显,声带肥厚暗滞者,可加莪术、鳖甲以祛瘀攻坚;若声带肥厚淡白,呈水肿样变者,可加昆布、海藻以化痰散结开音。中成药可口服金嗓散结丸。

3.肺脾气虚

声嘶日久,劳则加重,上午明显,语音低微,讲话费力。全身症状可伴少气懒言,倦怠乏力,纳呆便溏,唇舌淡红。舌质淡红,苔薄白,脉虚弱。局部检查见咽喉黏膜色淡,声带松弛无力,闭合不良。治宜补益肺脾,益气开音。方选补中益气汤加减。若痰多咳嗽者,可加法半夏、胆南星、北杏仁以化痰止咳开音。中成药可用补中益气丸。

4.痰热蕴结

声嘶时轻时重,说话费力,常"吭喀"清嗓,喉中不适。全身症状可伴胸闷,痰多黄稠,时有咳嗽,或咽痛时作,咽干欲饮。舌红,苔黄腻或厚,脉弦滑。局部检查见喉黏膜充血,声带暗红或淡红,水肿肥厚明显,边缘厚钝,或见广基息肉或声带水肿息肉样变,声门闭合不全。治宜清热化痰,利喉开音。方选清金化痰汤加减。若热象明显,口干者,可加天花粉、射干以清热生津;若咳嗽痰多,可加北杏仁、天竺黄以宣肺化痰止咳。

(二)西医治疗

找出致病因素,针对病因治疗是关键,如戒烟,忌酒,避免物理、化学物质刺激,改善环境污染,治疗邻近器官疾病,如鼻炎、鼻窦炎、咽炎及肺炎等全身疾病。

(1)声带休息:注意少说话,避免大声喊叫,注意嗓音保健。

(2)物理治疗:如超短波理疗、碘离子导入、激光、微波治疗等。

(3)雾化吸入:①布地奈德悬浮液 $1\sim2$ U 雾化吸入。②于 0.9% 的生理盐水 20 mL 中加入庆大霉素 8×10^4 U,地塞米松 2 mL 或糜蛋白酶 4 000 U 进行喉部超声雾化吸入,每天 $1\sim2$ 次。

(4)发声矫治:在声学专业者指导下进行,纠正发音不良习惯。

(5)对萎缩性喉炎患者,可给碘化钾或氯化铵口服,以刺激喉黏膜分泌,减轻喉部干燥。亦可配合大量维生素 A、维生素 E 或维生素 B_2 等内服。

(6)手术治疗:①对较大的息肉或小结,经噤声休息和药物治疗无效并影响发声者,可在间接喉镜、直接喉镜、喉纤维镜下切除。②对室带肥厚和超越者,宜行室带部分切除术。③对增生性喉炎过度增生的组织,可在喉镜下以杯形钳仔细从声带边缘与表面切除,或行激光烧灼。杓间隙的肥厚组织可涂用腐蚀剂(硝酸银、蛋白银等)。④环杓关节拨动术:用以治疗杓状软骨运受限,声门闭合不全等。⑤也可采用支撑喉镜下切除。

(三)其他中医治疗

1.雾化或蒸气吸入

用双黄连0.3 g或鱼腥草液2 mL加入20 mL生理盐水作蒸气或雾化吸入,每天1～2次,有清热消炎消肿之功。

2.中药喉离子导入

用丹参注射液4 mL作喉局部直流电离子导入治疗,每次20分钟,每天1次。有活血消肿开音之功。

3.针灸治疗

(1)体针:取合谷、曲池、足三里、天突等穴,每天1次,中等强度刺激或弱刺激,留针20～30分钟。

(2)耳针:取咽喉、肺、肾上腺,每次取两穴,埋针7天,轮换取穴,有消肿利喉开音的作用。

4.穴位注射

(1)丹参注射液双喉返神经注射:在颈前双甲状软骨下角与环状软骨交界旁开0.5 cm处常规消毒后,用5号短针头抽取丹参注射液2 mL,垂直刺入0.3 cm,回抽无血后再将药液徐徐注入。每侧1 mL,隔天1次,10次为1个疗程。有清热活血消肿之功,用于喉明显充血伴黏膜肥厚者。

(2)人参注射液双喉返神经注射:用5号短针头抽取人参注射液2 mL,注射部位及方法与丹参相同。有益气补肺之功,用于声嘶日久,多言更甚,检查见声带活动乏力,开合不利者。

五、预防与调护

由于慢性喉炎的发病与各种因素有关,因而要积极治疗急性喉炎,减少复发;采用正确的发声方法,避免过度用嗓;避免粉尘、有害气体等的刺激;戒除烟、酒等不良嗜好,注意饮食调理;生活起居有节,增强身体抗病能力,对预防本病有积极意义。

六、预后与转归

慢性喉炎声休后有自愈倾向,再用声时,若发声不当,仍可复发。大多数患者经正确发声指导和治疗后,都能获痊愈。对喉部鳞状上皮增生的患者应密切随访。

七、古籍精选

《诸病源候论·风病诸候下》:"中冷声嘶者,风冷伤于肺之所为也。肺主气,五脏同受气于肺,而五脏有五声,皆禀气而通之。气为阳,若温暖则阳气和宣,其声通畅。风冷为阴,阴邪搏于阳气,使气道不调流,所以声嘶也。"

《景岳全书》:"声暗出于脏气,凡脏实则声宏,脏虚则声怯,故凡五脏之病,皆能为暗。""喑哑之病,当知虚实。实者,其病在标,因窍闭而暗也;虚者,其病在本,因内夺而暗也。"

《张氏医通》："至若久病失音,必是气虚挟痰之故,宜滋肺肾之化源,非生脉散下都气丸不可。"

《类证治裁·卷之二》："咽干声槁,润肺为主,生脉散加玉竹。""火邪伤肺,咽痛声暗,生脉散合六味丸。"

(陈思法)

第十五节　小儿急性喉炎

小儿急性喉炎是小儿以声门区为主的喉黏膜的急性炎症,多在冬春季发病,常见于 6 个月至 3 岁的婴幼儿。由于小儿喉部的解剖特殊,如喉腔狭小,喉软骨柔软,会厌软骨舌面、杓状软骨、杓状会厌襞、室带和声门下区黏膜下组织松弛,黏膜淋巴管丰富,故发炎后易肿胀发生喉阻塞。小儿咳嗽功能不强,不易排出喉部及下呼吸道分泌物,更使呼吸困难加重。因此,小儿急性喉炎的病情常较成人严重,若不及时诊治,可危及生命。根据其发病急、发展快、病情重的特点,本病属于中医学"急喉风"的范畴。

一、病因病机

中医认为本病的发生多由于感受风寒或风热之邪,肺气失于宣肃,气道不利,而小儿脏腑娇弱,喉腔较窄,若邪犯喉窍,易致气血失和,痰热壅滞,脉络瘀阻而成急喉风。现代医学认为本病的病因同成人急性喉炎,可同时或继发于急性鼻炎、咽炎、气管支气管炎之后,亦可与麻疹、流行性感冒、水痘、腮腺炎、百日咳或猩红热等急性传染病并发。大多数由副流感病毒、腺病毒、麻疹病毒引起,继发感染的细菌为金黄色葡萄球菌、乙型链球菌、肺炎链球菌等。小儿营养不良、抵抗力低下、变应性体质及腺样体肥大、慢性鼻炎、鼻窦炎、扁桃体炎易诱发本病。

二、病理

主要为喉黏膜充血、水肿,有多形核白细胞浸润,病理改变主要以声门下区为甚,炎症向下发展可延及气管。声门下肿胀区的黏膜表面可形成较薄的点状假膜,拭去后见有渗血点,重者黏膜下有蜂窝组织炎性、脓肿性或坏死性病变。

三、临床表现与诊断

(一)症状

起病较急,多有发热、声嘶、咳嗽等上呼吸道感染症状。初起以喉痉挛为主,声嘶多不严重,哭闹时有喘声,继而炎症侵及声门下区,则成"空""空"样咳嗽声,夜间症状加重。病情较重者可出现吸气性喉喘鸣,吸气期呼吸困难,胸骨上窝、锁骨上窝、肋间及上腹部软组织吸气期内陷等喉阻塞症状。严重患儿口鼻周围发绀或苍白,指趾发绀,有不同程度的烦躁不安,出汗。如不及时治疗,则面色苍白,呼吸无力,循环、呼吸衰竭,昏迷,抽搐,甚至死亡。

(二)体征

喉镜检查可见喉黏膜充血、肿胀,声带亦充血呈红色,上有扩张血管,声门常附有黏脓性分泌物,声门下黏膜肿胀向中间突出而成一狭窄腔。

(三)实验室和其他辅助检查

对较大能配合的儿童可行间接喉镜或纤维喉镜检查。直接喉镜检查须特别慎重,以防诱发喉痉挛。血氧饱和度监测对诊断亦有帮助。

(四)鉴别诊断

临床上根据其特有症状,如声嘶、喉喘鸣,"空空"样咳嗽声,吸气性呼吸困难,诊断多无困难。必要时可行喉镜检查。但应注意与以下疾病相鉴别。

1.呼吸道异物

多有异物史,呛咳,呼吸有痰鸣,吸气期呼吸困难等症。颈侧位 X 线片对不透 X 线的异物,可明确诊断。其喉部一般无炎症表现。

2.喉白喉

起病较缓,常有全身中毒症状。咽喉检查可见片状灰白色白膜。涂片和培养可找到白喉杆菌。

3.喉痉挛

常见于较小婴儿。吸气期喉喘鸣,声调尖而细,发作时间较短,症状可骤然消失。无声嘶。

四、治疗

急性喉炎为急症、重症,可发生喉梗阻而有窒息,危及生命之虞。发病初期可行中医治疗,若病情发展,呼吸困难严重,应立即配合西医治疗。

(一)西医治疗

一般治疗与成人急性喉炎相同。本病治疗的关键是解除喉阻塞,故须立即使用抗生素,静脉注入肾上腺皮质激素以控制炎症及消除喉水肿,可大大减少气管切开术的必要性。呼吸急促者应给予氧气吸入。

1.抗生素和肾上腺皮质激素治疗

要及早使用足量、有效的抗生素控制感染,给药途径以静脉滴注为宜。氨苄西林,儿童 $50\sim100$ mg/(kg·d),分 2 次静脉滴注;或用头孢呋辛钠(西力欣),儿童新生儿 $30\sim100$ mL/(kg·d),分 $2\sim3$ 次静脉滴注。以上疗程 $2\sim3$ 天。肾上腺皮质激素能抑制炎症反应,减轻血管和结缔组织的渗透作用,使血管张力增强,减轻喉水肿的发生和加剧。对出现吸入性呼吸困难者可首先静脉推注地塞米松2 mg,然后继续静脉滴注地塞米松,0.2 mg/(kg·d),维持,$24\sim48$ 小时减量或停药。短时间内大剂量激素配合足量抗生素,$15\sim60$ 分钟后呼吸困难可明显缓解。

2.局部治疗

超声雾化吸入可增加呼吸道湿度,液化黏稠的分泌物,促进呼吸道黏膜水肿的消退,并吸入治疗药物。可用糜蛋白酶4 000 U,地塞米松 2 mg,加入玻璃雾化吸入器中,通过中流量水氧雾化吸入。或布地奈德悬浮液 1 U 雾化吸入。

3.支持疗法

治疗中要保证足够的入液量和营养,注意水、电解质平衡,保护心脏功能,避免发生急性心力衰竭。

4.镇静疗法

适量的镇静药物可减低患儿的恐惧和烦躁,增加有效呼吸和降低氧耗量。可口服苯海拉明每次0.5~1 mg/kg,每天 3 次;或水合氯醛 1 mL/(岁·次),每天 2~3 次。

5.气管切开术

对严密观察下使用足量抗生素和激素等综合方法治疗,若经 2~4 小时病情无缓解,出现进行性呼吸道梗阻者,应尽早行气管切开术,以挽救生命。婴幼儿气管切开术最好在先插入支气管镜和高频给氧下进行,以减少手术并发症的发生。

(二)辨证治疗

常有外感病史,继后出现哮吼样呛咳,吸气性呼吸困难,出现三凹征,喉间有痰鸣音,或有声音嘶哑。全身症状或有发热恶寒,喉部灼热疼痛。舌红苔黄腻,脉弦滑数。局部检查见声门下黏膜肿胀明显,声门下成一狭窄裂缝。治宜清热化痰,消肿开窍。方选疏风清热汤加减。若咳嗽痰多明显,可酌加北杏仁、葶苈子以宣肺化痰止咳。中成药可含服六神丸或选用紫雪丹、安宫牛黄丸口服以清热解毒,豁痰开窍;或以冰硼散、珠黄散等清热解毒,消肿祛痰药物吹喉。

(三)其他中医治疗

1.擒拿法

有疏通经络,减轻症状作用。

2.提刮法

有透热祛邪,疏通脉络作用。

五、预防与调护

小儿急性喉炎常因感冒受凉等诱因而诱发,其发病常继发于急性鼻炎、咽炎、气管和支气管炎之后,故本病的预防应注意流感、麻疹等传染病及鼻腔、咽部、气管和支气管的急性炎症,并积极治疗鼻炎、咽炎、气管和支气管炎等疾病。

六、预防与转归

小儿急性喉炎是急性喉炎中较危急的病证,若处理不当,可有危及生命之虞,故治疗上应予以足够的重视。若治疗及时得当,一般预后较好。

(陈思法)

第十六节 喉 息 肉

喉息肉是喉部的慢性疾病,发生于声带者称为声带息肉,其原因不明,有时可因用声不当所造成,亦可继发于上呼吸道感染。有人将它归为喉的良性肿瘤,实际上是假性肿瘤,其发病率占喉部良性肿瘤的20%以上。多见于中青年。本病属于中医"慢喉喑"范畴。

一、病因病机

中医认为素体肺脾虚弱或脏腑功能失调,水液输布失司,喉间痰浊凝聚,发为本病;或久病脏虚运化失职,或用声过度,伤及脉络,气血失和,痰浊瘀血阻于喉间肌膜之中,渐发本病。现代医学认为本病的发病有以下几种原因:①用声不当与用声过度;②上呼吸道病变如感冒、急慢性喉炎、鼻炎、鼻窦炎等;③吸烟可刺激声带,使血浆渗入任克(Reinke)间隙;④声带息肉样变多见于更年期妇女,故有学者认为与内分泌紊乱有关;⑤据声带息肉给予类固醇皮质激素治疗好转和声带息肉的光镜及电镜组织学所见,有学者认为与变态反应有关。

二、病理

初起时,声带边缘上皮下潜在的间隙中组织液积聚,因而出现局部水肿、出血、小血管扩张。水肿逐渐增大,突出于声带边缘呈灰白色或乳白色,半透明样,继而纤维组织增生,形成圆形或椭圆形块状物,表面光滑,有的基底广,多发;有的基底小,单发。多发生于一侧声带的前中 1/3 交界处,亦有一侧或两侧发生全声带弥漫性息肉样变。此外,由于创伤,声带黏膜出血,机化后形成出血型红色息肉。

三、临床表现与诊断

(一)症状

声音嘶哑是本病的主要特征,开始为间歇性,后为持续性,时轻时重,发声费力或感喉间有物;息肉垂于声门下腔者常伴有咳嗽;巨大息肉位于两侧声带之间者,可完全失声,甚至导致呼吸困难和喉喘鸣。

(二)体征

典型的息肉多发生于声带的前中 1/3 交界处,大多是带蒂的淡红色或半透明的肿物,自声带边缘长出,有时可悬垂于声门下,发音时可被闭合的声带遮住,检查不易发现,在呼气时才能看见;或在声带边缘上,呈小粟粒状突起;亦有在声带游离缘呈基底较宽的梭形息肉样变,或呈弥漫性肿胀遍及整个声带者,声带息肉一般单侧多见,亦可两侧同时发生。

(三)实验室和其他辅助检查

1.纤维喉镜或直接喉镜检查

对间接喉镜检查不满意患者,可行纤维喉镜或直接喉镜检查以了解喉部情况。

2.电脑噪音分析

临床采用噪音分析软件 Dr.Speech 对噪音障碍患者声嘶做出客观评价,并为治疗提供有效的帮助。通过该软件可进行声学分析、言语训练和电声门图的定量评估,也可做声带手术前后嗓音康复的比较。

3.喉部组织病理检查

可通过对喉部肿物活检以明确性质,除外恶性肿瘤。

(四)鉴别诊断

临床上需要与以下疾病鉴别。

1.喉乳头状瘤

喉乳头状瘤为喉部较常见的良性肿瘤,多见于中年以上的患者。本病的临床表现为声音嘶哑或失声,重者可引起呼吸困难及喘鸣等症。喉镜检查发现声带、假声带或前连合等处有苍白色或淡红色肿物,表面粗糙不平,呈乳头状、桑葚状。病理活检可确诊。

2.声带癌

常见于 50 岁以上男性。本病早期的症状为声音嘶哑,晚期则见呼吸困难与吞咽障碍。全身症状可见咳嗽、咯血、口中发臭、贫血、消瘦、颈淋巴结肿大等。局部检查可见喉部肿物呈灰白色或红色,表面不光滑可呈溃疡状,或菜花状。喉部 CT 或 MRI 有助于诊断,但最终确诊必须依靠病理活检。

四、治疗

息肉小者以中医治疗,并注意声带休息,纠正发声方法;若息肉较大,则多考虑手术摘除息肉。

(一)辨证治疗

1.肺脾虚弱

声音嘶哑、低沉或失声,晨轻暮重,常伴有清嗓,兼见语久乏力,纳差,局部检查见声带边缘息肉灰白水肿,带蒂或广基。舌质淡,苔薄白或腻,脉滑。治宜健脾益气,利湿散结。方选四君子汤合五苓散加减。若痰湿重者,可加瓜蒌皮、枳实以化痰祛湿散结;若声嘶明显者,可加人参叶、诃子肉以利喉开音。

2.痰瘀困结

声嘶日久难愈,音色晦暗或发音困难,多伴有咽喉疼痛,口干。局部检查见息肉带蒂或息肉样变,色灰白或暗红。舌质紫暗或有瘀点,脉涩。治宜化痰祛瘀,散结开音,方选会厌逐瘀汤加减。若兼气阴不足,可加麦冬、五味子、太子参以益气养阴。

(二)西医治疗

息肉小者可考虑保守治疗,若息肉较大,则应考虑手术摘除息肉。

1.一般治疗

找出致病因素,针对病因治疗;注意声带休息,纠正发声方法,噤声或轻声发音。

2.物理治疗

如超短波理疗、碘离子导入等。

3.雾化吸入

于 0.9% 的生理盐水 20 mL 中加入庆大霉素 $8×10^4$ U,地塞米松 2 mg 行喉部雾化吸入,每天 1～2 次。

4.手术治疗

较小的息肉可在纤维喉镜下切除;大的息肉可在间接喉镜或支撑喉镜下切除;对于广基又为双侧者,应分次手术,以免粘连;特别巨大者,需行喉裂开术切除。

(三)其他中医治疗

1.蒸气或雾化吸入

以双黄连 0.3 g 或鱼腥草液 2 mL 加入 20 mL 生理盐水作蒸气或雾化吸入,每天 1 次,10 次为 1 个疗程。

2.喉离子导入

用丹参注射液 4 mL 作喉局部直流电离子导入治疗,每天 1 次,每次 20 分钟,10 次为 1 个疗程。

3.针灸治疗

体针,取人迎、天突、丰隆、扶突,每次选配 2～3 穴,平补平泻,每天针 1 次,7 次为 1 个疗程。

五、预防与调护

注意发声的方法，避免大声喊叫以及长时间持续性的讲话，少吃辛辣炙煿之品，戒烟戒酒，注意休息。

六、预后与转归

经适当的治疗及合理的发声训练，预后良好。

（陈思法）

第十七节　咽　外　伤

咽外伤是指咽部受到外力作用，或因高温、化学物品灼伤等造成的损伤。

由于咽和气管、食道、颈部血管、神经、甲状腺等解剖关系密切，所以咽部的损伤不仅可使重要大血管及神经损害，还影响呼吸及吞咽功能，属广泛、复合的致命创伤，需急诊处理、抢救。

咽部外伤一般分两种，即灼伤和机械性损伤。灼伤可分热灼伤和化学灼伤。机械性损伤可为切割伤、火器伤等。咽作为呼吸和吞咽的共同通道，误进烫热的饮食或吸入高热的空气，均可造成咽喉烫伤，除了局部症状外，还可引起全身复杂的病理变化和中毒症状，甚至危及生命，必须早期诊断，及时治疗。小儿缺乏生活知识，喜动，所以咽烫伤绝大多数发生于儿童，成人则较少见，或是以自杀为目的有意饮化学品。机械性损伤则多发生于成人。

中医学对损伤致病的认识有悠久的历史，明代王肯堂《证治准绳》中已有对喉割伤用手术缝合的记载，其后《外科正宗》《伤科补要》《救伤秘旨》等医著均载有喉外伤或自刎的内外治疗。

一、病因病理

（一）西医病因病理

1.咽灼伤

绝大多数发生于儿童。小儿自己误进烫热的饮食，是造成咽烫伤的主要原因。由于儿童保护性反射不健全，口腔黏膜对热的抵抗力弱，当其吸饮沸水或吃热食物后，不会立即吐出，因疼痛及惊恐哭闹，反而咽下，造成咽热灼伤。成人误饮各种化学品导致咽灼伤。咽灼伤后，病理表现为黏膜弥漫性充血，继之水肿，受伤黏膜表面形成坏死性假膜或痂皮。严重灼伤，可致黏膜深度坏死，导致瘢痕性结缔组织增生，造成咽喉部疤痕狭窄、变形。由于食物在咽生理狭窄区停留时间相对较长，所以，在舌腭弓、悬雍垂、会厌舌面、杓状软骨及其皱襞、环后等处损害多较严重。

2.切割伤

咽部切割伤指因锐利器具所引起的，造成咽与颈等外部相通的损伤，包括有刺伤、切伤和割伤。多见于工矿爆破时不慎为碎片击中，或车间工作时为爆裂物击伤。交通事故中，咽部被玻璃、铁器等撞伤。斗殴中的锐器伤，或有意用刀剪自杀。切割伤在部位和深度上，虽有差异，但都是线状伤。

在刎颈患者中,相当一部分属咽外伤,据统计,刎颈切口位于舌骨以上者为2.5%～7.4%,在甲状舌骨平面为26.8%～53.3%。

3.火器伤

咽部火器伤包括枪弹伤和火器爆炸所导致的咽部损伤。枪弹伤一般为贯穿伤,范围较局限,损伤较小,而爆炸伤常伴有颈部组织广泛损伤,破坏范围较广,且周围的树皮、泥土等污物,亦随着弹片进入伤口,极易感染。

(二)中医病因病机

各种原因所致的咽损伤,其共同的病机为脉络受损,气滞血瘀;若染邪毒,则可致热毒壅盛。

二、临床表现

(一)咽灼伤

咽灼伤的损伤程度,视食物的温度、数量和作用时间而定。

伤后即出现口腔和咽喉疼痛,吞咽疼痛,咽下困难,流涎,咳嗽,如伴有喉头水肿,则出现声嘶及呼吸困难。全身症状可见精神不振、倦怠、思睡、食欲很差、体温升高以及程度不等的中毒症状。局部检查见软腭、扁桃体、悬雍垂、咽后壁和会厌舌面红肿、糜烂、有水泡或表面形成白膜。轻度灼伤无继发感染者,1周内白膜自行消退,伤面愈合。重度灼伤者在2～3周后,因瘢痕粘连而致咽喉狭窄,甚至闭锁。

(二)切割伤

1.出血

如未伤及大血管,流血常不多;如颈血管与咽部同时受伤,则出血较多。

2.皮下气肿

皮下气肿较常见。受伤后,空气遂进入皮下,造成皮下气肿,并可扩展至胸部,或进入纵隔,严重者,可压迫肺部和心血管,造成呼吸、循环衰竭。咳嗽时皮下气肿加重,有捻发音。

3.呼吸困难

造成呼吸困难的因素是多方面的。

(1)外伤后出血较多,血液可进入气管,造成窒息。

(2)伤及颏舌骨肌,易使舌面后坠,造成呼吸困难。

(3)合并喉软骨的脱位,或损伤,喉水肿,可发生呼吸困难。

4.继发感染

颈咽贯通伤后,由于大量唾液流入伤口,极易继发感染,进一步可导致颈深部感染,引起蜂窝组织炎、咽旁脓肿或咽后脓肿。若舌骨上方受损伤,可并发脓性颌下炎。甲状舌骨膜处的切割伤,可伤及会厌,导致会厌炎、会厌脓肿,后期则可伴有软骨膜炎、软骨坏死、关节炎、关节固定、声带瘫痪、咽喉瘢痕狭窄等症状。

5.其他

包括伤口流涎、疼痛、吞咽困难、咳嗽、声音嘶哑等症状。

(三)火器伤

枪弹造成的咽部损伤可分为枪弹穿透伤和非穿透伤。穿透伤在咽部仅留下弹道痕迹,如未伤及血管,一般无大危险,患者仅感伤口灼痛,如不继发感染,伤口可自行愈合。非穿透伤,在咽部除有伤口外,还有子弹存留,临床表现与子弹存留的部位有关。

火器爆炸所致的咽外伤,常合并颈部大血管损伤,大出血可导致死亡,或形成动脉瘤。由于弹片、异物进入伤口或存留咽部,极易感染化脓,形成瘘管、咽旁脓肿或咽后脓肿。患者可有体温升高、吞咽疼痛、呼吸困难等表现。

咽部外伤还可以引起颈内动脉血栓形成,出现神经系统症状。其发病机制可能是由于直接外伤撕裂,或血管壁突然被牵拉引起颈内动脉内膜及中层损伤后继发血栓形成。

三、实验室与其他检查

(一)切割伤

切割伤合并皮下气肿,可拍颈部、胸部 X 片,观察气肿病变。

(二)火器伤

间接喉镜、食道镜检查,可以帮助了解损伤的范围和深度。颈、咽部摄片,有助于了解异物的大小、数量以及部位,并可观察咽部有无气肿、软组织感染、邻近器官损伤的情况等。

四、诊断与鉴别诊断

(一)诊断要点

1.西医诊断

(1)病史:有咽部受到撞击、挤压、切伤、刺伤、枪伤及灼伤等外伤史。

(2)临床症状:因受伤轻重不同而出现不同程度的症状,如疼痛、出血、声音嘶哑、吞咽困难、皮下气肿等,严重者可出现外伤性或出血性休克。咽灼伤可使黏膜产生充血、水肿、糜烂等,甚至出现高热和中毒症状。

(3)检查:颈部可有形态不一的伤口,或颈部常有皮下出血,如有皮下气肿可局部摸到捻发感及听到捻发音;骨折者可触及软骨碎块;咽灼伤者,口腔、鼻腔和咽、喉部黏膜急性充血、水肿,严重者表面覆盖白色膜性物。X 线拍片可显示软组织肿胀和骨折部位,协助诊断。

2.中医辨病与辨证要点

(1)辨病要点:结合病史、症状及检查一般不难诊断。

(2)辨证要点:皮下青紫,咽部疼痛,为气滞血瘀之证;咽伤口外露,红肿疼痛,黏膜肿胀,为热毒壅盛之证。

(二)鉴别诊断

咽部外伤根据病史、症状、咽检查、颈咽 X 摄片等,诊断多无困难。但有时病史不详,咽灼伤二度咽黏膜见坏死性假膜或痂皮,如出现声嘶、呼吸困难应与咽白喉、喉气管异物相鉴别。

五、治疗

(一)中医治疗

1.辨证论治

咽外伤是咽喉科急重症,临床时应注意观察损伤范围、程度及病情变化,对症进行急救处理。

(1)气滞血瘀。①主要证候:皮下青紫,咽喉疼痛。②治法:活血通络,行气止痛。③方药:桃红四物汤加减。以桃红四物汤活血祛瘀止痛,可加香附、延胡索行气消肿而止痛。

(2)热毒壅盛。①主要证候:咽伤口外露,红肿疼痛,黏膜肿胀,声嘶或失音,呼吸、吞咽困难。②治法:泄热解毒,消肿利咽。③方药:清咽利膈汤加减。可加赤芍、丹皮等活血消肿。

2.外治法

(1)含漱:咽灼伤者,应保持口腔清洁,可用生理盐水含漱。

(2)清创缝合:对于开放性咽部外伤,应及时行清创缝合,有骨折时应进行复位,尽量保留软骨碎片和撕碎的黏膜并使其复位。

(3)气管切开:出现喉阻塞时应及时进行气管切开,保证呼吸道通畅。

3.针灸疗法

咽疼痛甚者,可行针刺止痛

(1)主穴:合谷、内庭、曲池。

(2)配穴:天突、少泽、鱼际,针刺,用泻法,留针10~30分钟。

(二)西医治疗

1.治疗原则

(1)咽灼伤:凡咽灼伤均作急诊处理。对二、三度咽喉灼伤患者,则需住院治疗,密切观察有无呼吸困难和全身中毒症状,并作及时处理。治疗处理包括局部处理,控制和预防感染,呼吸困难的治疗及全身的辅助治疗。

(2)切割伤、火器伤:以止血、解除呼吸困难、防治休克、抗感染为原则。

2.治疗措施

(1)咽灼伤。

局部处理:保持口腔清洁,预防感染,促使创面黏膜早日愈合。①中和治疗:如误饮各种化学品导致咽灼伤,在发病1~2小时内就诊时,可用中和疗法,以减轻毒物吸收,酸性物用镁乳、氢氧化铝凝胶、生鸡蛋白、牛奶、植物油中和。禁用碳酸氢钠,因为产气,有碍呼吸。碱性物用食用醋或淡醋酸中和,但2小时后禁用中和,因毒物已吸收。②次碳酸铋片:研粉喷洒于咽喉部,开始每2~3小时1次,2天后改为每天3~4次。铋剂敷于创面,有吸收、干燥和防腐作用,可保护创面,并防止继发感染。③黏膜润滑剂:如橄榄油或食油,吞服,对创面亦有润滑和保护作用。④防腐剂:局部可搽布紫草油或龙胆紫。

控制和预防感染。咽灼伤后,因局部黏膜受损发生炎症坏死,极易继发细菌感染;同时,由于分泌物增加,且不易咳出,易发生严重的气管、支气管和肺部的感染。及时应用足量、有效的抗生素对控制和预防感染极为重要。

呼吸困难的处理。要掌握咽灼伤并呼吸困难的规律。一般情况下,灼伤愈重则呼吸困难出现愈早,呼吸困难最严重程度多在灼伤12小时以内。故呼吸困难出现在灼伤12小时以内的病例,其呼吸困难多属进行性的,应根据病情,及早施行气管切开术。若呼吸困难发生在灼伤12小时以上,虽呼吸困难较显著,但大多不再发展,可暂严密观察。若就诊时已超过24小时,呼吸困难轻微或已有好转,而咽灼伤也较轻,则可在门诊观察治疗。

激素有预防和消退咽水肿的作用,对咽灼伤患者有良好效果。由于激素的应用,已大大降低了需气管切开的病例数。

全身的辅助治疗包括清热解毒、补充液体、输血、防治休克、增加维生素、注意营养等对症治疗。

(2)切割伤。①止血:伤口有活动性出血的,应立即予以止血处理。大出血的紧急处理方法是:用手指压迫颈动脉区,查清活动出血点,用止血钳止血并结扎之。对出血过多者,立即输血补液。②解除呼吸困难:对有严重呼吸困难,发生窒息的患者,应立即用吸引器吸出呼吸道内的分泌物、血液和异物,保持呼吸道通畅。待病情稳定后,再行气管切开术。③防治休克:患者由于失血过多,血压降低,应及时予以输血、补液,以防止休克发生,对已发生休克的,应积极抗休克治疗。④伤口处理:在确保呼吸通畅的前提下,对伤口进行清创缝合。正常的组织应尽可能保留,咽壁黏膜应尽量拉拢缝合,缝合时应注意采取黏膜下缝合,逐层关闭伤口,消灭无效腔。术后给予鼻饲,以减少吞咽活动,利于伤口的愈合。⑤抗感染:大剂量、有效的抗生素的应用,对预防感染是非常必要的。由于咽喉易合并厌氧菌感染,需在抗生素应用的同时,加用抗厌氧菌感染的药物,如甲硝唑。对已形成局部感染、脓肿,应及时切开排脓。颈部大血管丰富,注意勿损伤大血管。

(3)火器伤。火器伤及咽部的治疗与切割伤的处理治疗措施基本相同。咽部火器伤视创腔污染情况,酌用破伤风抗毒素或类毒素注射,应皮试。

六、临床思路

(1)咽灼伤患者,应仔细追问病史,饮用何物及性质、量,对治疗极有帮助作用。

(2)咽部切割伤、火器伤检查伤口情况时,注意防止休克,检查包括口腔及颈部外伤情况,充分估计损伤程度及严重性。咽外伤要注意呼吸情况,有呼吸困难,随时准备气管切开术。

(3)咽外伤缝合伤口要注意爱护组织,正常组织尽量保留,保护咽的生理功能。

(4)咽灼伤除损伤咽、喉外,还可同时伤及食道,抗生素和激素的合理应用以免咽喉食道瘢痕形成,造成狭窄,影响功能。因而在咽外伤检查治疗过程中不能单纯做咽部处置,应当做全面检查,不仅当时要妥善治疗,而且要考虑后遗症问题。后期如形成瘢痕狭窄,要行扩张术。

七、预后与转归

咽外伤程度较轻者,如治疗及时,一般预后较好。如果损伤较重,特别是咽喉食道瘢痕形成,造成狭窄,会影响呼吸或吞咽功能。

八、预防与调护

(1)注意自我保护,提高防范意识。

(2)咽外伤后应注意少讲话,使咽部休息。

(3)吞咽困难者可鼻饲喂食。

(4)对休克的患者按照休克的原则护理。

(5)对于开放性伤口,注意观察,按时换药,防止感染。

(陈思法)

参 考 文 献

[1] 呼明燕.眼耳鼻咽喉与口腔科疾病诊疗技术[M].长春:吉林科学技术出版社,2022.

[2] 朱恒涛.新编耳鼻咽喉疾病临床诊治要点[M].北京:科学技术文献出版社,2020.

[3] 宋济昌,钱雯.眼耳鼻咽喉 CT 诊断图谱[M].上海:上海科学技术文献出版社,2019.

[4] 刘红刚.临床病理诊断与鉴别诊断眼耳鼻咽喉疾病[M].北京:人民卫生出版社,2021.

[5] 陈敏良.实用耳鼻咽喉疾病诊断与治疗[M].长春:吉林科学技术出版社,2020.

[6] 何文清,余青松.眼耳鼻咽喉口腔科学[M].武汉:华中科技大学出版社,2019.

[7] 郑亿庆.耳鼻咽喉疾病概要[M].北京:人民卫生出版社,2019.

[8] 吴革平.耳鼻咽喉与眼科疾病临床诊疗技术[M].济南:山东大学出版社,2021.

[9] 廖建春,夏寅,戴培东.耳鼻咽喉头颈外科临床解剖学[M].济南:山东科学技术出版社,2020.

[10] 党晓辉.新编耳鼻咽喉与眼科诊疗学[M].天津:天津科学技术出版社,2019.

[11] 刘蓬.实用中医耳鼻喉科学[M].北京:中国中医药出版社,2020.

[12] 郭丹,蒋伟蓉.眼耳鼻咽喉口腔科学[M].上海:上海交通大学出版社,2019.

[13] 王宇,石德晶,王玉婷.五官科疾病诊疗精要[M].北京:中国纺织出版社,2021.

[14] 李德生.实用眼耳鼻喉头颈外科学疾病诊断与治疗[M].天津:天津科学技术出版社,2020.

[15] 蒋兰.精编耳鼻咽喉病临床诊治[M].上海:上海交通大学出版社,2019.

[16] 侯彬.常见耳鼻喉科疾病诊疗方法[M].开封:河南大学出版社,2021.

[17] 宋镇.实用耳鼻喉疾病治疗学[M].沈阳:沈阳出版社,2020.

[18] 胡超苏,卢泰祥.鼻咽癌[M].上海:上海交通大学出版社,2020.

[19] 郭玉秀.耳鼻咽喉疾病临床诊治与护理[M].北京:科学技术文献出版社,2019.

[20] 韩秀丽.耳鼻咽喉病症中医特色外治疗法[M].北京:中国纺织出版社,2021.

[21] 马芙蓉,刘博.耳鼻咽喉头颈外科分册[M].北京:人民卫生出版社,2020.

[22] 佟勇.临床耳鼻咽喉科学新进展[M].汕头:汕头大学出版社,2020.

[23] 李岩,郑岩.耳鼻喉科疾病诊疗与康复[M].北京:科学出版社,2021.

[24] 王园园.新编五官科疾病综合治疗学[M].长春:吉林科学技术出版社,2020.

[25] 朱春垒.实用耳鼻咽喉疾病临床诊断与治疗[M].天津:天津科学技术出版社,2019.

[26] 薛朝华.临床五官疾病综合救护精要[M].南昌:江西科学技术出版社,2020.

[27] 王伟.耳鼻咽喉科疾病诊治[M].长春:吉林科学技术出版社,2019.

[28] 钱迪.现代耳鼻喉科疾病诊治学[M].开封:河南大学出版社,2021.

[29] 林金成,胡永成,孙月华.现代耳鼻咽喉临床检查和诊疗技术[M].北京:科学技术文献出版社,2018.

[30] 张霞.五官科疾病临床检查与诊疗[M].天津:天津科学技术出版社,2020.

[31] 黄向阳.实用耳鼻喉疾病诊治基础与进展[M].长春:吉林科学技术出版社,2019.

[32] 周凌.耳鼻咽喉疾病辨治思路与方法[M].北京:科学出版社,2018.

[33] 张守伟.临床耳鼻喉科诊治进展[M].长春:吉林科学技术出版社,2019.

[34] 栾强.精编耳鼻咽喉疾病临床诊疗[M].上海:上海交通大学出版社,2018.

[35] 刘君.现代耳鼻咽喉与眼科疾病诊疗精粹[M].济南:山东大学出版社,2022.

[36] 朱记超,张方璟,胡卫东,等.耳硬化症的高分辨率 CT 表现与病理基础[J].医学影像学杂志,2018,28(12):1987-1990.

[37] 刘宁华,张天宇.耳郭外伤急诊处理的临床研究进展[J].中国眼耳鼻喉科杂志,2020,20(5):349-351.

[38] 张燕梅,陈喆,宗亚静,等.不同言语识别能力的老年性聋耳蜗电图特征分析[J].中华耳科学杂志,2021,19(3):447-451.

[39] 曹峰,徐明安,周汝环,等.鼻内镜下电凝治疗老年人鼻出血的临床分析[J].中国中西医结合耳鼻咽喉科杂志,2021,29(2):109-111.

[40] 赵宁,王亚莉,祁顺来.慢性鼻-鼻窦炎伴鼻息肉患者鼻内镜术后炎症细胞及因子表达与术后复发的关系[J].中国医刊,2021,56(2):173-177.